Diätlos glücklich

NICOLAI WORM

DIÄTLOS GLÜCKLICH

ABNEHMEN MACHT DICK
UND KRANK.
GENIESSEN IST GESUND.

Mit einem Vorwort von
Professor Dr. med. Michael Berger

Illustriert von Stefanie Harjes

systemed

Lektorat: Urs Aregger
Umschlag und Gestaltung: Robert Buchmüller
Satz: M-DoT GmbH, Dortmund
Druck: Dortmund Druck GmbH, Dortmund

5. Auflage

ISBN 3-927372-25-0

systemed

Inhalt

Zum Geleit

Ethik, Professionalität und der Anspruch auf intellektuelle Glaubwürdigkeit haben eine Minderheit der Ärzteschaft, inklusive der sogenannten Medizinkritiker, immer wieder dazu gedrängt, ihr Vorgehen in Diagnostik und Therapie daraufhin zu prüfen und zu selektionieren, ob es nachweislich von Nutzen für den Patienten sei. Diese Forderung nach einer rationalen (wissenschaftlich begründbaren) Medizin gilt für all ihre Sparten, insbesondere auch für die Psychotherapie/Psychosomatik[1] und für die Präventivmedizin.[2, 3] Es ist deprimierend, wie arglos die Entwicklung der Medizin in den letzten hundert Jahren über die Warnungen der Medizinkritiker von J.W. von Goethe über C. Bernard, G.B. Shaw, E. Bleuler, I. Illich, T. McKeown, E. Chargaff, P. Škrabanek und andere mehr hinweggegangen ist, wohingegen der gegenwärtige Vorstoß von D.L. Sackett für eine *evidence-based medicine* offenbar auf fruchtbaren Boden fällt[4, 5] – leider wohl kaum wegen der tieferen Einsicht der derzeitigen Meinungsbildner, sondern wegen der Zwänge durch die Budgetierungen.

Ein besonders irrationaler Zweig des Gesundheitswesens war stets die Ernährungsmedizin mit ihren Ernährungs- und Diätrichtlinien. In grotesker Weise werden bei den verschiedensten Krankheiten den Patienten rigide Diättherapien oktroyiert und die Betroffenen damit gequält – ohne daß ein Beweis für den Nutzen derartiger Behandlungsmaßnahmen verfügbar gewesen wäre.[6, 7] Wie uns Petr Škrabanek eindrucksvoll gezeigt hat, waren diese Therapierichtlinien – anstatt auf Evidenz – auf einem ärztlichen Puritanismus begründet, der bei Konfrontation mit einem unerklärlichen und unheilbaren Krankheitsgeschehen stets mit der Stereotypie der Forderung nach Genuß- und Lustverzicht, zumeist in bezug auf Essen, Trinken und Sexualität, reagierte.[8] Eine andere Motivation des Gesundheitswesens, die in der Regel einer rationalen *evidence-based* Medizin zuwiderläuft, ergibt sich aus den vielfältigen pekuniären Interessenlagen – der Ärzte, der Pharma- und anderen Industriezweigen, der Versicherungen und vielen anderen mehr. So wird auf frappierende Weise häufig dann eine Erkrankung oder, bei Gesunden, ein Risikofaktor in den Vordergrund des Interesses gerückt, wenn sich entsprechende neue Medikamente der Marketingphase nähern.[9]

Ein eindrucksvolles Beispiel für eine derartige *non-evidence-based medicine* stellt die Subdisziplin der Adipositas mit ihren Fachgesellschaften dar. Die Irrationalität der Empfehlungen der Meinungsbildner (sprich «Leitlinien», «Konsensus-Statements») paart sich dabei mit der fachtypisch maßlosen Übertreibung der Bedeutung des Problems. So verkündet uns Prof. Dr. Wechsler, der Präsident der Deutschen Adipositas Gesellschaft: «Die epidemiehaftige Zunahme der Adipositas und deren Begleiterkrankungen ... muß sicherlich als die größte Herausforderung für das nächste Jahrtausend angesehen werden.» *(Adipositas – Mitteilungen der Deutschen Adipositas Gesellschaft 1998; 8:19)* Derartige Behauptungen werden begründet mit dem Hinweis auf die ständige Zunahme der Prävalenz des Übergewichts in einem bestimmten Teil der Welt – wiewohl gerade dort zur gleichen Zeit die Lebenserwartung der Völker unaufhörlich steigt.

Es ist erfreulich, daß Dr. Nicolai Worm sich mit diesem Buch der offenen Fragen und Widersprüche der Diskussion um Entstehung, Bedeutung und Therapie der Adipositas angenommen hat. Dabei ist er auf viele unbegründete Dogmen, auf einen erschreckenden Mangel an Evidenz und auf offensichtliche Inkompetenz oder Befangenheit der vorherrschenden Gruppierung von Meinungsbildnern gestoßen, die er als «Fettsucht-Kleriker» bezeichnet. Es ist gut, daß Dr. Worm Stellungnahmen und Personen direkt beim Namen nennt, nachdem frühere, zurückhaltender abgefaßte kritische Stellungnahmen kaum durchgedrungen sind.[10, 11] Auch zwei kürzliche Originalarbeiten zur Quantifizierung der Risiken des Übergewichts aus Deutschland, die in der führenden internationalen Literatur veröffentlicht wurden[12, 13], im eigenen Lande aber bislang kaum zu Besinnung oder gar Umdenken der Meinungsbildner geführt haben, werden im Detail dargestellt.

Ich möchte dem Buch *Diätlos glücklich* von Dr. Worm wegen dessen kritisch-rationaler Darstellung der Adipositas, ihrer Bedeutung für die Gesundheit und der Möglichkeiten ihrer Therapie eine weite Verbreitung in der Öffentlichkeit und in der Ärzteschaft wünschen. In dem sich hoffentlich daran anschließenden Diskurs muß selbstverständlich auch Dr. Worms Text für seine Empfehlungen auf Evidenz geprüft werden.

Professor Dr. med. Dres. h.c. Michael Berger (†)
Direktor der Klinik für Stoffwechselkrankheiten und Ernährung
(WHO Collaborating Center for Diabetes)
Heinrich-Heine-Universität Düsseldorf

Präsident der Europäischen Diabetes Gesellschaft (EASD)
Vize-Präsident der International Diabetes Federation (IDF)

Vorwort mit Warnhinweis

Das vorliegende Buch bereitet mir viel Freude und etwas Kummer – ich kann es nicht leugnen. Es ist gegen den Zeitgeist geschrieben, was gewisse Reaktionen erwarten läßt. Vieles in diesem Buch wird neu, ungewohnt, ja unglaublich, ungehörig oder unerhört erscheinen. Für mich wäre es besonders erfreulich, wenn sich an diesem Buch viele Diskussionen entzünden würden, um endlich ein bißchen Bewegung in die festgefahrenen, falschen Vorstellungen zu bringen. Etwas besorgt bin ich anderseits um die tief gläubigen Ernährungsapostel, für welche die «gesunde Ernährung» in den heiligen Schriften der Ernährungsgesellschaften festgeschrieben sind. Die Lektüre von *Diätlos glücklich* – darüber sollte man sich von vornherein im klaren sein – birgt diverse Risiken und Nebenwirkungen in sich: So könnte das Vertrauen in die gültigen Regeln zur «gesunden» und «ungesunden» Ernährung schwinden. Unter Umständen wird man vieles, was bisher als «Wahrheit» in diesem Wissensbereich galt, vergessen oder gar verdrängen müssen. Der Boden, auf dem das Ernährungsbewußtsein aufgebaut war, könnte mit einem Mal zerbröckeln.

In weiten Kreisen der Ernährungswissenschaft und bei deren Adlati in Industrie und Medien hat sich eingebürgert, nur diejenigen, die mit dem Strom schwimmen und den gängigen Ton treffen, als «seriös» und «wissenschaftlich» zu bezeichnen. Wer auf Ungereimtes und Widersprüchliches hinweist, wer ungelöste Probleme anspricht, auf Fehlen der wissenschaftlichen Beweise aufmerksam macht und mit unbequemen Fragen nachbohrt, der wird schnell als «unseriös» und «unwissenschaftlich» gebrandmarkt. Dieses Schicksal könnte dieses Buch ebenfalls ereilen – ich muß kein Prophet sein, um eine solche Reaktion vorauszusehen.

So sollten Personen, deren Wohlergehen tatsächlich vom festen Glauben an die «gesunde Ernährung» abhängt, das Buch lieber sofort weglegen. Wer weiterhin auf «das Gute im Müesli» und auf «das Böse im Schwein» fixiert sein möchte, sollte es besser an «Ungläubige» verschenken. Falls jemand weiterhin daran festhalten will, daß besonders Schlanke «fitter und gesünder» sind, überreiche er *Diätlos glücklich* einem Dickeren. Wer verinnerlicht hat, daß man länger und gesünder lebt, wenn das Übergewicht endlich abgespeckt wird, der

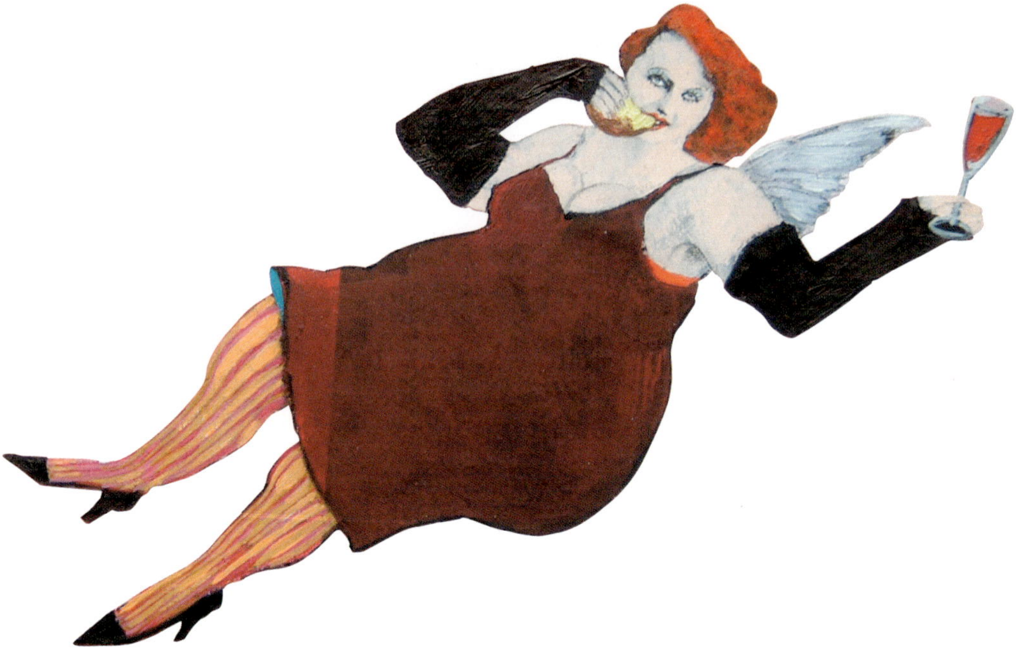

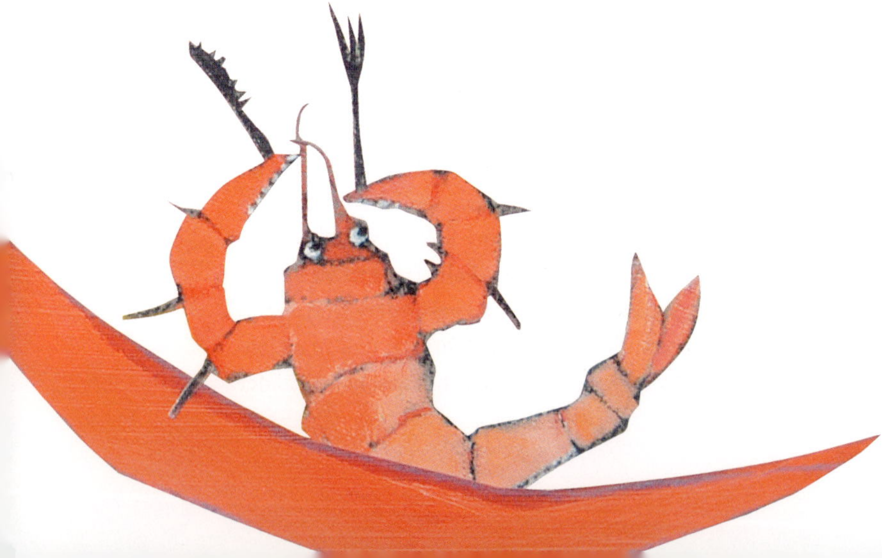

könnte dieses Buch als Frevel empfinden – er entsorge es lieber gleich. Wer weiterhin ein Vermögen für Süßstoffe, Schlankheitsmittel und Diätetika ausgeben will, sollte vom Buchhändler das Geld zurückverlangen – er wird es noch brauchen. Wer schließlich auf Betreiben eines Gesundheitsexperten sein Leben mit einer kargen, fettarmen Diät würzt, um sich nicht nur vor Übergewicht, sondern vor Herzinfarkt und anderem Unbill zu schützen, der sollte dieses Buch besser seinem Arzt oder Apotheker schenken.

Kurz und gut – wer die Lehre von der «gesunden Ernährung» als dogmatisches Glaubensbekenntnis mit sich trägt, könnte dieses Werk womöglich als «Gotteslästerung» verstehen. Da solcherlei Aufregung für das Seelenheil unzuträglich sein soll, ist mir daran gelegen, diese deutliche Warnung rechtzeitig an alle potentiellen Leserinnen und Leser gerichtet zu haben!

Dieses Buch wird ohne Zweifel polarisieren, bisher vereinte Gläubige vom gemeinsamen Weg abbringen. Einige werden es wohl feiern, andere verdammen. Viele werden die Meinungen des Autors für «verfehlt» oder ihn selbst für «verrückt» erklären, ohne erst die Hintergründe, Argumente und Quellen überprüft zu haben. Insbesondere für diese Zeitgenossen habe ich im Text zahlreiche Literaturverweise angebracht, obwohl dies in einem populären Sachbuch ja nicht üblich ist. Wer sich also trotz aller Warnungen von der Lektüre von *Diätlos glücklich* nicht abhalten läßt und gewillt ist, eine ganz gehörige Portion von all dem Ernährungsunfug der letzten Jahrzehnte über Bord zu kippen, dem und der kann ich mein Buch mit gutem Gewissen empfehlen.

Warum wird alle Welt auf einmal immer dicker, obwohl alle ständig «abnehmen»? Warum ist in aller Welt etwas «runder» offenbar nicht mit weniger, sondern mit mehr Gesundheit und längerem Leben gepaart als «superschlank»? Warum trägt nur bewußtes, genußvolles Speisen zu einer dauerhaften Gesundheit bei? Bevor sie mit der Lektüre beginnen, um diesen Fragen nachzugehen, sollten die Laien unter Ihnen, das heißt diejenigen, die von der ernährungsmedizinischen «Szene» wenig wissen, sich allerdings noch einige Vorkenntnisse aneignen. Das wird das Verständnis für das Kommende erhöhen:

Jeder Wissenschaftszweig leidet darunter, daß er zu einem großen Teil «wahrnehmungsgestört» ist – so auch die Ernährungswissenschaften. Das heißt, viele «Experten» sehen nur das, was ins eigene Konzept paßt, und sie blicken weder nach rechts noch nach links, geschwiege denn auf andere Disziplinen. Außerdem sind wissenschaftlich Tätige in großen Bereichen nicht immer unabhängig – so auch in den Ernährungswissenschaften. Schließlich wird das Geld ja immer knapper, und die eigene Karriere mit dem unerläßlichen Mitarbeiterappendix kostet immens viel. Da können Finanzmittel aus der Industrie Wunder bewirken. Als Kenner der «Szene» läßt sich oft schon bei bestimmten Autoren ohne weiteres auf den Ausgang und die Interpretation einer neuen Studie oder Arbeit treffsicher tippen. Ich werde diese Zusammenhänge in einem eigenen Kapitel aufzeigen.

Ein Grundproblem, das alle Wissenschaften in sich tragen und das viel zu wenige Menschen realisieren, ist die Nicht-Existenz einer wissenschaftlichen «Wahrheit». Der wissenschaftliche Kenntnistand entspricht immer nur dem letzten Stand des Irrtums. Diese ernüchternde, tatsächliche Wahrheit trifft natürlich auf alle Wissenschaften zu, also auch auf die vielen ehrenwerten, unbescholtenen und nicht korrumpierbaren Ernährungsforscher. Selbstverständlich ist auch der Autor dieser Zeilen nicht gegen dieses «Naturgesetz» gefeit. Doch genau aus diesem Grund hütet dieser sich seit geraumer Zeit davor, irgendwelche neuen, angeblich bewiesenen» «Ernährungswahrheiten» in die Welt zu setzen.

Ein weiteres Problem aller Wissenschaften sind die Dogmen, die auch die Ernährungslehre dominieren. Auch das war in der Geschichte bekanntlich immer schon so – denken Sie an Galileo Galilei. Es wird sich möglicherweise nie ändern. Bereiche der Ernährungswissenschaft gleichen eher einer Glaubensgemeinschaft als wirklich frei denkenden Köpfen: Ihre Oberhäupter erlassen die Gebote und halten sich dabei für unfehlbar. Abweichende oder gar konträre Meinungen gelten als frevelhaft, kontroverse Diskussionen als sündig. Der Gemeindeausschluß droht allfälligen Renegaten. Ich erlaube mir deshalb, im folgenden solche Meinungsführer der Ernährungslehre als «Ernährungspäpste» zu bezeichnen.

Jede auch noch so schlecht belegte Lehrmeinung schart binnen kurzer Zeit eine Schar von blinden und tauben, aber um so getreueren Aposteln um sich, die «die Wahrheit» wie eine Religion verteidigen und bereit sind, gegen Andersgläubige Kreuzzüge zu führen. Wenn eine Übernahme durch revolutionäre Erkenntnisse droht, werden sich diejenigen am lautesten und standhaftesten gegen die Einführung der neuen Lehre wehren, die von der alten Lehre am meisten profitiert haben – eben die «Ernährungspäpste».

Wenn ich an die in meiner Heimat tonangebende Deutsche Gesellschaft für Ernährung (DGE) denke, so kommt mir in wunderbarer Weise die biblische Allegorie einer Glaubensgemeinde in den Sinn: Ein paar Hirten hüten ihre Schafe; diese trotten, ohne aufzublicken, den Leithammeln hinterher, nur von ein paar scharfen Hunden bewacht, die aufpassen, daß niemand vom Pfad abkommt und daß keine fremden Tiere mit gefährlichen Keimen in die Herde eindringen. Denn möglichst viele und gesunde Schafe ernähren die Hirten und Grundbesitzer am besten.

Nachdem dies einmal gesagt ist, lassen sich einige meiner Ausführungen wahrscheinlich einfacher akzeptieren, und natürliche wünsche ich mir, daß möglichst viele Leserinnen und Leser möglichst viele informative, erbauliche, vielleicht sogar vergnügliche Stunden beim Lesen erleben.

Zum Schluß möchte ich aber noch einige Worte darüber verlieren, warum ich gerade ein Buch dieses Inhaltes geschrieben habe. Schließlich geziemt sich das für ein Vorwort, und in späteren Kapiteln würde ich von meinem geschätzten, einfühlsamen Lektor wohl keinen Platz mehr dafür eingeräumt bekommen.

Um es kurz zu machen: Mir reicht es! Es gibt kaum jemanden mehr, der nicht ständig vom A B N E H M E N spricht – egal, ob schlank oder vollschlank. Bedauerlicherweise reden die meisten nicht nur davon, sondern versuchen es auch noch. Etliche meiner Bekannten halten schon seit Jahren Diät. Seltsam nur, daß auch sie dabei ständig dicker werden. Dennoch versuchen sie immer wieder unbeugsam, zum gewünschten Erfolg zu kommen. Und ewig bleibt die Hoffnung: Mit der neuesten Diät wird sich der Schlankheitstraum endlich erfüllen! Hat man nicht gerade einen glaubwürdigen Bericht zum sensationellen, ja durchschlagenden Erfolg der neuen Methode im Fernsehen gebracht? Und hat nicht ein ganz berühmter Professor das alles genau bestätigt?

So glauben Abspeckwillige an alle Versprechungen, klammern sich an jeden Diätstrohhalm und probieren alles Neue aus. Wer kennt sie nicht, unsere gequälten Mitmenschen, die ob ihrer ständigen Diät immer dicker werden? Ist es nicht erstaunlich, wie selten sie ihre Konsequenzen ziehen und einfach auf ihre Diät verzichten? Ist es nicht faszinierend, daß sich Millionen von Menschen jahrelang mit freudlosen, frustrierenden Ernährungsformen abquälen, wenn sie doch offensichtlich damit genau das Gegenteil von dem Erhofften erreichen?

Jedes Jahr werden einige Milliarden mehr für Diätbücher und Ratgeber, Süßstoffe und Halbfettmargarinen, Kalorienkiller und Beutelfraß ausgegeben. Die Konsumenten werden konsequent mit Ernährungshalbwissen vollgepfropft. Reichliches, gutes Essen und Trinken wird dabei als die «Ursünde» gebrandmarkt. Unser Schuldbewußtsein bezüglich Genuß wird von den Medien wöchentlich geschult – wobei auch noch deren Einnahmen steigen. Neuerdings geht sogar McDonald's schon in die Schulen, um den Kindern die Lehre von der «gesunden Ernährung» zu vermitteln! Vor den krankmachenden Folgen von Übergewicht warnen uns zahllose Experten in Weiß eindringlich. Im Lebensmittelhandel und selbst in der Gastronomie drangsalierte man in deren Fahrwasser früher Millionen von Bürgern mit kalorienarmer, heute mit fettarmer Kost. In den USA hat «Fettzählen» inzwischen das «Kalorienzählen» als Volkssport abgelöst. Und aufgepaßt: Die Welle ist gerade dabei, mächtig zu uns herüberzuschwappen.

Es geht die Angst um im Lande, Angst vor dem, was eigentlich nicht ganz zufällig einmal «Lebensmittel» hieß: Angst vor Genuß wegen der Angst vor Übergewicht. Und gleichzeitig sind wir Zeugen eines echten Paradoxons: Je ernährungsbewußter, je «lighter» die Menschen essen, desto dicker, immer dicker werden sie!

Ich hatte mich wieder zum Schreiben in mein geliebtes Südfrankreich zurückgezogen. Um mich herum waren immer noch überwiegend schlanke Menschen zu sehen, allerdings längst nicht mehr so viele wie noch vor zehn Jahren. Von den Einheimischen ist natürlich die Rede, die hier im provenzalischen Winter tatsächlich die Überzahl ausmachen. Vom Frühjahr bis in den Herbst hinein bietet sich ja ein anderes Bild: Millionen von Touristen in Birkenstock und hellblauen Frotteesocken führen dann ihre Hängebäuche über zu engen, zu kurzen Trevira-Shorts spazieren und bestimmen das Straßenbild mit ihren grotesken Körperlinien. Jetzt nach der Hauptsaison sieht man mehrheitlich relativ schlanke Franzosen in diesem gesegneten Landstrich – schlank, obwohl sie besessen sind vom guten Essen wie sonst niemand auf der Welt. Perfekt zubereitet muß alles sein, nicht kalorienarm: die Saucen reichlich, die Füllungen üppig, die Cremes sahnig, der Wein süffig. Die Provenzalen genießen täglich mit bestem Gewissen ihre fetttriefenden Pasteten und ihren reifen Käse und bleiben dabei zumindest schlanker, gesünder und offenbar auch glücklicher als wir, die wir in deutschsprachigen Ländern unser Zuhause haben.

Ich muß zugeben, daß mich in der Vergangenheit das Thema Übergewicht aus wissenschaftlicher Sicht kaum näher interessiert hat. Einzige Ausnahme war immer die Sorge um meine eigenen überschüssigen Pfunde. Das änderte sich vor gut zwei Jahren ganz schnell, als ich bei den Literaturrecherchen für *Täglich Wein* die wissenschaftlichen Erkenntnisse der letzten Jahre zur Bedeutung von Übergewicht als Risikofaktor für Herzinfarkt zusammentrug. Dabei widerfuhr mir einmal mehr ein nachhaltiges Aha-Erlebnis im Zusammenhang mit den Aussagen der Ernährungslehre. Etwas Ähnliches war mir erstmals vor 18 Jahren beim Thema «Butter, Margarine und Herzinfarkt» passiert: Was als sogenanntes «gesichertes» Ernährungswissen ausgegeben wurde, war nichts anderes als eine Reihe von Spekulationen ohne eigentliche Belege. Mit einem Mal wurde mir bewußt, daß wir von der etablierten Lehre über die tatsächlich bekannten Konsequenzen des Übergewichts bzw. des Abnehmens nicht einmal annähernd korrekt informiert werden.

Natürlich war ich von dieser Brisanz sofort fasziniert und habe in der Zwischenzeit Hunderte von Studien in der Originalausgabe durchgearbeitet. Wenn man sich die Mühe macht, die Originalliteratur selbst zu überprüfen, nicht irgendwelche Meinungsartikel oder Zusammenfassungen von einschlägigen Experten, so kommt man schnell zu dem Schluß, daß viele Übergewichtige womöglich nicht nur an der Nase herum, sondern langfristig gesehen möglicherweise direkt in ihr schlankes Verderben geführt werden.

Dem systematischen Unsinn, der über Übergewicht und Abnehmen verbreitet wird, dem täglichen Betrug, mit dem einige kräftig absahnen und ihren Ruhm mehren, dem kollektiven «Ernährungsterror» durch industriefreundliche

Professoren und Fachgesellschaften muß endlich Einhalt geboten werden. Aber wie? Nun bin ich natürlich nur ein kleiner Fisch in dem riesigen Ernährungsteich. Wahrscheinlich hätte ich auch dem Beruf des Ernährungswissenschaftlers bzw. der ganzen Branche schon längst den Rücken gekehrt, um etwas Sinnvolleres und Zukunftsträchtigeres zu machen – Kleider für Übergrößen schneidern zum Beispiel –, wäre da nicht die Einsicht, daß selbst mein bescheidenes Wissen dafür eingesetzt werden kann, um wenigstens einen kleinen Beitrag gegen die Volksverdummung und für die Rückgewinnung gesunder, natürlicher Eß- und Trinkkultur zu leisten.

In diesem Sinne habe ich mir vor langer Zeit schon die Weisheit zu eigen gemacht: Nur wer gegen den Strom schwimmt, erreicht die Quellen.

Berg am Starnberger See, im Sommer 1998 — Dr. Nicolai Worm

P.S.: Mein besonderer Dank gilt Rosa B. für Rat und Tat, Geduld und Verständnis sowie den Professoren Hans Glatzel (†), Hans-Jürgen Holtmeier, Michael Berger, Hermann Mohler (†), Petr ˇSkrabanek (†) und George V. Mann für die frühe Inspiration.

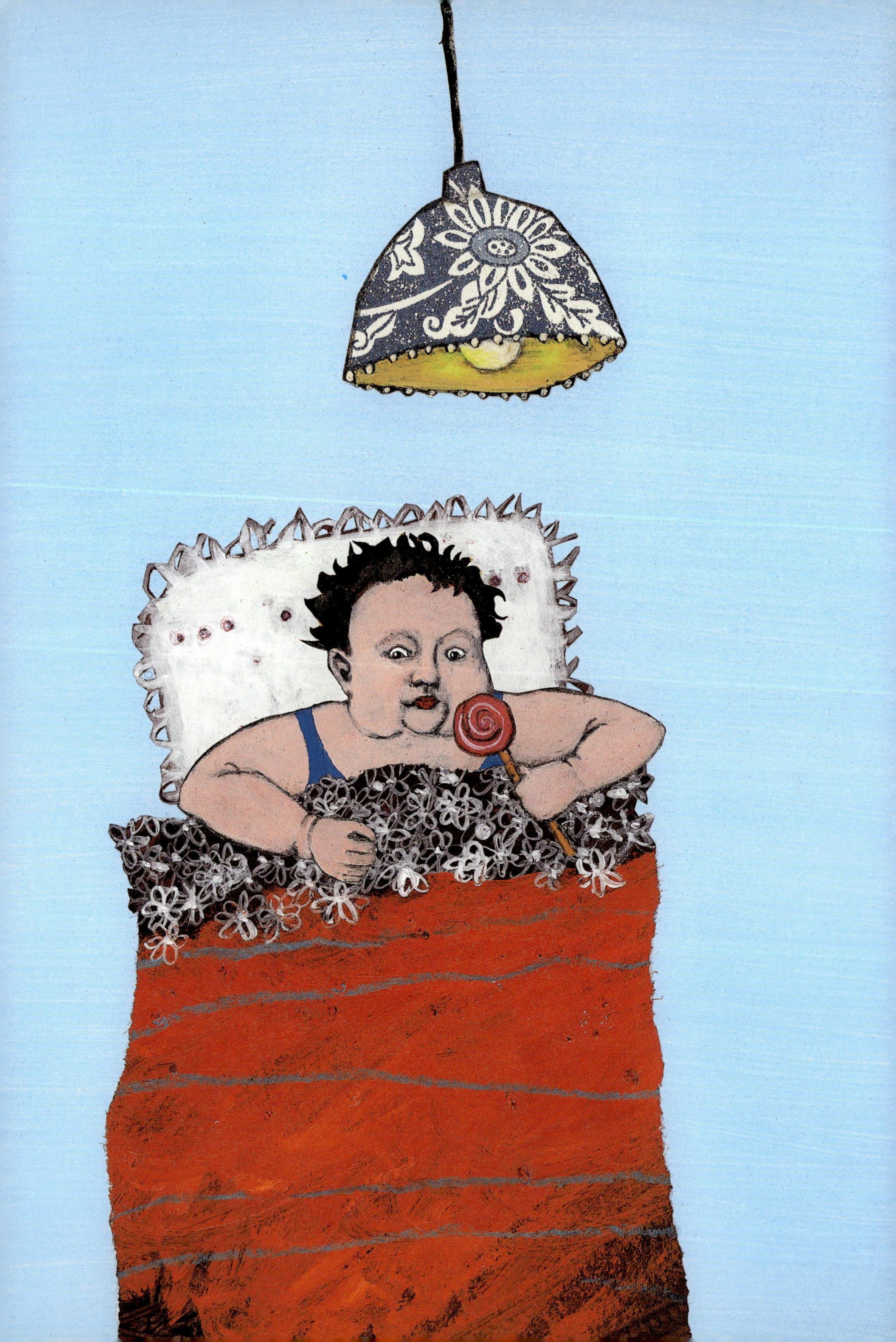

KAPITEL 1

DICK GEBOREN UND SPÄT DAZU GELERNT

Schreiend, mit blutunterlaufenen Augen, dunklen Dellen, roten Quetschungen und bläulich schimmernden Beulen erblickte er die Welt. Mit der Zange haben sie ihn geholt, anders wäre er nicht durchgekommen – so prall und proper war er. Als die alte Hebamme ihn auf die Waage legte, traute sie ihren Augen nicht: zehneinhalb Pfund! Welch ein Brummer! Das hatte man nicht alle Tage am Krankenhaus. Selbst die Ärzte und Schwestern des anderen Kreissaales nahmen den spektakulären Ankömmling neugierig in Augenschein. So standen sie alle im Kreise um den kleinen Nikita und blickten auf das Wunderwerk der Natur herab.

Die Mutter des «Kleinen» war überglücklich – endlich entlastet. Endlich die Aussicht, daß sich alle wackelnden Zähne bald wieder festigen, die Haare nicht mehr ausfallen würden, daß ihre Nahrung nun wieder ihr selbst und nicht vor allem ihrem Nachwuchs zukommen würde. Als der Vater des Kindes nach ein paar Stunden auf der Station gesichtet wurde, dämmerte es der Oberärztin: Die Mutter so schlank – da konnte sie ja nur vom Papa stammen, die glückliche Anlage, gut und gerne zu essen, äußerst «kräftig» durch das Leben zu marschieren.

Klein-Nikita machte bald Fortschritte. Er gedieh prächtig, Körper und Geist entwickelten sich wie gewünscht: ein besonders liebes, ja ein braves Kind. Und ruhig war der Wunderknabe – kein Kind, das viel schrie, tobte, nervös zappelte und an den Nerven der Eltern und Geschwistern zerrte. Nein, am liebsten saß er in seinem Bettchen und betrachte staunend seine Umgebung. Alles um ihn herum erschien ihm hoch interessant und gab zu viel Nachdenken Anlaß. Vor lauter Studieren, Prüfen und Grübeln vergaß Klein-Nikita manchmal sogar, daß er zwei Arme und Beine bekommen hatte, mit denen es sich eigentlich fortbewegen konnte.

Wie gesagt, er war ausgeglichen, innerlich wie äußerlich, möglicherweise etwas zu sehr. Unruhe kam allerdings schnell auf, wenn das Essen nicht seinen Vorstellungen entsprach. Gemüsebrei ohne Fleischeinlage? Gleich in hohem Bogen ausgespuckt und das Glas vom Tisch gefegt! Muttern mußte sich da schon täglich etwas einfallen lassen, gut abgeschmeckt und frisch, und ja nicht so babymäßig fade gewürzt.

In der Schultüte fand er seine allerliebsten Schleckereien vor. Herrlich duftendes, knuspriges Käsegebäck, Salzstangen, einen Beutel mit Sauren Gurken, eingelegten Zwiebeln und vielen bunten Mixed Pickles, dazu natürlich Erdnüsse, Erdnußwürmchen und Kartoffelchips. ‹Was die anderen nur für seltsame Sachen in ihrer Schultüte haben?› staunte er. ‹Da gibt es für mich ja gar nichts zu tauschen!›

Die Schule war ihm die Hölle. So lange Stunden weg von zu Hause und so lange nichts zu essen! Gott sei Dank fanden sich immer ein paar Klassenkameraden, die dem armen, hungrigen Niki mitleidig noch die Hälfte ihres Pausenbrotes abgaben. Er mußte sein eigenes schließlich immer schon vor der ersten Pause verspeisen, so sehr plagte ihn der Hunger. Außerdem war es immer sehr spannend, was die anderen Mütter ihrem Nachwuchs so alles auf die Stulle legten. Na ja, auch wenn es nur eine billige Wurst war und nicht so köstlicher Schinken wie bei ihm zu Hause, einem geschenkten Brot schaute man nicht auf die Auflage.

Welch eine Erlösung, wenn es endlich nach Haus ging! Rein zur Tür, Schulranzen in die Ecke gepfeffert und auf direktem Weg zur Küche: Wie das schon immer duftete ... Stuhl herangerückt, Kochtopfdeckel angehoben, Löffel geschnappt und probiert. Es ging Niki nichts über das Naschen, noch vor dem Essen, wenn er völlig ausgehungert nach Hause kam. «Nimmst du wohl die Finger da heraus – gleich gibt es Essen!» Dies wurde zur Standardbegrüßung der Mutter, und dabei blieb es, bis er nach dem Abitur sein Elternhaus verließ.

Unverständlich war Nikita nur, aus welchem Grund die anderen Kinder schlanker waren als er, daneben auch flinker und geschickter. Wenn es darum ging, im Turnunterricht Mannschaftsspiele zu organisieren, durften die zwei Besten immer ihre Truppe wahlweise zusammenstellen. Die Schlanken, Sportlichen waren immer schnell vergeben, während die Dicken bis zuletzt übrigblieben. Nikita war natürlich immer einer der letzten. «Dickerchen, du hast ja einen Busen», meinte irgendeinmal so ein gemeiner Hundling, und die Anwesenden grinsten und kicherten. Nikita schämte sich, war völlig geschockt. ‹Wieso Dickerchen – wieso Busen? Mit mir ist doch alles in Ordnung›, dachte er bei sich und schlich weinend nach Hause.

Vor dem Spiegel überprüfte er seinen Körper. Wenn er sich mit der flachen Hand über das Hemd strich, konnte er da wirklich zwei kleine Hügel entdecken. ‹Aber das sieht man bei den Sportlern auch›, sagte er sich. Wenn er seinen Bauch von vorn musterte – gut, da wölbten sich rechts und links über dem Gummibund der Unterhose ein paar Röllchen. Aber von der Seite gesehen, bei etwas eingezogenem Bauch, war doch alles ganz flach.

Eines Tages wurde Nikita ganz fürchterlich krank. Er mußte sich übergeben und hörte mit dem Erbrechen einfach nicht mehr auf – bis das Blut kam. Und dann kam auch endlich der Doktor. Dieser schaute ihm in den Rachen, roch den Atem, hörte ihn ab, und bald stand seine Diagnose fest: «Azetonvergiftung – die Bauchspeicheldrüse ist es. Das Kind muß von nun an immer strenge Diät halten, sonst wird das nicht wieder.» Zunächst gab es tagelang Haferschleimsuppe und Zwieback, mit der Zeit auch Brot und Nudeln, Reis und Kartoffeln mit etwas Huhn und Sauce. Strengstens verboten waren ihm aber Eier! Und überhaupt ganz wenig tierische Fette – das war die wichtigste Anweisung des gestrengen Doktors.

Nikita kam tatsächlich bald wieder auf die Beine. Aber fortan achtete seine besorgte Mutter, daß er sich streng an die Diätanweisungen hielt. Keine Eier, wenig Butter, statt dessen Eden-Reformmargarine, wenig Wurst, lieber pflanzliche Aufstriche – ja, die gab es tatsächlich schon in den fünfziger Jahren. War das nicht sogar noch eine Köstlichkeit: ein dick mit Eden-Margarine und schön mit Cenovispaste bestrichenes Brot? Dies blieb lange Jahre eine seiner Lieblingsspeisen. Mit den Eiern war es allerdings ein Problem. Nicht nur, daß es keine harten oder weichen Eier mehr gab für Nikita – außer am Ostermorgen –, auch viele Saucen und Nachspeisen waren den anderen Familienmitgliedern vorbehalten. Bald wurden Eier zu Nikitas unübertroffenem Speisetraum. «Wenigstens ein Ei», bettelte er oft. Auch andere Nahrungsmittel, die doch so ungesund für ihn waren – wie oft mußte die Mutter an die Anweisung des Arztes erinnern –, erschienen ihm immer verführerischer: die köstlich duftende Butter, der zarte Schinken ...

Warum sollte man sich nicht auch selbst ein Brot schmieren können? Das ließ sich bestens üben, wenn die Mutter beim Einkaufen war. Und Hunger war immer da. Leider wuchsen auch die Rundungen an Nikitas Oberkörper. Darauf begann die Mutter, den Kühlschrank zuzusperren, wenn sie aus dem Haus ging. Nikita merkte immer deutlicher, daß er im Spiegel etwas anders aussah als die meisten Nachbarkinder. Anders sein wollte er aber nicht. Also was machen? Wenn die Kameraden einen nicht sahen, dann war es ja eigentlich egal, ob man etwas dicker war – dachte sich Nikita. Und im Sommer, wenn man draußen zusammen spielte oder zum Baden ging, würde er einfach im Unterhemd bleiben. Das war doch die Lösung!

Auf den ersten schüchternen Parties beschworen Jan & Dean, die Beach Boys und die Beatles die große Liebe herauf, während heimlich die ersten zarten Küsse ausgetauscht wurden. Alles tanzte im abgedunkelten Partykeller, nur einer traute sich nicht: Nikita. Die Mädchen versuchten auch nie, ihn umzustimmen. Mit 16 erlebte er dann seine erste wirklich große Liebe, auch wenn die Angehimmelte lange nichts davon wußte. Tara war so schön wie kein anderes Mädchen, das er bisher in seinem Leben erblickt hatte. Ihre Haut schien wie samtiger Milchkaffee, ihre kräftigen schwarzen Haare glänzten immerzu, und ihren tiefbraunen Augen entströmte schwarzer Soul. Sie war zweifellos die Schönste an der Münchner High-School, die «Queen of the Prom». Wie gerne wäre Nikita beim Abschlußfest an ihrer Seite erschienen! Aber sie hatte sich für einen anderen entschieden. Es hieß Jim Smith und war Quarterback der Schulmannschaft: groß, schlank, durchtrainiert . . .

Der Schmerz saß tief, und es war Niki klar, daß sich etwas ändern mußte in seinem Leben. ‹Der Bauch muß weg, und Muskeln müssen her›, sagte er sich. ‹Dann wird sie mich sicher erhören.› Wenn Sport nur nicht mit so viel Laufen verbunden wäre! Tennis, Handball, Basketball, Baseball, Football – alle diese Sportarten konnte er in den Griff bekommen, kein Problem. Nur so wahnsinnig anstrengend war es halt immer.

Zu Hause im Bad begutachtete er eines Tages eine runde Dose etwas näher. Die Mutter hielt sie stets für sich bereit. Darauf stand: «Wörisetten» – ein pflanzliches Abführmittel, das unter anderem auch gegen Übergewicht zu wirken versprach. ‹Das könnte man ja 'mal probieren›, dachte sich Nikita. Welche Überraschung, als er am nächsten Morgen mit einem bisher unbekannten Drang auf zur Toilette mußte! Jedesmal, wenn er das Pillchen schluckte, stellte sich am nächsten Morgen das gleiche Resultat ein. So richtig entleert fühlte er sich da. Und wenn er prüfend an den Bauch faßte, fühlte dieser sich «danach» tatsächlich mindestens ein paar Zentimeter dünner an. ‹Wahrscheinlich nimmt man mit dem Zeug ja wirklich ab – dann sollte ich es am besten regelmäßig schlucken›, war seine Schlußfolgerung.

Auf den Parties der amerikanischen Nachbarkids gab es immer solche wahnsinnigen Köstlichkeiten, die man sonst nirgends in Deutschland bekam: «Hamburger» nannten sie diese Brötchen mit Hackfleischfladen. Die Väter machten sie am besten, draußen im Garten auf dem BarBQ-Grill. «Cheeseburger» hieß das Ganze, wenn noch Käse, süßsaurer Gurkenmansch und scharfsüßer Zwiebelpransch hinzu kamen und viele bunte Saucen aus Plastikflaschen darauf gespritzt wurden. Dazu gab es gebratene Marshmellows und French Fries, Pies, Coke und Ice-cream. Bei solchen Köstlichkeiten konnte man einfach nicht mit Essen aufhören. Während die anderen tanzten, flirteten und versuchten, den Mädchen Küsse zu stehlen, komponierte Nikita auf das sorgfältigste seinen fünften Cheeseburger.

Auch wenn er fast platzte, war das nicht mehr so schlimm, denn er hatte gerade erst einen genialen Trick gelernt. Eigentlich hatte er ja schon viel früher einmal im Lateinunterricht davon gehört. Dort stand in einem Klassiker geschrieben, wie sehr die alten Römer Freß- und Saufgelage liebten. Wenn die Zechbrüder aus der Antike nicht mehr weiter konnten, begaben sie sich einfach etwas abseits und kitzelten ihren Rachen mit einem Federkiel. Nach Erreichen der gewünschten Entlastung des Magens kehrten sie dann zum Bankett zurück und schlemmten dort seelenruhig weiter – so hieß es jedenfalls. Zu denken gab das Nikita erst, als er ein Gespräch zwischen seiner Mutter und einer ihrer Jugendfreundinnen belauschte. Die erzählten sich gerade, wie praktisch das damals war, als man als junges Mädchen auf Einladungen immer so viel von den seltenen Köstlichkeiten essen konnte, die es zu Hause nie gab. Man mußte nur zwischendurch mit dem Finger etwas nachhelfen ...

Gesagt, getan. ‹Da schau her›, dachte sich Nikita erfreut, ‹das klappt ja gleich beim ersten Versuch.› Es schlüpfte ihm zwar auch gleich noch der Rest einer Nudel durch die Nase, was wirklich ekelig war, aber wenigstens hatte er wieder Platz im Magen und konnte weiteressen. In kurzer Zeit merkte Nikita, daß er mit dieser Technik immer so viel hineinschaufeln konnte, wie er wollte. Dennoch – so richtig schlank, wie er sich das vorgestellt hate, wurde er damit leider auch nicht. Was nun?

Damals tauchten in den bunten Illustrierten immer wieder Berichte und Werbeseiten auf, die eine bestimmte Pille anpriesen. Diese würde vom Hungergefühl erlösen, und man könne so wunderbar abnehmen. «Appetitzügler» hießen diese neuen Wunderdinge, und man konnte sie überall mit seinem Taschengeld kaufen, ohne lange Erklärungen und ganz ohne Rezept. Das wollte Niki natürlich einmal ausprobieren.

Das Zeug wirkte Wunder. Ein Pillchen früh morgens geschluckt, und man war den ganzen Tag über seinen Appetit los. Man konnte beim Essen leicht «nein» sagen oder sich ohne inneren Kampf mit einer Bettlerportion zufrieden geben. Nicht einmal abends ergab sich ein Problem, vor dem Fernseher zu sitzen, ohne dabei etwas zu mampfen. Nur verdammt nervös wurde man und immer schlechterer Laune, je später der Tag wurde. Der Effekt aber war grandios! Nikita wurde immer schlanker, fast dünn. Die Mädchen schätzen ja schlanke und ranke junge Männer besonders. In dieser Hinsicht war er jedenfalls seine Sorgen los. Nikita fühlte sich langsam sicherer und selbstbewußter. Endlich war er mit seinem Körper zufrieden, wenn er sich im Spiegel begutachtete. Als ihm der Schwarm seiner damaligen Tage ins Ohr flüsterte: «Dein Körper macht mich wirklich an», war er überglücklich. Das Mädchen war in seinen Augen die Größte, und fortan erschien er selbst zum Baden mit nacktem Oberkörper und ging auch sonst ohne Scheu und falsche Hemmungen durch die Welt.

Etwas später platzte eine Zeitungsmeldung wie eine Bombe in sein Leben. «Appetitzügler sind lebensgefährlich!» stand da als Schlagzeile. Viele dieser Präparate wurden vom Markt genommen, und nur noch einige harmlosere, mit entsprechend geringer Wirkung gab es zu kaufen. ‹Was tun?› fragte sich Nikita. Sein Schicksal stand auf dem Spiel – einerseits die Angst um die Gesundheit, anderseits die Sorge um die Linie und um die Liebe. ‹Ein Kompromiß wird das Beste sein›, war nach langem Grübeln seine Lösung. ‹Ich versuch es einmal ohne Appetitzügler. Immer wenn ich zuviel esse, kann ich ja zur Methode der alten Römer greifen, und falls ich doch zunehme, greife ich halt eine Woche zu den Tabletten – das wird schon nicht so schädlich sein. Und die Abführmittel gibt es ja wenigstens noch.›

So gingen einige Jahre ins Land, und Nikita konnte sich einverleiben, was er wollte, er nahm nie großartig zu und wenn, verlor er sein überflüssiges Gewicht schnell und leicht wieder. In dieser Zeit wurden Essen und Trinken für ihn immer wichtiger. Er konnte inzwischen schon ganz hervorragend kochen und interessierte sich vor allem für alle fremden Spezialitäten. Gleichzeitig war er von zu Hause aus mit der «gesundheitlichen» Bedeutung der Nahrung vertraut. Denn immer gab es entweder «Gesundes» aus dem Reformhaus oder diese südländischen Gerichte bei Muttern, die sonst nur in Italien erhältlich waren. Und diese sollten nach ihrer Überzeugung ganz besonders gesund sein. Oft schwelgte sie in Erinnerungen an ihre Kindheit am Mittelmeer: «Wenn ich als Kind hungrig war, gab mir meine Mutter immer ein Stück Brot, ein Kännchen Olivenöl und ein Stück Parmesan zum Reiben mit den Worten: ‹Ißt das. Etwas anderes gibt es nicht.› Das Öl goß man dann auf einen Teller und gab Parmesan darauf. Darin tunkte man sein Brot, bis es ganz vollgesogen war. Wenn es besonders gut schmecken sollte, kam noch ein Spritzer Zitrone und eine Brise Salz dazu.»

Als es um die berufliche Entscheidung ging, fand der beigezogene Berufsberater eine prächtige Lösung. Der junge Mann interessierte sich ja auffällig stark für das Essen. Der Gedanke, die Laufbahn eines Kochs einzuschlagen, wurde allerdings nicht ernsthaft in Erwägung gezogen. Für einen Abiturienten wäre das damals mit einem unannehmbaren sozialen Abstieg verbunden gewesen. Aber der Berater kam mit einer anderen einschlägigen Idee. «Da gibt es ein neues Studium. Das nennt sich ‹Ernährungswissenschaften› und behandelt die gesundheitliche Seite des Essen und Trinkens. Das Ganze ist sicher auch sehr zukunftsträchtig, vor allem im Entwicklungsdienst, denn der Hunger auf der Welt muß bekämpft werden, und dazu braucht man Experten.» Nikita war davon ganz angetan. ‹Da könnte ich mich mit Essen beschäftigen, fremde Länder kennenlernen und nebenbei vielleicht erfahren, was ich falsch mache bzw. wie ich essen muß, um schlank zu bleiben. Und nie mehr Hungern!› folgerte Nikita scharfsinnig. Und das Beste daran war, daß er sofort einen Studienplatz bekam, auch mit seinem miserablen Zeugnis. Keine Rede von Numerus clausus!

Nikita studierte kurze Zeit später Ökotrophologie, vom vierten Semester an als einziger Mann unter fünfzig oder sechzig mehr oder weniger molligen Kommilitoninnen. Da hatte sich eine echte Interessengruppe versammelt. Bald wurde ihm klar, daß seine herkömmliche Methode, schlank zu bleiben, nicht die richtige sein konnte. Er lernte sogar, warum sie seine Gesundheit gefährdete. Dazu erfuhr er von Kalorien und von ausgewogener Mischkost. Er hörte, daß Schlanksein nur eine Frage der Berechnung und der gekonnten Zusammenstellung von Speisen und Getränken sein sollte. Er begriff, welche Nahrungsmittel empfehlenswert und welche weniger ratsam waren. Er nahm zur Kenntnis, daß Diätmargarine vor Herzinfarkt schützen würde und aß Jahre lang nur noch Becel, Flora Soft oder Eden Reform. Es wurde ihm beigebracht, daß Kalorien bei allen Menschen den gleichen Effekt haben und daß Dicke einfach zuviel aßen. Er ließ seine alten Ernährungsgewohnheiten mit Überzeugung hinter sich, statt dessen probierte er unentwegt, ob die Theorie auch in der Praxis funktionierte. Doch Nikita nahm zu, nicht viel, aber stetig, jedes Jahr ungefähr ein halbes Kilo. Nichts half, keine bewußte Ernährungsumstellung, keine ausgewogene Diät. Kaum waren wieder einmal drei Kilo weg, kamen gleich dreieinhalb frische hinzu.

Inzwischen hatte er sein Studium erfolgreich abgeschlossen und war als wissenschaftlicher Assistent in der Forschung untergekommen. Da mußte er unter anderem alte Studien überprüfen, die bewiesen haben wollten, daß Margarine vor Herzinfarkt schütze, während Butter ihn fördere. Nikita staunte nicht schlecht, als er erkannte, daß die Studien diese Behauptung gar nicht bewiesen hatten, sondern daß man dies nur vorgab. Und er kam aus dem Staunen nicht mehr heraus, als er an Probanden in eigenen Studien beobachtete, daß man durch das Verspeisen von Eiern seinen Cholesterinspiegel gar nicht in die Höhe treibt. Er staunte, wie Forschungsergebnisse bei verschiedenen Kollegen zustande kamen. Er staunte noch mehr, als er feststellte, daß dies bei anderen Instituten auch nicht anders war. Und sein Erstaunen war ganz außerordentlich, als er sah, wer alles aus welchen Kreisen seinem Chef Geld für Projekte in der Ernährungsforschung anbot. Und Nikita staunte und staunte und staunte über die Welt der Ernährungswissenschaft . . .

Nebenbei nahm er weiter zu, nicht sehr viel, aber stetig. Und voller Gram über diese Ungerechtigkeit, weil er doch wußte, wie man laut Ernährungslehre Übergewicht vermeiden könne, begann er heimlich, die Schlanken zu beobachten: Was machen Schlanke, *wie* essen sie, *was* essen sie, was machen sie anders? Offenbar machen sie ja etwas richtig, was andere falsch machen! Was unterscheidet «Natürlich-Schlanke» von den durch Hungern Schlanken, was unterscheidet sie von Dicken?

Das waren nun aber keine wissenschaftlichen Studien mehr, sondern nur kleine verstohlene Beobachtungen über den Tellerrand im privaten Kreis und nur zur Lösung des eigenen Dilemmas gedacht. Doch eines schönen Tages war die durchschlagende Erkenntnis da! Er verdrängte darauf hin alles, was er jemals über Diät und Schlanksein gehört hatte, und von diesem Zeitpunkt an war Zunehmen für ihn kein Thema mehr.

Heute lebt Nikita als freischaffender Ökotrophologe in Deutschland und Südfrankreich. Er ißt alles, worauf er Lust hat – nicht zuwenig, nicht zuviel, aber immer gut – und ist mit seinem Gewicht zufrieden. Meistens.

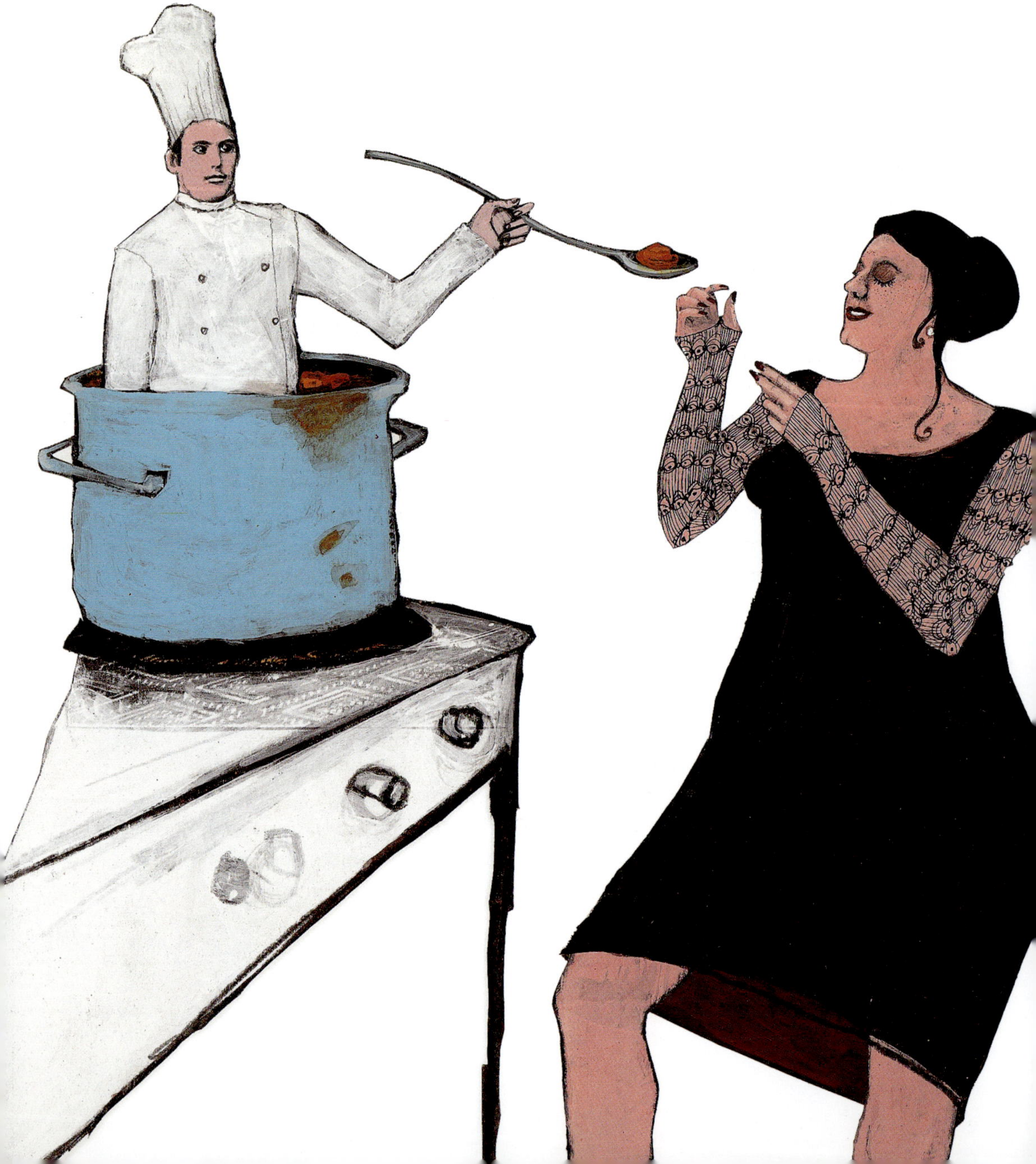

KAPITEL 2

Leben, um zu essen, oder essen, um zu leben?

Es gibt wichtige und weniger wichtige Fragen im Leben. Die in der Kapitelüberschrift gestellte gehört meines Erachtens zu den entscheidenden. Sie läßt sich vortrefflich diskutieren, und es ist gar nicht einfach, zu einer eindeutigen, befriedigenden Antwort zu gelangen.

Sicher ist, daß der Mensch einige elementare Dinge braucht, um überleben zu können: Luft, Liebe, Schlaf, Wasser und energiehaltige Nahrung. Wenden wir uns an dieser Stelle den rein stofflichen Dingen zu, bleiben Luft, Wasser und die kalorienliefernden Nährstoffe, also Eiweiß, Fett, Kohlenhydrate und Alkohol übrig. Welcher von diesen Stoffen ist am kritischsten, geht uns im täglichen Leben am schnellsten aus?

Diese Fragestellung können Sie einmal beim Fasten erproben. Das soll ja angeblich ganz außergewöhnlich gesund sein und reinigend wirken. Da dieser Gesundbrunnen aber auch recht gefährlich werden kann, sollte man sich sein Angebot immer nur unter ärztlicher Aufsicht genehmigen. Am besten für die Volkswirtschaft ist es, man leistet sich eine dieser ganzheitlich umsorgten Fastenkuren in den einschlägig bekannten Häusern, wo man für täglich dreimal «Nichts» und viel Wasser mehr zu berappen hat als in manchem Luxushotel. Fasten – bekanntlich können die meisten damit einige Wochen ganz gut überleben. Der Hunger quält zwar die ersten Tage, aber bei der richtigen Einstellung und mit genügend Überzeugung hält man durch, und danach ist der Hunger fast weg. Wer genügend fette und eiweißreiche Körpersubstanz in die Fastenkur mitbringt, kann es viele Wochen ohne Kalorienzufuhr aushalten.

Anders bei der Körperflüssigkeit. Während es beim Alkohol wohl den meisten möglich ist, zur Not eine Woche oder zwei «trocken» zu bleiben, fällt das beim Wasser schon nach einem Tag schwer. Der Durst wird immer unerträglicher, und der Körper zwingt einen mit unbändiger Kraft dazu, irgend etwas Trinkbares aufzutreiben. Nach zwei Tagen völliger innerer Trockenheit würde sich garantiert niemand mehr scheuen, aus einer Pfütze zu schlürfen! Und wer noch ein oder zwei Tage länger «vornehm ausharrte», käme zu spät – Tote sind frei von aller Sorge um Speise und Trank.

Bleibt noch die Luft oder, besser gesagt, der Sauerstoff. Wie lange halten Sie es wohl beim Tauchen unter Wasser aus? Wie schnell zerrt Sie ein unbändiger Trieb mit aller Macht an die Oberfläche, um erst einmal kräftig nach Luft zu schnappen? Oder wie lange ließen Sie es sich wohl gefallen, daß jemand Ihnen die Gurgel ein klein wenig zudrückte, bevor Sie Ihn ohne zu zögern mit einem gerade vorhandenen Messer attackieren würden?

Man sieht, es gibt da eine glasklare Hierarchie, welche Stoffe für den Menschen am knappsten und somit am kritischsten sind und für welche Stoffe man sich ohne lang zu überlegen mit letzter, oft übermenschlich erscheinender Kraft einsetzt: Sauerstoff, gefolgt von Wasser, gefolgt von Nährstoffen. Kann man daraus nicht schließen, daß Sauerstoff generell wichtiger ist als Wasser oder Nahrung? Nein, alle Stoffe sind prinzipiell gleich wichtig für das Überleben. Fehlt einer, ist kein Leben möglich.

Die Hierarchie wird allein durch die unterschiedliche Vorratshaltung geschaffen. Der Körper hat nun einmal nicht für alles gleich große bzw. genügend große Vorratsspeicher. Die Nährstoffe kann er zum Beispiel im Fettgewebe, in den Muskeln, in den Knochen und in der Leber speichern. Wir können viele Wochen davon zehren. Beim Wasser verhält es sich schon anders. Unser Körper enthält einiges an Wasser: Rund fünfzig Prozent der Körpermasse besteht daraus. Wasser ist in allen Zellen eingelagert und verteilt sich darüber hinaus noch auf die fünf, sechs oder sieben Liter Blut. Wenn Sie aber beispielsweise bei sengender Hitze durch die Wüste gehen, verlieren Sie in jeder Stunde mindestens zwei Liter des wertvollen Saftes. Jetzt können Sie ausrechnen, wie die Bilanz nach zwölf Stunden Wüstenmarsch ohne etwas Trinkbares aussieht. Für Sauerstoff hingegen haben wir tatsächlich nur soviel Reserve, wie davon gerade an unsere roten Blutkörperchen gebunden werden kann und von der Lunge aus zu den verschiedenen Geweben transportiert wird. Kommt nicht innerhalb von wenigen Sekunden Nachschub, werden wir blau und immer blauer, und nach einigen weiteren Sekunden ist es bereits um uns geschehen.

Aus dem Gesagten folgt ein ganz natürliches und lebenserhaltendes Prinzip: Die Versorgung mit dem Stoff, für den die geringste Speicherkapazität vorgegeben ist, wird am strengsten von unbewußten, instinktgetriebenen Kräften geregelt. Für diesen Stoff sind die stärksten Mechanismen bereitgestellt, um einen entsprechend schnellen Nachschub zu besorgen.

Umgekehrt reagiert der Körper auch entsprechend bei einem Überangebot. Wenn Sie, verehrte Leserinnen und Leser, ganz bewußt übermäßig viel Sauerstoff in den Körper einatmen, also «hyperventilieren», kann Ihr Körper den vielen Sauerstoff nicht verarbeiten, wird er Sie gegen Ihren Willen dazu zwingen, die Luft, das heißt den Atem, anzuhalten. Notfalls läßt er Sie ein wenig ohnmächtig werden, damit Sie das störrische Atmen kurz einstellen.

Was passiert, wenn Menschen aus purer Freude hektoliterweise Flüssigkeit in sich hineinkippen? Diesem freiwilligen Experiment können Sie jedes Jahr im September und Oktober an 16 Tagen auf der Münchener Theresienwiese beiwohnen. Sie werden dort Zeuge, wozu ein knapp bemessener Wasserspeicher Menschen befähigt. Und zugleich bekommen Sie eine Ahnung davon, auf welchen Pegel der Grundwasserspiegel sodann in Bayerns Hauptstadt ansteigt.

Welche ernormen Speichermöglichkeiten der menschliche Körper für Energie besitzt, kann man übrigens zur gleichen Zeit am gleichen Ort beobachten. Da wälzt sich eine interessante Mischung aus unterschiedlich gemästeten Fleischbergen über die mit Pferdemist gepolsterten Budenstraßen: von Kopf bis Fuß Wabbelndes, maisgefüttert aus dem amerikanischen «Cornbelt», Stramm-Wuchtiges aus dem Hartweizen-Pastaland, Kugelig-Wampiges aus dem Gebiet, wo Hopfen und Malz verloren geht . . . Sie sehen, ein Besuch auf der Wies'n lohnt sich immer, schon aus rein biologischer Sicht.

Aus dem Geschilderten folgt, daß man – streng physiologisch gesehen – nur gelegentlich etwas essen muß, um zu überleben. Die Hauptsache ist, daß alle lebenswichtigen Nährstoffe dabei mitgeliefert werden. Und es muß so reichlich sein, daß die Nährstoffspeicher wieder so weit gefüllt werden, um damit eine Zeit weiterexistieren zu können. Nun werden Sie sagen: «Was für ein Leben!» Genau das ist auch meine Meinung!

Wie wunderbar, wie genial, daß wir den Nährstoff- und Energiebedarf heute so einfach abdecken können. Da bleibt in der Tat ein großer Bereich der Existenz zum Genießen übrig. Da können wir all unsere Phantasie spielen lassen und unsere Kochkünste üben. Wer über die Auswahl verfügt, kann täglich von einer anderen Speise naschen, von einem anderen Wein nippen. Allerdings – je mehr uns das Schlaraffenland bietet, um so anspruchsvoller werden wir und um so feiner und raffinierter muß unser tägliches Gericht bereitet sein. Nur im Überfluß wird der Feinschmecker, der das Speisen zelebiert, eine gewisse gesellschaftliche Bedeutung erlangen.

Dekadent? Niemand wird zum «Genießen» gezwungen. Niemand muß Kochen und Essen als lebensverschönernde Kunst, als Kulturgut betrachten. Es gibt Philosophen, die das reine «Sich-Ernähren» als Ideal sahen und sehen. Dabei muß man immer nur genau das zuführen, was der Körper benötigt, um auf optimale Art zu überleben. In der Überflußgesellschaft finden sich immer große Gruppen, die gegen das hedonistische Lebensprinzip agieren und «das Gesunde» in Beschränkung und Verzicht sehen.

Nicht genießen, sondern eine gesunde, eine optimierte Ernährung wird von den Politikern für alle gefordert, um die Gesundheit der Gesellschaft zu fördern und gleichzeitig die finanziellen Belastungen durch Krankheiten zu mindern. Gut gemeint, naiv und langweilig? Vielleicht, es gilt allerdings eine entscheidende Schwierigkeit zu überwinden. Wer weiß eigentlich so genau, was für *Ihren* Körper, sehr geehrte Leserinnen und Leser, die optimale Ernährung ist?

«Es gibt doch Ernährungsberater und kluge Bücher, in denen das genau aufgeführt ist», werden Sie einwenden. Haben Sie, dies meine Entgegnung, einmal nachgezählt, wie viele Ernährungsbücher auf dem Markt sind? Haben Sie einmal überprüft, wie viele davon inhaltlich übereinstimmen, also das gleiche aussagen, wie viele davon jeweils ganz unterschiedliche, ja sogar konträre Aussagen treffen? Wer blickt schon durch im Dickicht der Meinungen? Auch in diesem Bereich gibt es schon die beliebten «In»- und «Out»-Listen. Es verhält sich mit der Ernährung wie mit der Mode: Irgend etwas ist immer gerade ganz «top». Zur Zeit lautet die Losung für die Befreiung von allen Übeln: *fleischlos und fettarm*.

In Ihrer Not entschließen Sie sich also, nur noch auf die «seriösen» Ernährungswissenschaftler zu hören. Doch wer ist schon seriös? Die Repräsentanten der Fachgesellschaften natürlich, zum Beispiel der ehrenwerten Deutschen Gesellschaft für Ernährung, folgern Sie womöglich. Gemach, gemach, noch wissen Sie wahrscheinlich nicht, liebe Leserin, lieber Leser, daß die dort tätigen Damen und Herren nicht immer alles sagen dürfen oder wollen, was sie wissen oder wovon sie überzeugt sind. Und begehen Sie bitte nicht den großen Denkfehler zu glauben, daß diese Personen alles wissen, was sie eigentlich wissen sollten. Wir werden in diesem Buch immer wieder darauf zu sprechen kommen ...

Wie sollen wir uns also ernähren? Ich verspreche Ihnen, es gibt eine ganz einfache Antwort: Sie wird im Laufe dieses Buches jedem Leser, jeder Leserin hoffentlich von selbst deutlich werden. Diese Ernährungsregel ist nicht «auf meinem Mist gewachsen», sondern basiert auf der Natur des Menschen. Es handelt sich um eine einfache Regel, milliardenfach erfolgreich getestet und als äußerst schmackhaft und gesund befunden. Doch zuvor muß ich Sie noch mit einigen wichtigen Gedanken vertraut machen.

Leben, um zu essen? Ich könnte gut und gern ein Dutzend Mitmenschen aufzählen, die ausschließlich dafür leben, sich ganz in den Fußstapfen von Gargantua dem gutturalen Genuß hinzugeben. Diese bewundernswerten Geschöpfe gehören dabei nicht einmal zu den verschrobensten und längst nicht zu den dicksten, die ich kenne. Die wenigsten von ihnen allerdings sind Landsleute. Sie leben überwiegend im Süden und Südwesten Europas, dort wo man frühmorgens am Markt von den herben Düften frischer Kräuter, würziger Salamis und reifer Früchte betört wird, wo man nach sorgfältiger Prüfung mit Augen, Fingern und Nase die frischesten Zutaten für des Tages Mahl besorgt, wo man besessen ist vom Genuß, vom guten Essen und Trinken, wo die Sinne das Essen bestimmen.

Nördlich der Alpen und in den USA, dem Vorreiterland der modernen westlichen Gesellschaft, hat man den Menschen im Laufe der letzen Jahre das

«Essen» immer madiger gemacht. In diesen Breiten leben mehr «Verstandesmenschen», die sich lieber ernähren als zu essen. «Essen» bedeutet ja eigentlich «sein» und beinhaltet Genuß, Sinnlichkeit, Ästhetik und Kultur.[1] Nach jahrelanger Aufklärung über die immense Bedeutung einer «gesunden Ernährung» sind wir endlich ganz «ernährungsbewußt» geworden. Uns «ernähren» heißt, daß wir beim Konsumieren von Nahrungsmitteln an Kalorien, an Fett oder besser noch an «fettarm», an Vitamine, Mineralstoffe, Spurenelemente und an die Ballaststoffe denken sollen – das Ganze bitte in Gramm bzw. Milligramm, in Prozent der Kalorien oder am besten gleich in Prozent des täglichen Nährstoffbedarfes!

Gott sei es gedankt – der Gesetzgeber macht uns aufgeklärte Verbraucher die Entscheidung inzwischen besonders leicht. Die wichtigsten Inhaltsstoffe müssen zumindest auf den verpackten Lebensmitteln angegeben werden: Nährstoffe, Farb- und Zusatzstoffe, Konservierungsmittel usw. Endlich können wir bewußt entscheiden. Mit einem geschulten Blick erkennen wir, was «gesunde» und was «ungesunde» Lebensmittel sind, was «schadet» und was «nützt». Ein Joghurt mit 1,5 Prozent Fettgehalt ist ja beispielsweise «viel gesünder» als einer mit drei Prozent – das weiß inzwischen schon jedes Kind.

In meinem Heimatland werden inzwischen achtzig Prozent der Lebensmittel als «ungesund» eingestuft: der Zucker und die Butter, Eis, Pommes, Weißbrot, Schweinebraten und gar so vieles mehr. Diese Produkte werden seltsamerweise immer noch reichlich verzehrt, aber offensichtlich mit entsprechend schlechtem Gewissen. Eine Heerschar von Ernährungsexperten hat uns über Jahre hinweg eingetrichtert, daß die bedrohlichen Zivilisationskrankheiten durch unsere selbstverschuldete, sozusagen hausgemachte «Fehlernährung» entstünden. Sie haben uns eindringlich darauf hingewiesen, welche Nahrungsmittel bzw. welche Bestandteile speziell dafür verantwortlich sein sollen.

In jüngster Zeit kommen auch noch die ganzen Skandale hinzu: Schadstoffe, Salmonellen, Fischwürmer, Schweinepest und zu allem der «Rinderwahnsinn», BSE. Die Angst geht um, könnte doch der «Tod mit Messer und Gabel» hinter jeder Tischecke lauern. Vorbeugen, so hören wir tagein, tagaus, ist besser als Heilen. Also nur Gesundes essen! Ernährung als «präventive» Maßnahme hat einen ganz besonderen Stellenwert in der öffentlichen Diskussion erlangt. Heute muß das Essen nicht nur unsere Lebensfunktionen erhalten, nein, es muß gleichzeitig auch vor Ungemach und allen Krankheiten, vor allem aber vor Herzinfarkt und Krebs schützen. Am besten soll es uns auch noch heilen, wenn diese Krankheiten ausgebrochen sind.

---

1 Die hochgestellten Zahlen verweisen auf die bibliographischen Angaben am Ende des Buches und sind auf die einzelnen Kapitel bezogen.

Welch ein Zufall, daß diese Angst vor unserer Nahrung sich in einem wahren Boom bei den «diätetischen Lebensmitteln» niederschlägt! Die Exponenten der Lebensmittelindustrie werden damit überaus zufrieden sein. Nach Schätzungen des Diätverbandes haben die deutschen Verbraucher im Jahre 1996 weiter zugelegt und für insgesamt 3,6 Milliarden deutsche Mark Diätprodukte eingekauft! Jawohl, für 3600 Millionen Mark wurden spezielle Lebensmittel, Süßstoffe, Diätfette, Diabetikerlebensmittel, Diät-Erfrischungsgetränke und Diätnektare, Mahlzeiten für Übergewichtige, Bilanzierte Diäten, Sportlernahrungen, kalorienverminderte, ballaststoffreiche und natriumarme Diäterzeugnisse, Säuglings- und Kindernahrungen und glutenfreie Lebensmittel in die Einkaufskörbe der Konsumenten gelegt.

Die Arbeitsersparnis von berufstätigen Müttern durch Babybreis aus Gläsern mag man ja durchaus gutheißen, und manche Menschen, die das Weizeneiweiß nicht vertragen, können in der Tat nur mit solch «glutenfreiem» leben. Doch bleiben immer noch rund zwei Milliarden deutsche Mark, ausgegeben für den Glauben an die konsumierbare «Mehrgesundheit», die trinkbare Fitneß und die Hoffnung, dem Tod von der Schippe springen zu können. Millionen dressierte Menschen geben ihr hart verdientes Geld für nichts und wieder nichts als für die fromme Überzeugung aus, sich etwas besonders Gutes zu tun. Sie ahnen nicht, daß sie bereits mit dem «Diätwahn» infiziert sind und daß diese Seuche sich als Speckschicht auf ihren Rippen manifestieren wird.

Wie kommentierte doch Wolfram Siebeck so treffend: «Essen ist in den Augen der Zeitgenossen entweder Gift oder Medizin. Jede Ähnlichkeit mit einem Genußmittel ist rein zufällig und nicht beabsichtigt.»[2] Essen in Deutschland hat etwas Paranoides angenommen. In keinem Land findet man so viel Angst vor der Ernährung – mit Ausnahme der USA natürlich! Die Amerikaner sind uns auch darin immer ein gutes Stück voraus. Es ist eine bezeichnende Tatsache, daß im Zuge der europaweiten BSE-Berichterstattung nur in Deutschland der Fleischverzehr rapide zurückgegangen ist, während er in den meisten anderen EU-Ländern in der Tat zugenommen hat!

Glückliches Frankreich, schönes Italien – dort wird immer noch goutiert und genossen, zelebriert und begossen mit Lust und bestem Gewissen. Frisch muß es sein und perfekt zubereitet – mehr nicht, obwohl auch in diesen beiden Ländern tragischerweise die Menschen von örtlichen Ernährungsberatern bereits infiziert wurden und der Virus «Ernährungsbewußtsein», diese gefährliche Bedrohung gesunden Essens, sich langsam auszubreiten sucht. Noch hält dort das Immunsystem «Eßkultur» einen größeren Ausbruch der Krankheit mühsam in Schach – aber wie lange noch?

In nördlicheren Gefilden ist diese Immunschwäche dagegen schon virulent. Selbst die Küchenmeister sind in großer Zahl mit dem perfiden Virus durchseucht und geben es ungeschützt weiter. «Es gibt bei uns Köche, die sich nicht entblöden, auf ihren Speisekarten zu vermerken, wie viele Kalorien eine Kalbsleber in Senfsauce hat. Ein italienischer Küchenchef hingegen, gefragt, wieviel Kalorien seine in Ravioli eingearbeiteten Scampi haben, würde wohl antworten: «Ich habe keine hinein getan. Also werden auch keine drin sein.»[2] Keine Kantinenkost ohne Nährwertberechnung, kaum eine gutbürgerliche Speisekarte ohne die «gesunden» Alternativen. So weit ist es bedauerlicherweise mit unserer Eßkultur gekommen. Dabei hat alles einmal ganz anders angefangen . . .

Im ursprünglichen Sinn waren und sind sinnliche Vorlieben und Abneigungen gegenüber gewissen Nahrungsmitteln die Basis der gesunden Nahrungsauswahl. Essen gehört zwar wie Atemluft, Wasser, Wärme und Schlaf zu den Grundbedürfnissen des Menschen.[3] Doch die richtige, also die ungiftige Nahrung identifizieren zu können war immer schon gefragt. Deshalb sind «Schmecken» und «Riechen» zwei für das Überleben des Menschen entscheidende Sinne gewesen. Allesfresser müssen die überaus schwierige Aufgabe lösen, das Angebot von Eß- und Trinkbarem so zu taxieren, daß sie giftige Stoffe meiden und anderseits solche Nahrungsmittel heraussuchen, die für sie am nahrhaftesten sind. Wenn ein giftiges Nahrungsmittel erst einmal in den Magen gelangt, kann es möglicherweise schon zu spät sein. Die Fähigkeit, ein lebensbedrohendes Nahrungsmittel auszuspucken, bevor es verschluckt wird, bietet da einen entscheidenden Vorteil.[4]

Bekanntlich frißt ein Bauer nicht, was er nicht kennt! Natürlich war und ist es am sichersten, ein potentielles Gift gar nicht erst in den Mund zu nehmen. Hierbei spielt der Geruch des vermeintlichen «Lebensmittels» eine noch entscheidendere Rolle als der Geschmack. Vor allem das Riechen von «üblen» Speisen ist mit dem Würgereflex gekoppelt. Dieser trägt ganz schnell und eindeutig zur Bestimmung von «genießbarer» Nahrung bei. Er mag zwar manchmal fehl am Platze sein und nicht immer objektiv richtig reagieren, aber Vorsicht ist bekanntlich die Mutter der Porzellankiste.

Der Körper hat sich in der Evolution sozusagen ein Testprogramm angeeignet, wonach ein Nahrungsmittel oder Getränk meist erst mehrere «Probeläufe» durchmachen muß, bevor es von ihm als annehmbar oder gar als angenehm akzeptiert wird. Denken Sie daran, verehrte Leser und Leserinnen, wenn Ihre Kinder den gesunden Brokkoli wieder nicht essen wollen . . .

Ohne bekömmliches Essen und Trinken also kein Überleben. Folglich mußte sich ein Großteil des menschlichen Handelns darauf ausrichten, sichere Nahrung zu beschaffen und sich zuzuführen. Die Menschen haben sich in ihrer Entwicklungsgeschichte immer so verhalten, daß sie mit ihren spezifischen genetischen Anlagen in der jeweiligen Umwelt möglichst große Überlebenschancen hatten. Durch eine entsprechende Anpassung ihrer Merkmale und Eigenheiten an die vorgegebene Umwelt erhöhte sich die Wahrscheinlichkeit bei Individuum und Spezies, nicht umzukommen. Auf diese Weise fand eine natürliche Auslese statt, bei der nur die bestangepaßten oder tauglichsten Wesen überlebten und sich fortpflanzten. Das Eß- und Trinkverhalten spielte dabei eine wesentliche Rolle.[4]

Im Laufe der Entwicklung haben sich besonders sinnvolle Vorlieben bei der Nahrungsauswahl entwickelt. Wir Menschen, wie auch viele andere Arten, bevorzugen von Geburt an den süßen Geschmack. Natürlich süße Nahrungsmittel und Getränke enthalten eine hohe Menge Zucker und damit leicht verdauliche Kalorien, das heißt den schnell verfügbaren, wichtigsten Treibstoff für alle Körperzellen. In früheren Zeiten waren solch leicht verdauliche Kalorien rar. Daher bedeutete das Aufspüren von süßer, zuckerhaltiger Nahrung einen Überlebensvorteil. Die wichtigste Quelle für süße Nahrung dürften reife Beeren und Früchte gewesen sein. Diese enthalten bekanntlich auch reichlich Vitamine, Mineralien, Spurenelemente und die heute als so wertvoll eingeschätzten Polyphenole (siehe dazu auch mein Buch *Täglich Wein,* Hallwag 1996). Daraus läßt sich ableiten, daß die Vorliebe für Süßes ursprünglich dem Menschen die «gesunde» Ernährung ermöglicht und das Überleben erleichtert hat.

Selbst heute gibt es noch Meister im Aufspüren von süßen Schleckereien. Auch wenn Mutter sie noch so gut versteckt hat, klettern Klein-Erwin und Klein-Susi behende auf und über alle Küchenanrichten und durchstöbern selbst die entferntesten Schlupfwinkel. Je länger die Suche dauert, desto ungeduldiger und massiver werden die Suchaktionen. Die beiden lassen nicht nach, bis die Beute «geschlagen» ist. Leider sind diese süßen Verführungen nicht gerade üppig mit lebenswichtigen Nährstoffen verknüpft. Da sie so billig und allzeit verfügbar sind und zudem so viel Werbung dafür gemacht wird, assoziiert mit jugendlicher Attraktivität, Fitneß und Power, und da wir von Natur aus eine Vorliebe für Süßes haben, neigen viele Menschen dazu, sie anstelle anderer Lebensmittel zu konsumieren. So mag deren reichlicher Konsum auf einmal nicht zu einem Überlebensvor-, sondern zu einem -nachteil werden.[4] Wenn die Ernährungsberaterinnen und -berater uns also ermahnen, nicht so viel Süßes zu essen, dann ist dieser Rat vielleicht sinnvoll, aber leichter gesagt als getan. Er richtet sich schlicht und einfach gegen unser natürliches Instinktverhalten.

Vor allem möchte ich nichts gegen ein genüßliches Stück Schololade oder sonst eine Schleckerei sagen, wenn sie bewußt und in Maßen als Genußmittel zu einer ausgewogenen Mahlzeit noch hinzukommt!

Auch die angeborene Vorliebe für Salziges dürfte einem ursprünglichen Entwicklungsvorteil entspringen. Salz ist für die Funktion des Körpers unabdinglich. In der freien Wildbahn war diese Substanz allerdings nicht leicht zu finden. Vor der Industrialisierung hatten die Menschen oft ungeheure Schwierigkeiten, genügend Salz zu beschaffen. Diese Präferenz findet man bei den meisten Arten, und sie ist besonders stark ausgeprägt.[4] Entsprechend hat der Handel mit Salz die politische Geschichte wie auch die Kultur stark geprägt. Wahrscheinlich scheitern auch daran die ständigen Aufrufe unserer Ernährungspäpste, das Volk möge weniger Salz zu sich nehmen. Daß die Menschen, die sich diesen gefragten Stoff nie von der Butterstulle nehmen ließen, möglicherweise instinktiv genau das Richtige gemacht haben, werden wir in einem späteren Kapitel noch feststellen.

Schließlich das Fett – die Ausgeburt an Ungesundem, wie die Vertreter des Zeitgeistes behaupten: Immerhin geben 72 Prozent aller Deutschen, wenn sie «gesunde Ernährung» definieren sollen, an erster Stelle «weniger Fett» an.[5] Im realen Leben essen sie aber unverändert viel davon. Offenbar liebt man Fettes, ißt es aber mit schlechtem Gewissen. Die Fettvorliebe scheint bei allen Menschen vergleichbar zu sein, wobei sie wahrscheinlich nicht genetisch fixiert ist; Menschen erlernen sie frühzeitig. So besteht die Muttermilch überwiegend aus Fett und Zucker. Speisen mit hohem Fettgehalt werden wegen des hohen Kaloriengehaltes bzw. der damit verbundenen körperlichen Folgen geschätzt: der Nährwert, die Befriedung, die Sattheit usw. Fett liefert – bezogen auf das Gewicht bzw. auf das Nahrungsvolumen – weitaus am meisten Kalorien, mehr als doppelt so viele wie Eiweiß und Kohlenhydrate.[4, 6]

Fett bzw. fettreiche Nahrung wird darüber hinaus auch wegen seiner sensorischen Qualitäten überaus gerne konsumiert: Geruch und Beschaffenheit. Als erstes strömt uns das Aroma der fettlöslichen Duftstoffe in Nase und Mund. Danach erst entwickelt sich der angenehme Geschmack. Dieser hängt aber wiederum von der Fettstruktur und der Textur, also der Beschaffenheit des Nahrungsmittels, ab. Die Texturwahrnehmung beim Essen findet dadurch statt, daß die Konsistenz durch die Aufnahme der Speisen im Mund, durch das Saugen, Lutschen, Beißen und Kauen verändert wird.[1] Das Fett von Milch und Milchprodukten etwa liefert beim Verzehr das Gefühl von dicker Weichheit und von elegantem, glattem Fluß. Auch der im Mund so angenehm kühlende Effekt von Butter und Sahne wird über die spezielle, kugelförmige Konsistenz der Milchfettmoleküle ausgelöst. Im Gegensatz dazu wird die Feuchtigkeit des Kuchens oder die Saftigkeit eines Hamburgers durch die wasserbindende Wirkung des Fettes erreicht. Die krosse, knusprige Konsistenz von Gebratenem oder Fritiertem entsteht wiederum durch die hohen Temperaturen, die beim Garen in Fett erreicht werden. Offenbar werden über Fett auch spezielle Nervenzellen im Gehirn angeregt, die dann Stoffe produzieren, die wie Drogen unsere Stimmung und das Wohlbefinden beeinflussen können. Wir werden dies später noch etwas genauer untersuchen.

Schließlich hat auch die Abwechslung im Nahrungsangebot einen entscheidenden Einfluß darauf, ob wir etwas mögen oder nicht, ob wir viel oder wenig und ob wir «gesund» oder «weniger gesund» essen. Je monotoner das Essen, desto schneller wird man von diesen Speisen satt, je mehr Abwechslung und Vielfalt auf den Teller kommt, desto mehr schätzen wir es und desto mehr wird üblicherweise davon verzehrt. In Entwicklungsländern beispielsweise bestand bis in jüngster Zeit die Kost oft nur aus einer kleinen Auswahl verschiedener Lebensmittel, meist stärkehaltige Wurzeln und Getreidearten. Diese Nahrungsmittel offerierten nicht das große Vergnügen am Essen. Nun beobachtet man auch dort einen Wandel der Ernährungsgewohnheiten. Wenn durch Lebensmittelimporte und Übernahme westlicher Ernährungsweisen mitsamt dem

Fast food auf einmal all die Nahrungsmittel verfügbar sind, die mehr Abwechslung ins Essen bringen, wird insgesamt mehr gegessen. Ganz von selbst erhöhen sich so auch die Anteile von Fett und Zucker in der Nahrung.[6]

Besonders markant haben sich die Ernährungsgewohnheiten in Japan und China während der letzten Jahrzehnte verändert: Ihre Bewohner essen jetzt wesentlich mehr Fleisch, Geflügel, Eier und Milchprodukte. Ob dieser westliche Einfluß ihrer Gesundheit geschadet oder genutzt hat, werden wir in einem späteren Kapitel noch diskutieren. Jedenfalls darf bezweifelt werden, ob die Bevölkerung eines Industrie- oder eines Entwicklungslandes jemals freiwillig bereit sein wird, den Aufrufen irgendwelcher Ernährungspäpste zu Enthaltsamkeit zu folgen und zur monotonen, kargen «Armenkost» zurückzukehren, nur weil das angeblich die Gesundheit fördern soll.

Wenn sich Ernährungsgewohnheiten in Entwicklungsländern wandeln, so ist dies aber am besten über ihr steigendes Einkommen zu erklären. Daten der UNO-Welternährungsorganisation FAO und der Weltbank aus dem Jahr 1994 belegen etwa für Südostasien, daß mit der Zunahme des Bruttosozialproduktes der Verzehr von tierischem und vor allem von pflanzlichem Fett und Zucker deutlich zunimmt. Der Anteil von Nahrungsmitteln, die reich an Stärke bzw. komplexen Kohlenhydraten sind, nimmt dafür ab. Insgesamt wird kaum mehr Eiweiß gegessen, doch wird ein Teil der pflanzlichen Proteine gegen höherwertige tierische Eiweiße ausgetauscht.[6]

Dieser Wandel geht klassischerweise einher mit einer Abnahme der Geburtenzahl, einem Anstieg der Lebenserwartung und einem Wandel der Todesursachen – weniger Infektionskrankheiten, dafür mehr chronische Krankheiten wie Herz-Kreislauf-Leiden und Krebs. Über Fragen zu Ursache und Wirkung sei an dieser Stelle gar nichts gesagt. Mehr Fett und Zucker, weniger stärkereiche Getreide und Wurzeln bedeuten immer, daß bezogen auf das verzehrte Nahrungsvolumen mehr Kalorien zugeführt werden. Das wiederum hat einerseits weniger Hunger und Mangelernährung zur Folge, anderseits führt eine höhere Energiezufuhr bei gleichbleibenden oder geringer werdenden körperlichen Anforderungen zu einem Mehr an Körperfett bzw. Übergewicht in der Bevölkerung.[6]

Kurioserweise wird der Fettgehalt der Nahrung in vielen wissenschaftlichen Analysen als einziger Qualitätsindex herangezogen. Folglich wird der Wandel der Kost in Ländern wie Japan, China oder Thailand als «verkehrt» und gesundheitlich «bedenklich» beschrieben. Auch dort gibt es bereits eigene Ernährungspäpste, die lauthals nach einer Umkehr zu karger vegetarischer Ernährung aufrufen.[6] Ob das Volk da mitmachen wird? Ob es einen Tod durch Herzinfarkt im hohen Alter, nach einem genußreicheren Leben mit sättigender Kost, wieder gegen ein kürzeres Leben mit eintönigen Speisen, hungrigem Magen und unbeherrschbaren Infektionskrankheiten eintauschen wird?

Die Ernährungsgewohnheiten in den Entwicklungsländern verändern sich und gleichen sich heute in den Industriestaaten weltweit an. Das erklärt sich einerseits durch die angeborenen oder früh erlernten Vorlieben für Süßes, Salziges und Fett, aber vor allem dadurch, daß die Nahrung dauernd verfügbar und leicht bezahlbar ist.[6] Die moderne Ernährung bedeutet jedenfalls für die Masse der Menschen im Vergleich zu früheren ärmeren Zeiten einen Gewinn – mehr Quantität, mehr Qualität, mehr Abwechslung und Vielfalt denn je zuvor. Warum damit auch entgegen allen Unkenrufen mehr Gesundheit verbunden ist, werden wir später noch näher betrachten.

Abschließend sollten wir uns vielleicht noch kurz daran erinnern, daß die Existenz eines solchen Schlaraffenlandes in der Geschichte der Menschheit nicht die Regel, sondern stets die Ausnahme und nur wenigen Privilegierten vorbehalten war. Bisher galt immer: Je reicher, desto bequemer, desto mehr, vor allem mehr Fett und Zucker, wird gegessen und desto dicker werden die Menschen. Macht und Leibesfülle hing in der Geschichte beinahe wie ein Naturgesetz zusammen. «Zwar waren nicht alle Kaiser, Erzbischöfe oder Generäle tatsächlich die ‹Fettsäcke›, und ‹Schmerbäuche›, als die sie gerne porträtiert wurden», faßt der Kulturhistoriker Thomas Macho seine diesbezüglichen Erörterungen zusammen, doch ließe sich eine Weltgeschichte der Macht auch als Geschichte der Völlerei, als eine kaum unterbrochene Sequenz gewaltiger Mahlzeiten und Orgien erzählen.

Im alten China wurde beispielsweise schon im zweiten vorchristlichen Jahrhundert gewaltig gekocht. Von insgesamt 4000 Menschen, die der chinesische Hof beschäftigte, war mehr als die Hälfte für Essen und Wein zuständig. Zum Küchenpersonal gehörten 162 Diätmeister, 70 Fleischspezialisten, 128 Köche und 62 Hilfsköche, 335 Experten für Getreide, Gemüse und Obst, 62 Wildfachleute, 342 Fischspezialisten (und 24 Gastronomen mit ausschließlicher Kompetenz für Schildkröten und Schalentiere), 110 Weinbeamte, 340 Weinservierer, 94 Eismänner und 62 Spezialisten für Mixed Pickles und Saucen.[7]

Am Palast des Sultans in Istanbul waren im 16. Jahrhundert 630 Köche beschäftigt. Und an europäischen Höfen wurde ebenso verschwenderisch geschlemmt und gezecht. So unterhielt Richard II. von England 1000 Köche und 300 Lakaien, um seine Gästeschar angemessen bedienen zu können. Ähnlich reich waren mitunter die Tafeln in Klöstern und kirchlichen Diäzösen gedeckt. Nach detaillierter Berechnung dürfte man zumindest in den reicheren Abteien täglich kaum weniger als 6000 Kilokalorien verspeist haben. Nicht wenige Mönche wurden zu wahren Schlemmern. Mehrere Konzile beschäftigten sich damit. Im 16. Jahrhundert schritt der Erzbischof von Canterbury endlich ein und verschrieb «Diät»: Erzbischöfe sollten nicht mehr als sechs Fleischgerichte und vier Beilagen pro Mahlzeit vertilgen, Bischöfe nur fünf Fleischgerichte und drei Nebengerichte, niedere Ränge entsprechend weniger . . .[7]

Pompöse Festmähler und meist auch eine angemessene Leibesfülle unterstrichen den Status des Herrschers. Das hat sich in «diesem unserem Land» bis heute kaum geändert. Nahrungsmittel hatten gleichzeitig eine symbolische Bedeutung innerhalb einer Gesellschaft inne. So gibt es die typischen «Prestigeprodukte», die als soziales Merkmal für sich selbst empfunden werden, exhibitionistischen Schaueffekten dienen und eine gesellschaftlich elitäre Position oder Abhängigkeit unterstreichen sollen. Dann gibt es die «Statusprodukte», die zur soziokulturellen Identifikation dienen und Solidarität und Zugehörigkeit zu einer bestimmten Gruppe signalisieren. Die «Fetisch- oder Sicherheitsprodukte» werden dagegen vor allem zur emotionalen Beruhigung unter Streßzuständen genommen – fast wie Medikamente. Sie stärken das Ich des Menschen, und dieser meint, ohne sie nicht auskommen zu können, womit diese Erzeugnisse fast magisch-religiösen Charakter erlangen. Die «Reifeprodukte» zeigen Erwachsensein und Aufgeklärtheit an und erscheinen Heranwachsenden, denen sie vorenthalten werden, besonders begehrenswert. Die «hedonistischen Produkte» werden zur Lustmaximierung wegen ihres Geschmacks, Geruchs und Aussehens konsumiert. Mit ihnen belohnt man gern sein eigenes Verhalten und demonstriert Gemütsverfassung, Vergnügen und Kommunikation. Schließlich gibt es auch noch die «nur-funktionellen Produkte». Sie dienen ausschließlich als Nährstoffe und Kalorienlieferanten ohne jeden soziokulturellen Sinngehalt und Symbolwert.[3, 8, 9] Die Bedeutung der letzten, «langweiligen» Gruppe wandelt sich gerade merklich: Spätestens seit Arnold Schwarzenegger zum Gesundheitsberater der US-Regierung Ronald Reagans gekürt wurde, hat man diese oft künstlich hergestellten Designerprodukte zu den Fitneßträgern schlechthin hochstilisiert.

Nun scheint auch die Zeit der fetten Regenten und überfressenen Kapitalgeber vorbei zu sein. In den Industrieländern haben die Menschen aus den unteren Sozialschichten inzwischen deutlich mehr Speck am Bauch als die «Oberschicht». Ausnahmen bei deutschen Kanzlern und manchen, die es werden wollten, bestätigen nur die Regel. Korpulente sind zwar nicht objektiv betrachtet die schlechteren «Macher». Doch sie sind vom Image her einfach «out». In unseren Tagen zählt vor allem Schein, und heute muß schlank und fit aussehen, wer zur Elite zählen will. Ein Topmanager gefährdet seine Position, wenn er nicht athletisch-sportlich-dynamisch auftritt. Erfolgreiche Unternehmer und selbst Politiker grüner Couleur strampeln sich ab, um dem Fitneßideal zu genügen, als würde ein gegen alle Süchte abgeneigter, mustergültig disziplinierter, getrimmter Körper die Verfügungsgewalt über Parlamente, Oppositionsparteien, Wähler, Geschäfte und Kunden erhöhen.[7]

Doch die Angst vor jedem Gramm Fett hat gravierende Nebenwirkungen; sie führt in die Sackgasse – Diätmentalität. Ausgerechnet jetzt schlägt die Natur uns ein Schnippchen: Je stärker die Gesellschaft dieses neue Ideal anstrebt, je mehr die glamourösen Bilder der Showwelt als Ikonen dienen, je aggressiver kalorienarme, fettarme Kost angepriesen wird und je mehr zur Entsagung und Kasteiung aufgerufen wird – um so fetter wird die Masse der Menschen in dieser Gesellschaft. Kann das Zufall sein?

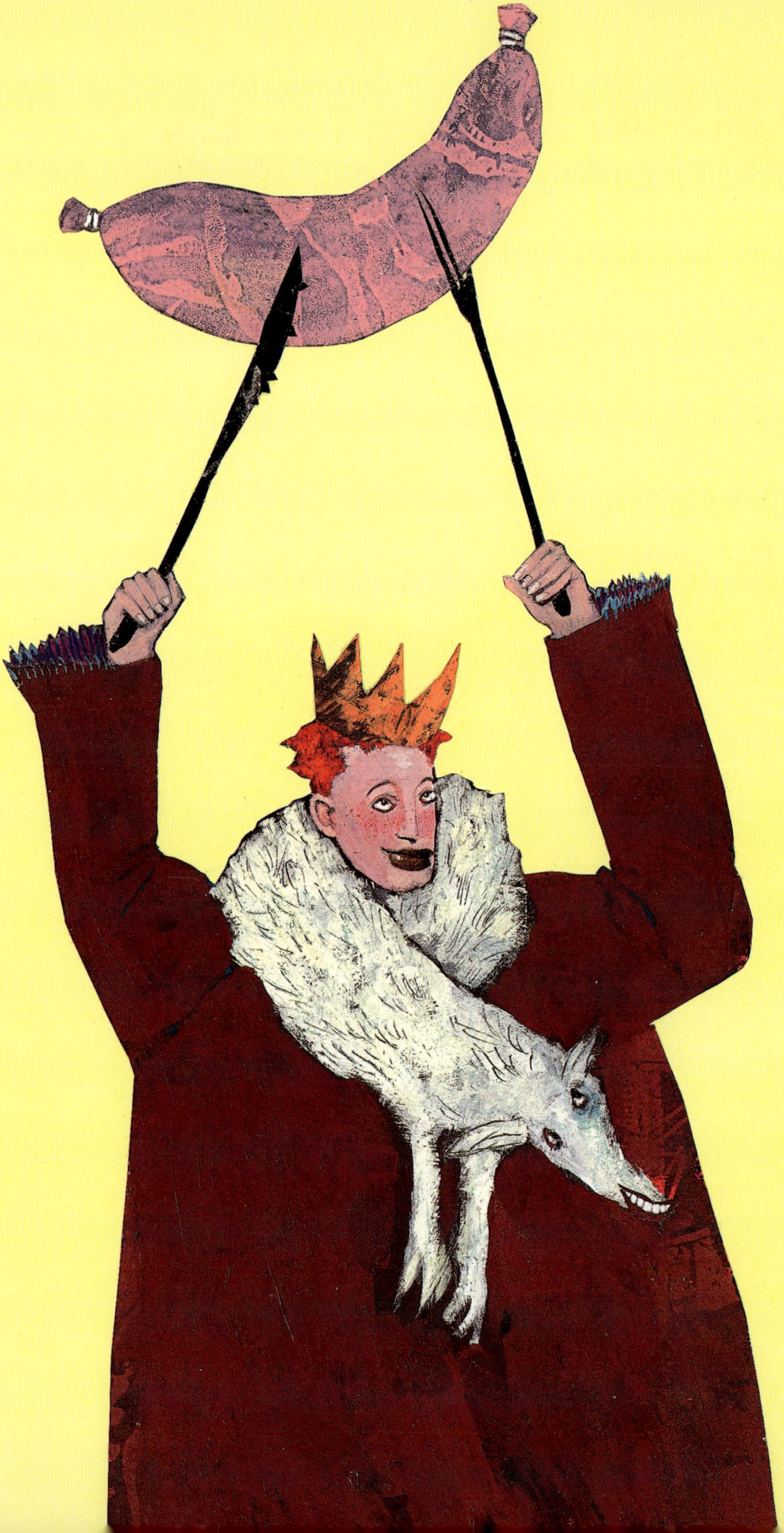

KAPITEL 3

GESÄTTIGT, ABER NIMMERSATT

Der Magen schreit förmlich «Hunger», wenn er sich laut knurrend, schmerzhaft zusammenzieht. Der Drang, etwas zu essen, ist nicht zu bändigen. Warum auch? Schließlich ist das der geeignetste Antrieb, um lebenserhaltende Nahrung zu suchen. Dann wird gewählt, was schnell und ohne viel Energieeinsatz erreichbar, wohlschmeckend und sättigend ist.[1] Wehe, es ist über längere Zeit nichts Eßbares zu finden. Dann beginnt eine Qual, die körperlich und psychisch zum Schlimmsten zählt, was ein Mensch durchmachen kann. Völliger Nahrungsentzug ist noch relativ gut zu ertragen, denn der Körper hilft sich beim freiwilligen oder unfreiwilligen Fasten mit der Eigenproduktion von Opiaten, die den bohrenden Schmerz und die Angst dämpfen. Mit ihrer Hilfe können Menschen dem Hungertod sogar mit einer gewissen Gelassenheit entgegensehen.

Besonders kritisch ist eine auf die Hälfte reduzierte Kost. Wie gut, daß in den Industrieländern heute kaum jemand mehr richtigen Hunger erleben muß! Stellen Sie sich vor, sehr verehrte Leserinnen und Leser, Sie würden von nun an ein halbes Jahr lang nur noch mit der Hälfte Ihrer üblichen Kost versorgt, und was sie zu essen bekämen, würde überwiegend aus Kohl, Rüben, Kartoffeln, Brot und Nudeln bestehen, während der Zugang zu heimlichen Fleisch-, Käse- und Schokoladenreserven dabei gänzlich unterbunden wäre . . .

Genau das hat im Jahre 1950 Professor Ancel Keys in seiner berühmtgewordenen Untersuchung mit 36 jungen, gesunden und schlanken Freiwilligen angestellt. Es sollten die Folgen einer «Kriegsgefangenenkost» getestet werden.[2] Die Männer bekamen ein halbes Jahr täglich nur insgesamt 1600 Kalorien, das heißt ungefähr die Hälfte ihrer damals üblichen Tagesration zu futtern. Die körperlichen Folgen waren quälend, aber besonders katastrophal erwiesen sich die Auswirkungen auf das seelische Befinden und auf das soziale Verhalten. Vor allem das Eßverhalten war extrem gestört. Die jungen Männer bekamen auch noch lange nach dem Experiment das Gleichgewicht zwischen Hunger und Sättigung nicht in den Griff. Inwieweit die Folgen dieses experimentell erzeugten Hungers auch auf die heute üblichen «Diäten» übertragen werden können, werden wir in späteren Kapiteln noch ganz genau unter die Lupe nehmen.

«Hunger» ist nicht das Knurren des Magens allein, sondern ein komplizierter, über viele Stufen und Hormone geregelter Mechanismus im Zentralnervensystem, der den Drang zum Essen auslöst und erst nachläßt, wenn Sättigung bzw. Sattheit erreicht ist. Ähnliches ergibt sich auch beim «Durst», was uns ganz schnell zum Trinken veranlaßt. Es handelt sich um angeborene, über den Instinkt gelenkte Verhaltensmuster, die unser Überleben sicherstellen.

Unser «Appetit» dagegen lenkt den Antrieb zum Essen allein auf qualitative Aspekte. Auf etwas «Appetit haben» heißt, zum jeweiligen Zeitpunkt eine starke Vorliebe für eine bestimmte Geschmacksrichtung oder ein spezielles Lebensmittel zu empfinden. Der Appetit hat zwar einen sehr schlechten Ruf, aber eigentlich ist er – zumindest im ursprünglichen Sinn der Nahrungsbeschaffung – überaus nützlich für eine abwechslungsreiche und damit ausgewogene Ernährung.

Dem Körper sind beim «Essen Fassen» anatomische Grenzen gesetzt. Es läßt sich nicht unendlich viel in den Magen hineinstopfen. Reservemägen oder ähnliches besitzen wir nicht. Folglich muß das Eßverhalten geregelt werden. Dem Hunger stehen die Phänomene der «Sättigung» und der «Sattheit» gegenüber. Unter Sättigung versteht man die Vielzahl an zusammentreffenden Vorgängen im Magen und im zentralen Nervensystem, die zum rechtzeitigen Einstellen der Nahrungsaufnahme führen. Sättigung kontrolliert also die bei einer Mahlzeit aufgenommene Nahrungsmenge. Wenn man das Signal «Ich bin gut gesättigt» überhört, weil die für die Sättigungskontrolle verantwortlichen Sinne gestört oder von anderen Reizen übertönt werden, «überißt» man sich. Die Folgen sind in unseren Breiten allgemein bekannt ...

«Ich bin satt und mag kein Blatt» – dieser Spruch liefert eine gute Definition. Sattsein bezeichnet ausschließlich den Zustand, nichts essen oder trinken zu wollen, selbst wenn die größten Köstlichkeiten aufgetischt werden. «Sattheit» bezeichnet also die vom zentralen Nervensystem wiederum sehr kompliziert geregelten Effekte, die den Hunger bzw. eine Nahrungsaufnahme über eine gewisse Dauer unterdrücken.

Um den Körper in einem sinnvollen Gleichgewicht zu halten, stehen dem Hunger und Appetit also Sättigung und Sattheit gegenüber. Es gehen aber nicht nur die oben schon erwähnten, eng miteinander vernetzten Stoffwechsel- und Hormoneffekte in die normale Hunger-Sättigungs-Regulierung mit ein. Das gravierendste Problem für viele von uns ist, daß zahlreiche umweltabhängige Faktoren kräftig am Regler zerren. Das sind neben der Umwelttemperatur und der Bewegungsaktivität vor allem psychische und soziale Einflüsse. Wie schnell die Sättigung eintritt, hängt eben nicht nur von Menge, Gewicht und Volumen der Nahrung ab, sondern auch vom Geschmack und Aussehen der Speise, von der Einstellung zu ihr, ja sogar von den Begleitpersonen an der

Tafel. Auch die Zusammenstellung spielt ein wichtige Rolle: Bekanntlich wird auch eine noch so große Köstlichkeit mit zunehmender Dauer der Mahlzeit immer fader. Je mehr Abwechslung auf dem Teller, desto mehr «Gusto». Der Appetit und der Genußwert der Speise lassen nach, denn das körperliche Bedürfnis, das den Appetit ausgelöst hatte, wird Bissen für Bissen mehr und mehr gestillt. Mit der Zeit wird die Nahrungsaufnahme mangels Appetit sogar gänzlich gehemmt.[1, 3]

Ich möchte Sie, verehrte Leserinnen und Leser, jetzt nicht mit weiteren, komplizierten Details über die physiologischen Regulationsmechanismen von Hunger und Sättigung, die im übrigen noch längst nicht hinreichend erforscht sind, langweilen. Im Literaturverzeichnis finden Sie eine Reihe von aktuellen und interessanten Arbeiten, mit deren Hilfe Sie den heutigen Stand des Wissens verfolgen können.[1, 3–10]

Lassen Sie mich nur noch einige wichtige Aspekte der Sättigung bzw. Sattheit schildern, die für das Verständnis der folgenden Kapitel wichtig sind, bevor wir auf die noch spannenderen psychologischen und sozialen Einflußfaktoren zu sprechen kommen, die unser Eßverhalten mitsteuern.

Grundsätzlich muß vielleicht einmal festgehalten werden, daß die meisten von uns immer noch Normalgewicht haben oder ganz leicht darüber liegen. Es genügen schätzungsweise zehn bis zwanzig Kilokalorien «Überschuß» am Tag, um in zehn Jahren zehn Kilo zuzunehmen. Bei den meisten scheint so gesehen die Regulierung von Hunger und Sättigung noch relativ gut zu funktionieren.

Wichtig hierfür ist zunächst der Magen. Nach der Aufnahme einer gewissen Menge Nahrung wird dieser entsprechend gedehnt. Normalerweise ist dieser deutlich spürbare Reiz der wichtigste Anlaß, eine Mahlzeit zu beenden. Tatsächlich spielt das Volumen und das Gewicht einer Speise eine ganz entscheidende Rolle. Je schwerer und voluminöser eine Mahlzeit darherkommt, um so schneller ist man satt. Wenn man Nahrungsmittel in den Speiseplan einbezieht, die relativ wenig Kalorien liefern, aber trotzdem schwer sind und viel Platz im Magen einnehmen, kann man sich relativ kalorienarm sättigen. Neben Obst und Gemüse gilt dies vor allem für Brot.

Eine besonders genau durchgeführte Studie an eineiigen Zwillingen konnte dies kürzlich genauestens belegen. Als man nämlich eine fettarme, kohlenhydratreiche und damit wasserreiche und schwere Kost mit einer fettreichen verglich, in die mit Hilfe von speziellen Verfahren so viel Wasser eingelagert war, daß sie gleich schwer war und trotzdem gleich gut schmeckte, aßen die Zwillinge mit beiden «Diäten» gleich viele Kalorien. Das heißt, die fettarme Kost mit nur zwanzig Prozent Fettanteil führte unter diesen Bedingungen zur gleichen Kalorienzufuhr wie die fettreiche Kost mit vierzig Prozent Fettkalorien.[11]

Mitentscheidend für die Sättigung sind natürlich auch die Nährstoffanteile der Speisen, also wieviel Eiweiß, Kohlenhydrate, Fett und Kalorien darin stecken.[1, 3, 4, 7, 9, 11]

Die ausgeprägteste Sättigung bzw. Sattheit wird über das Eiweiß ausgelöst.[4, 9, 12] Eine gleichmäßige Eiweißversorgung ist absolut lebensnotwendig. Der Körper nimmt eine unzureichende Eiweißzufuhr wahr und wird – über den Appetit gesteuert – durch eine entsprechende Nahrungsauswahl schnell versuchen, an mehr Eiweiß heranzukommen. Die Eiweißversorgung ist, egal in welchem Land Sie leben und welche Küche Sie bevorzugen, physiologisch sehr eng geregelt. Umgekehrt schwindet bei andauernd hoher Eiweißversorgung schnell der Appetit auf Eiweißreiches. Lassen Sie sich also nicht durch irgendwelche Gesundheitsprediger, die vor zu viel Eiweiß warnen, verunsichern, wenn sie immer wieder Lust auf ein dickes Steak oder auf Rühreier mit Schinken haben. Der Körper kennt seinen Eiweißbedarf genau und wird seinen Appetit danach steuern.[4, 9, 11] Geben Sie ihm, was er verlangt!

Besonders wichtig für Hunger und Sattheit ist der Blutzuckerspiegel. Über das Blut wird Zucker zu den Zellen transportiert, wo er in Form von Glukose als Treibstoff für alle Zell- bzw. Körperfunktionen dient. Je mehr Zucker an die Zellen abgegeben wird, desto schneller und stärker sinkt der Zuckergehalt des Blutes bzw. der Blutzuckerspiegel. So entsteht Hunger! Das Verlangen nach Essen meldet sich etwa zwölf Minuten nach Absinken des Zuckerspiegel um acht Prozent unter den Normalwert.[8] Hunger führt unweigerlich zu Nahrungssuche und im Idealfall zum Essen. Die gerade in Reichweite befindlichen Nudeln, Knödel oder Vollkornflocken werden verzehrt, und ihre Kohlenhydratanteile liefern dann rasch wieder Zucker an das Blut.

Wichtig für die Blutzuckerregulation ist auch die Leber. Mit ihrem gespeicherten Zucker kann sie uns über eine erhöhte Bedarfslage bzw. über einen Hungerschub eine Zeit lang hinweghelfen. Wird Zuckermangel im Blut gemeldet, gibt die Leber ein wenig davon an das Blut ab. Nach einer Weile sinkt der Blutzuckerspiegel wieder unter seinen Basiswert. Zwölf Minuten später meldet sich erneut der Hunger. Das geht so lange ohne Nahrung gut, wie die Leber Vorrat hat. Danach gibt es nur noch eines: wieder essen!

Eine hohe Verbrennungsrate von Glukose in den Zellen führt also immer zu einem entsprechend schnellen und starken Absinken des Blutzuckerspiegels und zu einem raschen Auslösen des Hungersignals.

Selbstverständlich ist auch die Fettzufuhr für die Sättigung wichtig, obwohl man zur Zeit von gewisser Seite häufig Gegenteiliges hört. Erstens bewirkt eine Zufuhr von Fett, daß nach einer Weile über bestimmte Hormone Sättigungssignale an unser Hirn abgeben werden. Und zweitens vermindert Fett die Verbrennung von Zucker und dadurch das Absinken des Blutzuckers. Die Körperzellen können nämlich zur Gewinnung von Energie nicht nur Zucker, sondern auch Fett, genauer gesagt Fettsäuren, verbrennen. Ist viel Zucker im Blut, verbrennt der Körper lieber diesen. Befinden sich dagegen relativ viele Fettsäuren im Blut, verwenden die Körperzellen zunächst gerne die angebotenen Fettsäuren zur Energiegewinnung.

Der Blutzuckerspiegel wird also nach Fettzufuhr mit einer gewissen Verzögerung absinken, und die nächste Hungerattacke wird entsprechend später ausgelöst. Allerdings ist dieser Effekt beschränkt und nur in einem gewissen Rahmen wirksam.

Eine größere Bedeutung als Vermittler von schneller einsetzender Sättigung und länger anhaltender Sattheit haben dabei solche Fettsorten, die sich durch einen hohen Anteil an sogenannten kurzen und mittellkettigen Fettsäuren auszeichnen. Letztere werden nämlich anders verdaut. Sie gehen nicht in den üblichen Fett- und Cholesterinstoffwechsel ein, sondern werden sehr schnell von der Leber aufgenommen und sofort zur Energieverwertung verbrannt. Somit mindern sie erstens die Verbrennung von Zucker und bremsen damit das Absinken des Blutzuckerspiegels, und zweitens lösen sie über Stoffwechselmechanismen ein spezielles Sättigungssignal aus und schränken auch damit die Nahrungszufuhr ein.

Milchfett enthält von Natur aus viele kurze Fettsäuren, aber es gibt auch kommerziell hergestellte Fettmischungen mit hohem Anteil an mittelkettigen Fettsäuren, sogenannte MCT. Solche Fette haben zwar den gleichen Kaloriengehalt wie alle anderen, aber sie sättigen deutlich besser und können auf diesem Weg dazu beitragen, trotz einer ansprechenden Fettzufuhr relativ weniger Kalorien zuzuführen.[8, 14, 15] Wenn ein großer Teil des Nahrungsfettes sofort verbrannt wird, bleibt natürlich auch entsprechend wenig Fett übrig, das als Speck am Bauch eingebaut werden könnte (siehe dazu auch Kapitel 6).

Viele wissenschaftliche Hinweise sprechen dafür, daß das Fett an sich nicht zur Überernährung führt. Im Verdacht stehen viele andere Faktoren, unter anderem auch das geringere Nahrungsvolumen der raffinierten, obst- und gemüsearmen Kost, das Menschen dazu animiert, mehr – das heißt mehr Kilokalorien – zu essen, bis eine Sättigung erreicht wird. Dem kann man begegnen, indem man neben fettreichen Nahrungsmitteln fettarme, voluminöse und dadurch entsprechend kalorienarme Beilagen verzehrt. Der erste und wichtigste Kandidat ist hier natürlich Brot, zu jedem Gang, wie es im Süden Europas zelebriert wird. Brot sättigt, und man kann mit reichlich Brot seine wunderbare, vollfette Pâté, seinen griechischen Salat üppig mit Schafskäse und Olivenöl begleiten oder seinen cremig-sahnigen Brie mit ganzem Genuß – aber natürlich in Maßen – auskosten! Es hängt also auch von ganz einfachen «Ernährungsgewohnheiten» ab, ob fettreiche Nahrungsmittel bzw. eine fettreiche Kost zu einer erhöhten Nahrungs- bzw. Kalorienaufnahme führen.

Hat Fett eine schlechte Sättigungswirkung?

Das Volumen der Nahrung spielt für die Sättigung eine entscheidende Rolle. Eine Mindest-Nahrungsmenge und ein Mindest-Nahrungsgewicht sind notwendig, um das Signal «gesättigt» auszulösen, unabhängig davon, welche Nährstoffe und wie viele Kalorien darin enthalten sind. Bekanntlich liefert Fett pro Gewichts- oder Volumeneinheit mehr als doppelt so viele Kalorien als Eiweiß oder Kohlenhydrate. Es hat damit eine «hohe Energiedichte», Protein und Kohlenhydrate weisen dagegen eine «niedrige Energiedichte» auf. Daraus folgt, daß prinzipiell nicht die hohe Fettzufuhr an sich zu einer erhöhten Energieaufnahme führt, sondern das damit verbundene niedrigere Gewicht.

In einigen Studien konnte man zusätzlich demonstrieren, daß eine fett- und kalorienreiche Mahlzeit auf den Kaloriengehalt einer frei ausgewählten, nachfolgenden Mahlzeit keinen Einfluß hat. Daraus wird geschlossen, daß der Mensch eine hohe Fettzufuhr nicht «autonom» regeln kann, das heißt, daß er bei Hunger mit der nächsten Mahlzeit nicht «automatisch» etwas weniger Kalorien aufnimmt, um die vorher übermäßige Energieversorgung zu kompensieren.

Insgesamt gesehen ist die Erkenntnislage aber nicht einheitlich, denn verschiedene, häufig mißachtete Experimente zeigen keinen oder nur einen minimalen Unterschied in der Sättigungswirkung zwischen Fett und Kohlenhydraten.[13, 16, 17] Erschwerend wirkt, daß durchaus Unterschiede zwischen verschiedenen Fetten als Vermittler von Sättigung und Sattheit zu finden sind.[8, 14, 15]

Zahlreiche Experimente lassen zudem darauf schließen, daß Menschen eine angeborene oder erlernte Präferenz für fettreiche Nahrungsmittel haben. Besonders Dicke und Ex-Dicke scheinen Fetteres zu bevorzugen, Schlanke bevorzugen hingegen eher Magereres. In den USA geben dicke Männer beispielsweise Steak, Hamburger, Pizza und Pommes frites den Vorzug, während dicke Frauen Süßes wie Eiscreme, Schokolade, Kuchen, Torte und süßes Gebäck favorisieren.[18]

Wegen der bestehenden Unsicherheiten ist es allerdings nicht statthaft, Fett mangels Sättigungswirkung und wegen seiner hohen Energiedichte als eindeutigen, ursächlichen Faktor bei der Entstehung von Übergewicht zu bezeichnen und zu diskreditieren.

Wie unterschiedlich Fett und Kohlenhydrate in ihrem Sattheitseffekt eingeschätzt werden können, ist nach wie vor ein umstrittenes Thema in der Wissenschaft. Während verschiedene Studien darauf hinweisen, daß Kohlenhydrate eine schnellere Sättigung und eine größere Sattheit im Vergleich zu Fett bewirken, zeigen andere Untersuchungen diesbezüglich keine relevanten Unterschiede. Eine eindeutige Aussage läßt sich jedenfalls zum heutigen Zeitpunkt nicht machen. Unrichtig ist sicher, wenn der Volksmund dem Fett zuschreibt, daß es besonders «gut sättigen» würde. Die meisten wissenschaftlichen Arbeiten zeigen eher, daß man von fettreicher Kost relativ viel Nahrung bzw. Kalorien aufnimmt, wahrscheinlich wegen des guten Geschmacks und der angenehmen

Konsistenz, bevor über die Magendehnung oder ähnliche Signale endlich die Sättigung eintritt.

Zahlreiche weitere Aspekte bestimmen die Sättigung. Sogar die Außen- bzw. die entsprechende Körpertemperatur nimmt Einfluß. Bei Kälte ißt man mehr als bei Hitze. Dafür verlangt der Körper in warmer Umgebung nach Speisen, die flüssiger bzw. saftiger, mineralienhaltiger und stärker gewürzt sind, als wenn er friert – was ja durchaus Sinn macht.

Nachdem die Nahrung verdaut und die unterschiedlichen Nährstoffe in den Blutkreislauf aufgenommen worden sind, gehen von ihnen die sogenannten «postabsorptiven» Einflüsse auf das Eßverhalten aus. Hier greifen also die oben erwähnten komplizierten Regelvorgänge auf Grund chemischer Stoffwechseleffekte ins Geschehen ein, deren Besprechung wir uns aber ersparen wollen.

In der Tat gibt es viele wissenschaftliche Hinweise darauf, daß eine solche angeborene «Essensweisheit» nicht nur bei Tieren, sondern auch beim Menschen zunächst durchaus existiert. Der Körper besitzt zumindest die Anlage, genau zu spüren, was er braucht. Im ersten Lebensabschnitt sind die nötigen inneren Signale noch intakt, um über den Appetit geleitet genügend von der «richtigen» Nahrung auszuwählen. Kinder haben einen natürlichen Eß- und Schlafrhythmus. Doch bald legen die Erziehungsmaßnahmen der Erwachsenen diese Regulationsvorgänge völlig lahm. Willkürliche Festlegungen von Nahrungsart, Essensmenge und Uhr- bzw. festgelegte Essenszeiten sowie Status übertönen mit der Zeit die eigenen Körpersignale und verschütten langsam die natürliche Kompetenz, sich «gesund» zu verhalten und zu ernähren.[1]

Manche Leserin und mancher Leser wird sich bei diesen Zeilen fragen, was nur mit dem eigenen Regulationsmechanismus nicht in Ordnung ist. Viele Menschen haben fast ständig Appetit, nach dem Essen schnell wieder Hunger, können nie genug kriegen und werden natürlich immer dicker dabei. Wo bleibt da die vielbeschworene Weisheit des Körpers? Warum sagt uns unser Körper nicht, was er braucht und wann es zuviel ist?

Mit zunehmendem Lebensalter wird das ganze Eßverhalten durch solche Außensignale wie das Nahrungsangebot selbst, aber auch durch gesellschaftliche Erwartungen, Erziehung, religiöse Normen, Meinungen und Vorurteile und natürlich auch durch psychische Faktoren – wie Streß am Arbeitsplatz und zu Hause, Anspannung, Angst, Kummer und Sorgen usw. – beeinflußt.[19] Gerade die psychosoziale Komponente ist beim Essen äußerst interessant, aber noch viel zu wenig erforscht.

Eine nüchterne Betrachtung zeigt: Es gibt immer mehr Dicke auf der Welt.[20, 21] Wenn immer mehr Menschen dick werden, beweist dies untrüglich, daß bei immer mehr Mitmenschen die normale Regulation der Nahrungsaufnahme durch Hunger, Appetit und Sättigung nachhaltig gestört ist.

Warum funktioniert die Regulation nicht mehr? Im Zentrum des Verdachts steht hier das Essen als «Ersatzhandlung» bei Streß, Frust, Kummer, Liebesentzug oder Einsamkeit – alles Reize der Umwelt, die auf die Gefühlsebene einwirken. In solchen Situationen zu essen befriedigt, beruhigt und löst ein Wohlgefühl aus. Schnell kann man sich angewöhnen, negative Gefühle im Alltag mit Essen zu bekämpfen. Psychosozialer Streß, vor allem bei Frauen, ist als Risikofaktor für Überernährung und Übergewicht inzwischen breit anerkannt.[22,23] Die moderne Arbeitswelt gilt dabei als einer der größten Stressoren. Durch und durch regulierte, arbeitstechnisch «optimierte» Produktionsbedingungen und vor allem automatisierte Fertigungsprozesse reduzieren die Eigenverantwortlichkeit und führen damit zu einer Einschränkung der persönlichen Autonomie und zum Verlust der Selbstverwirklichung.[24,25]

Beim Essen und Trinken «zwischendurch» finden viele Arbeitnehmer ihre Entspannung bereits während der Arbeitszeit.[24,25] Spannungen und Konflikte werden inzwischen auch immer weniger zu Hause gelöst. Früher war das gemeinsame Mittag- oder Abendessen auch eine regulierende Handlung in psychosozialer Hinsicht. Man traf sich bei Tisch, erzählte, diskutierte die anstehenden Probleme. Man stritt sich gehörig und lachte gemeinsam. Gemeinsames Essen macht gute Laune, und umgekehrt kann die positive Stimmung auch unser Eßverhalten bestimmen. Aufmerksame Tischgenossen wirken schließlich als Korrektiv: In Gesellschaft stopft man normalerweise nicht maßlos in sich hinein.

Das Single-Dasein der achtziger und neunziger Jahre prägt inzwischen unseren Lebensstil. Das hat in weiten Kreisen dazu geführt, daß gemeinsames Essen als täglich wiederkehrendes soziales Ereignis nicht mehr stattfindet. Nun fehlt der angesprochene regulative Mechanismus. Viele leben allein, sie essen nicht mehr zu Hause und finden dort auch keine Entspannung mehr. Wer gemeinsam essen will, muß sich erst verabreden. Zu Hause existiert allzu oft nur noch einseitige Kommunikation: Im Hintergrund plärrt der Fernseher, während der gestreßte Zeitgenosse etwas betäubt und stumm neben seiner Zeitungslektüre auch noch Fertiggerichte in sich hineinstopft. Essen ist damit zum reinen, buchstäblich «sinnlosen» Hunger- und Frustkiller geworden. Und doch ist dieses kulturlose Mampfen für viele Erdenbürger der wichtigste Trostspender in ihrem Leben.

Dieser Eß- bzw. Lebensstil ist nicht zu verwechseln mit der gelegentlichen gesunden Lustattacke. Wer kennt nicht das Gefühl, satt und doch unbefriedigt zu sein, diesen unverhofft auftretenden, unstillbaren Heißhunger auf etwas Bestimmtes? Eine unbeherrschbares Verlangen, das nur durch ein ganz bestimmtes Objekt der Begierde gestillt werden kann, durch nichts anderes . . . Wer hat sie nicht durchlebt, diese mörderischen, beidhändig geführten Angriffe auf die

Konfektschachtel? Oder gehören Sie vielleicht eher zur «knusprigen» Kategorie: Reizen Sie Salzstangen, Erdnüsse und Kartoffelchips? Reiten Sie womöglich lieber eine «Mac-Attack»? Schämen Sie sich nicht dafür – ein gelegentlicher kleiner Lustanfall ist doch ganz normal!

Essen ist wohltuend, sättigend, angenehm, warm und bereitet im Kreise unserer Liebsten am meisten Freude. Essen beeinflußt unsere Stimmung. Essen macht gute Laune, und umgekehrt kann sie auch unser Eßverhalten bestimmen. Die Hirnforscher haben inzwischen herausgefunden, daß wahrscheinlich hinter diesen psychischen Effekten, die uns manchmal ungeheuer vorkommen, relativ einfache chemische Prozesse verborgen sind. Sogenannte Nervensignal-Übertragungsstoffe (Neurotransmitter), opiumähnliche Substanzen des Körpers, sind wohl dafür verantwortlich. Man weiß beispielsweise, daß eine hohe Kohlenhydrat- bzw. Süßigkeitenzufuhr einen bestimmten Stoff mit dem Namen «Serotonin» im Gehirn ansteigen läßt. Serotonin entspannt und nimmt uns Depressionen und Sorgen; es gilt deshalb als «Gute-Laune»-Stoff. Der «Süßhunger» wird deshalb auch als eine Art Sucht interpretiert, um über den gezielten Appetit auf Süßes eine zu niedrige Serotoninkonzentration im Hirn auszugleichen und auf diese Weise wieder die Stimmung zu heben.[26] Die kalorienarmen künstlichen «Süßstoffe» versagen hier übrigens: Sie stillen den Süßhunger nicht. Und so bleibt der Drang nach Süßem bestehen, obwohl man doch bereits «etwas Süßes» gegessen hat.

Neue wissenschaftliche Erkenntnisse bestätigen die altbekannte Erfahrung, daß speziell die Kombination «süß und fett» besonders befriedigend ist, vor allem wenn man abends alleine zu Hause ist und womöglich noch vor dem Fernseher sitzt. Solche «sündigen» Schleckereien scheinen einen starken Einfluß auf die Ausschüttung von Substanzen im Körper zu besitzen, die dem Opium ähnliche, angenehme Wirkungen entfalten. So ließe sich denn dieser quälende, süchtige Drang erklären, den ein allzulanger Verzicht auf das gewohnte Stück Schokolade auslösen kann – wie auch das erlösende Wohlgefühl, wenn es zart schmelzend die Mundhöhle auskleidet und cremig elegant den Schlund hinunterfließt.

Mein wohlgemeinter Rat ist, daß Sie, sehr geehrte Leserinnen und Leser, nicht krampfhaft gegen Ihre «Sucht» vorgehen sollten! Solche gelegentlichen Gelüste nach speziellen Naschereien sind weder krankhaft noch ungewöhnlich. Beruhigen Sie sich: Sie gehören zum ganz normalen, gesunden Eßverhalten. Mit dem Selbstverbot und dem Versuch eines kalten Entzugs werden Sie erst echte Probleme schaffen . . .

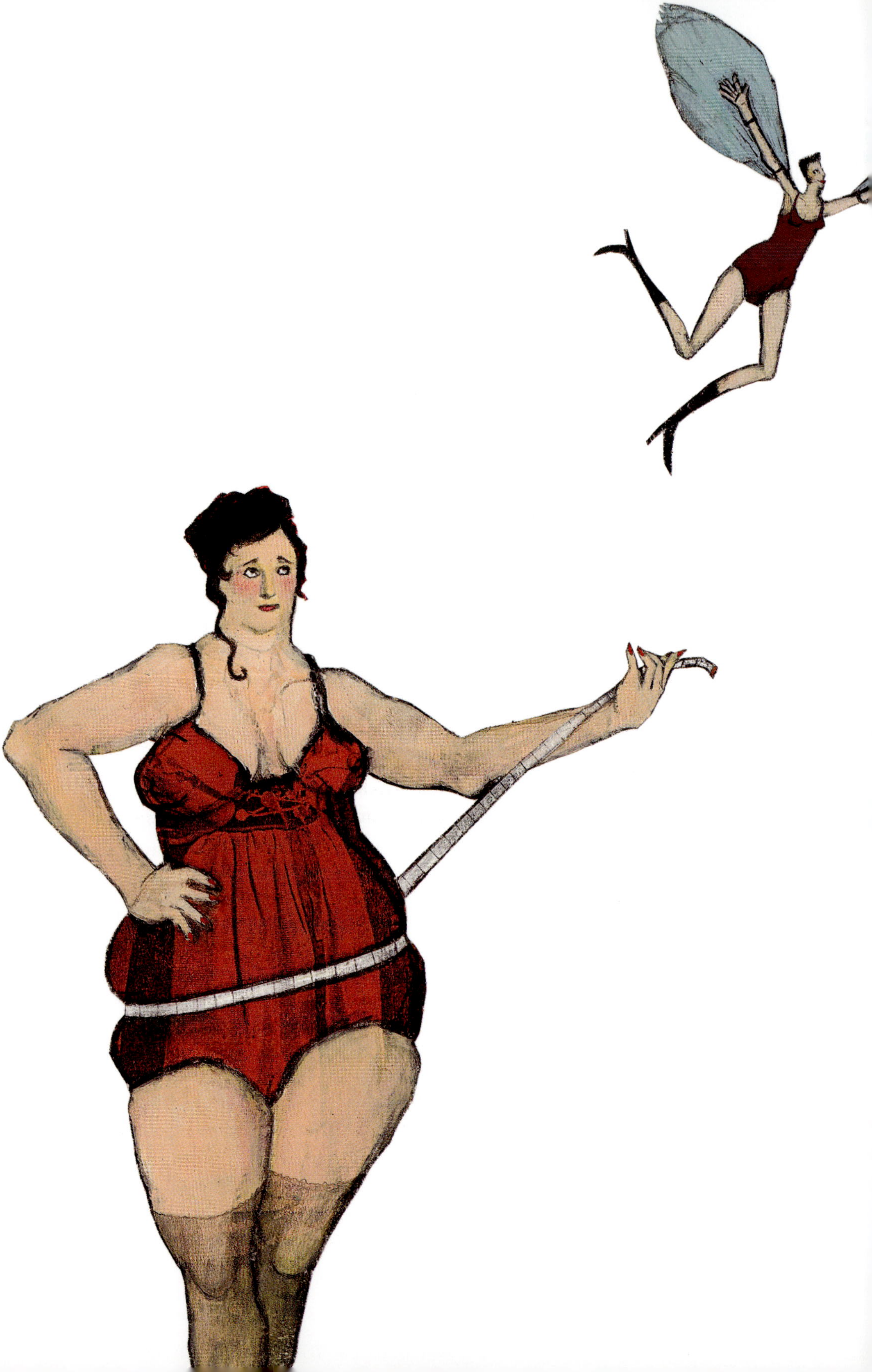

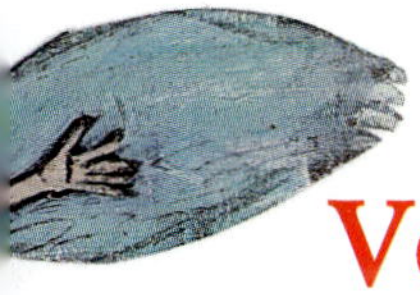

KAPITEL 4

Von Rettungsringen und ungerechten Wampen

Haben Sie jemals darüber nachgedacht, was es bedeutet könnte, daß Fett in ganz speziellen Zellen des Körpers aufbewahrt wird? Signalisiert das nicht, daß Fett ein ganz besonderer Stoff ist? Das vergißt man leicht, haben doch sowohl Fett als auch Fettzellen seit Mitte des Jahrhunderts einen miserablen Ruf erlangt.

Fett galt solange als geradezu ideal, als die knappe und karge Kost, gepaart mit langer, harter Arbeit, für die meisten Menschen zur Folge hatte, daß sie ein Leben lang ihre Rippen im Spiegel zählen konnten. Als es im Laufe dieses Jahrhunderts für die meisten endlich genügend und später sogar mehr als genug zu essen gab und als die Arbeit gleichzeitig weniger anstrengend wurde, tauchten die Rippen Stück für Stück unter einer immer dicker werdenden Fettschicht ab. Es war auf einmal nichts Besonderes mehr, «gut genährt» zu sein.

Inzwischen ist Essensüberfluß der Normalzustand in den Industrienationen, und siehe da, die Fettzellen werden geächtet, ja regelrecht bekämpft. Eine multinationale Einsatztruppe ist aufgeboten. Mächtige Allianzen aus Wissenschaft und Großindustrie haben sich formiert, um mit einer Art Umzingelungstaktik gegen sie vorzugehen.

Besonders hart trifft es die Fettzellen, von denen viele glauben, daß sie an der falschen Stelle sitzen. Die werden einfach abgesaugt und in den Eimer geworfen. Wenn der Kampf gegen das Fett erst einmal eröffnet ist, hungert man unseligerweise auch die erwünschten Fettzellen aus. Denn an bestimmten Stellen sollen sie ja nicht fehlen. Dort wären sie nicht nur geduldet, sondern geradezu erwünscht, ja höchst willkommen. Wehe, sie fehlen! Dann werden sie mitunter sogar mit Hilfe der großen Silikonspritze imitiert. Das schafft wiederum Arbeit für ein Heer von Ärzten, die diesen unglücklichen Menschen weiblichen Geschlechts dann einige Pfund Kunststoff unter die Haut pflanzen ...

Die längste Zeit über, seit wir Menschen auf diesem Planeten existieren, waren genügend Fettzellen nicht nur eine absolute Notwendigkeit. Sie waren sogar angesehen, beliebt, begehrt, umschwärmt, signalisierte ihre Fülle in der Männerwelt doch Überfluß, Potenz, Einfluß, Sicherheit und Macht. Den Frauen verliehen üppige Maße die Aura von Gesundheit, Fruchtbarkeit und Gebährfähigkeit.

Solange es schwierig war, mit der knappen Nahrung seine Haut prall zu füllen, galt alles Streben dem Ziel, möglichst rund und damit auch schön zu sein. Nun, da fast eine Mehrheit dies problemlos erreicht, wollen alle ihre Fettzellen möglichst wieder loswerden. Wer an Amerikas und Frankreichs «Edelstränden» seinen Blick umherschweifen läßt, könnte schnell zur Überzeugung gelangen, daß nackte, fettfreie, braun gebratene, grell geschminkte und faltige Körperhüllen offenbar das heutige Schönheitssymbol einer immer älter werdenden Bevölkerung sind. Umgekehrt hat man an den übrigen Stränden, wo sich Normalsterbliche tummeln, eindeutig den Eindruck, daß die Fettzellen den realen Kampf gegen die Wissenschafts-, Pillen- und Diätphalanx gewinnen.

Männer wollen Figuren wie Arnold Schwarzenegger, Frauen sehnen sich nach knabenhaften Körpern. Welche moderne Eva würde nicht gerne auf jede überflüssige Fettzelle verzichten? Diesem modernen Schönheitsideal hängen vor allem die Jungen nach. Die wenigsten unter ihnen erreichen ihr Ideal in den Modegazetten, oder doch nur mit krankhaftem Hungern.

Manche, das heißt nur wenige, können tatsächlich so viel essen, wie sie können, und bleiben trotzdem immer dünn. Sie schaffen es einfach nicht zuzunehmen – eine Ungerechtigkeit! Nehmen wir beispielsweise Melanie: Bei ihrer Größe von 1,61 m und ihren Gewicht von 55 Kilogramm ist sie sicher nicht zu dick. Auch sie selbst ist damit einigermaßen zufrieden. Aber sie muß ständig kämpfen, damit nicht noch zusätzliche Kilos dazukommen. Gottlob ist sie relativ schnell satt und kann sich beherrschen, was in ihrem Fall heißt, daß sie selten mehr ißt, als ihr Verstand zuläßt. Mit rund 1500 Kalorien kommt sie im Schnitt aus – obwohl sie schon Lust hätte, öfter einmal über die Stränge zu schlagen . . .

So weit, so gut. Was oder besser wer unsere Melanie hingegen maßlos ärgert, ist ihre beste Freundin Claire, die doch trotz ständiger Naschereien kein einziges Gramm zunimmt, obwohl sie bei den Hauptmahlzeiten bis zum Gehtnichtmehr mithält und bei der Nachspeise nochmals zuschlägt wie ein Holzfäller. Dann ist es mit Melanies Selbstbeherrschung vorbei: «Hast du dich schon einmal auf Bandwurm untersuchen lassen?» Wie charmant und liebevoll sorgend können doch Frauen miteinander umgehen!

Gertenschlank ist sie jedenfalls – Madame Claire. Dabei schaufelt sie täglich mindestens 800 bis 1000 Kalorien mehr als ihre Busenfreundin in ihren Körper. Der halbe zusätzliche Zentimeter kann das wohl kaum erklären. Sie wiegt tatsächlich nur 51 Kilogramm, und an Po und Schenkeln sieht man absolut keine überflüssigen Rundungen. ‹Wie kann so etwas nur sein?› ärgert sich Melanie immer wieder.

Die Welt der Fettzellen ist wahrlich ungerecht! Daß solche Fälle, wie eben beschrieben, nicht einfach ins Reich der Legenden gehören, sondern der Realität entnommen sind, hat man auch an der Laval-Universität in Quebec (Kanada) demonstriert.[1] Dort wurden achtzig Frauen minutiös untersucht, davon vierzig, die sich als «Wenigesserinnen», und weitere vierzig, die sich als «Vielesserinnen» einstuften. Alle diese Frauen waren gesund, rauchten nicht, hatten seit langem ein stabiles Gewicht, ohne «Diät» zu halten, und waren nicht außergewöhnlich aktiv. Sowohl die Ernährung wie auch die tägliche Bewegung der Frauen wurde zweimal während drei Monaten genauestens festgehalten. Das verblüffende Ergebnis haben Sie gerade eben in diesem Buch vernommen: Obwohl die «Vielesserinnen» täglich 900 Kalorien mehr futterten und sich nicht mehr bewegten, waren sie mit 50,6 Kilogramm im Schnitt um 4,5 Kilogramm leichter als ihre Kolleginnen. Ihr Körperfettanteil betrug 28 Prozent im Vergleich zu den «Wenigesserinnen» mit 33 Prozent, oder – anders ausgedrückt – die Dünneren trugen nur 14,5 Kilogramm Fettmasse mit sich herum, während sich bei den etwas stärker Gebauten immerhin 4,2 Kilogramm mehr Fettzellen auf den Körper verteilten.

Sind Sie, verehrte Leserinnen oder Leser, auch mit etwas größeren Mengen von Fettzellen ausgestattet, als Sie eigentlich möchten? Dann haben Sie es wahrscheinlich schon immer geahnt, daß es diese Ungerechtigkeiten geben muß. Wenn Sie jedoch zu den Glücklichen, weil «Natürlich-Schlanken» gehören, dann sollten Sie vielleicht jetzt ein Vorurteil ausräumen. Die obgenannte Studie und zahlreiche weitere wissenschaftliche Untersuchungen haben inzwischen zweifelsfrei belegt: Dicke sind beileibe nicht immer selbst schuld, leiden nicht unbedingt unter mangelnder Selbstdisziplin, sind nicht alle nur willensschwache Freßsäcke, bewegungsarme Faulpelze, die es nicht besser verdienen, als diskreditiert und verspottet zu werden. Während sie stetig dicker werden, nehmen manche kein Kilokaloriechen mehr zu sich als die Schlank-Bleibenden. Manche essen gleich viel, manche sogar nachweislich weniger als die Schlanken.

Es ist die «Automatik der Gewichtsregulation», die bei Dickeren gestört oder ausgefallen ist. Ihnen fehlt das Programm, das sie dazu veranlaßt, entweder weniger Energie aufzunehmen oder mehr Energie zu verbrauchen.

Normalerweise funktioniert unser Organismus am besten im Zustand des inneren Gleichgewichts. Das strebt er unbewußt auch immer an. Bei geringem Nahrungsangebot oder auch nach selbstverordneter Diät gelangen weniger Nährstoffe und Kalorien in den Körper. Die natürlichen Regulationsmechanismen melden sofort: Vorsicht – Verhungern droht! In höchster Eile beginnt der Körper dann, der Unterversorgung entgegenzusteuern: Einerseits erzeugt er ständig Hunger und versucht, den Diätwilligen zum Essen zu verführen, anderseits schraubt er den Energieverbrauch des Körpers herunter, um Energie zu sparen.

Millionen von Menschen leben heute in der industrialisierten Welt mit einem permanenten Überangebot an leicht verfügbaren, mehr oder weniger wohlschmeckenden und kalorienreichen Lebensmitteln. Gleichzeitig verbrauchen sie dank High-Tech immer weniger Energie. Für dieses «Schlaraffenland» ist der Mensch jedoch wirklich schlecht gerüstet. In Millionen Jahren hat er sich mühsam angewöhnen müssen, mit wenig auszukommen, an manch trüben Tagen sogar mit gar nichts.

Der moderne Homo sapiens braucht sich hingegen nur zurückzulehnen und mit dem Handy die «Tischlein-deck-dich»-GmbH anzurufen, und in Windeseile fliegt schon ein kostensparender dunkelhäutiger Bote durch die Nacht zu ihm: Innerhalb von wenigen Minuten hängt die durchgebratene Taube in einem Wärmebehälter an der Wohnungstür. Nach dem Essen kommen Styropor und Alugeschirr einfach in den Hausmüll, und niemand muß sich zum Abwaschen einer unnötigen Anstrengung mit damit verbundenem Energieverlust hingeben. Danach kann man wieder in den Fauteuil zurücksinken und weiter in den Bildschirm glotzen.

Kein Zweifel, dieses tägliche kalorische Ungleichgewicht ist weder biologisch notwendig noch bewußt gewollt. Vielmehr handelt es sich dabei um eine unbewußte, passive kalorische Disbalance. Was tun mit dem Energieüberschuß? Der Körper wird zunächst versuchen, auch wenn er körperlich nicht im geringsten gefordert wird und entsprechend keine erhöhte Energieversorgung benötigt, einen möglichst großen Teil der Nahrungskalorien einfach nutzlos zu verbrennen, sozusagen sinnlos als Wärme «durch den Kamin» zu jagen. Aber unser betriebseigener Ofen hat leider für einige Materialien eine gute und für andere nur eine begrenzte Verbrennungskapazität.

Was an nicht-verbrannter Energie übrig bleibt, kann der Körper nicht einfach abschütteln oder ins nächste öffentliche Gewässer fließen lassen. Der Mensch ist so vom Schöpfer konstruiert, daß er überschüssige und nicht verbrennbare Nahrungsenergie für schlechte Zeiten bunkert und permanent mit sich herumschleppt. Man schätzt, daß in einer westlichen Überflußgesellschaft jeder Bürger im Durchschnitt jeden Tag ein Gramm mehr auf die Waage bringt.[2]

Fett ist in der Tat eine geniale Energiereserve. In Form von Fett nimmt die Energie nicht einmal die Hälfte des Speicherplatzes ein, die nötig wäre, wenn man Eiweiß oder Kohlenhydrate als Reserve einlagern würde. Außerdem kennt der Körper für Fett keine Speichergrenzen. Den Fettspeicher können wir ohne größere Mühe ausbauen, bis wir buchstäblich zur Speichertonne werden. Es ist also kein Zufall, daß wir «fett» und nicht etwa «zuckrig» werden, wenn wir zuviele Kalorien, etwa als Süßigkeiten, in uns hineinstopfen.

Wie gesagt, mehr essen als verbrauchen heißt Energiereserven anlegen – weniger essen als verbrauchen heißt Reserven abbauen. So einfach wäre das biologische Prinzip. Die Frage aber, warum in den letzten Jahren die Reserven bei immer mehr Menschen so deutlich sichtbar wachsen, ohne daß sie etwas dagegen tun können, werden wir in späteren Kapiteln noch näher beleuchten. Die moderne Forschung hat jedenfalls inzwischen belegt, daß es für den Menschen prinzipiell wesentlich «einfacher» ist, an Gewicht bzw. an Körperfett zuzunehmen, als es wieder loszuwerden. Das macht ja schließlich auch Sinn, wenn man überlegt, wie hart es in der kargen Welt unserer Vorfahren war, genügend Eßbares zu beschaffen. Ein langer, kalter Winter in der einsamen Höhle läßt sich mit viel Speck auf den Rippen besser durchstehen als mit klapprigen Knochen. Es ist gut vorstellbar, daß der Homo sapiens die Evolutionskurve nicht erwischt hätte, wenn unsere Ahnen einen effektiven Schutzmechanismus gegen gelegentliches Überfressen besessen hätten.

Im Prinzip kann man seine Hüftpolster deshalb getrost als eigentliche «Rettungsringe» betrachten. Man muß sich einfach vorstellen, daß Dicke in schlechten Zeiten ja viel überlebensfähiger sind als Schlanke. Die Häufigkeit von Hüftringen bei unseren Zeitgenossen in den Industriestaaten symbolisiert im Grunde nur den Stand des technischen Fortschrittes, der Lebensqualität und das Erreichen eines lang ersehnten Zieles: Wohlstand für alle![3]

Beleuchten wir die teilweise so ungerechten Wampen noch etwas näher: Man schätzt, daß zwanzig bis dreißig Prozent der Menschen tatsächlich ungewöhnlich wenig Kalorien benötigen, um die notwendige Wärme für ihren Körper und den Erhalt ihrer Körperfunktionen aufzubringen. Diese bedauernswerten Geschöpfe, zu denen auch der Autor dieser Zeilen gehört, müssen sich deshalb ein Leben lang mit oft unbefriedigend geringen Nahrungsmengen zufriedengeben oder aber diesbezügliche Nachlässigkeiten in Kilowährung bezahlen! Im Gegensatz zu ihnen gibt es viele begnadete Mitbürgerinnen und Mitbürger, die mit einem normalen Energieumsatz ausgestattet sind. Sie sind in der Lage, ein deutliches Mehr an Kalorien, als der Körper normalerweise benötigen würde, durch eine erhöhte Wärmeproduktion und -abstrahlung auszugleichen.[4] Das sind dann meist die Schlanken, die essen können, was und wieviel auch immer sie wollen. Diese Menschen haben in der Regel keine blasse Ahnung von den Seelenqualen der Übergewichtigen.

Das Schicksal, «schlanker» oder «dicker» zu sein, ist zu einem Großteil vererbt. Das bedeutet: Die Möglichkeiten des Körpers und die Bandbreite, mit der er auf hohe oder niedrige Kalorienzufuhr wie auch auf hohen oder niedrigen Energieverbrauch zu reagieren vermag, ist genetisch festgelegt.[5–7] Deshalb entwickeln sich unterschiedliche Menschen in derselben Umwelt, die für alle durch Überernährung und Bewegungsmangel gekennzeichnet ist, individuell anders.

Wie stark im Einzelfall die Genetik hineinspielt, mögen folgende Beispiele belegen: Nur rund zehn Prozent der Kinder, die zwei schlanke Elternteile haben, werden später übergewichtig sein. Ist jedoch ein Elternteil dick, werden schon vierzig Prozent der Kinder später dick, und wenn gar beide Elternteile übergewichtig sind, können siebzig bis achtzig Prozent der Kinder diesem Schicksal nicht entgehen.[6, 8] Wie stark das Übergewicht dann jeweils ausgeprägt ist, wird auch noch zu vierzig bis fünfzig Prozent über Gene festgelegt.[7] Berühmt geworden sind Studien an Zwillingen, die gezeigt haben, daß Geschwister, die jeweils in einer ganz unterschiedlichen Umwelt aufwachsen, im Laufe des Lebens meist ein fast identisches Körpergewicht entwickeln. Man findet bezeichnenderweise auch einen viel engeren Zusammenhang zwischen dem Körpergewicht von Adoptivkindern – wenn diese erwachsen sind – und ihren biologischen Eltern als mit den Adoptiveltern.[9] Allerdings ist das Risiko, dick zu werden, für adoptierte Kinder deutlich höher, wenn sie übergewichtige Adoptiveltern besitzen – dies zeigt, daß auch die Umwelt für den einzelnen eine gewisse Rolle spielt.[6]

Das Durchschnittsgewicht einer ganzen Gesellschaft dagegen oder die Frage, ob ein ganzes Volk eher schlank oder dick ist, hängt weniger von der Genetik als vielmehr von der Umwelt ab. In Ländern wie Deutschland, Frankreich und den Niederlanden, allen voran aber in England und den USA, legen die Menschen an Gewicht zu, obwohl sie von professionellen Beratern konsequent und kontinuierlich über die «Bedeutung» der Ernährung, über Kalorien und Bewegung aufgeklärt werden und obwohl gerade dort das Schlankheitsideal besonders hochgehalten wird. Heute gibt es keinen Zweifel mehr: Es sind überwiegend Umweltfaktoren dafür verantwortlich, daß inzwischen die gesamte industrialisierte Welt immer schwergewichtiger wird.[7] Und man hat das Phänomen, daß bei gleichen Umweltbedingungen Menschen dick oder schlank sein können, als physiologisch bzw. biologisch ganz normale Variation erkannt.[2] So kann man heute auf so beliebte, doch abstruse Erklärungen wie «Drüsenkrankheit» oder andere angeblich organische oder physiologische Defekte getrost verzichten.

Umwelt, Verhalten und die individuellen biologischen Möglichkeiten, auf Außeneinflüsse ausgleichend zu reagieren, bestimmen nach heutiger Auffassung die Frage «dick oder nicht dick». Dabei hat man sich inzwischen verabschiedet von der Vorstellung eines «Set point», der wie ein auf eine Gewichtsgröße eingestellter Thermostat die körperlichen Möglichkeiten ausrichtet. Heute geht man von einem «Settling point» aus, der sich variabel anpassen kann und von Umwelt und Verhalten justiert wird.[2] Das funktioniert aber leider nur in einer Richtung, nach oben, wie wir später noch sehen werden. Das Verhalten des einzelnen ist wiederum das Ergebnis von manchen psychologischen Einflußfaktoren wie Angewohnheiten, Gefühlen, Einstellungen, Überzeugungen und Erkenntnissen, die man sich alle mit der Zeit aneignet. Reine kognitive Faktoren, wie etwa der Wille «abzunehmen», weil man weiß, daß Dicksein nachteilige Konsequenzen mit sich bringt, haben dabei offenbar nur minimalen Einfluß auf das tatsächliche Verhalten.[2] Einmal dick geworden, greifen autoregulative Prozesse ein, die wir kognitiv nicht annähend beherrschen. Wir werden auch darauf noch näher eingehen . . .

Die wesentlichen Umwelteinflüsse auf solche entscheidende Fragen wie «Wieviel essen wir von welchem Nahrungsmittel?» oder «Wie intensiv und wie ausdauernd bewegen wir uns?» sind bisher allzu unbeachtet geblieben und offenbar unterschätzt worden. Nehmen wir zum Beispiel einen Angestellten in einer Großstadt: Was er in seinem Supermarkt und in seiner Kantine auf den Teller bekommt, hängt ab von der Marktpolitik, der Firmenpolitik, von Produzenten und vom Handel, vom Preis, von gesetzlichen Auflagen, ja sogar wesentlich von Marketingmaßnahmen: Je cleverer die Marketingabteilung eines Lebensmittelherstellers ist, desto mehr Verantwortliche der Ernährungsberatung, des Handels, der Gastronomie und der Großverpflegungsstätten werden in Seminaren und mit einschlägiger Literatur einseitig «fortgebildet». Diese Maßnahmen zeigen einen nachhaltigen Einfluß auf die Auswahl, den Preis und die Qualität der angebotenen und angepriesenen Nahrung.

Über die tägliche Arbeit entscheidet sich wiederum ein Großteil des Energieverbrauches. Wie kommt man zum Arbeitsplatz? Wie hart ist der körperliche Einsatz bei der Arbeit? Wie stark entlastet High-Tech die Muskeln? Welches Freizeitangebot steht zur Verfügung? Was sehen wir uns wie lange im Fernsehen an?

Wenn alle wesentlichen Umweltbereiche einer Gesellschaft «übergewichtsfördernd» sind, muß man davon ausgehen, daß das individuelle Verhalten nur einen begrenzten Einfluß auf die Entwicklung von Übergewicht in der Bevölkerung hat. Übergewicht wird inzwischen tatsächlich als «Epidemie» bezeichnet.[10] Aber Epidemien können – historisch gesehen – immer mit der Veränderung oder mit der Ausmerzung des einen ursächlich wirksamen Faktors besiegt werden. Beim Kampf gegen diese «Epidemie» wird ein solches Prinzip nicht funktionieren, denn es gibt diese *eine* Ursache nicht. Vielmehr sind es viele facettenartig miteinander verwobene Ursachen. Zur erfolgreichen Bekämpfung müßten die ganze Umwelt und die heute gesellschaftlich akzeptierte Lebensform radikal verändert werden: Das fängt bei der Landwirtschaftspolitik an und betrifft natürlich auch die Produktionsmethoden, den Preis und die Verfügbarkeit der Nahrung, und es setzt sich fort in Fragen der Architektur, der Wohnungs- und Bürogestaltung bis hin zur Verkehrspolitik.[2]

Vorherrschendes Übergewicht in einer Gesellschaft ist primär das Resultat einer dickmachenden Umwelt. Wir werden deshalb dick, weil unser Körper keine andere Wahl hat, als bei einem chronischen Energieüberschuß mit einem

Anbau an Körpermasse zu reagieren. Mehr Masse verbraucht mehr Energie, und nur so können wir wieder in kalorische Gleichgewicht kommen. Wir werden das entweder akzeptieren oder unsere Welt gründlich verändern müssen. Anderseits kann man aus unserem heutigen Wissen direkt ableiten, daß das durchschnittliche Gewicht in einer Gesellschaft nur noch so weit ansteigen wird, bis mit dieser körperlichen Masse der mangelnde Energieverbrauch durch Bewegung kompensiert ist. Solange diese «pathologische» Umwelt existiert und sogar in ihrer Ausprägung ständig zunimmt, solange wird man Übergewicht im großen Stil nicht verhindern können. Es liegt also in unserer Hand: Lassen Sie uns deshalb dieses Problem gemeinsam anpacken – aber an der richtigen, an der aussichtsreichen, an der bewußtseinsteuerbaren Seite der «Gleichung», das heißt nicht ausgerechnet bei der Nahrungsaufnahme!

Was hat man denn mit «Ernährungsbewußtsein», mit Nährstoff- und Kalorienzählen, «fettarm» und «light» in den letzten Jahren und Jahrzehnten gegen Übergewicht erreicht? Ist «Erfolgskontrolle» in der Institution «Ernährungsberatung» eigentlich ein Fremdwort? Wie lange dürfte wohl das Topmanagement bei Volkswagen oder Mercedes, bei Unilever oder Nestlé «Erfolglosigkeit» ausweisen, bis es vom Aufsichtsrat gefeuert würde und die Konzernleitung mit frischen Kräften nach neuen, erfolgversprechenden Mitteln und Wegen suchte? Die Leistungsbilanz der Ernährungsberatung während der letzten vierzig Jahre erschüttert hingegen keine Shareholders und schon gar nicht die Politiker.

Im nächsten Kapitel wenden wir uns nun dem absoluten Ärgernis zu, das unser modernes Leben heraufbeschwört – den Fettzellen. Was Sie möglicherweise noch nicht wußten, sehr geehrte Leserin, sehr geehrter Leser: Es gibt nicht nur gräßliche, lästige und schädigende Fettzellen, sondern auch gesunde, die für unser «Wohlbefinden» ganz entscheidend sind.

KAPITEL 5

Über «gute» und «böse» Fettzellen

Das Fett ist eine überaus wertvolle Substanz. Es wird in den Membranen aller Zellen, als Fetttröpfchen in den Muskelzellen und in speziellen Fettzellen unter der Haut und im Bauchraum gespeichert. Fett ist für alle Funktionen unseres Körpers lebensnotwendig. Keine Körperzelle würde ihre Aufgabe erfüllen, wenn nicht gewisse Mengen an gesättigten und ungesättigten Fettsäuren in ihre Membran eingebaut wären. Im Fettgewebe, das heißt in den speziellen Speicherfettzellen, wird die Energiereserve für die Muskel- und Organtätigkeit gespeichert. Mit Fett werden die Organe zum Schutz vor Erschütterungen eingehüllt. Fettschichten unter der Haut schützen vor Stößen und gegen Kälte. Mit den sogenannten «braunen Fettzellen» heizen wir unseren Körper an. Außerdem sind im Fett die fettlöslichen Vitamine gespeichert. Fett wird für geschlechtsspezifische Funktionen benötigt und für das Immunsystem. Mit einem Wort: Ohne Fett geht nichts, weder für uns noch für die meisten Tiere oder Pflanzen. Menschen, die extrem wenig Fett im Körper tragen, sind gegen die rauhe Umwelt viel weniger gefeit und leben mit einem hohen Risiko, frühzeitig zu sterben.[1]

Wenn wir pflanzliche und tierische Produkte verzehren, werden diese ehemaligen Lebewesen zu unseren «Lebensmitteln». Deren Fett, das sie als Speicher für Nähr- und Wirkstoffe zu ihrem Leben benötigten, machen wir uns zunutze. Da im Fett auch verschiedenste Aroma- und Geschmacksstoffe gelöst sind, bringt es auch noch eine weitere, nicht unbedingt lebenswichtige, aber lebensverschönernde Komponente auf den Teller. Daraus folgt: Ein gewisses Maß an Fett in der Nahrung ist nicht nur lebenswichtig, sondern auch geschmacklich notwendig, damit der Genuß nicht zu kurz kommt.

Wenn wir überschüssige Energie zuführen und dadurch an Gewicht zulegen, füllen sich die Fettzellen. Wenn nichts mehr in sie hineingeht, vermehren sie sich. Einmal gebaut, können wir sie aber nie mehr loswerden. Wenn man abnimmt, werden sie zwar entleert, aber nicht vernichtet. Eine starke Vermehrung der Fettzellen erfolgt insbesondere im Wachstumsalter. Bei chronisch überkalorischem Essen können sie jederzeit ohne große Probleme angelegt werden. Ein normalgewichtiger Erwachsener trägt rund fünfzig Milliarden, ein

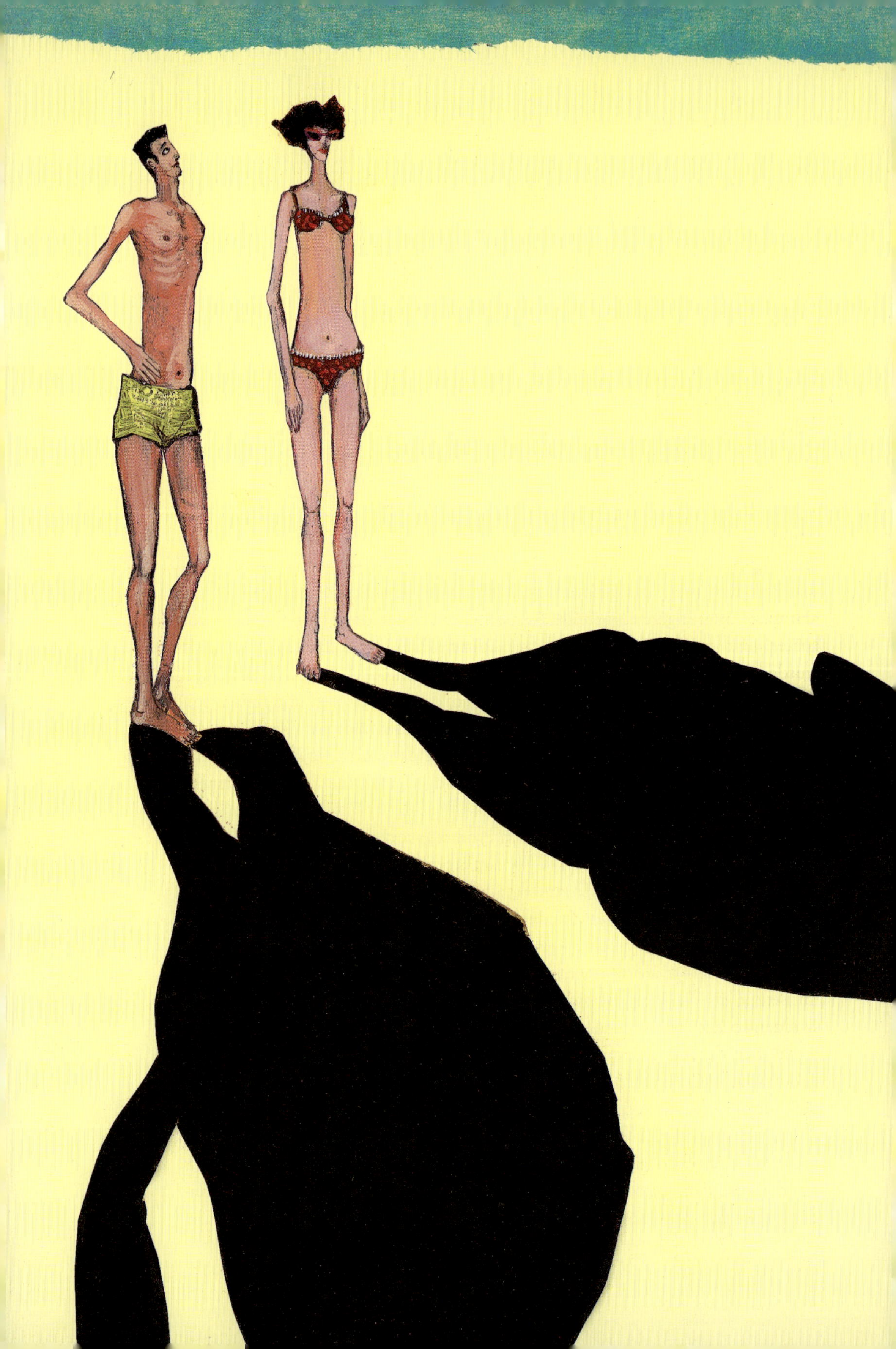

Übergewichtiger entsprechend siebzig, achtzig, hundert Milliarden von ihnen mit sich herum. Je nachdem, ob die energetische Lage eines Menschen knapp ist oder überbordet, füllen sich die Fettzellen oder entleeren sich. Wenn sie voll sind, wird von ihnen ein Stoff mit dem Namen «Leptin» in den Kreislauf ausgeschieden, der das Signal «bestens ausgestattet – kein Bedarf» an das Hirn aussendet. Sind die Fettzellen leer, wird kein Leptin in den Körper geschickt, und es meldet sich das Hungerzentrum mit der Botschaft: «Vorsicht – die Vorräte gehen zu Ende – Essen fassen!»[2–4]

Jetzt werden Sie verstehen, warum Sie ständig solche Hungergefühle verspüren, wenn Sie bereits einmal ziemlich «kräftig» waren und durch ständige Schmalkost stolz ein paar Kilos weniger auf den Rippen tragen: Schlankere haben ihr gesamtes Fett in weniger Fettzellen gespeichert. Diese sind dadurch immer relativ stärker gefüllt und senden daher relativ mehr von ihrem Sättigungssignal aus! Klar, daß Menschen mit einer solchen Ausstattung weniger Hunger empfinden als Dicke oder ehemals Dicke, die viele Fettzellen aufweisen und alles an gespeichertem Fett auf viele Fettzellen verteilen. Die vielen mager gefüllten Fettzellen quälen den Menschen natürlich viel eher mit dem lästigen Signal «Hunger»! Wer zu irgendeiner Zeit seines Lebens übergewichtig war, behält auch später immer relativ viele Fettzellen[5], womit ein endloser Kampf angezettelt wurde, den lebenslänglich Schlanke nie kennengelernt haben und natürlich auch nicht wirklich nachempfinden können.

Die Anlage von Speck ist beileibe kein Konstruktionsfehler des Schöpfers. Es hat seinen wohldurchdachten Zweck: Wenn man den Energiehaushalt des Körpers durch ständiges übermäßiges Essen in ein dauerhaftes Ungleichgewicht bringt, füllt dieser seine Fettspeicher zunächst bis zum Platzen und baut notfalls neue an. Gleichzeitig wird er aber zusätzlich noch anderes, fettfreies Gewebe, das heißt mehr Muskeln, Knorpel, Knochen und Bindegewebe, aufbauen. Das bedeutet, daß wir beim Zunehmen immer Fett und gleichzeitig andere Körpersubstanz zulegen. Insgesamt führt dies zu einem Mehr an Körpermasse und dadurch zu entsprechend höherem Kalorienverbrauch. Dieses Streben, die kalorische Disbalance auszugleichen, schraubt sich so lange nach oben, bis man mit seiner körperlichen Aktivität und mit seiner größer werdenden Körpermasse einen so hohen Energieverbrauch erreicht, wie er im Durchschnitt den Futterkalorien der letzten Zeit entspricht. Jetzt können wir folgerichtig schließen, daß das Dickwerden nichts anderes ist als der Versuch des Körpers, sich an seine Umweltbedingungen anzupassen.[6]

Ein Durchschnittsmann besteht etwa zu zwanzig Prozent, also zu rund 14 bis 18 Kilogramm aus Fett. Frauen müssen von Natur aus mehr Fett «ertragen» als Männer, vor allem an Oberschenkel, Gesäß und Hüfte. Mit diesem Plus hadert die Damenwelt zwar hingebungsvoll, doch ausgerechnet an ihm könnte es liegen, daß die Frauen durchschnittlich gesünder sind und auch länger leben als Männer. Letztere schieben ihr Fett meist als mehr oder weniger große Kugel über einer fast noch schlanken Hüfte vor sich her. Der Körper eines männlichen «Modellmenschen» enthält ungefähr 15 Prozent Fett, jener eines weiblichen 27 Prozent. Dabei unterscheidet man essentielles Körperfett, das zum Lebenserhalt unabdinglich ist, und Speicherfett. Modellmänner weisen rund drei Prozent essentielles und zwölf Prozent Speicherfett auf. Bei Frauen sind es entsprechend neun Prozent (vier Prozent essentiell und fünf Prozent geschlechtsspezifische Reserve) und rund 18 Prozent.[1]

Unter dem Aspekt der Gesundheit kommt es möglicherweise auch darauf an, von welcher Art Fettzellen man wieviele besitzt, in welchen Körperregionen sie abgelagert sind und ob diese auch richtig funktionieren. Es gibt nämlich in der Tat so etwas wie «gute» Fettzellen.

Die meistgehaßten sind bezeichnenderweise die unbedenklichsten Fettzellen. Die Reaktion der Frauen auf diese «Problemzonen» ist den meisten von uns augenscheinlich geworden. In Scharen fallen sie weltweit in Fitneßzentren ein, um diese ausufernden Körperregionen möglichst sofort zu bekämpfen. Sie hungern und trainieren und hungern und trainieren, und während ihre Augen bald tief aus den Höhlen hervorlugen und die Schädelknochen schon kantig aus dem Gesicht ragen, schrumpfen seltsamerweise ausgerechnet ihre Schenkel und ihr Gesäß nicht so, wie sie sich das doch eigentlich vorgestellt hatten. Der Frauenkörper scheint genau an diesen Stellen besonders auf seiner Fettschicht zu bestehen.

Verzweifeln Sie also nicht, sehr verehrte Damen: Die lästigen Polster machen biologisch durchaus Sinn, denn gerade diese Fettzellen sind für den Erhalt Ihrer normalen Körperfunktionen besonders wichtig. Sie sollten besser lernen, sich auch so als «normal» zu akzeptieren und nicht krampfhaft dagegen anzukämpfen. – Einige besonders Privilegierte, denen der tägliche Kampf gegen die unnützen Pfunde zu mühsam ist, lassen diese lieber wegsaugen! Das klingt genial, wirkt aber fatal, wie wir später noch sehen werden.

Wozu sind Fettzellen denn gut? Wenn man eine gemischte Speise zu sich nimmt, werden die Kohlenhydrate am schnellsten verdaut und deshalb rasch als Zucker im Blut auftauchen. Gleichzeitig ausgeschüttetes Insulin leitet die Verwertung des Zuckers ein. Das wesentlich langsamer verdaute Fett findet sich mit einer deutlichen Verzögerung im Blut ein. Ein entsprechender Anstieg der Fettkonzentration im Blut bewirkt dann eine Einschränkung der Zuckerverwertung, und zwar so lange, bis das Fett aus dem Blut wieder verschwunden ist. Das geschieht um so rascher, je mehr und je schneller das Fett entweder in seine Depots, die Fettzellen, abgeschoben oder in die arbeitende Muskulatur geschleust und verbrannt werden kann. Für einen reibungslosen Ablauf dieses Prozesses benötigt man gut funktionierende Fett- und Muskelzellen.

Gesunde Fettzellen für den gesunden Fettstoffwechsel

Nach einem fetthaltigen Essen wird das Fett im Dünndarm verdaut und danach in die Blutbahn aufgenommen, wo es – als Triglyceride in den *Chylomikronen* gebunden – mit dem Blutkreislauf an seine Bestimmungsorte, den Fett- und Muskelzellen, gebracht wird. Auch aus der Leber strömen Fette, in Form von triglyceridreichen Very *Low Density Lipoproteins,* ins Blut und von da zum Fett- und Muskelgewebe. Jede einzelne Zelle ist dort an ihrer Außenseite mit einem speziellen Enzym namens «Lipoprotein Lipase» (LPL) ausgestattet. Mit seiner Hilfe wird das Fett aus dem Blut entfernt. Gleichzeitig wird das Fett aus der chemischen Bindung mit seinem Transportkörper befreit, damit es schließlich in die Fettzellen eingeschleust werden kann. Was mengenmäßig nicht hinpaßt, wird vom LPL etwas umgebaut und als neues Fettmolekül (in Form der *Intermediate Density Lipoproteine* bzw. *Low Density Lipoproteine* oder als *Chylomikronen Remnants*) wieder in die Blutbahn zurückgeschickt.

Dieses fettspaltende Enzym der Fettzellen regelt in entscheidender Weise, ob zugeführtes Fett als Blutfett kursiert oder als Speicherfett abgelagert wird. Hohe Blutfettwerte, das heißt das allseits gefürchtete LDL-Cholesterin und die Triglyceride, will man bekanntlich vermeiden. Dazu ist es offenbar notwendig, daß die weißen Fettzellen in Schuß gehalten werden, damit sie immer mit genügend Enzymen ausgestattet sind.

Das fettspaltende LPL-Enzym wird von dem Hormon «Insulin» aktiviert, dessen Bedeutung für den Zuckerstoffwechsel bekannt sein dürfte. Insulin wird nach einer kohlenhydratreichen Mahlzeit in hoher Menge ins Blut geschüttet. Nur mit Insulin können sich die Fettzellen mit Fett füllen. Insofern fördert Insulin den Fettansatz. Das gleiche Insulin hemmt aber gleichzeitig das LPL-Enzym in der Muskulatur, so daß dort zunächst gar nichts vom Fett aufgenommen wird.[7] Erst wenn der Insulinspiegel etwas absinkt, können Muskelzellen Fett mit Hilfe ihres LPL-Enzyms aufnehmen.

Eine untrainierte Muskulatur ist generell mit wesentlich weniger LPL-Enzym ausgestattet als gut und regelmäßig trainierte Muskeln. Chronischer Bewegungsmangel bedingt folglich, daß ein Großteil des täglich im Blut angelieferten Fettes in den Stunden nach einer Mahlzeit mangels Enzymausstattung der Muskeln direkt ins Fettdepot verschoben wird, statt daß es in den Muskeln zur Energieversorgung verbrannt wird.[7]

Dazu muß man vor allem die Muskeln regelmäßig zur Arbeit animieren. Gut trainierte Muskelzellen haben höhere Enzymvorräte, mit deren Hilfe man das Fett dann schneller aus der Blutbahn fischen kann. Die bekämpften «weißen» Fettzellen in der unteren Körperhälfte wirken ebenso als ganz wichtige biochemische Puffer.

Wenn schließlich genügend Fett aus der Blutbahn eliminiert ist, sorgt das restliche, im Blut kreisende Insulin wieder dafür, daß Zucker weiter in die Muskelzellen eingeschleust und verbrannt werden kann. Gleiches gilt auch für die Situation, wenn von vornherein wenig Fett im Blut ist, etwa nach einer fettarmen Mahlzeit: Dann ist die Insulinempfindlichkeit der Zellen besonders hoch. Diese verbrennen «mit Begeisterung» den ihnen angebotenen Traubenzucker. Das wenige Fett reicht nicht, um die Muskelzellen zur Fettverbrennung zu bewegen, und so wird es mit Hilfe des reichlich vorhandenen Insulins nicht in die Muskelzellen zur Verbrennung, sondern gezwungenermaßen sofort in die Fettzellen abgeschoben.

Das fettspaltende LPL-Enzym ist enorm wichtig. Je mehr davon an den Zellwänden sitzt und je aktiver es ist, desto schneller verschwindet Fett aus dem Blut und desto geringer ist die Chance, daß eine durch Fettüberschuß bedingte Unempfindlichkeit der Zellwände gegen Insulin eintreten und dadurch die Zuckerverbrennung stören kann. Die Grundvoraussetzung für einen gesunden Zucker- und Fettstoffwechsel ist folglich nicht «Diät», sondern möglichst viel vom LPL-Enzym, was einerseits durch die richtigen Gene und anderseits durch regelmäßiges Muskeltraining gewährleistet wird.

Wie wir bereits gehört haben, kommt es immer dann im Gehirn zur Meldung «Huuunger!», wenn eine bestimmte Menge Zucker aus dem Blut entnommen und verbrannt wird und der Blutzuckerspiegel entsprechend abgesunken ist. Mit dem Essen wird dann wieder Zucker und Fett ins Blut gebracht, und der Kreislauf kann von neuem beginnen.

Unter ungünstigen Umständen, das heißt bei entsprechender Veranlagung und bei «moderner» Lebensweise, können in diesem Kreislauf von Fett- und Zuckerstoffwechsel größere Probleme entstehen. Zunächst ist da die drängende Frage, was die Muskeln eigentlich mit den im Blut angebotenen Fettsäuren machen sollen, wenn die Fettspeicher schon reichlich gefüllt sind und die Muskeln die Energie gar nicht benötigen, weil sie wieder einmal schlapp vom Fauteuil hängen oder gemütlich auf der Couch aufgebahrt sind? Wie viele Kalorien werden diese untätigen Muskeln pro Stunde wohl brauchen? Was bleibt also für die Fettsäuren? Sie werden sich, so weit es geht, noch weiter in die Muskelzellen zwängen, und der Rest an Fett wird so lange im Blut herumschwimmen, bis es im Laufe der nächsten Stunden in die Fettzellen an Po, Bauch und Hüften abgeschoben ist.

Das Problem dabei ist nur, daß wir einerseits damit hohe Blutfettspiegel und anderseits ständig zum Platzen gefüllte Fettzellen provozieren. Diese fetttriefenden Muskelzellen stören dann den Energiehaushalt der Zellen. Dadurch wird eine Kompensationsmöglichkeit angekurbelt, die Insulinresistenz, um mehr Fett zu verbrennen. Diese Resistenz kann, sofern sie chronisch «arbeiten» muß, zu weitreichenderen Störungen im Körper führen, unter anderem zu Diabetes, hohen Cholesterinspiegeln und Blutdruck (siehe Exkurs Seite 65 f.).

Jetzt ist es höchste Zeit, die angeblich «bösen» Fettzellen vorzustellen. «Böse» sollen sie sein, weil sie uns besondere Schwierigkeiten machen sollen. Es

Vom gestörten Fettstoffwechsel zur Insulinresistenz

Insulin ist für den Fettstoff- und für den Zuckerstoffwechsel äußerst bedeutsam. Nur mit genügend Insulin können die Muskelzellen den Zucker in ausreichender Menge aus dem Blut aufnehmen und verbrennen. Ist nicht genügend Insulin vorhanden, bleibt der Zucker im Blut. Würde bei Insulinmangel die Zuckerkonzentration im Blut immer weiter ansteigen, könnte der Körper seiner nur noch dadurch Herr werden, daß er ihn über die Niere in den Urin leitet und ausscheidet (Diabetiker-Urinstreifen!).

Durch eine kohlenhydrathaltige Kost wird bei gesunden Menschen eine entsprechend hohe Insulinausschüttung aus der Bauchspeicheldrüse eingeleitet. Manche haben auch veranlagungsbedingt eine ständig erhöhte Insulinkonzentrationen im Blut. Insulin aktiviert das LPL-Enzym in den Fettzellen und fördert dadurch zunächst die Fetteinlagerung, verhindert aber zugleich die Fettverwertung in den Muskeln.[8] Fett kann erst dann in die Muskelzellen aufgenommen und an Stelle von Zucker zur Energiegewinnung für die Muskelarbeit verbrannt werden, wenn ein Teil des Insulins durch die Leber langsam wieder abgebaut wurde und in entsprechend niedrigerer Konzentration im Blut vorliegt.

Damit Muskelzellen genügend Fett und nicht nur den über Nahrung und Leber kontinuierlich anflutenden Zucker verbrennen, ist eine Regelung nötig. Das gelingt über das Angebot: Wenn eine entsprechend große Menge Fett im Blut auftaucht, ändert sich die Präferenz der Zellen. Während sie bei hoher Kohlenhydratzufuhr begierig Zucker aufgenommen und verbrannt haben, verlieren sie bei hoher Fettanflutung vorübergehend die Fähigkeit, Zucker zu verbrennen. Zwar können sie noch eine Weile, also noch einige Stunden, Zucker weiter in sich aufnehmen und daraus Glykogen, die Speicherform von Zucker, aufbauen, aber verbrennen können sie ihn nicht mehr. In dieser Zeit werden nur die vorher eingelagerten Fettsäuren verbrannt. Dieses Wechselspiel ist durchaus sinnvoll, denn wenn der Zucker nach einer fetthaltigen Mahlzeit relativ rasch dem Blut entnommen wird, ist der Körper nicht gezwungen, über Stunden hinweg Insulin auszuschütten.[9]

Häufig tritt die Situation ein, daß Fett aus dem Fettdepot schnell herausgelöst werden muß, wenn Muskeln irgendwo in einer Körperregion Energie benötigen. Dieser Vorgang der Fettfreisetzung nennt sich «Lipolyse». Er wird wiederum über mehrere Mechanismen gesteuert. Hingegen fördern verschiedene Hormone der Schilddrüse, der Nebennierenrinde und des Sympathischen Nervensystems, Adrenalin und Noradrenalin, die Fettfreisetzung. Letztere werden oft auch unter dem Überbegriff «Katecholamine» oder «Streßhormone» zusammengefaßt.

Fettzellen besitzen an ihrer Außenseite spezielle Rezeptoren (alpha- und beta-Rezeptoren) als Andockstellen für Streßhormone. Wenn man das Nervensystem anregt, beispielsweise durch Streß, werden Streßhormone ins Blut geschickt, die eine starke Freisetzung von Fettsäuren in den Blutkreislauf stimulieren. Damit werden in einer Streßsituation, wie zum Beispiel bei Kampf oder Flucht, die Muskeln immer ausreichend mit Energie versorgt. Sofern der Streß jedoch am Schreibtisch eintritt, wird zwar auch eine Masse von Fett in die Blutbahn ausgeschieden, aber die Muskeln bleiben weiterhin schlaff und verbrauchen die bereitgestellte Energie nicht.

Ein ständig überflüssiges Angebot von Fettsäuren im Blut macht die Muskel- und Leberzellen nach einer gewissen Zeit gegenüber Insulin unempfindlich. Diese Zellen können dann den Zucker weder in genügender Menge aufnehmen noch verbrennen. Einen solchen Zustand der Zellen nennt man «Insulinresistenz». In dieser Lage können die Muskelzellen nur Fettsäuren verbrennen. Eine zeitweilige «Insulinresistenz» ist somit sogar ein physiologisch normaler Weg des Körpers, überschüssiges Fett durch Verbrennen wieder loszuwerden.
Eine kurzfristige Insulinresistenz wird vom Körper zum Beispiel auch immer dann eingesetzt, wenn durch Hungern oder durch langdauernde körperliche Belastungen die Zuckervorräte in den Muskel- und Leberzellen knapp zu werden drohen.[9] Mit diesem Mechanismus spart der Körper seine wertvollen Zuckerreste für ihre Verwendung in den Nervenzellen und in den roten Blutkörperchen auf, die ausschließlich auf Zucker angewiesen sind. Eine «chronische» Insulinresistenz ist hingegen eine unerwünschte Störung des Stoffwechsels, und die diesbezüglichen Folgen sind gefürchtet: Bluthochdruck, Diabetes, hohe LDL-Cholesterin- und Triglyceridwerte sowie niedrige HDL-Cholesterinwerte – alles klassische Risikofaktoren für Herzinfarkt! Man findet die chronische Insulinresistenz wesentlich häufiger bei Übergewichtigen, vor allem bei starkem Fettansatz im Bauchinnenraum und bei chronischem Bewegungsmangel.[10] Allerdings können auch Schlanke von der chronischen Insulinresistenz betroffen sein, wenn sie bewegungsarm leben und eine entsprechende Veranlagung dafür haben.

sind nicht die Fettzellen an Gesäß, Hüfte und Oberschenkel, nein, es handelt sich um die Fettansammlungen, die tief in der Bauchhöhle sitzen. Man nennt dies das «viszerale» oder «intraabdominale» Fett. Es besteht aus besonders großen weißen Fettzellen und ist vorwiegend um die Organe im Bauchinnenraum gelagert. Diese «bösen» Zellen bestechen durch ihre besonders hohe Stoffwechselaktivität bzw. durch ihre schnelle Stör- und Erregbarkeit gegenüber Streßhormonen. Und sie können anscheinend bei solcher Reizung große Mengen von «freien Fettsäuren» in horrender Geschwindigkeit aus ihrem Inneren an das Blut abgeben.

Diese «freien» Fettsäuren gelangen dann auf direktem Weg zur Leber, unserem wichtigsten Stoffwechselorgan, wodurch sie eine massive Störung im Sinne einer Insulinresistenz und in Folge davon einer erhöhten Ausscheidung von Zucker ins Blut auslösen sollen. Gleichzeitig sollen sie die Muskelzellen auch noch zur Insulinresistenz bringen. Als Folge müßte die Bauchspeicheldrüse vermehrt Insulin ins Blut ausschütten. Der gefürchtete Teufelskreis: gestörter Fettstoffwechsel – gestörter Zuckerstoffwechsel – Insulinresistenz – hoher Insulinspiegel wäre damit ausgelöst. Am Konjunktiv erkennen Sie schon, sehr geehrte Leserinnen und Leser, daß es sich bei der Schuldzuweisung an das viszerale Fett um eine Hypothese handelt, die zwar ziemlich schlecht belegt, aber schon weit akzeptiert ist. In letzter Zeit gerät sie allerdings unter Beschuß.[12, 13] Verblüffen-

Von der Insulinresistenz zur Zuckerkrankheit

Eine häufige Folge der Insulinresistenz ist Diabetes mellitus – die Zuckerkrankheit. Bei den Erkrankungsursachen muß man hier aber genau zwischen zwei unterschiedlichen Typen unterscheiden:

Typ-I-Diabetiker sind Menschen mit einem angeborenen absoluten Insulinmangel. Nach heutigem Wissen müssen sie keine Diät halten, sondern eine dem Kohlenhydratanteil der Nahrung entsprechende Dosis Insulin spritzen. Ohne Insulin läuft ihr Zuckerhaushalt vollkommen aus dem Ruder; als Folge davon setzt die gefürchtete Zerstörung der Blutgefäße in Herz, Nieren und Augen in jungen Jahren ein, was meist auch zu einem frühen Tod führt.

Typ-II-Diabetiker haben dagegen nur einen «relativen Insulinmangel». Diese Menschen können bei einem hohem Zuckerangebot nur etwa halb soviel Glukose in die Zellen aufnehmen wie Gesunde. Beim Typ-II-Diabetiker ist die Insulinwirkung an der Zelle herabgesetzt wegen eines Defektes an der Andockstelle bzw. bei der Weiterleitung dieses Hormons, und der Körper versucht dieses Manko, diese «Insulinresistenz», durch vermehrte Insulinausschüttung der Bauchspeicheldrüse zu kompensieren.[11] So kann der Zuckerhaushalt je nach dem Grad der Kompensation wieder «normal» oder nur «leicht gestört» sein. Jedenfalls ist man in diesem Zustand noch nicht «zuckerkrank».

Das volle Krankheitsbild kann sich jedoch aus dieser Situation heraus entwickeln, wenn neben einer entsprechenden Veranlagung verschiedene, nur teilweise beeinflußbare Störfaktoren hinzukommen. Bewegungsmangel kann eine Rolle spielen. Eine fortschreitende Insulinresistenz zum Beispiel und ihre Folgen für den Stoffwechsel sind möglicherweise der wichtigste Störfaktor. Als erschwerend kommt bei diesen Menschen meist eine ungewöhnlich hohe Produktion und Ausschüttung von Zucker durch die Leber hinzu. Dadurch wird noch mehr Insulin benötigt, aber gleichzeitig werden die Zellen immer mehr insulinresistent.[11] Schließlich reicht irgendwann die Produktionskapazität der Bauchspeicheldrüse für Insulin nicht mehr aus, um den wiederum erhöhten Insulinbedarf abdecken zu können. Der Blutzuckerspiegel bleibt zu hoch, obwohl die Insulinproduktion noch relativ hoch ist. Diese Form der Zuckerkrankheit nennt sich «Insulin*un*abhängiger Typ-II-Diabetes».

Die Produktionskapazität der Bauchspeicheldrüse erschöpft sich dann im Laufe der Jahre. Die Möglichkeit der Insulinausschüttung nach jeder kohlenhydrathaltigen Kost nimmt ständig ab, und die Betroffenen müssen früher oder später damit anfangen, entsprechend viel Insulin zu spritzen. Dies wird als «Insulinpflichtiger Typ-II-Diabetes» bezeichnet.

derweise gehen Scharen von Wissenschaftlern davon aus, daß etwas so Normales und Weitverbreitetes wie Fettansatz im Bauchraum eine eindeutige Fehlkonstruktion der Natur sei, die trotzdem die Evolution überstanden hätte und uns 1998 oder 1999 umbrächte.

Viel wahrscheinlicher ist es, daß diese besonders stoffwechselaktiven Fettzellen auch eine besondere, eine positive Aufgabe haben. Vieles spricht dafür, daß sie freie Fettsäuren immer dann in hoher Geschwindigkeit ans Blut abgeben, wenn Muskeln unter Streß, also zum Beispiel im Kampf oder auf der Flucht, sehr schnell viel Energie benötigen oder wenn bei Nahrungskarenz Fett besonders schnell in irgendwelchen Körperregionen benötigt wird. Und vieles weist darauf hin, daß diese Fettzellen umgekehrt in der Lage sind, unter Ruhebedingungen wieder reichlich Fett aufzunehmen und für den späteren Noteinsatz zu speichern. So könnte ein wichtige Bedeutung dieser angeblich «bösen» Fettzellen darin liegen, nach einem fettreichen Mahl die Leber vor einem übermäßigen Einstrom von Fett zu schützen.[12]

Männer haben durch ihre genetische Ausstattung bedingt von vornherein wesentlich mehr von diesen Fettzellen und vermehren sie besonders leicht, wenn sie «falsch» leben. Überdies sind diese Fettzellen bei Männern noch doppelt so aktiv wie bei Frauen.[14]

Unser Lebensstil kann das Ausmaß an Fett im Bauchraum offenbar stark beeinflussen.[15–22] Zunächst sind da unsere weitherum beliebtesten Volkssportarten zu nennen: «Saufen» und «Rauchen». Bei Männern zumindest ist ein erhöhter Alkoholkonsum oft mit mehr Bauchfett verbunden, bei Frauen eher mit weniger.[22] Von den Alkoholika steht dabei vor allem das Bier im Verdacht, den sprichwörtlichen «Bierbauch» zu fördern. Warum das so ist, weiß man noch nicht genau, aber wie wir in Kapitel 16 noch sehen werden, liegt es wohl nicht am Alkohol an sich, sondern möglicherweise an diversen Begleitstoffen des Getränks.

Viele rauchen unter anderem deshalb, weil sie dabei schlank bleiben bzw. ein allzu starkes Zunehmen verhindern können. So mancher, der sich unter unsäglichen Mühen das Rauchen abgewöhnt hatte, wurde durch diese «starken» Nebenwirkungen vollkommen frustriert. Bei manchen kann man förmlich zusehen, wie sie rauchfrei runder und runder werden – worauf sich der neuerliche Griff zur Zigarette natürlich bestens rechtfertigen läßt. Früher stand Rauchen im Verdacht, den Ansatz des viszeralen Fettes im Bauchraum zu fördern. Dem wird inzwischen vehement widersprochen.[22] Doch Rauchen fördert die Insulinresistenz, was für sich genommen schon ungut genug ist.[22, 23]

Lange Zeit stand der Streß, genauer gesagt der «Disstreß», also der unangenehme Streß, im Verdacht, einen unphysiologisch hohen Fettansatz im Bauchinnenraum zu verursachen. Forscher hatten entdeckt, daß Frauen mit hohem Anteil an viszeralem Fett, unabhängig davon, wie übergewichtig sie sonst waren, im täglichen Leben unter besonders viel Ärger, Anspannung und Depressionen litten.[24] Inzwischen werden aber gegen diese Hypothese starke Einwände erhoben.[22]

Wie zu erwarten, ist eine regelmäßige, anstrengende körperliche Aktivität die wichtigste Methode, einer übermäßigen Anhäufung und Fehlfunktion des viszeralen Fettes vorzubeugen. Regelmäßiges Muskeltraining fördert, wie bereits mehrfach erwähnt, die Fähigkeit der Muskeln, Fette aus der Blutbahn aufzunehmen, zu verbrennen und sie so den Fettspeichern im Bauchinnenraum vorzuenthalten.[22] Kennen Sie die japanischen Sumo-Ringer? Es sind dies Ausbünde an Fettheit in einem Land der Superschlanken! Sie müssen täglich mindestens 7000 Kilokalorien und mehr verdrücken, um ihre tonnenförmige «Idealfigur» zu halten. Doch unter ihrer imposanten Wampe weisen sie einen überraschend niedrigen Anteil von viszeralem Fett auf. Die beste Erklärung dafür: Sie trainieren – man möchte es kaum glauben – täglich viele Stunden mit hoher Intensität.[24] Oder hatten Sie bisher womöglich gedacht, diese Idole der japanischen Gesellschaft lägen den ganzen Tag auf der Couch, schauten US-Fernsehen – wegen der vielen figürlichen Vorbilder – und mampften Hamburger, Cola, Chips und Ice-cream in sich hinein?

Zuviel viszerales Fett bedeutet bei unserem heutigen streßreichen, aber bewegungsarmen Leben, daß allzu häufig unnatürlich viele freie Fettsäuren im Blut schwimmen. Diese Disbalance bringt einiges durcheinander – jedenfalls dann, wenn der Körper das nicht entsprechend regeln kann. Wenn man Insulinresistenz gehäuft bei Menschen mit hohem Anteil von Bauchfett findet, so könnte das nicht an diesen angeblich «bösen» Fettzellen an sich liegen, sondern an der modernen, bewegungsarmen Lebensweise.[10]

Bedauerlicherweise kann man das Fett in der Bauchhöhle von außen nicht erkennen. Allerdings gibt es eine brauchbare Übereinstimmung zwischen dem Fettansatz, der per Augenschein am Bauch beurteilt werden kann, und der Menge des tief im Bauch liegenden Fettes. Menschen mit «Birnenform», die also ihr Fett überwiegend an der Hüfte, am Gesäß und an den Schenkeln tragen und oft einen flachen, ja sogar schlanken Bauch vorzuweisen haben, tragen auch in ihrer Bauchhöhle meist wenig Fett. Anderseits besitzen diejenigen mit überwiegendem Fettansatz am Körperstamm oder am Bauch selbst, also die Mitmenschen mit mehr oder weniger kugeliger «Apfelform», meist auch wesentlich mehr Fett im Innenraum ihres Bauches.

Warum der eine Mensch zur «Birne» und der andere zum «Apfel» tendiert, ist überwiegend genetisch festgelegt. Einen Großteil bestimmen die Hormone. Männliche Geschlechtshormone fördern den männlichen, apfeligen, sogenannten «androiden» Fettansatz, weibliche Geschlechtshormone den typisch weiblich-birnigen, «gynoiden» Fettansatz.

Manches spricht dafür, daß Frauen unter anderem deshalb länger leben, weil sie mehr Fett besitzen und ihr Fett überwiegend an Hüften, Gesäß und Oberschenkeln tragen.[1] Mit ihrem Schicksal nicht zufrieden, weil sie nicht wie Frauen, sondern wie Knaben aussehen wollen, machen sich viele mit Verve daran, ihren Überlebensvorteil zu eliminieren. Wenn es mit Hungern und Sport nicht klappt, wird das Fett abgesaugt (siehe auch Kapitel 17). Die Strafe folgt auf dem

Fuß: Nach einer solchen «Verschönerung» wachsen diesen Damen mehr von den «männlichen», den «bösen» Fettzellen in ihrem Bauch![24]

Am Ende dieses Kapitels, möchte ich alle Männer und Frauen noch einmal an die generelle biologische Bedeutung des Körperfetts erinnern. Und da muß man der Evolution zugestehen, daß sie diese Anlage, Fett effektiv zu speichern, sicherlich nicht zum *Überlebensnachteil* der Menschen geschaffen hat. Glauben Sie mir, liebe Leserinnen und Leser mit Normalgewicht oder leichtem Übergewicht, Sie dürfen getrost davon ausgehen, daß der Großteil Ihres Körperfetts aus biologischer Sicht absolut sinnvoll und für Sie vorteilhaft ist.[1]

KAPITEL 6

Fett macht Fett, aber nicht fett!

«Fett macht fett!» – Mit dieser Botschaft infiltriert der Zeitgeist täglich unsere Hirnzellen. Der Konsum von Fett soll demnächst in den USA sogar verboten werden, so ein hartnäckiges Gerücht. Schließlich macht Fett die Menschen nicht nur fett, sondern auch krank. Fett ist Sünde. Wer ein fettes Hängebauchschwein verdrückt und sich seinerseits einen Hängebauch zulegt, der schädigt nicht nur sich selbst, sondern belastet auch die Gesellschaft mit vermeidbaren Kosten.

Karg, grün, ballaststoffreich und fettarm – das macht nicht nur schlank, das bringt uns auch der ewigen Gesundheit ein Stück näher. Die Kost muß einen Hauch von vorindustrieller Armseligkeit besitzen, damit sie wirklich gesund ist – so wie das Essen eines italienischen Bauern oder eines japanischen Fischers vor hundert Jahren!

Sie halten das für Polemik? Bewahre – Sie müssen nur aktuelle Veröffentlichungen von sogenannten Ernährungsexperten der Vereinigten Staaten, Deutschlands, Österreichs oder der Schweiz studieren. Das findet sich alles – zumindest sinngemäß.

Ein besonders bekanntes Beispiel der fettarmen Lösung haben wir dem ebenso umtriebigen wie populären Ernährungspsychologen Prof. Dr. Volker Pudel zu verdanken, der zusammen mit der Allgemeinen Ortskrankenkasse (AOK) und dem Süddeutschen Rundfunk (SDR) die «Pfundskur» aufgelegt hat. Professor Pudel hat die AOK-Aktion werbewirksam unter sein Credo und sein Plazet gestellt: «Alle Forschungsergebnisse zeigen: Nur Fett macht dick», heißt es da. Inzwischen wurden schon viele hunderttausend Teilnehmer gewonnen, denn die Botschaft lockt: Schluß mit der Kalorienrechnerei – essen, soviel man will, solange es kohlenhydratreich und fettarm ist. Damit könne man erstens nicht dick werden, und vor allem nähme man damit auch am besten ab. So lautet jedenfalls das Versprechen.[1]

«Nur Fett macht Fett», verkündete auch Professor Christian Barth, der Chef des Deutschen Instituts für Ernährungsforschung auf einer Tagung in Bonn-Bad Godesberg im Frühjahr 1997. Gleichzeitig wies er auf die «große Bedeutung» von modernen, fettreduzierten Lebensmitteln hin, die die Industrie uns heute

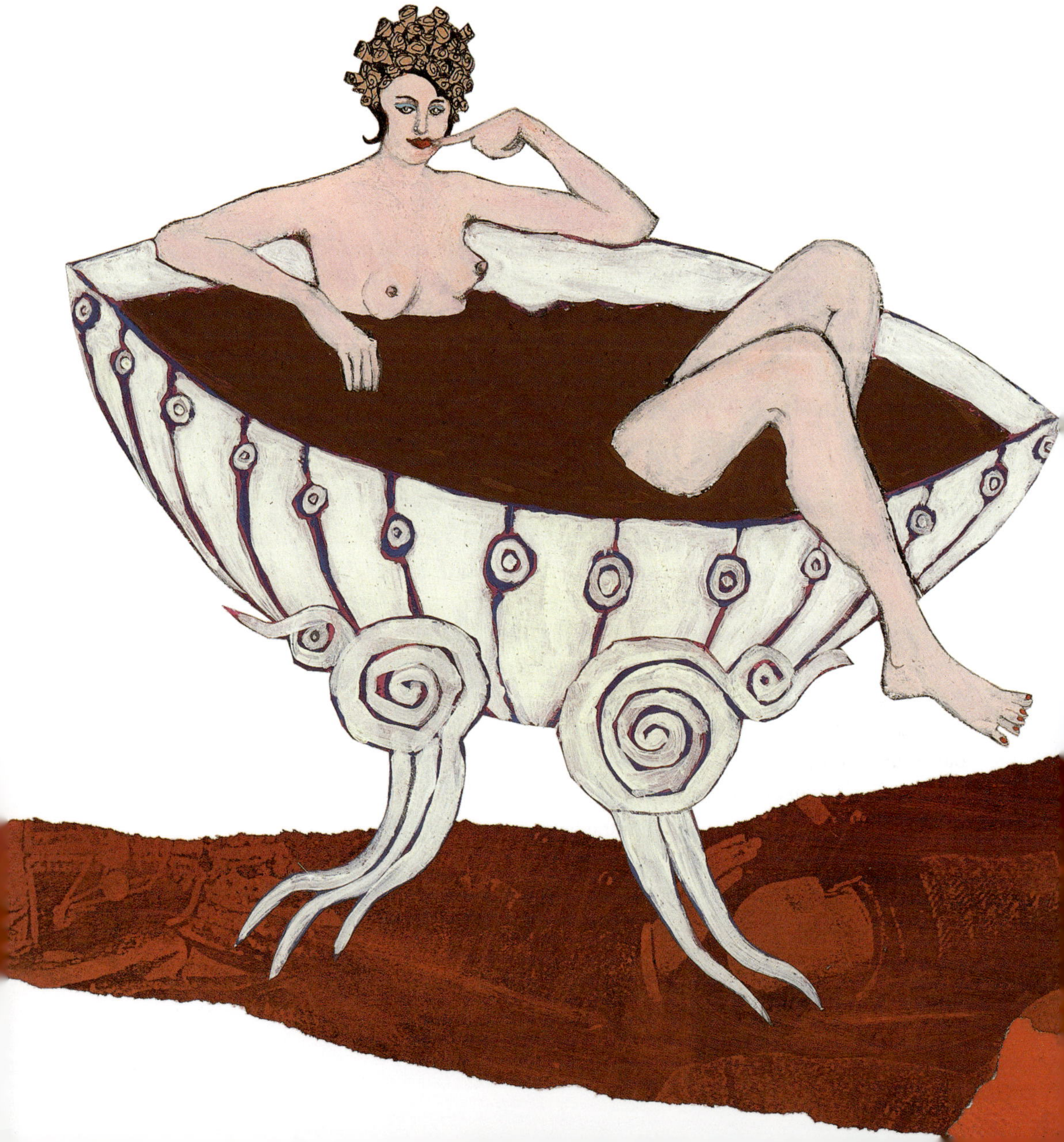

anbieten könne, um Übergewicht in der Bevölkerung zu bekämpfen. ‹Nachtigall – ick hör dir trapsen›, dachte ich bei diesen Worten aus Brandenburg. Die klassische Wahrnehmungsstörung – oder gibt es «zwingende Gründe» für diese unhaltbare Darstellung? Als Teilnehmer dieser Veranstaltung mußte ich ob dieses bemerkenswerten, von jedem Zweifel freien Statements einmal kurz nachhaken: «Wieso hilft der massenhafte Verzehr solcher Lebensmittel in der amerikanischen Bevölkerung offenbar nichts – warum werden die Menschen dort immer fetter, je mehr sie von den fettreduzierten Nahrungsmitteln verzehren?»

Selbstredend wurde mein Einwand abgekanzelt. Dann wurde *ex cathedra* gepredigt und auf eigene Forschungsarbeiten hingewiesen, die «überzeugend» belegt hätten, daß der Körper bei einer Fettzufuhr von über dreißig Prozent des täglichen Kalorienbedarfes dieses Fett nicht mehr ausreichend verbrennen könne und sich deshalb Fett in den Fettzellen ansammeln würde.[2] Überhaupt sei die Datenlage in der Wissenschaft «eindeutig» meinte Professor Barth, und selbstverständlich sei jeglicher Zweifel an seiner Aussage unangebracht – womit ausgedrückt werden sollte, daß meine Frage von entsprechend geringer Sachkompetenz zeuge. Wir werden die Festigkeit seines Fettdogmas noch prüfen ...

Zählte man die Masse an gleichlautenden Statements, könnte es eigentlich keinen Zweifel mehr daran geben, daß vor allem Fett uns immer dicker werden läßt. Ein kollektiver Gleichklang, ja ein echter «Fettarm-Kult» ist zunächst in den USA und mittlerweile auch bei uns entfacht worden. Mit kommerziellem Schwung und großem Erfolg wird die frohe Botschaft in die Ernährungsgemeinden hineingetragen.

Haben Sie sich, verehrte Leserinnen und Leser, inzwischen vielleicht schon die Frage gestellt, woher in Ernährungskreisen wohl die Faszination kommt, ausgerechnet das Fett immer als den bösen «Schurken» zu brandmarken? Die Antwort ist in der Tat nicht ganz einfach zu geben.

Mit großer Anstrengung hat man seit langer Zeit nach den Ursachen von Übergewicht gesucht. Dabei erstaunte und verwirrte beispielsweise immer wieder, daß in den meisten wissenschaftlichen Untersuchungen am Menschen kein statistischer Zusammenhang zwischen der Kalorienzufuhr und dem Körpergewicht gefunden wurde.[3] Das hieße, die meisten Studien belegten das eine um das andere Mal, daß Dicke – zumindest gemäß der Ernährungsprotokolle – nicht *mehr* als Schlanke essen würden, so auch die Nationale Verzehrsstudie in Deutschland.[4]

Wenn aber die Kalorienmenge, also die «Quantität», das Problem Übergewicht zunächst nicht zu erklären vermochte, dann konnte es nur noch an der «Qualität» der Ernährung liegen – so die zum Teil immer noch vorherrschende Denkweise. Diese Überlegung hat zumindest den Vorteil, daß damit die Bedeutung der Ernährungswissenschaft herausgestellt wird: Ginge es nur um «zuviel essen» als Ursache für Übergewicht, könnte man mit der Binsenweisheit FdH das Nötige bewerkstelligen. Wenn es aber um «Nahrungsqualität» geht, dann müssen gestandene Fachkräfte, am besten Ernährungsberaterinnen und -berater mit Gütesiegel, «ran». Dann allerdings hat das Fett als «böser Bube» nichts mehr zu lachen. Aber inzwischen ist das Rätsel wohl gelöst: Dicke geben immer weniger zu Protokoll, als sie ...

Seit geraumer Zeit sind diverse Forschergruppen nun mit dem Nachweis ihrer Hypothese beschäftigt, daß das Fett *per se* und nicht so sehr die positive Kalorienbilanz maßgeblich für Übergewicht verantwortlich sei. «Fettmengen von hundert Gramm oder gar noch höher und das Tag für Tag, daran scheitert der Organismus», schreibt Übergewichtsexperte Pudel im Jahr 1996.[1] «Fettanteile über dreißig Prozent kann der Körper nicht mehr ausreichend verbrennen, und so sammelt sich Fett in den Fettzellen an», konstatierte Professor Barth 1997 auf der Bad Godesberger Tagung.

Was stört es schon, daß man dafür das Erste Gesetz der Thermodynamik außer Kraft setzen müßte: Eine ausgeglichene Energiebilanz läßt sich nach diesem Gesetz auch dann erreichen, wenn jemand seine benötigten Kalorien zu hundert Prozent aus Fett bezieht. Eine Energiebilanz ist immer ausgeglichen, wenn die Menge der zugeführten Energie genau der verbrauchten entspricht. Bei ausgeglichener Bilanz bleibt keine Energie übrig, die als Energiereserve in Form von Fett eingelagert werden könnte.

Eigentlich gilt dieses Gesetz weltweit immer noch – nur in der modernen Ernährungswissenschaft wollen es einige Besserwisser nicht glauben. Da irritiert sie auch nicht, daß einige Millionen Menschen es tagein, tagaus durch ihre Lebenspraxis beweisen. Und in einer Reihe von Experimenten wurde immer wieder darauf hingewiesen, daß allein die Kalorienbilanz und nicht der Fettgehalt der Kost das Körpergewicht bestimmt.[5–7]

Es war und ist in der Tat auch im Jahr 1998 immer noch völlig gleichgültig, wie das Verhältnis der energieliefernden Nährstoffe zueinander ist, ganz egal wie hoch der Fettanteil in der Kost ist – zunehmen kann man nur, wenn die gesamte Kalorienzufuhr höher ist als der Energieverbrauch! Das heißt, alles macht auf Dauer «gleich dick», ganz egal, wie fett- oder kohlenhydrathaltig die Nahrung ist, wenn damit eine «positive Energiebilanz» zustande kommt. Die Gesetze der Thermodynamik bleiben uns zum Glück erhalten!

Wenn das tatsächlich alles so eindeutig ist – werden Sie sich nun wahrscheinlich fragen –, mit welchen Argumenten oder gar «Beweisen» untermauern denn eigentlich die Fettpäpste ihr lautstark verbreitetes fettarmes Credo?

Diese Herrschaften beziehen sich auf eine Reihe von Experimenten, die zum Ergebnis hatten, daß Fett besonders gut schmeckt, nicht so gut sättigt wie Kohlenhydrate und nicht zum Weniger-Essen bei nachfolgenden Mahlzeiten

Experimente zum Einfluß der Fettzufuhr auf Übergewicht

Im Jahre 1992 hatte man den individuellen Energiebedarf, der dafür nötig war, das Gewicht von 13 Erwachsenen und drei Kindern konstant zu halten, genauestens bestimmt. Danach erhielten die Probanden unter stationären, kontrollierten Bedingungen eine energetisch individuell abgestimmte Kost als Formula-Diät über 33 Tage. Während dieser Periode wurde bei gleichbleibender Energiezufuhr die Nährstoffrelation extrem variiert: Die Fettzufuhr wurde auf 0 Prozent reduziert oder bis auf 70 Prozent der Kalorien angehoben; die Kohlenhydratzufuhr schwankte zwischen 15 und 85 Prozent der Energiezufuhr. Dabei zeigte sich, daß unabhängig von den Nährstoffanteilen allein durch die vorher berechnete, individuell angepaßte Kalorienzufuhr das Körpergewicht der Teilnehmer absolut konstant gehalten werden konnte.[5]

An der Universität von Colorado in Denver (USA) wurden 16 Männer jeweils 14 Tage lang unter kontrollierten Bedingungen mit 150 Prozent ihres Energiebedarfes «gemästet» – entweder mit fettreicher oder mit fettarmer Kost. Zwischen den Phasen mit den extremen Kostfomen gab es vier Wochen lang Normalkost. Unter fettreicher Kost stieg das Gewicht der Teilnehmer zunächst deutlich, unter fettarmer Kost dagegen kaum. Im Verlauf einiger Tage holten aber die fettarm Ernährten auf, und gegen Ende der beiden Wochen war das Gewicht der beiden Gruppen praktisch identisch: Unter fettreicher Kost lag die Gewichtszunahme nach zwei Wochen bei 2,6 Kilo, davon war 1,51 Kilo Fett. Unter fettarmer Kost betrug die Zunahme 2,88 Kilo, davon 1,48 Kilo Fett. An den Originaldaten kann man ablesen, daß selbst dieser minimale Unterschied von 0,03 Kilogramm ausgeglichen worden wäre, wenn die Studie einen Tag oder zwei Tage länger gelaufen wäre. Die Autoren geben als Erklärung für die unterschiedliche Entwicklung an, daß unter kohlenhydratreicher Kost zunächst ein erheblicher Anteil der überschüssigen Kalorien als Körperwärme abgegeben wurde, wodurch sich entsprechend weniger Kalorien als Fettreserve anlagern konnten. Umgekehrt benötigt der Körper ihrer Meinung nach einige Tage, um seinen Fettstoffwechsel auf so hohe Zufuhrwerte einzustellen und damit mehr Fett verbrennen zu können.[6]

In einem neuen, besonders gut kontrollierten Experiment an der Universität Maastricht (Niederlande) wurden zwölf normalgewichtige Damen und Herren zunächst sechs Tage lang mit einer fettarmen Kost und anschließend sieben Tage lang mit sechzig Prozent Fett ernährt. Das Experiment fand in einem geschlossenen Stoffwechsellabor statt, wo der individuelle Kalorienverbrauch genauestens gemessen werden konnte. Beide Kostformen konnten deshalb für jeden einzelnen Teilnehmer nach seinem individuellen Kalorienbedarf zubereitet werden, so daß die Energiezufuhr bei allen immer exakt ihrem Energieverbrauch entsprach. Bei einer Zufuhr von rund 2400 Kilokalorien am Tag entsprach das während der fettreichen Phase im Durchschnitt einer Zufuhr von 160 Gramm Fett. Der Fettstoffwechsel benötigte ein paar Tage zur Umstellung: Vom siebten Tag an wurde von den Teilnehmern das Nahrungsfett vollständig verbrannt. Trotz «Fettmast» war bei den Probanden keinerlei Fettspeicherung und keine Gewichtszunahme feststellbar. Im Gegenteil, die Testpersonen hatten im Trend sogar ein paar Gramm abgenommen! Die Autoren schließen

aus ihren Daten, daß sich die Fettverbrennung nach ein paar Tagen der Umstellung selbst auf ein sehr hohes Niveau einpegeln kann und daß Fett komplett verbrannt wird, sofern nicht mehr Kalorien zugeführt als vom Körper verbraucht werden.[7]

animiert. Das würde entsprechend belegen, daß eine fettreiche Kost dazu verführe, «über den Hunger» zu essen und man auf diese Weise «unbemerkt» oder «versehentlich» dick würde. Des weiteren ist klar, daß Fett bezüglich seiner Verbrennung schlecht reguliert ist, pro Volumen- oder Gewichtseinheit mehr als doppelt so viele Kalorien liefert und für die Einlagerung in die Fettzellen relativ wenig Energie verbraucht – all das, so schloß man, verstärke noch die dickmachende Wirkung des Fettes.[8–15]

Das wichtigste Argument gegen Fett dabei ist, daß dessen Verbrennung nicht oder ungenügend geregelt ist, das heißt, daß der Körper die Fettverbrennung nicht plötzlich ankurbeln kann, wenn ihm unvermittelt eine hohe Fettzufuhr zugemutet wird. Die Fettverbrennung steigt nämlich vor allem passiv, also erst dann, wenn entsprechend weniger Kohlenhydrate mit der Nahrung angeboten werden und entsprechend weniger davon in Blut und Muskeln zur Verfügung stehen.[6, 7] Und Fett kann auch nicht als «Ausweg» in Eiweiß oder Kohlenhydrate umgewandelt werden. Deshalb bleibt bei einer gemischten, überkalorischen Kost immer das Fett aus der Nahrung als nicht verwendete Energie übrig, das dann flugs in die Fettzellen geschleust wird.

Doch das Argument zieht nicht, denn trotz allem – so lange die Kalorienzufuhr insgesamt nicht über dem Bedarf liegt, wird immer alles an Fett verbrannt, und man muß keinen Fettansatz am Bauch fürchten. Deshalb können zum Beispiel die stolzen, hochgewachsenen Massai in Afrika bei ihrer traditionellen Kost, die rund sechzig Prozent ihrer täglichen Kalorienzufuhr aus Fett liefert, gertenschlank sein. Und wenn man als weißer Bürohengst in Wanne-Eickel täglich entsprechende Kilometer trabt, kann man auch 3300 Kilokalorien und 160 Gramm Fett futtern, ohne ein Gramm zuzunehmen.[16] Wer also durch entsprechenden Energieverbrauch für eine ausgeglichene Energiebilanz sorgt, braucht bei «Fettmast» keinen Bauchansatz zu fürchten.

Anderseits ist die heute weitverbreitete Meinung, daß Kohlenhydrate gar nicht zum Dickwerden beitragen, weil sie immer verbrannt und nur zu unerheblichen Anteilen in Fett umgewandelt werden, fehlleitend, naiv und gefährlich: Eine hohe Kohlenhydratzufuhr verhindert bei überkalorischer Ernährung entsprechend die Verbrennung des in der Nahrung enthaltenen Fettes, so daß Kohlenhydrate über diesen Umweg eben doch zum Dickwerden bzw. zum Auffüllen der Fettzellen beitragen.[6, 15]

Die Frage, warum es im Körper eine so eindeutige Hierarchie bei der Verwendung der energiehaltigen Nährstoffe gibt, läßt sich ganz einfach beantworten: Dies liegt an den unterschiedlichen Speicherkapazitäten. Der Stoff, für den es die geringste Speichermöglichkeit gibt, muß logischerweise als erster verwendet werden. Das ist natürlich der Alkohol. Oder haben Sie schon einmal von Alkoholspeichern im Körper gehört? Der Stoff läuft ja den Schluckspechten gerade deshalb aus den Augen und dringt durch alle Poren, weil er sonst nirgendwo aufgenommen wird, wenn ständig Nachschub kommt.

Auch für Kohlenhydrate sind die Speicher sehr beschränkt. Im Normalfall lagern um die 500 Gramm in Leber, Muskel und Blut. Bei einer Kohlenhydratmast kann man kurzfristig bis zu 1000 Gramm speichern. Dann schmerzen die Muskeln schon, weil die Zellen bis zum Platzen mit Glykogen und Wasser gefüllt sind. Für Eiweiß gibt es auch nur eine beschränkte Speichermöglichkeit im Blut – in den Muskeln und in den Geweben. Deshalb muß der Körper auch eine hohe Eiweißzufuhr effektiv regeln: Was er zum Aufbau der Zellen und Zellorganellen benötigt, nimmt er sich. Einen anderen Teil des Eiweißes kann er in Zucker umwandeln, falls solcher benötigt wird. Und schließlich kann er Eiweiß zur Energiegewinnung verbrennen und diese Verbrennung proportional zum Angebot steigern.[17] Zu viel Eiweiß wird also auch großteils abgefackelt und nicht etwa in Fett umgebaut.

Nur für Fett gibt es unendliche Speichermöglichkeiten. Sie können zehn, zwanzig, dreißig, fünfzig oder hundert Kilogramm an Fett in Ihrem Körper speichern, wenn Sie wollen. Es besteht deshalb auch keine Eile, die Fettzufuhr schnell und präzise zu regeln. Fett muß nicht sofort den Hunger besänftigen oder lang anhaltend sättigen. Es muß auch nicht sofort verbrannt werden. Beim Fett hat alles viel Zeit, denn der Körper hat ja ausreichend Platz dafür und kann sich später in Ruhe um seine Verwertung kümmern.

Fett ist natürlich auch die weitaus wichtigste Energiequelle im Körper, gedacht vor allem für unsere vielen Muskeln, die wir zum lebenslangen «Arbeiten» mitbekommen haben. Es wäre naiv anzunehmen, daß es ausgerechnet für Fett keine Regulationsmechanismen gäbe. So darf man getrost annehmen, daß die Fettregulation eng an die Muskelaktivität und an deren nervöse und enzymatische Ausstattung gekoppelt ist – alles andere würde biologisch keinen Sinn machen. Die Regulierung der Energie- bzw. Nährstoffzufuhr sollte man folglich auch nicht ohne Berücksichtigung der muskulären Komponente zu erforschen versuchen, wenn etwas Vernünftiges dabei herauskommen soll.[18] Doch genau das hat die Ernährungswissenschaft bisher gemacht.

Ein wichtiger Aspekt zum Thema «Fett – ein Dickmacher?» ist noch zu erwähnen: Es macht offenbar einen Unterschied, ob man immer wieder einmal zwischendurch einen fettreichen Tag veranstaltet oder ob man sich chronisch fettreich ernährt. Wer an einem Tag «sündigt» – und das Zuviel an Kalorien besteht zu einem gehörigen Teil aus Fett –, wird damit mehr Speck aufbauen, als wenn das Zuviel aus Zucker bestünde. Der Fettstoffwechsel kann offenbar nicht genügend schnell reagieren.[6, 7] So bleiben immer ein paar Gramm Fett übrig, die ins Fettpolster wandern.[7] Wenn das «Sündigen» an einem Tag hingegen großteils in der Aufnahme von Kohlenhydratkalorien besteht, ist der Effekt auf die Fettspeicher weniger ausgeprägt, da ein relativ großer Teil von ihnen durch vermehrte Wärmeproduktion und anschließende Wärmeabgabe in die Atmosphäre verpufft.

Dieser Effekt bei kurzfristiger *überkalorischer* Ernährung ist wohl die einzige Situation, bei der Nahrungsfett im Vergleich zu Kohlenhydraten zu einer höheren Fettspeicherung führen kann. Manche Wissenschaftler vermuten inzwischen auch, daß ein Unterschied zwischen dicken und dünnen Menschen darin besteht, daß bei den einen der Fettstoffwechsel genügend schnell und bei den anderen zu langsam anspringt.[6] Dicke könnten demnach kalorische Schwankungen nicht so effektiv kompensieren.[18] Diese Unterschiede wären genetisch bedingt, aber ein schlecht ausgestatteter, langsamer Fettstoffwechsel würde durch muskuläre Trägheit noch verstärkt werden. Erneut: Neben der «richtigen» Veranlagung kommt der körperlichen Aktivität die größte Bedeutung zu, um den Fettstoffwechsel entsprechend auf Trab zu halten und um schlank zu bleiben!

So weit zu den vielen interessanten Experimenten. Aber sagen Experimente alles? Man sollte sich immer vor Augen halten, daß die Ergebnisse von wissenschaftlichen Experimenten nur so gut bzw. aussagefähig sein können, wie es die Untersuchung von ihrem methodischen Ansatz her erlaubt. Vor allem repräsentieren Experimente nur selten die normalen Lebensumstände. In einem Experiment wird man zum Versuchskaninchen, und das «Versuchslabors» wird zur Heimat. Das hat weitreichende körperliche und seelische Konsequenzen, wie sich jeder unschwer ausmalen kann.

Um also Ursache und Wirkung weitergehend zu erforschen, muß man vor allem solche Studien heranziehen, die an freilebenden, unbeeinflußten Menschen, Personen wie «du und ich» in ihren üblichen Lebensverhältnissen durchgeführt wurden. Das macht man mit Querschnittserhebungen oder mit Langzeitbeobachtungen (siehe Exkurs Seite 79). Um die Hyporthese «Fett macht fett» aber endgültig zu belegen, müssen die Zusammenhänge auch noch in mehreren unabhängigen kontrollierten Studien bestätigt werden, bei denen jeweils eine Testgruppen unter einer fettarmer Kost mit einer Kontrollgruppe unter normaler fettreicher Kost verglichen wird. Und die Mehrheit dieser Studien muß ein übereinstimmendes Ergebnis liefern.

Diese Art der Beweisführung ist anerkannt und wird zum Beispiel als absolut notwendig erachtet, wenn man heute eine neue Therapieform in der Medizin einführen will. Neben Experimenten und Beobachtungen muß in placebo-

Die Methoden der epidemiologischen Beweisführung

Der erste Schritt in der epidemiologischen Beweisführung ist der Vergleich von Daten aus verschiedenen Ländern bezüglich der durchschnittlichen Fettzufuhr und des durchschnittlichen Körpergewichts (sogenannte ökologische Korrelationen). Die Aussagekraft dieser Ländervergleiche ist jedoch generell gering, da zu viele unkontrollierbare Außeneinflüsse – wie unterschiedliches Bewegungsverhalten, Klima, Behausung usw. – in die Berechnung eingehen und zu großen Verfälschungen führen können.
Aus diesem Grund werden als zweiter Schritt sogenannte Querschnittstudien durchgeführt, wobei zu einem gewissen Zeitpunkt das Ernährungsverhalten – also in diesem Fall die Fettzufuhr – mit dem Körpergewicht dieser möglichst repräsentativen Bevölkerungsschicht in Relation gesetzt wird. Dabei müßte man dann beobachten können, daß die dicksten Menschen die relativ (also unabhängig von der Kalorienzufuhr) höchste Fettzufuhr hätten. Umgekehrt müßte man bei Personen, die fettarm leben, seltener Übergewicht finden. Bei dieser Studienart besteht aber prinzipiell das gewaltige Problem, daß man die Frage von Ursache und Wirkung überhaupt nicht lösen kann: Sind Dicke deshalb dick, weil sie mehr Fett essen, oder essen sie mehr Fett, gerade weil sie dick sind! Überdies können bei vielen Querschnittstudien wesentliche Einflußfaktoren, etwa die Freizeitaktivität, nicht richtig gemessen werden. Solche Studien können deshalb grundsätzlich auch nie als «Beweis» gelten.
Weit aussagefähiger aus wissenschaftlicher Sicht sind Langzeitstudien, sogenannte prospektive Studien, bei denen man homogene Gruppen von zunächst gesunden, schlanken Menschen über einige Jahre hinweg beobachtet: Ihre Ernährungsgewohnheiten werden erhoben, während sie noch relativ schlank sind. Nach einigen Jahren entwickeln einige der beobachteten Menschen Übergewicht. Dementsprechend läßt sich mit den Ernährungsprotokollen prüfen, ob diejenigen, die immer relativ mehr Fett gegessen haben, am ehesten übergewichtig geworden sind. Wichtig ist, daß man möglichst alle gleichzeitig wirkenden Einflußfaktoren wie Größe, Körpermasse, berufliche Tätigkeit, körperliche Aktivität usw. in der Auswertung berücksichtigt. Falls dann ein Dosis-Wirkungs-Effekt nachzuweisen ist, kann man auch eine dosisbezogene Risikoberechnung zur Fettzufuhr durchführen.
Ein echter, zweifelsfreier Beweis ist aber nur gegeben, wenn mehrere voneinander unabhängige, kontrolliert-randomisierte Studien, bei denen über mehrere Jahre eine fettarm ernährte Test- und eine normalernährte Kontrollgruppe unter vergleichbaren Bedingungen beobachtet werden, einen statistisch signifikanten Abnahmeeffekt für «fettarm» bzw. eine Zunahme für «fettreich» zum Ergebnis haben.

kontrollierten Studien für das jeweilige Therapeutikum ein eindeutiger Effekt belegt werden. Nur dann wird diese Therapieform als wirksam anerkannt.

Nicht so in der Ernährungsmedizin. Da gehen die Uhren anders, da genügen ein paar Experimente von ein paar Tagen Dauer, die unter teilweise abstrusen Bedingungen durchgeführt werden. Solange sie die «richtigen» Ergebnisse liefern, die die vorgefaßte Meinung bestätigen, werden sie als «Belege» gefeiert. Das genügt – wie wir oben gehört haben – unseren «Fettlers», um dann solche Ernährungsregeln wie «Nur Fett macht fett» oder «Fettarm macht dauerhaft schlank» an die Bevölkerung abzugeben. Bei aller Begeisterung über die schönen Experimente vergessen sie, mit geöffneten Augen in die Welt zu blicken – die bekannten Wahrnehmungsstörungen eben. Davon scheint übrigens auch der Berufsstand der Journalisten immer häufiger befallen zu sein. Ursprünglich stand einmal Wachsamkeit, Unabhängigkeit und Kritikfähigkeit auf ihren Fahnen . . . Jetzt sind Zeitgeisttreffer und Anzeigenkunden für das Überleben der Printmedien das Entscheidende.

So berichtete für alle dynamischen Jungmanager das so außerordentlich bunte Nachrichtenmagazin FOCUS im Frühjahr 1997 (Heft 10) darüber, wie drastisch der Anteil an Übergewichtigen zugenommen habe, und präsentierte postwendend den Bösewicht: «Dickmacher Nummer eins ist das Fett». Fett war als «Hauptfeind auf dem Teller» ausgemacht. Und der STERN (Heft 12/97) leuchtete mit den Worten hinterher: «Noch nie waren die Deutschen so übergewichtig wie heute. Noch nie gab es so viele dicke Kinder. Noch nie wurde so viel Fett verzehrt».

In der Tat hat der Anteil von Bürgern mit sogenanntem Übergewicht bzw. mit «Fettsucht» in den letzten zwei Jahrzehnten in Deutschland wie in anderen Industrieländern deutlich zugenommen. Während im Jahr 1985 rund 17 Prozent der Frauen in Deutschland «krankhaft übergewichtig» waren, steigerte sich deren Anteil bis 1991 auf 19 Prozent. Bei den deutschen Männern wuchs der Anteil von 15 Prozent auf 17 Prozent der Bevölkerung.[19]

Um zu dieser Erkenntnis zu gelangen, braucht man eigentlich keine Statistiken zu wälzen. Ein regelmäßiger Spaziergang durch deutsche Fußgängerzonen genügt, um diesen Trend an einem breiten Querschnitt von Mitbürgern per Augenschein ablesen zu können. Ein Blick auf die Ernährungsforscher deutscher Zunge bestätigt diese Beobachtungen übrigens ebenso. Die leicht «Angedickten» bilden inzwischen überall die Mehrheit, wirklich Dicke sieht man auch immer häufiger, wohingegen die richtig Schlanken sich schon zu selteneren Exemplaren ausgedünnt haben.

Besonders deutlich fällt einem dies ins geübte Auge, wenn man aus dem Ausland in heimische Gefilde zurückkehrt. Dazu muß man gar nicht bis ins ferne, schlanke Asien gereist sein. Schon eine kurze Stippvisite in gewisse Nachbarländer, wo sich deutlich mehr Schlanke auf der Straße tummeln, legt das nahe.

Ahnen Sie, verehrte Leserinnen und Leser, wer die Schlanksten in Europa und wer die Dicksten sind? Besonders schlank sind die Dänen, die Holländer und die Schweden. Aber auch die Schweizer, die Franzosen und die Italiener sind noch deutlich schlanker als die Menschen meiner Heimat. Die Deutschen bilden das Mittelmaß – wen kann das überraschen? Auf die dicksten Anblicke stoßen wir allerdings, je weiter wir unseren Blick gen Osten richten: Nach offiziellen Statistiken der Weltgesundheitsorganisation (WHO) sind das die Polen, Tschechen, Jugoslawen und Russen.[20, 21]

Wie machen die Leute das nur in den «schlanken» europäischen Ländern? Ob sie wohl einfach weniger Fett essen? Dieser naheliegenden Frage kann man – auch als Journalist – ganz einfach nachgehen. Dazu gibt die Ernährungs- und Landwirtschaftsorganisation der Vereinten Nationen, mit Sitz in Rom, ihre jährlichen Verbrauchsstatistiken heraus. Wenn man in den neuesten FAO-Listen (Stand 1996) blättert, stehen da bemerkenswerte Zahlen: Die Deutschen repräsentieren mit ihren 38 Prozent Fett natürlich europäische Mitte. Die besonders schlanken Dänen streichen mit 44 Prozent frisch und fröhlich viel Fett auf ihr «Smörrebröd». Die Schweizer lassen es bei rund 43 Prozent Fett ganz langsam angehen, während es die Franzosen bei satten 42 Prozent besonders lieben. Etwas sparsamer als wir Deutschen schmeckt es anscheinend den Holländern mit 37 Prozent, während die Schweden, wen wundert's, bei kargen 35 Prozent einer «vernünftigen» Ernährung schon ziemlich nahe kommen. Noch weniger Fett, nämlich nur rund 34 Prozent ihrer Kalorien, führen sich die Tschechen zu, die Polen nur dreißig Prozent und die Jugoslawien gar nur 26 Prozent. Bedauerlicherweise sind diese fettarm ernährten Mitbewohner unseres Kontinentes aber im Durchschnitt deutlich dicker als wir Deutschen. Für die Allerdicksten dieser Tage, die Russen, weist die FAO sogar nur 25 Prozent Fett aus.[20] Wovon die wohl dick werden – etwa von Kalorien?

Ist das nicht überaus erstaunlich? Sollte das einen kritischen Menschen nicht dazu bringen, die Fettfrage vorsichtig anzugehen? Wer sich für das Thema aus wissenschaftlicher Sicht interessiert, der sucht jetzt in der Literatur nach Studien, in denen diese Ländervergleiche statistisch ausgewertet wurden. Und siehe da – wer sucht, der findet: Im europäischen Vergleich ist beim männlichen Geschlecht kein Zusammenhang zwischen Fettzufuhr und Übergewicht erkennbar. Aber bei Frauen findet sich ein klarer, das heißt ein signifikanter Zusammenhang: Je mehr Fett die Damen essen, desto «schlanker» sind sie![20]

Wer mich kennt oder zumindest mein letztes Buch *Täglich Wein* gelesen hat, weiß, daß ich alles andere als ein Freund solcher «Storchenstatistiken» bin. Wissen Sie etwa immer noch nicht, was mit diesem Begriff gemeint ist? Ganz einfach: In Ländern mit hoher Storchenbesiedelung kommen viele Babys zur Welt. Umgekehrt gibt es in Ländern mit niedrigem Storchenaufkommen wenige Neugeborene. Daraus ließe sich doch mit messerscharfer Logik schließen, daß die kleinen Kinder von Störchen gebracht werden!

Wer nicht an den Storch glauben will und den Einfluß von Fett auf Übergewicht etwas aussagefähiger untersuchen möchte, kann einen solchen Ländervergleich höchstens als interessanten Hinweis auffassen, aber sicher nicht als «Beweis». Andere Länder, andere Sitten, andere Umwelt: Man muß zunächst prüfen, ob es bei den Dänen andere Hintergründe gibt, daß sie so schlank sind, außer ihrer hohen Fettzufuhr. Was ist in ihrem Staat sonst noch richtig und keineswegs faul? Gleichfalls müßte man prüfen, was mit den Niederländern los ist. Das eine Prozent weniger Fett wird sie kaum um so viel schlanker machen, verglichen mit den Deutschen. Essen sie vielleicht einfach sparsamer? Schmeckt es ihnen vielleicht nicht zu Hause? International hat die holländische Küche jedenfalls bisher kaum größeres Entzücken hervorgerufen. Oder kennen Sie außerhalb des Oranjestaates holländische Spezialitätenrestaurants? Möglicherweise verbrauchen Holländer aber auch mehr Kalorien – etwa durch das häufige An- und Abkuppeln ihrer geliebten Wohnwagen?

Ein Journalist, der von seinem Chefredakteur immerzu aufgefordert wird, Fakten, Fakten und nochmals Fakten zu recherchieren, sollte spätestens jetzt skeptisch hinsichtlich der «Fettfrage» geworden sein. Er könnte ja vielleicht auf die Idee kommen, einmal zu überprüfen, wie es eigentlich innerhalb Deutschlands aussieht. Und was hat der STERN-Journalist wohl angestellt, als er berichtete, in unserem Land wäre noch nie so viel Fett gegessen worden wie Ende der neunziger Jahre? Lassen Sie uns einen Blick in die offiziellen Statistiken des Ernährungs- und Landwirtschaftsministeriums in Bonn werfen. In den sogenannten «Ernährungsberichten», die alle vier Jahre von der Bundesregierung veröffentlicht und von der Deutschen Gesellschaft für Ernährung (DGE) mitherausgegeben werden, finden wir die gesuchten Angaben. Daraus geht schwarz auf weiß hervor, daß die Fettzufuhr in deutschen Landen seit 1979 praktisch gleich, im Trend sogar ganz leicht rückläufig ist![22, 23]

Wie das? Welchem neuen Kujau ist der STERN denn da aufgesessen? In Deutschland ißt man also in den letzten 18 Jahren nicht kontinuierlich mehr, sondern eher etwas weniger Fett. Moment einmal – das heißt aber auch, daß wir früher trotz ungefähr gleicher Menge Fett schlanker gewesen sind. Und während wir immer dicker wurden, hat sich der Fettkonsum im Trend sogar verringert? Nach STERN, FOCUS und diversen ausgewiesenen «Ernährungsexperten» soll es aber hauptsächlich am Fett liegen, daß Übergewicht in der Bevölkerung drastisch zugenommen hat!?

Keine Sorge, verehrte Leserinnen und Leser, wenn Ihr gesunder Menschenverstand dem nicht ganz folgen kann. Ernährungsthesen sind oft weder mit Logik noch mit den Grundlagen der Biologie vereinbar. Emotionen sind wichtig! Bereits in meinem Vorwort hatte ich Ihnen warnend angekündigt, daß eine Grundvoraussetzung für die befriedigende Lektüre dieses Buchs darin besteht, erhebliche «Wahrnehmungsstörungen» innerhalb gewisser Kreise der Ernährungswissenschaft in die Betrachtung miteinzubeziehen. Noch einfacher allerdings wird die Akzeptanz vieler gängiger Ernährungsregeln, wenn man sie als das nimmt, was sie sind: Spekulationen, vorgefaßte Meinungen oder schlecht belegte Dogmen. Mit dieser Blickweise kann man das Vernommene dann viel lockerer schlucken und muß sich nicht mehr so stark über widersprüchliche, unsinnige Details ärgern.

Sind Sie jetzt als fettinteressierter Leser hellwach geworden? Dann sollten wir uns mit Hilfe der internationalen Datenbanken die gesamte Literatur zum Thema besorgen. Und dann gehen wir entsprechend der erprobten epidemiologischen Beweisführung ganz schematisch vor: Nach den Ländervergleichen betrachten wir als nächstes die Querschnittstudien.

Davon gibt es reichlich. Einige von ihnen haben zum Ergebnis, daß es einen direkten Zusammenhang zwischen Fettzufuhr und Übergewicht gibt.[24–32] Andere zeigen jedoch keinen oder einen nur schwachen, nicht-signifikanten Zusammenhang.[20, 27, 28, 31, 33, 34]

Bei dieser Studienart besteht prinzipiell das gewaltige Problem, daß man mit einer solchen Momentaufnahme niemals die Frage klären kann, ob Dicke deshalb dick sind, weil sie mehr Fett essen, oder ob sie mehr Fett essen, *weil* sie dick sind![32] Für beide Varianten gibt es übrigens plausible Erklärungen. So haben beispielsweise Dicke wie auch Ex-Dicke eine auffällige Vorliebe für fettreiche Nahrungsmittel, und möglicherweise essen sie deshalb mehr Fett, weil ihre größere Körpermasse nach mehr Kalorien und Fett «lechzt», um so im Kaloriengleichgewicht zu bleiben.[20, 35] Je genauer diese Untersuchungen kontrolliert, je sorgfältiger die für Übergewicht mitentscheidenden Einflüsse einbezogen und je besser diese Studien schließlich ausgewertet wurden, desto geringer fiel typischerweise der Einfluß des Nahrungsfettes auf Übergewicht aus. In zwei neuen, besonders exakt ausgewerteten, aussagekräftigen Studien zeigt sich zum Beispiel, daß Übergewicht nur zu zwei bis drei Prozent mit der Höhe der Fettzufuhr erklärt werden kann.[30, 36] Umgekehrt heißt das, daß «dick oder nicht dick» zu 97 bis 98 Prozent von anderen Einflußfaktoren als von Fett abhängt! Welche das wohl sind? Wir werden noch öfter auf diese Frage zurückkommen.

Nun zu den wesentlich aussagekräftigeren Langzeitbeobachtungsstudien: Bedauerlicherweise gibt es bis heute nur wenige davon. In zweien fand man widersprüchliche Zusammenhänge ohne konkretes Ergebnis, wobei – fast unvorstellbar – die körperliche Aktivität nicht entsprechend berücksichtigt wurde![37, 38] In einer relativ kurzen Studie in den USA erkannte man tatsächlich einen gewissen Zusammenhang zwischen Fettzufuhr und Gewichtszunahme.[33] Die größte Studie bisher, die Auswertung des amerikanischen Ernährungs- und Gesundheits-Surveys (NHANES I) aus dem Jahr 1995, konnte jedoch nach zehn

Jahren Beobachtung keinen Einfluß von Nahrungsfett auf die Körpergewichtsentwicklung nahelegen. Bei Frauen vor dem fünfzigsten Lebensjahr war sogar der gegenläufige Effekt nachweisbar: Jene mit der höchsten Fettzufuhr blieben die schlanksten.[39] Eine Studie an Schwedinnen über eine Beobachtungszeit von sechs Jahren lieferte besonders interessante Ergebnisse. Dabei stellte sich heraus, daß nur bei denjenigen eine erhöhte Fettzufuhr mit erhöhtem Körpergewicht in Zusammenhang stand, die mindestens eine übergewichtige Elternhälfte hatten, bei denen also eine entsprechende Veranlagung zum Dickwerden vorlag. Bei den genetisch nicht vorbelasteten Frauen hatte die Höhe des Fettkonsums keinen Einfluß.[40] Und die neueste Langzeitstudie zeigt nicht den geringsten Zusammenhang zwischen der Höhe der Fettzufuhr und der Gewichtszunahme bei Männern und Frauen.[41]

Ziemlich mager und zudem höchst widersprüchlich, die Hinweise aus Studien an «freilebenden» Menschen! Um den einzigen, letztlich gültigen Beweis zu erbringen, müßte in kontrollierten Studien der Erfolg einer fettarmen im Vergleich zu einer fettreichen Kost über mehrere Jahre belegt sein. Das wenige, was hierzu bis heute an Studien und Ergebnissen bekannt ist, werde ich Ihnen, geschätzte Leserinnen und Leser, in Kapitel 9 vorlegen.

Man sieht, wie schwierig es in der Wissenschaft oft ist, hinter komplexe und schwierige Zusammenhänge zu blicken. Selten finden sich einfache Erklärungsmöglichkeiten. Um so wichtiger wäre es, sich als Meinungsbildner sehr zurückhaltend zu äußern und größte Vorsicht walten zu lassen, bevor man Ernährungsregeln an die Bevölkerung abgibt. Und so ist es um so merkwürdiger, wenn von Ernährungspäpsten immer wieder diese einfachen Lösungsmodelle – wie «fettarm gegen Übergewicht» für komplexe Gesundheitsfragen angepriesen werden. Hören Sie, liebe Leserinnen und Leser, nicht auch gerade in diesem Moment ein Trapsen?

Wer hingegen rational und nüchtern die epidemiologische Datenlage betrachtet, der kann nur zu der Schlußfolgerung kommen, daß ein Zusammenhang zwischen der Fettzufuhr und Übergewicht umstritten, daß er – wenn er überhaupt existiert – als äußerst schwach zu bezeichnen und im Vergleich zu anderen Einflußfaktoren offenbar völlig unbedeutend ist. Für diese Einschätzung habe ich übrigens jüngst äußerst prominente Mitstreiter bekommen.[42, 43]

Ich darf noch einmal darauf zurückkommen: Vor zwanzig Jahren haben wir genauso viel Fett gegessen wie heute und waren dabei schlank. Unsere Nachbarn – Dänen, Franzosen, Italiener und Schweizer – essen heute noch mehr Fett als beispielsweise die Deutschen und sind dabei wesentlich schlanker. Was könnten die Erklärungen dafür sein?

Im Süden Europas zum Beispiel kann man täglich beobachten, wie traditionell außerordentlich fettreiche Köstlichkeiten mit fettarmen ergänzt werden.

In Griechenland vor allem, aber auch in Spanien und Süditalien, schwimmen einige Gerichte förmlich in Öl, in Frankreich manchmal auch in Crème fraîche, in Norditalien in Sahne oder Mascarpone. Die Südländer essen aber auch immer reichlich Obst, Gemüse und immer Brot dazu und trinken viel Wasser zu den Mahlzeiten. Verweigern Sie einem Italiener sein geliebtes Brot beim Essen, so ist es rasch vorbei mit dem Spaß.

Brot und Wasser behindern keinesfalls das Erlebnis des guten Geschmacks eines traditionellen, «richtig», also möglicherweise sehr fettreich zubereiteten Gerichts. Gemüse und Obst, Brot und Nudeln, das sind typische kalorienarme Nahrungsbestandteile, die dem Nahrungsbrei im Magen ein entsprechendes Volumen und Gewicht verleihen und daher gut sättigen. Damit brauchen die Südländer auf den Genuß von reichlich Olivenöl oder einer Sahnesauce nicht zu verzichten und kommen trotz des hohen Fettanteils in ihren Speise insgesamt nicht über ihr Kalorienlimit hinaus. Sie werden auch kein Feindbild gegen Sahne in sich aufbauen. Nein, sie genießen ihr Fett immer mit bestem Gewissen.

Vielleicht befriedigt diese Menschen ja ein fettreiches Mahl mehr, weil sie Fetteres mehr genießen können? Vielleicht essen sie dafür insgesamt etwas weniger, weil sie dann mit kleineren Portionen zufriedener sind, oder weil es ihnen besser bekommt – wer weiß das schon? Genau untersucht hat es jedenfalls noch niemand.

Anders bei uns in Deutschland: Fettarm bestimmt immer mehr die Speisekarte. Dafür muß man in diesen «gutbürgerlichen» Restaurants mehrfach nach Brot fragen, bis man schließlich zwei Scheiben einer faden, trockenen Substanz bekommt, die aber besonders beliebt zu sein scheint und «Graubrot» heißt. Außerdem lernt bei uns schon jedes Kind, daß man sich nicht schon vor dem Essen am Brot satt essen soll, wenn doch gleich der Sauerbraten aufgefahren wird. Zudem ist Wasser trinken während des Essens sowieso schlecht: Das verdünnt doch die Magensäure, und damit erschwert man die Verdauung! So hört es Klein- Hänschen jedenfalls und gibt es der große Johannes wiederum seinem Nachwuchs weiter.

Wenn das Fett in der Nahrung die Schlankheit bei unserer Nachbarn nicht erklären kann, dann sollte man also in Zukunft einmal näher besehen, *wie* diese schlankeren Menschen essen und was bei ihnen für wichtiger gehalten wird, als «Fettaugen» zu zählen? Wie steht es mit der Lust am «Genuß», an der «Befriedigung», am Schlemmen mit bestem Gewissen? Können Sie sich einen Italiener vorstellen, der Süßstoff an seinen Espresso läßt? Eine Halbfett-Mousse in Lyon? Eine Mager-Rouille zur provenzalischen Fischsuppe? Wie steht es um den Sinn für die Qualität der Produkte? Welchen Rang hat eine perfekte Zubereitung? Wie hoch ist die Wertschätzung der angerichteten Speisen? Wieviel Zeit und Geld wird für gutes Essen ausgegeben? Wie sieht es aus mit der Menüfolge, den Beilagen, der Tischgesellschaft, den Gesprächen? Mit welcher Geschwindigkeit ißt man?

Im Süden nimmt man sich, wie jeder Urlauber schon erfahren hat, immer sehr viel mehr Zeit zum Essen. Gar nicht dumm! Die Sättigung setzt ja frühestens nach zwanzig Minuten ein. Je schneller man ißt, desto mehr wird man bis zur Sättigung schon hineingezwängt haben ... Vielleicht bringt uns also all das, was man «Eßkultur» nennt, bei der Aufklärung unserer dicken «Energiebilanzen» ein Stück weiter als die Fixierung auf «fettarm» und «light».

KAPITEL 7

Fettphobie mit fatalen Folgen

Die Fixierung auf Fett als «Bösewicht» ist geradezu pervers. Fett wird von Menschen seit Urzeiten besonders gerne gegessen, weil es seine Aroma- und Duftstoffe überaus betörend verströmt, weil der Geschmack köstlich und die Konsistenz angenehm ist, weil es uns sättigt und uns lebenswichtige Vitamine und Fettsäuren liefert. Hätte die Natur uns derart auf Fett reagieren lassen, wenn es Gift für uns wäre? Hat die Evolution bezüglich «Fett» gänzlich versagt? Ein Programmierfehler? Haben wir ausgerechnet gegenüber allen anderen «Bösewichten» in der Nahrung gelernt, mit Widerwillen und Abneigung zu reagieren, etwa wenn eine verführerisch leuchtende Frucht am Baum oder Strauch uns «böse» will – und nur beim Fett nicht?

Die gegenwärtige «Fettarm-Welle» erinnert fatal an die jahrzehntelang verbreitete Vorstellung, man könne den Killer Nummer eins in der westlichen Welt, den Herzinfarkt, dadurch ausrotten, daß man seinen Brotaufstrich umstellt. Es ist immer wieder faszinierend zu beobachten, wie Werbe- und Marketingstrategen es fertigbringen, die Welt in den kollektiven Schwachsinn zu treiben. Woche für Woche beobachte ich auch im Jahr 1998 noch die luxuriös motorisierten, muskelfreien, wohlbeleibten, qualmenden Dienstreisenden, wie sie ihre Frühstücksteller bis zum Biegen beladen. Schließlich zahlen sie ja pauschal für Übernachtung und Frühstücksbüfett im Hotel, und das ist ja teuer genug! Dann kommt der große Clou: Man holt sich die kleine Diätmargarine, praktisch verpackt in Frühstücksgröße. Das soll sie nun vor Herzinfarkt schützen!

Bereits zu Anfang dieses Jahrhunderts wurde der Grundstein zu unserer heutigen Fettphobie gelegt. Es bildete sich eine unheilvolle Allianz zwischen Modepäpsten, Medizinmoralisten und Lebensversicherern, die sich in ihren Intentionen mehr oder weniger zufällig ergänzten. Heute kommen noch die Ernährungsexperten und die Fitneßfreaks dazu.

Es ist sicher kein Zufall, daß das Schlankheitsdiktat bei Frauen am ehesten Fuß faßte. Mit dem Entstehen der Frauenbewegung, der Veränderung ihrer gesellschaftlichen Position und ihrem Kampf für ein neues Selbstbewußtsein konnte eine neue äußere Linie die innere Veränderung nur unterstreichen. Modedesigner wie Paul Poiret, später Coco Channel und schließlich Christian

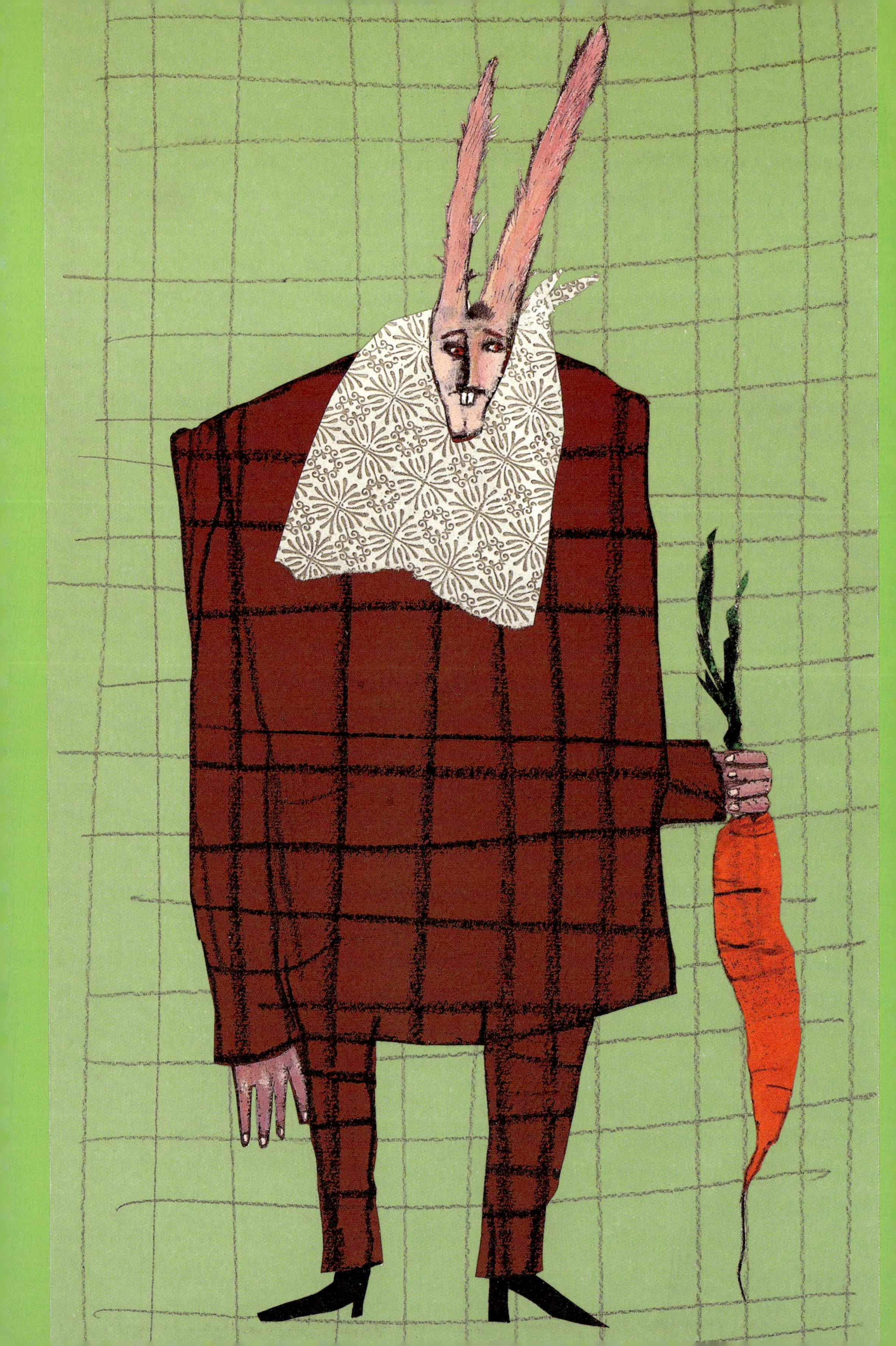

Dior waren die wichtigsten Förderer der schlanken, schmalen Frauenästhetik. Erschien Marilyn Monroe in «Manche mögen's heiß» ihren Zeitgenossen noch als Frau mit «Traumfigur», würde man eine Diva mit ihren Maßen heute eher als Model für Übergrößen einsetzen können. Die Idealfigur wurde mit den Jahren immer dünner und konnte bald nicht mehr dürr genug sein. Zu unseren Zeiten, da Kate Moss und ihre ausgehungerten Kolleginnen zur Verkörperung des Schönheitsideals geworden sind, kann man allerdings bereits wieder Hoffnung schöpfen: Schlimmer kann es eigentlich nicht mehr werden. So bietet sich wohl nur der geordnete Rückweg an.

Es ist nicht meine Absicht, hier die Psychologie und Soziologie der verschiedenen gesellschaftlichen Gewichtsideale zu diskutieren. Das können andere viel besser. Ich habe hier leider auch nicht den Platz, die Geschichte der neuzeitlichen Ernährungsgurus nachzuzeichnen. Schade zwar, denn die Wunderdiäten des Herrn Graham, des Erfinders des Grahambrotes, oder die Losungen des Herrn Flechter, jeden Bissen 32mal zu kauen, die Weisungen des Herrn Kellogg, des Erfinders der . . ., naja, Sie wissen schon, bis hin zu den Ideologien der deutschen Ernährungsvordenker, wie Schnitzer, Bruker und Kollath, später auch Leitzmann, würden eine amüsante Lektüre ergeben: vielleicht das Thema meines nächsten Buches, übernächstes Jahr im gleichen Verlag. Doch hier geht es mir nur darum, ein wenig aufzuklären, wie die Mediziner und die Ernährungswissenschaftler das Thema Übergewicht früher gesehen haben und wodurch die Einschätzungen sich immer wieder verändert haben.

Bis in unser Jahrhundert hinein war deutliche Schlankheit den Medizinern eher verdächtig, hatten doch die großen «Killer» der damaligen Zeit, Lungenentzündung und Tuberkulose, bei Schlanken offenbar größeren Erfolg. Ein wenig «stärker» zu sein, hieß, robuster, gesünder zu sein. Diese Sichtweise änderte sich ganz schnell, als Lebensversicherungsgesellschaften in den USA sich um die Jahrhundertwende immer stärker etablierten.

In guter kapitalistischer Manier verstanden sie sich nicht primär als soziales Instrument für Bedürftige, sondern witterten ein hervorragendes Geschäft. Um den meisten Profit und das niedrigste Risiko auf sich zu vereinen, begannen sie, die Bewerber nach eventuellen Defekten zu untersuchen, die möglicherweise zu einem zu frühen Tod und damit zu einem unrentablen Geschäft beitragen konnten. Die Überlegung war einfach: Wenn man herausbekommen würde, welcher Faktor im Leben eines Menschen seinen Tod am sichersten vorhersagen ließe, dann könnte man Bewerber entsprechend ablehnen oder mehr Beitragsprämien verlangen, so daß es sich doch noch lohnen würde, ihn zu versichern: Man entdeckte das Gewicht! Je niedriger die Obergrenze des «gesunden» Gewichts, desto mehr Versicherten würde man natürlich höhere Beitragszahlungen aufnötigen können. Soweit die simple und wohl legitime Denkweise eines profitorientierten Unternehmens – durchsichtig und nachvollziehbar. Um so erstaunlicher ist es zu bemerken, daß die ganze medizinisch ausgebildete Welt sich von diesen cleveren Versicherungsagenten Jahrzehnte lang ohne Argwohn Daten unterschieben ließ, die alles andere als «objektiv» waren.

Körpergewicht und Körperlänge eines Menschen waren zwei besonders einfach zu bestimmende Merkmale. So sammelten die Versicherer im Laufe der Zeit Längen- und Gewichtsdaten von Tausenden von Kunden. Im Jahre 1897 ließen sie einen Statistiker auch berechnen, ob sich Zusammenhänge zwischen dem Gewicht und der Sterblichkeit ergaben und wenn ja, welche das waren. Zunächst entstanden daraus geschlechts- und altersspezifische Gewichtstabellen mit den Durchschnittsgewichten der Versicherungsnehmer im Altersbereich von 17 bis 70 Jahren. Für Frauen mit umgerechnet 162,5 Zentimetern Körperlänge fand sich im Alter von 20 bis 29 ein Durchschnittsgewicht von 58,5 Kilo, im Alter von 30 bis 39 ein Durchschnittsgewicht von 59,9 Kilo usw. Durchschnittsgewicht war das, was als «gesund» angepriesen wurde. Als «übergewichtig» galt alles, was über dem Durchschnitt lag, und erst, wenn man zwanzig Prozent über dem Durchschnitt lag, galt man als Risikoversicherter, der eine höhere Prämie berappen mußte.[1]

Doch das war nur der Anfang: Bald erwachten die Moralisten unter den Versicherungsbossen und begannen durch die Lande zu ziehen. Sie predigten und brachten Artikel und Bücher unter das Volk, während die Ärzte zunächst noch keinen großen Handlungsbedarf sahen. Wer lag damals schon zwanzig Prozent oder mehr über dem Durchschnittsgewicht? Doch die Eiferer ließen nicht locker: «Die Bürger müssen lernen, welchen gesundheitlichen Vorteil es hat, sein Gewicht möglichst nahe am Durchschnitt zu halten», wurde gefordert. Und den Ärzten schrieb man ins Gewissen, daß sie ihren Patienten gefälligst «Gewichtskontrolle» predigen sollten.[1] Zusammen mit der neuen schlanken Mode, die von den einschlägigen Modegazetten propagiert wurde, konnte so bereits kurz nach der Jahrhundertwende in den USA ein Schlankheitskult entflammt werden.

Drei Jahrzehnte später sorgte die Metropolitan-Lebensversicherung in den Vereinigten Staaten für eine Übergewichtsepidemie: 1943/44 veröffentlichten die Versicherer neue Gewichtstabellen, nach denen rund die Hälfte der Amerikaner bereits zu dick war, obwohl sie in der Zwischenzeit kaum ein Pfund zugenommen hatten. In diesen Tabellen wurden keine Altersbereiche mehr unterschieden, und es ging nicht mehr um Durchschnittsgewichte. Nein, man hatte das «Idealgewicht» für die jeweiligen Körpergrößen geschaffen. Das war das Gewicht, das bei 20- bis 29jährigen mit der niedrigsten Sterblichkeit einherging. Dazu kam noch eine neue Unterscheidung nach Körperbau in «schmal», «mittel» und «kräftig». Fortan wurde die Parole ausgegeben, man müsse das ideale

Gewicht seiner jugendlichen Tage das ganze Leben hindurch bis ins Alter hinüberretten. Und es wurde als «bedenklich» dargestellt, wenn jemand im Laufe der Jahre zunahm. Gleichzeitig mit der Identifizierung des Hauptfeindes wurde von den Lebensversicherern die Strategie gegen den Volksfeind Nummer eins festgelegt – weniger essen! Von mehr Bewegung als Mittel gegen die einsetzende Bewegungsarmut war mit keinem Wort die Rede.[1]

Der Kreuzzug gegen das übermäßige Essen war entfacht. Im Jahre 1951 stießen auch noch das medizinische Establishment, die American Medical Association, und die Vertreter der US-Regierung dazu. Übergewicht wurde zum wichtigsten Verantwortlichen für alle degenerativen Erkrankungen wie Krebs, Herzinfarkt, Diabetes und Nierenleiden erklärt. Der Kampf dem Übergewicht durch weniger Kalorien, das heißt mittels Diät, war endlich voll entbrannt. «Kalorienrestriktion» war das Schlagwort, womit die amerikanische Diätetikindustrie und die Armee der Ernährungsberaterinnen und -berater zu ihrem bis heute dauernden Höhenflug ansetzen konnten. Zu Anfang der neunziger Jahre haben nach einer repräsentativen Umfrage 97 Prozent der amerikanischen Ernährungsberater «Kalorienrestriktion zur Gewichtskontrolle» als ihre wichtigste berufliche Mission angegeben.[1]

Doch zurück ins Jahre 1959: Damals wurden die Normen nochmals verschärft. Die berühmte *Build and Blood Pressure Study,* die Daten von 4,9 Millionen Versicherten aus den USA und aus Kanada zu Körperbau und Blutdruck mit der Sterblichkeit in Beziehung brachte, hatte neue Tabellen mit dem «wünschenswerten» Gewicht zur Folge. Und erneut war die Nation mit einem Schlag um viele Millionen «Übergewichtige» reicher.

Dann folgte eine kurze Phase der Besinnung. Wieder neue Berechnungen der *Build-Studie* führten zu abermals neuen Tabellen der Metropolitan-Lebensversicherung, und so versprachen seit dem Jahre 1983 doch wieder etwas höhere Gewichte die «optimale Gesundheit» – bis zu 17 Prozent höher, als es eine Generation zuvor noch als erstrebenswert gelten durfte. Das muß für viele beruhigend gewesen sein. Doch man hatte die Moralisten unter den Kreuzrittern unterschätzt. Mit einem Mal wurden die Lebensversicherer, denen man den Diätboom ursprünglich eigentlich verdanken konnte, zum Angriffsziel. Man wollte die neuen liberaleren Gewichtstabellen nicht, man bezweifelte ihre Korrektheit, man forderte wieder die alten, die schlankeren Zahlen![1]

Die US-amerikanische Regierung griff im Jahr 1985 in den Streit ein und organisierte eine wissenschaftliche Konferenz, auf der mit den bekanntesten Übergewichtsexperten das damalige Wissen diskutiert und zusammengefaßt werden sollte. Zur großen Überraschung vieler trat dabei ein gehöriges Maß an Kritik bezüglich der bisher verwendeten Versicherungsdaten zu Tag. Man hatte wohl ein paar Skeptiker zuviel eingeladen, die die Aussagefähigkeit der Zahlen arg anzweifelten. Allerdings konnte man das Schlimmste noch abbiegen: Im abschließenden «Konsensus-Statement» fand man für solch kritische Worte gottlob keinen Platz mehr. Die Presse bekam das leichtverdauliche, «offizielle» Ergebnis, eine breite Übereinstimmung der Experten, vorgelegt und war überaus zufrieden: Mit dieser Konferenz war «Übergewicht» als eigene «Krankheit» eingeführt worden, und die neuerliche Kampfansage konnte man über Monate bei der Gestaltung der Titelseiten und Themen zur Auflagensteigerung verwenden.[1]

Sie werden sich womöglich fragen, verehrte Leserinnen und Leser, warum ich Sie überhaupt mit diesen inneramerikanischen Angelegenheiten belästige. Was geht uns das hier in Europa an? Die Antwort ist ganz einfach: Wir Europäer, das heißt unsere Mediziner, Forscher, Politiker oder auch Versicherer, haben es nicht fertiggebracht, eigene Daten zu ermitteln, sind diesem amerikanischen Hokuspokus, bei dem Tausende von Dicken aus dem Ernährungszylinder gezaubert und bei Bedarf schnell wieder in Luft aufgelöst wurden, einfach erlegen! Wo es doch so praktisch war, die US-Zahlen einfach zu übernehmen . . . Warum sollten wir Europäer nicht nach exakt den Standards beurteilt werden, wie sie auch für Joe Hoe aus Wyoming gelten?

Noch interessanter wird die Sache allerdings, wenn man sich die Mühe macht, in die Methodik dieser Studien Einblick zu nehmen. Da fällt zunächst auf, daß natürlich nur eine sozial bessergestellte Schicht solche Lebensversicherungen abschließen kann. Deren Angehörige können es sich entsprechend auch leisten, regelmäßig zum Arzt zu gehen, was in den USA auch heute nicht selbstverständlich ist. Man geht generell davon aus, daß die regelmäßige ärztliche Betreuung der wichtigste präventive Faktor in bezug auf Sterblichkeit ist.[2] Außerdem sind die Angehörigen dieser Gesellschaftsschicht im Schnitt deutlich schlanker als die Durchschnittsamerikaner. Was Wunder also, wenn die Sterblichkeit der Versicherten rund vierzig Prozent unter der von Durchschnittsamerikanern lag. Das dürfte natürlich auch daran gelegen haben, daß man die eindeutigen Risikopatienten fürsorglich gar nicht erst aufgenommen hatte.

Aber jetzt kommt das beste – die Definition für Sterblichkeit: Als «gestorben» galt eine Person dann, wenn eine Police zur Auszahlung kam. Hatte jemand drei verschiedene Versicherungen abgeschlossen und verstarb, gingen damit – noch mehr Simsalabim – gleich drei Todesfälle in die Statistik ein. Außerdem wurde nicht berücksichtigt, wann ein Mensch in die Versicherung eingetreten war, das heißt über wie viele Jahre er mit Risiko lebte, bevor er verstarb. Es gab keine Informationen über das Bewegungsverhalten, es wurden keine anderen Risikofaktoren bestimmt, geschweige denn in die Auswertung einbezogen. Man wog die Leute einmal und nie wieder, hatte also keine Informationen über das wirkliche Gewicht zum Zeitpunkt ihres Todes.[1] All das sind Aspekte, die in einer seriösen wissenschaftlichen Auswertung niemals fehlen dürften.

Spezialisten der amerikanischen Gesundheitsbehörden haben diese Versicherungsdaten nach einer aufwendigen Analyse im Jahr 1996 mit einer harschen Kritik als «methodisch fragwürdig, nicht repräsentativ und folglich nicht aussagefähig» zurückgewiesen. Doch das war etwas spät – denn mit Hilfe dieses Datenschrotts war jahrzehntelang die «Wahrheit» zur Bedeutung von Übergewicht festgezurrt worden. Damit sind nicht nur die Amerikaner, sondern auch wir Europäer über zwei Generationen drangsaliert worden. Dieser Nonsens war die Grundlage für medizinische Anweisungen, ohne daß auch nur ein Skeptiker in unseren Landen einmal kritisch genug nachgebohrt hätte.

Für die Adipositaspäpste in aller Welt waren diese Versicherungsdaten natürlich «die lautere Wahrheit» und bis in jüngste Zeit die Grundlage ihres Handelns. Nachdem die lausige Datenqualität publik geworden war, mußten sie sich nach Ersatz umsehen. Heute ist eine neue Wahrheit in aller Munde – gottlob konnte eine neue Kronzeugin gegen den Killer Übergewicht aufgetrieben werden, die *Nurses' Health Study.*

Was zeichnet diese Untersuchung derart aus? Seit 1976 werden in den USA 115 000 ausgewählte Krankenschwestern wissenschaftlich beobachtet. Am Anfang der Studie wurden sie befragt, was sie essen, wieviel sie zur Zeit wiegen und wieviel sie gewogen hatten, als sie 18 Jahre alt waren. Die in die Studie einbezogenen Damen haben das dann mehr oder weniger genau zu Protokoll gegeben. Im Jahre 1994, in 16 Jahren Beobachtungszeit, waren 4726 von ihnen an den verschiedensten Ursachen verstorben. Als man ihr Gewicht, das sie zu Studienbeginn aufwiesen, mit den Todesraten in Beziehung setzte, zeigte sich ein sogenannter *J*-förmiger Zusammenhang: Personen mit mittlerem Gewicht hatten das niedrigste Risiko, jene mit Übergewicht und solche mit Untergewicht ein leicht erhöhtes Risiko. Doch nur bei den wirklich Dicken und bei den exzessiv Übergewichtigen war ein merklich erhöhtes Risiko nachweisbar. Um das Risiko durch Übergewicht noch differenzierter zu analysieren, bildete man Untergruppen, die man unabhängig von einander überprüfte: Raucherinnen, Ex-Raucherinnen, Niemals-Raucherinnen und getrennt davon Niemals-Raucherinnen, die auch gleichzeitig in den letzten Jahren ein stabiles Gewicht hatten. Die Raucherinnen und Ex-Raucherinnen bildeten die absolute Mehrheit. Doch bei ihnen stieg das Risiko mit zunehmendem Gewicht praktisch nicht an. Nur in der obersten Gewichtsgruppe, bei der alle Superfetten mit dabei waren, war das Risiko erhöht.

Einen eindeutigen, «dosisabhängigen» Anstieg des Risikos von «Schlank» in Richtung «Dick» fand man nur bei denjenigen Damen, die ihr Leben lang noch nie geraucht hatten. Noch etwas stärker trat der Gewichtseffekt zu Tage, wenn man sich innerhalb dieser Nichtrauchergruppe nur auf diejenigen konzentrierte, die gleichzeitig in den letzten Jahren ein stabiles Gewicht aufgewiesen hatten: Bei ihnen war bei leichtem Übergewicht, genau gesagt von Body Mass Index 27 an, den wir in Kapitel 8 genauer besprechen werden, ein erhöhtes Risiko nachweisbar. Dieses fiel dann für die deutlicher bis exzessiv übergewichtigen Damen noch entsprechend stärker aus. Wenn man aber das Vorhandensein der Risikofaktoren Bluthochdruck, Diabetes und hohes Blutfett in die Rechnung einbezog, sank das Risiko durch Übergewicht wieder ein Stück. Die Autoren geben es vorsichtshalber nicht genau an, aber aufgrund der anderen Angaben in der Originalarbeit läßt sich abschätzen, daß ein Risiko dann erst in höheren Gewichtsbereichen (in etwa von Body Mass Index 29 an) nachweisbar wurde.

Diese nichtrauchende, gewichtsstabile Damengruppe war zwar mit nur elf Prozent der vorliegenden Fälle in der absoluten Minderheit und ist weder für amerikanische Krankenschwestern noch für europäische, diäthaltende Übergewichtige besonders repräsentativ. Aber was soll es? Für unsere Ernährungs- und Übergewichtspäpste ist es jedenfalls selbstverständlich, daß deren Daten auf alle Menschen dieser Welt übertragen werden können.[3–5] Das glauben Sie nicht? Dann warten Sie es ab.

Mit Pauken und Trompeten sind die Verantwortlichen der *Krankenschwesternstudie* in die amerikanische Öffentlichkeit gegangen und haben gefordert, daß nun neue Gewichtsstandards notwendig seien. Ihre Daten hätten nun endgültig belegt: Am gesündesten sind die besonders Schlanken. Mindestens 15 Prozent weniger als der amerikanische Durchschnitt in der jeweiligen Altersklasse sollten Frauen wiegen, wenn sie besonders gesund sein möchten.

Frau Professor JoAnn Manson, die verantwortliche Forscherin – nach meiner eigenen Wahrnehmung eher im Bereich «magersüchtig» einzuordnen –, konnte sich der Medienpräsenz und der Unterstützung durch die Pharma-Diät-Allianz sicher sein. Auf solch ein Ergebnis hatte man händeringend gewartet. Jetzt konnte man endlich wissenschaftlich «sauber» begründet propagieren: je dünner, desto besser – nicht nur aus kosmetischer, sondern auch aus medizinischer Sicht. Mit einem Schlag hatte man sein Kundenpotential beträchtlich erweitert.

Warum erzähle ich so ausführlich von dieser Studie? Weil sie die Erkenntnisgrundlage ist, auf die sich heute alle Übergewichtspäpste unserer Breitengrade beziehen. Stellen Sie sich das einmal vor: Wenn es heute darum geht, in Deutschland, in der Schweiz oder in Österreich Männer wie Frauen hinsichtlich ihres Risikos aufgrund des Gewichts einzuschätzen, werden die Daten von amerikanischen Krankenschwestern hervorgeholt – und zwar nur jene Aufzeichnungen, die von den nichtrauchenden, gewichtsstabilen Testpersonen abgeleitet sind. Was kümmert es, daß Dutzende andere Studien ganz andere Ergebnisse zu Tage gebracht haben? Was macht es schon, ob Sie vielleicht ein Mann sind oder ob Sie auch weiterhin zu rauchen gedenken und als typisch besorgte Übergewichtige Ihr Gewicht einmal nach unten, einmal nach oben schaukeln? Aufgrund dieser Studie hätten Sie, als schaukelnde Raucher beispielsweise, unter diesen Umständen zwar mit ihrem Übergewicht kein zusätzlich erhöhtes Risiko zu gewärtigen – aber unsere Experten meinen wohl, es sei besser, wenn Sie das eben gar nicht wissen! Sehr geehrte Leserinnen und Leser, merken Sie sich den Namen *Nurses Study* bzw. *Krankenschwesternstudie.* Er könnte in Ihrem Leben künftig eine Rolle spielen.

Nun war also bewiesen: Übergewicht ist ein «Killer», eine Krankheit, die es mit allen Mitteln zu bekämpfen gilt. Bisher gab es ja noch Dicke, die sich von den vielen Vorurteilen gegen sie nicht aus der Bahn werfen ließen und Fröhlichkeit und Gesundheit ausstrahlten. Doch damit soll künftig Schluß sein. In Zukunft hat sich jeder Dicker hinter die Ohren zu schreiben: *Ich bin chronisch krank, möglicherweise ein Leben lang!*

Dicke sind seit dem Umschwung des körperlichen Idealbilds gesellschaftliche Außenseiter geworden. Der Druck auf sie begann Anfang des Jahrhunderts durch die leidige Koalition zwischen Mode- und Medizindiktatoren. Und immer schwang da der Vorwurf mit, daß sie ja selbst an ihrer Situation schuld seien. Die gesellschaftlichen Vorurteile gegen Übergewichtige haben entsprechend schon eine lange Tradition und sind inzwischen tief verankert. Man findet sie bei Frauen wie bei Männern, in allen Altersgruppen, in allen Hautfarben. Am offensten ausgesprochen werden sie natürlich von Kindern. In Untersuchungen beschrieben sechsjährige Kinder ihre dicken Kameraden als «faul», «dreckig», «dumm», «häßlich», als «Lügner» und «Betrüger». Im Vergleich zu Kindern mit anderen körperlichen Handicaps, wie ein fehlendes Bein, ein abgetrennter Arm oder Verunstaltungen des Gesichts, werden dicke Kinder am «unsympatischten» empfunden.[6]

Diese soziale Stigmatisierung und Ablehnung bleibt nicht ohne Effekt auf das eigene Ich. Dicke Kinder beginnen im Laufe der Zeit, sich selbst ebenso einzuschätzen.[6] Besonders beeindruckend sind Aussagen von ehemals Übergewichtigen, die nach einer chirurgischen Magenverkleinerung dramatisch abgenommen hatten. Sie gaben zu verstehen, lieber blind und taub sein zu wollen als jemals im Leben wieder dick.[7]

Dicke werden überall in unseren westlichen Gesellschaften diskriminiert und herabgestuft. So zeigen Untersuchungen in den USA, daß dicke Studentinnen und Studenten trotz gleicher Qualifikation weniger häufig von Prestige-Universitäten aufgenommen werden. Sie finden normalerweise auch bei Personalchefs weniger Anklang. Dicke werden seltener angestellt, manchmal nur unter Sonderkonditionen, und sie werden schneller wieder gefeuert.[6] Manche Berufe bleiben für sie ganz verschlossen. Darüber hinaus werden sie auch noch schlechter bezahlt: Bei einer diesbezüglichen Untersuchung stellte sich heraus, daß ein Angestellter pro Pfund Übergewicht mit rund tausend Dollar weniger im Jahr rechnen muß.[6]

Wenn dicke Personen, denen massive Vorurteile entgegenschlagen, mit Hilfe der Chirurgie dramatisch, das heißt beispielsweise fünfzig Kilo, abspecken, werden sie auf einmal wieder wie normale Menschen behandelt.[6] Schlechte Chancen haben Übergewichtige auch bei der Partnerwahl, und wenn ihnen die «Landung» dennoch gelingt, so ist sie oft mit sozialem Abstieg verbunden.[7]

Verschiedene, wenn auch nicht alle Studien deuten darauf hin, daß Dicke häufiger unter Angst-, Anspannungs- und Depressionszuständen leiden – was sicher nicht verwunderlich ist. Dann gehen sie zum Arzt und erhoffen sich Hilfe, um endlich dünner zu werden. Dabei geraten sie vom Regen in die Traufe: In einer Untersuchung gaben 87 Prozent der befragten Übergewichtigen an, von ihrem behandelnden Arzt wegen ihres Gewichtes respektlos behandelt worden zu sein. Umgekehrt belegen Untersuchungen, daß diese Einschätzung wohl gerechtfertigt ist: Die Ärzte beurteilen mehrheitlich ihre dicken Patienten als willensschwach und häßlich. Wenn sie das Glück haben, einen Arzt ohne solche Vorurteile zu finden, der mit ihnen eine Ernährungstherapie durchführen will, wartet schon die nächste soziale Fallgrube auf sie. Mit großen Hoffnungen und Erwartungen gehen beide Seiten das Verhältnis ein, doch unterschätzen sie gleichzeitig Zeit und Kraft, die nötig sind, entsprechend Gewicht abzunehmen bzw. die Schwierigkeiten, das erreichte Gewicht zu halten. Wenn man seinen Arzt wieder aufsucht, ist die Wahrscheinlichkeit groß, daß man wenig abgenommen oder aber bereits «vollumfänglich» wieder zugenommen hat. Das geringe Selbstbewußtsein führt bei den Patienten oft dazu, in Lethargie zu verfallen oder sich selbst anzuklagen. Solchermaßen konfrontierte Ärzte entwickeln offenbar gehäuft negative Einstellungen gegen Übergewichtige, weil diese als Therapieverweigerer eingestuft oder schlicht als «Mißerfolge» wahrgenommen werden.[6, 7]

Die Verzweiflung, die Not und der Leidensdruck im Leben vieler Übergewichtiger ist nur allzugut nachvollziehbar. Um so anfälliger sind die Dicken ja für alles und jeden, der ihnen Hilfe verspricht. Jede Woche sind es hundert neue Diätlügen, die auf sie einprasseln. Daß man sich auch auf gefährliche und gar extreme Experimente einläßt, wenn die Versprechungen ebenso extrem, aber verlockend genug verpackt sind, liegt ebenfalls nahe.

Der Weg in die Diätmentalität und ins Risikoverhalten ist so vorprogrammiert. Bereits in den zwanziger Jahren gab es Sterbefälle, die als Folge von drastischen Blitzdiäten eintraten. Mehrere Hollywoodgrößen hat dieser Tod ereilt. Ende der siebziger Jahre kamen die Diäten mit flüssigen Eiweißdrinks in Mode. Als dann immer mehr Menschen im Rahmen solcher Diäten starben, wurden letztere endlich verboten. Mindestens 24 Tote gab es auch Anfang der neunziger Jahre durch die Verwendung von ephinedrinhaltigen Diätprodukten.[8] Und die neueste Horrorstory ist gerade erst einige Monate alt. Sie werden in diesem Buch noch davon hören – bleiben Sie dran!

KAPITEL 8

Wie rund ist ungesund?

Lassen Sie uns, bevor wir in diese spannende Geschichte einsteigen, zunächst einige Begriffe und deren Bedeutung klären. Was heißt eigentlich «Übergewicht» und «Adipositas» genau? Wie wir im letzten Kapitel gehört haben, ändert sich das «gesunde» oder «ideale» Gewicht des öftern, einmal hinauf, ein paar Jahre später wieder hinunter. Zur Zeit legt in meiner Heimat die medizinische Fachgesellschaft für Gewichtsprobleme, die «Deutsche Adipositas Gesellschaft», die Werte fest. Dazu wird heute nicht mehr das eigentliche Gewicht, sondern der sogenannte Body Mass Index (BMI) oder Körpermassen-Index herangezogen. Dieser berechnet sich «ganz einfach»: Sie dividieren Ihr Gewicht (in Kilogramm) durch das Quadrat Ihrer Körperlänge (in Metern), also etwa $80/1{,}80^2$. Daraus ergibt sich bei unserem Beispiel ein BMI von 24,7. Aber um es wirklich zu vereinfachen, verehrte Leserinnen und Leser, können Sie im Anhang auf Seite 268 nachsehen, welchen BMI Sie bei Ihrer Größe und Ihrem Gewicht aufweisen.

Gemäß dieser Gewichtskategorien wird «Normalgewicht» definiert als ein BMI zwischen 20 und 24,9. Ein BMI zwischen BMI 25 und 29,9 wird als «Übergewicht» oder als «Adipositas Grad I» bezeichnet. Zwischen BMI 30 und 39,9 hat man «Adipositas» bzw. «Adipositas Grad II». In vielen Veröffentlichungen spricht man dann auch von «Fettsucht». Bei Werten über BMI 40 fällt man in die Kategorie «extreme Adipositas» bzw. unter «Adipositas Grad III».

Die obersten Gewichtswächter der Nation haben Übergewicht ja mit einer neuen Legitimation den Kampf angesagt. Seit es seit kurzem heißt: «Adipositas ist eine chronische Erkrankung», kann man die Medizinerkollegen verstärkt in die Pflicht nehmen.[1,2] Damit werden alle Bürger, die zur Anpassung an ihre körperfeindliche Umwelt eine gewisse Masse Fette aufgebaut haben, per Definition als krank und therapiebedürftig deklariert.

«Was heißt hier krank?» werden einige der munteren schwergewichtigen Zeitgenossen jetzt protestieren. Lassen sich «krank» und «gesund» überhaupt so einfach definieren, nachdem die Gesundheitskriterien individuell so unterschiedlich sind? Bisher galt Übergewicht als Risikofaktor, und man konnte zehn weitere solche Faktoren auf sich vereinen, mußte aber deshalb noch lang nicht

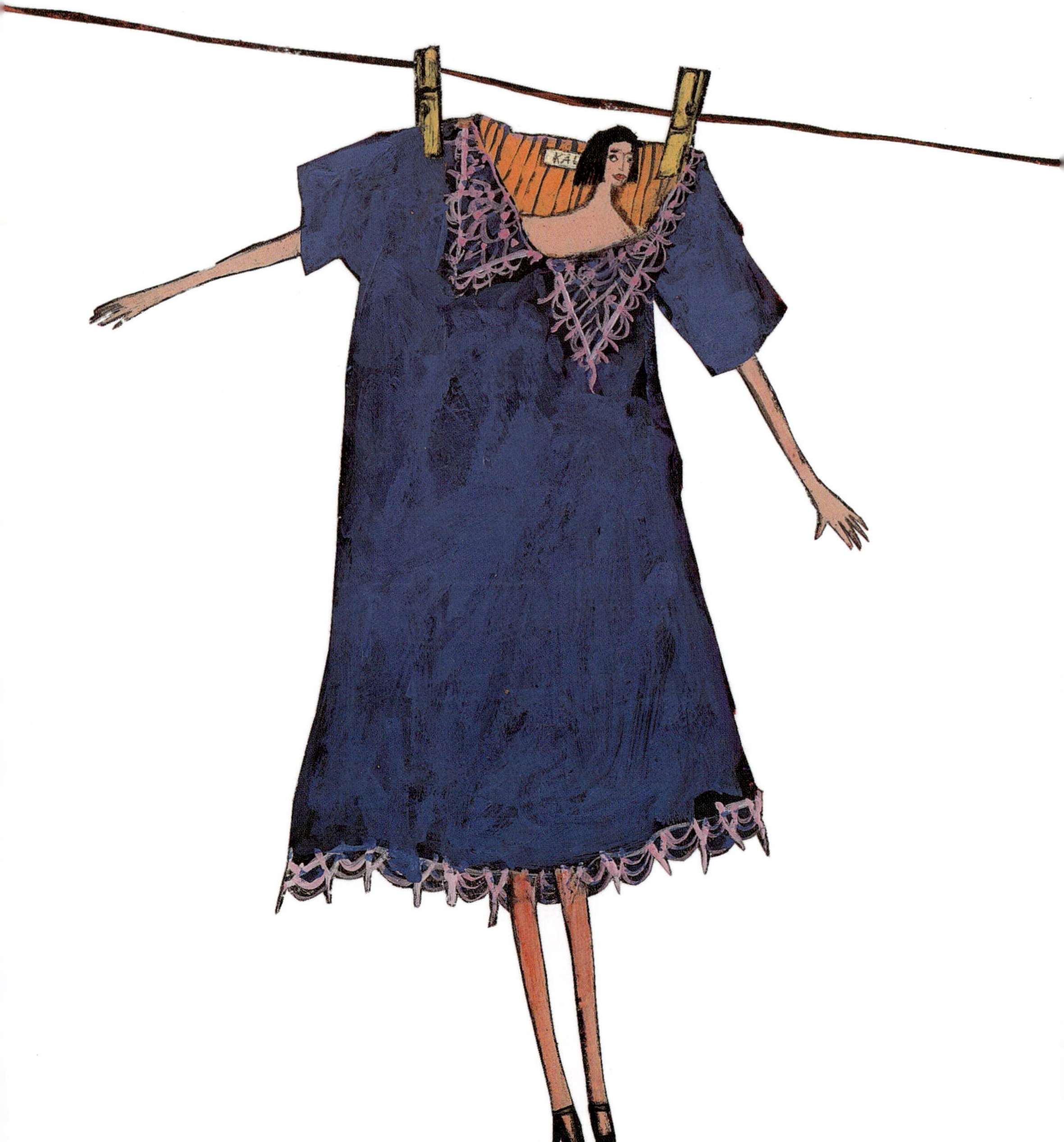
KAL

«krank» sein. Hat man Winston Churchills Eskapaden bereits vergessen? Viele können mit der «Krankheit» Übergewicht fröhlich und wohlgemut ein Greisenalter erreichen.

Solche Bedenken scheinen die Gewichtswächter nicht zu irritieren. Für sie ist man als Adipöser auf alle Fälle «therapiebedürftig».[1, 3] Und die Begründung? «Adipöse leiden häufig an Atemnot, Ermüdbarkeit und Gelenkbeschwerden und erfahren eine Beeinträchtigung ihres Selbstwertgefühls. Übergewicht und Adipositas begünstigen die Entstehung kardiovaskulärer Risikofaktoren und sind der stärkste Promotor des Metabolischen Syndroms. Das gehäufte Auftreten kardiovaskulärer Risikofaktoren wie Hypertonie (Bluthochdruck), Hyperlipidämie (hohe Blutfettwerte) und Diabetes mellitus (Zuckerkrankheit) erklären die erhöhte Inzidenz (das erhöhte Auftreten) arteriosklerotischer Komplikationen wie Herzinfarkt und Schlaganfall. Außerdem ist Übergewicht mit anderen Krankheiten wie Gallensteinerkrankungen, Venenleiden, Herzinsuffizienz, degenerativen Gelenkerkrankungen, Gicht und bestimmten Karzinomen assoziiert. Diese Begleit- und Folgeerkrankungen haben eine Verkürzung der Lebenserwartung in Abhängigkeit von Ausmaß und Dauer des Übergewichtes zur Folge.»[1]

Ja, richtig – es gibt erhöhte Risiken, speziell für ausgewählte Gesundheitsbereiche wie Gicht, Gallensteine, Bandscheibenschäden, Krampfadern, einige Krebsformen und vor allem für die Herz-Kreislauf-Erkrankungen. Doch Verkürzung der Lebenserwartung mit Übergewicht im Bereich BMI 25 bis 30? So pauschal und undifferenziert? Das wollen wir uns noch genau ansehen. Die oft beschriebenen Risiken beziehen sich denn auch vor allem auf die berühmten «Risikofaktoren». Die finden sich im Durchschnitt tatsächlich häufiger mit steigendem Gewicht. Übergewicht steht unfraglich statistisch in Beziehung mit erhöhten Blutfettwerten, Bluthochdruck und Störungen des Zuckerstoffwechsels bzw. Diabetes mellitus – alles Risikofaktoren für Herz- und Hirninfarkt. Wenn man sie hat, erhöht sich genau genommen die statistische «Wahrscheinlichkeit», daß man einen Herz- oder Hirninfarkt bekommt.[4, 5]

Risikofaktoren sind aber nicht zwangsläufig auch die Ursachen von Herz- und Hirninfarkt. Individuell gesehen können Risikofaktoren deshalb ohne Bedeutung sein – das heißt, es ist keine sichere Folge, daß jemand dann tatsächlich an Herz-Kreislauf-Erkrankungen leidet und stirbt, wenn er gewisse Risikofaktoren auf sich vereint. Außerdem entwickelt nicht jeder Übergewichtige diese Faktoren. Mancher Schlanke dagegen, der keine Risikofaktoren auf sich vereint, kann umgekehrt sehr früh an einem Herz- oder Hirninfarkt sterben.

Wenn man abspeckt, gehen häufig die oben beschriebenen Risikofaktoren ein wenig zurück. Doch Vorsicht! Ist man deshalb gesünder, weil man niedrigere Blutdruckwerte, niedrigere Blutfettwerte usw. aufweist? Risikofaktoren zu senken – heißt das automatisch, seltener an Herz-Kreislauf-Krankheiten, Infektionen oder Krebs zu erkranken, nicht daran zu sterben oder länger zu leben? Wir werden das in Kapitel 18 näher beleuchten. Ich darf Ihnen hier schon einige dicke Überraschungen ankündigen.

An dieser Stelle erlaube ich mir, zwei denkenswerte Beispiele anzuführen, die aufzeigen, zu welchen Trugschlüssen die alleinige Ausrichtung auf «Risikofaktor-Medizin» führen kann: Eine Studie an älteren Menschen aus den USA hatte zum Ergebnis, daß diejenigen, die zwischen dem 50. und dem 75. Lebensjahr an Gewicht abnahmen, zwar die niedrigsten Risikofaktorwerte aufwiesen, daß diese aber zugleich am häufigsten an manifesten Herz-Kreislauf-Erkrankungen litten. Wer hingegen im Lauf des Älterwerdens mehr als zehn Prozent des Gewichtes zunahm, das er als Fünfzigjähriger hatte, bei dem konnte man höhere Risikofaktorwerte feststellen. Doch die Häufigkeit der Erkrankungen im Herz-Kreislauf-Bereich nahm damit nicht unbedingt parallel zu – bei den älteren Damen gar nicht und bei den älteren Herrn nur geringfügig. Am besten erging es denen, die ihr Gewicht stabil hielten, egal wieviel sie mit fünfzig auf die Waage brachten.[6]

Und noch beeindruckender eine neue Untersuchung der Universität Ulm: Dort hat man in einer Langzeitstudie rund 8000 Bauarbeiter im Alter von 25 bis 65 Jahren aus Baden-Württemberg untersucht. Wie zu erwarten war, hatten die Dicksten am häufigsten Bluthochdruck und Diabetes. Sogar die ersten Anzeichen für eine Koronare Herzkrankheit (KHK) fand man bei den Übergewichtigen häufiger als bei den Schlanken. Doch siehe da, die Dicken waren gesundheitlich offenbar stabiler als die schlanken Kollegen: Wer einen BMI von 30 oder mehr auf die Waage brachte, hatte eine um sechzig Prozent niedrigere Sterblichkeit, verglichen mit jenen, die ein «ideales», schlankes Gewicht hatten, das heißt weniger als BMI 22,5 wogen! Speziell diejenigen, die unter Bluthochdruck, Diabetes und KHK litten, waren mit «Übergewicht» wesentlich besser vor den Hieben des Sensemannes gefeit als die Schlanksten: sie hatten im Vergleich eine um siebzig Prozent erniedrigte Sterblichkeit, wenn sie mehr als BMI 30 vorzuweisen hatten! Auch in der Gruppe der Bauarbeiter ohne jegliche Risikofaktoren war die Sterblichkeit bei den Dicksten am niedrigsten. Allerdings waren die Unterschiede zu den Dünnen nicht mehr statistisch sicherbar.[7]

Höchst interessant – nicht wahr? Wie wichtig es doch ist, Risikofaktoren genau von tödlich verlaufenden Krankheiten zu unterscheiden! Ich denke, die meisten Verstorbenen in der Ulmer Studie hätten gerne eine ganze Reihe von Risikofaktoren akzeptiert, wenn sie dafür jetzt noch leben würden. Selbst hochbetagte Menschen ziehen es vor, möglichst lange am Leben zu bleiben, statt beschwerdefrei zu sein und dadurch möglicherweise in den Genuß einer besseren Lebensqualität zu kommen.[8] Verehrte Leserin, verehrter Leser, die Ulmer Lang-

Übergewicht – Ursache oder Indikator des Herzinfarktrisikos?

Es ist bis heute nicht eindeutig geklärt, ob Übergewicht eine eigenständige Ursache für Herzinfarkt ist oder ob es sich um einen «Marker», das heißt um einen begleitenden Faktor, handelt. Für den Marker sprechen mindestens drei Tatsachen:
Erstens findet sich kein Zusammenhang zwischen Übergewicht und Arteriosklerose. Das ist schon frühzeitig genauestens anhand von speziellen Gefäßuntersuchungen festgestellt worden.[9, 10] Eher das Gegenteil stellte sich heraus: Die dicksten Patienten hatten die reinsten Gefäße.[10] Dies ist weithin anerkannt.[11] Wenn Übergewichtige entsprechend von den klassischen Risikofaktoren Rauchen, Bluthochdruck, Hypercholesterinämie, Bewegungsmangel usw. nicht betroffen sind, dann ist in den meisten Studien für sie kein Risiko für Arteriosklerose zu erkennen, egal wie dick sie sind.
Zweitens müßten, wenn Übergewicht eine direkte Ursache für Herz- und Hirninfarkt wäre, alle Dicken, die erfolgreich abnehmen, mit einer Senkung der Herz-Kreislauf-Todesrate belohnt werden. Leider trifft das nicht zu – eher das Gegenteil ist der Fall, wie wir in Kapitel 18 noch näher aufzeigen werden.
Und drittens ist es eine bisher selten berücksichtigte Tatsache, daß durch eine Veränderung des Lebensstils – also durch intensives Bewegungstraining, Einstellen des Rauchens, sinnvolle Ernährung und psychologische Betreuung – die klassischen Risikofaktoren auch bei Dicken weitgehend gesenkt oder sogar ganz beseitigt werden können. In diesem Fall sinkt das Herzinfarktrisiko wie auch die Gesamtsterblichkeit auf vergleichbar niedrige Werte wie bei Schlanken! Das zeigen beeindruckende Studien, die wir im Kapitel 20 näher vorstellt werden.
Aus diesen Zusammenhängen folgt, daß Übergewicht *per se* keine bedeutende Ursache für Herz-Kreislauf-Erkrankungen sein kann.

zeitstudie ist bereits die sechste, die ein solches «paradoxes» Ergebnis ans Tageslicht bringt.[7] Doch darüber predigen Fettsucht-Kleriker nicht. Warum die dicken Bauarbeiter besser abschneiden als die dünnen wird nicht ohne weiteres zu klären sein. Rauchen, Alter und andere Einflußfaktoren waren jedenfalls statistisch berücksichtigt worden. Exzessives Übergewicht kam nicht vor, und ihre berufliche Betätigung garantierte tägliche körperliche Aktivität – was meiner Meinung nach ein Schlüssel zu diesem «Rätsel» sein könnte. Man darf getrost davon ausgehen: Dick ist eben nicht gleich dick! Und amerikanisch-«bewegungslos»-dick ist schon gar nicht mit schwäbisch-«arbeitsam»-dick zu vergleichen.

Man erkennt gerade an der Ulmer Untersuchung, wie schwierig es herauszufinden ist, ob es am Übergewicht selbst liegt, wenn jemand lebensbedrohlich erkrankt, oder ob die Umstände schuld sind, die mit Übergewicht zusammen

Wie gut ist das Herzinfarktrisiko belegt?

Die am häufigsten genannten Belege zum Herzinfarktrisiko durch Übergewicht sind die *Krankenkenschwesternstudie*[12] und die *Framingham-Studie.*[13] In beiden Untersuchungen wurde allerdings die körperliche Aktivität nicht in die Risikoberechnung mit einbezogen – ein gravierendes methodisches Manko, speziell bei der Abschätzung von Herz-Kreislauf-Risiken. Bei der Auswertung der *Krankenschwesternstudie* wurde zusätzlich noch eine umstrittene Methode gewählt: Die anerkannten unabhängige Risikofaktoren Bluthochdruck, hohe Blutfettwerte und Zuckerkrankheit gingen ebensowenig in die statistische Berechnung ein. Als Argument wird angeführt, daß Bluthochdruck, hohe Blutfettwerte und Diabetes Folgen des Übergewichts seien und deren Einbeziehung zu einem *Unterschätzen* des tatsächlichen Risikos durch Übergewicht führen würde.

Das impliziert, daß alle Dicken diese Risikofaktoren aufwiesen, und umgekehrt hieße das, daß diese Risikofaktoren ohne Übergewicht nicht festgestellt würden! Mit dieser Vorgehensweise nimmt man bereitwillig in Kauf, das Risiko des Übergewichtes für Herzinfarkt deutlich zu *überschätzen.* Der Publikation kann sogar entnommen werden, daß nach Einbeziehung der Risikofaktoren Bluthochdruck, hohe Blutfettwerte, Diabetes und des Schutzfaktors Alkohol bis zu einem Gewicht von BMI 29 kein merkliches Risiko feststellbar ist. Wenn man auch noch die körperliche Aktivität berücksichtigt hätte, wäre der «Übergewichtsbereiche bis BMI 29 mit großer Wahrscheinlichkeit ohne jedes Risiko geblieben.

auftreten. Gehen mit dem Dicksein nicht typischerweise Eigenheiten des Lebensstils einher, wie etwa Bewegungsarmut, unsinnige Ernährung und psychosozialer Streß, die möglicherweise erst den erhöhten Blutdruck, erhöhte Blutfettwerte und Störungen des Zuckerstoffwechsels hervorrufen? Ist Übergewicht nicht oft nur ein Merkmal eines ungesunden Lebensstils, der aber wieder die Entwicklung dieser Risikofaktoren eigentlich verursacht?

Es ist streng genommen selbst für den Einfluß von Übergewicht auf Herzinfarkt noch nicht geklärt, ob es sich im wesentlichen um einen «Marker», das heißt einen eher unbedeutenden Begleiteffekt, handelt oder um eine Ursache. Doch seitens unserer geschätzten Adipositasexperten ist alles klar: Als «Beweis», daß mit zunehmendem Gewicht das Herzinfarktrisiko erheblich ansteigt, werden heute üblicherweise zwei Studien angeführt. Die berühmte *Krankenschwesternstudie*[12] und die ebenso berühmte *Framingham-Studie.*[13] Beide Untersuchungen werden übrigens immer wieder von kritischeren Wissenschaftlern wegen methodischer Probleme und Ungereimtheiten angegriffen, und deren Ergebnisse bzw. deren Auslegung werden mit Recht in Frage gestellt (siehe Exkurs oben) Deshalb sollte man beide Studien zumindest mit kritischen Abstand einschätzen und nicht mit blinder Euphorie als überwältigende «Beweise» mißbrauchen.

Tatsächlich ist nicht einmal ein klarer Zusammenhang zwischen Übergewicht und Diabetes und als Folge davon Herz-Kreislauf-Erkrankungen nachzuvollziehen. Störungen des Zuckerhaushaltes können zwar sowohl über fettgefüllte Muskel- als auch über gut gefüllte Fettzellen eingeleitet bzw. gefördert werden. Und die Zuckerkrankheit beinhaltet bekanntlich ein deutliches Risiko für alle Blutgefäße und damit für Herz und Kreislauf.

Mit steigendem Übergewicht steigt auch das Risiko, Diabetiker zu werden. Zumindest bei Männern ist das ganz eindeutig, bei Frauen ist dieser Zusammenhang offenbar wesentlich schwächer ausgeprägt.[14] Doch längst nicht alle Diabetiker sind dick, und nicht alle Dicken werden zu Diabetikern. Und besonders verwirrend in diesem Zusammenhang: Schlanke Diabetiker oder solche, die abgenommen haben, zeigen nicht übereinstimmend bessere, sondern unter Umständen sogar schlechtere Aussichten bezüglich Krankheitsverlauf und Sterblichkeit.[7, 15–21]

Risikofaktoren sind eben – und dessen sollte man immer gewahr sein – vor allem «Surrogat-Parameter». Das sind Ersatzwerte bzw. Merkmale, die man einfach messen kann, und die oft mit dem Entstehen einer Krankheit gleichzeitig auftreten, aber nicht die Krankheit an sich darstellen. Selbst das Vorhandensein von Bluthochdruck und Diabetes bei einem Dicken besagt noch nicht, daß er deswegen eine verkürzte Lebenserwartung hat. Und vor allem muß eines immer bedacht werden: Wenn man alle Krankheiten und Todesursachen gemeinsam betrachtet, dann gleichen sich zumindest bei leichtem bis mäßigem Übergewicht die «Risiken» und die «Vorteile» aus.

Sie haben richtig gelesen: Übergewicht bringt in die Gesundheitsgleichung offenbar auch gewisse «Vorteile»! Da steht als erstes Krebs zur Diskussion. Über 35 Studien zeigen weltweit, daß höheres Gewicht mit niedrigeren Krebsraten einhergeht.[22] Das gilt vor allem für Lungenkrebs und prämenopausalen Brustkrebs, zwei der häufigsten Krebstodesursachen.[23] Des weiteren findet man bei höherem Gewicht weniger tödlich verlaufende Infektionskrankheiten, vor allem im Bereich der Lunge. Und auch das Osteoporose-Risiko sinkt.[22] Schließlich haben Dicke mit Bluthochdruck eine bessere Überlebenschance als Dünne mit Bluthochdruck.[7, 22] Ähnliches, wie oben schon erwähnt, wurde auch in verschiedenen Studien für Diabetiker gefunden.[7]

Doch zurück zum vielbeschworenen «dicken» Risiko. Der durchschnittliche BMI liegt zur Zeit in Deutschland bei etwa 25 für Frauen und bei rund 26 für Männer. Wir sind also im Schnitt per Definition «übergewichtig». Müssen jetzt Millionen von Mitbürgern um ihr Leben fürchten – selbst die gesundheitlich stabileren Frauen? Jawohl! – meint Adipositas-Präsident Professor J. G. Wechsler: «Auch bei Frauen ist die Sterblichkeit bei Übergewicht signifikant erhöht.»[3]

Seit September 1997 gibt es in Deutschland eine wissenschaftliche Arbeit, die endlich einmal verläßliche Aufklärung über das ganze weite und verwirrende Thema «Übergewicht» geben sollte. Vier ausgewiesene Fachleute haben sich die unsägliche Mühe gemacht, 1092 wissenschaftliche Veröffentlichungen aus der ganzen Welt nach Hieb- und Stichfestigkeit auszuwerten. Nur die absolut «gesicherten» Erkenntnisse wollen sie dann auf 88 Seiten zusammengefaßt haben: Professor Hans Hauner vom Diabetes-Forschungsinstitut der Universität Düsseldorf, Professor Karl Lauterbach vom Institut für Gesundheitsökonomie, Medizin und Gesellschaft der Universität Köln, Professor Joachim Westenhöfer von der Fachhochschule für Ökotrophologie in Hamburg und Professor Alfred Wirth, der Chefarzt der Teutoburger-Wald-Klinik in Bad Rothenfelde. Das Werk nannten sie «Entwurf einer Evidenz-basierten Leitlinie zur Behandlung der Adipositas in Deutschland». Zwei der Herren, die Professoren Hauner und Wirth, sitzen auch im Vorstand der Deutschen Adipositas Gesellschaft.[24]

Hier ihr überaus erstaunliches, aber präzise formuliertes Resümee: «Bereits bei leichtem Übergewicht (BMI 25 bis 26,9) ist die Sterblichkeit 1,3fach erhöht, bei deutlicher Adipositas (BMI größer als 32) sogar 2,2fach!»[24] ‹Gilt das für alle, für Männlein wie für Weiblein, für jung und alt?› fragen Sie sich jetzt vielleicht besorgt, verehrte Leserinnen und Leser. Das wird jedoch nicht näher präzisiert, und so gilt es nach Einschätzung der vier deutschen Experten wohl für beide Geschlechter. Weil sie mit ihrem Werk für die Adipositastherapie so außergewöhnlich viel geleistet haben, schlage ich vor, sie «fabelhafte Vier» oder einfach «fab four» zu nennen. Wir werden nämlich über diese vier Professores im Laufe des Buches noch einige Male sehr ins Staunen kommen – so viel sei schon verraten.

Wie können diese Spezialisten das Risiko für uns so genau abschätzen? Worauf beziehen sie ihre Erkenntnisse zur Sterblichkeit von uns Mitbürgern in Mitteleuropa? Kaum zu glauben, aber als Beleg für das so «enorm erhöhte» Risiko durch noch relativ bescheidenes Übergewicht nennen sie in ihren «Leitlinien» nur eine einzige Studie![24] Interessanterweise haben auch Professor Wechsler, Präsident der Adipositas Gesellschaft, und Professor Pudel in ihren aktuellen Veröffentlichungen die «wissenschaftliche Evidenz» zu Übergewicht und Gesamtsterblichkeit mit nur dieser einen Studie belegt. Keine weitere – und es gibt Dutzende vergleichbarer Studien – wird von diesen Experten auch nur erwähnt, weder bezüglich Frauen noch bezüglich Männer.[2, 3, 25] Bei dieser einen Kronzeugenstudie handelt es sich natürlich um die berühmt-berüchtigte *Krankenschwesternstudie* aus den USA. All diese dramatischen, weitreichenden Ausführungen – auf der Basis einer einzigen Untersuchung!

Wirklich verblüffend, daß bei unseren ausgewiesenen «Adipositasexperten» nur noch diese eine Studie zu zählen scheint – ausgerechnet jene, die nur bei übergewichtigen Damen, die nicht rauchen und ein lange stabiles Gewicht hatten, ein erhöhtes Risiko demonstriert hat. Erneut frage ich: Kann man denn diese an Amerikanerinnen gewonnenen Erkenntnisse direkt und unbesehen auf beleibte Vertreterinnen deutscher Damenkränzchen oder auf kugelrunde Kölner Kegelbrüder übertragen?

‹Was ergeben die andere Studien?› mag jetzt ein kritischer Leser nachbohren. Die Gesundheitsbehörden der USA haben sich ihrer im Jahr 1996, in der bisher größten und umfassendsten Analyse, die jemals zu dieser Frage durchgeführt wurde, angenommen. Da gingen allein 14 Langzeitstudien ein, die bis zum Jahr 1991 an Frauen durchgeführt worden waren. Zusammengenommen sind dabei fast 250 000 Frauen untersucht worden – ungefähr zweieinhalbmal so viele wie in der *Krankenschwesternstudie.*[26]

Und das Ergebnis? Interessanterweise brachten diese Studien *keinen* Zusammenhang zwischen Übergewicht und erhöhter Sterblichkeit bei Frauen an den Tag. Egal, ob dicker oder dünner, im BMI-Bereich von 18 bis 38, das heißt von extrem schlank bis extrem dick, es konnte kein eindeutiger Anstieg des Risikos bei Frauen gefunden werden! Ist das denn zu glauben?

In dieser Analyse wurden ebenfalls 18 bis zum Jahre 1991 durchgeführte Langzeitstudien zum Sterberisiko bei Männern ausgewertet.[26] Auch diese Ergebnisse sind hochinteressant: Das absolut *niedrigste* Sterberisiko für Männer liegt demnach im Bereich von BMI 23 bis 28. Erst ab BMI 31 steigt das Sterberisiko merklich an. Da sind diese Männer mit einem BMI von 26, 27 oder 28 von den Fettsucht-Päpsten doch längst als «krank» oder «therapiebedürftig» definiert worden und stehen doch stabiler im Leben als ihre schlankeren, «gesünderen» Geschlechtsgenossen: Mit einem BMI von weniger als 23 war bereits ein merklich erhöhtes und mit einem superschlanken BMI von 19 sogar ein ähnlich hohes Risiko erreicht, wie es ein Adipöser mit einem BMI von 31 hat! Sollte die Natur den Schlankheitsfanatikern wieder einmal ein biologisches Schnippchen geschlagen haben? Ist möglicherweise «zuviel» genau so schlecht wie «zuwenig» und «moderat» am aussichtsreichsten?

Wer jetzt meint, daß die Dünnen in diesen Untersuchungen vielleicht deshalb früher gestorben sind, weil mehr Raucher und erkrankte Personen unter ihnen waren, den muß ich enttäuschen. In dieser sorgfältigen Analyse hatte man selbstverständlich an solche Aspekte gedacht und diese in die statistische Berechnung einbezogen.

Vergegenwärtigen wir uns das noch einmal: Die Mehrzahl der großen Studien weltweit zeigt bis zum Jahr 1991, daß Männer mit einem übergewichtigen BMI von 25, 26, 27 und 28 nicht etwa eine *erhöhte,* sondern tatsächlich die absolut *niedrigste* Sterblichkeit haben! Das ist ein Gewichtsbereich, den viele Ärzte und Ernährungsberater bei ihren Patienten für «nicht akzeptabel» halten, wenn sie doch beispielsweise von der Gesellschaft für Adipositas in Fortbildungsreferaten über die gesundheitlichen Bedenklichkeit und über die immensen Kosten für das Gesundheitssystem informiert wurden. Und bei Frauen ist selbst bis in höchste BMI-Bereiche keine erhöhte Sterblichkeit festzustellen. Wie viele Patienten verspüren bereits einen erheblichen «Leidensdruck», nicht etwa, weil sie mit ihrem Gewicht unzufrieden wären, sondern weil sie täglich mit Gesundheitsidealen verrückt gemacht worden sind! Wie viele derartig irregeleitete Damen und Herren mit einem BMI von 27 oder 28 durchlaufen schon die x-te Diät und schlucken «dauerhaft» schlankmachende Drinks und Pillen?

In keiner der obgenannten Veröffentlichungen der «Experten», das heißt der Vertreter der Deutschen Adipositas Gesellschaft, der Deutschen Gesellschaft für Ernährung oder der «fab four», findet diese bedeutendste aller Analysen zur Frage Körpergewicht und Sterblichkeit, in die Daten von 56 verschiedenen Bevölkerungsgruppen aus verschiedenen Teilen der Welt einging, auch nur Erwähnung. Sie taucht nicht einmal in den Literaturhinweisen auf. Ist sie so unwichtig, handelt es sich um ein bedauerliches Mißgeschick, oder steckt da wieder dieses Leiden dahinter – die kollektive Wahrnehmungsschwäche?

Aber es kommt noch viel besser: An der Klinik für Stoffwechselkrankheiten und Ernährung der Universität Düsseldorf haben Professor Michael Berger und Mitarbeiter jüngst dazu beigetragen, die Verhältnisse für Deutschland zu klären. Sie haben Anfang 1998 die weltweit größte Langzeitbeobachtung, die sich speziell nur mit Übergewichtigen beschäftigt, veröffentlicht. Dieses Forschungsinstitut zeichnet sich übrigens als eines der wenigen dadurch aus, daß man dort keine Ernährungspäpste ins Brot nimmt, sondern mit einer bemerkenswert kritischen Distanz an Ernährungsfragen herangeht. Mit Ideologien und Dogmen hat man es glücklicherweise nicht so im Hause Berger.

Ich möchte Ihnen die *Düsseldorf Obesity-Mortality-Study,* diese einmalige Studie, die in einer der renommiertesten Fachzeitschriften, dem *American Journal of Epidemiology* erschienen ist, kurz vorstellen: Mehr als 6000 Übergewichtige mit einem BMI zwischen 25 und 74 – ja, Sie haben ganz richtig gelesen – wurden über viele Jahre hinweg nachuntersucht. Dabei zeigte sich, daß die Damen mit leichtem und deutlicherem Übergewicht (bis BMI 32) genauso lange lebten wie der viel schlankere weibliche Durchschnitt in Nordrhein-Westfalen. Bei «krankhaftem» Übergewicht zwischen BMI 32 und 36 war die Sterblichkeit gegenüber der Durchschnittsbevölkerung auch nur unwesentlich erhöht. Ein BMI von 36 entspricht zum Beispiel einem Gewicht von 98 Kilogramm für eine 1,65 Meter große Frau. Selbst bei einem BMI von 36 bis 40 stieg die Todesrate nur mäßig an. Erst über BMI 40 – was einem Gewicht von wenigstens 110 Kilo bei einer Größe von 1,65 Metern entspricht – wurde es brenzlig für die fülligen Damen.

Die «Düsseldorf Obesity-Mortality-Study»

Zwischen den Jahren 1961 und 1994 wurden 6193 Übergewichtige an der Düsseldorfer Klinik für Stoffwechselerkrankungen und Ernährung genauestens untersucht; dabei überprüfte man den Einfluß ihres Übergewichtes auf die Sterblichkeit.[27] Die Patienten waren im Mittel vierzig Jahre alt und wiesen einen Body Mass Index zwischen 25 und 74 auf! Der Durchschnittswert lag bei einem BMI von 37.

Man setzte die Todesraten der Patienten in eine Beziehung zur Ausprägung ihres Übergewichtes und verglich die Daten mit den Todesraten der Durchschnittsbevölkerung Nordrhein-Westfalens. Das Ergebnis: Die Frauen mit einem BMI bis 32 hatten exakt die gleiche Sterblichkeit wie die weibliche Durchschnittsbevölkerung Nordrhein-Westfalens mit einem durchschnittlichen BMI von 25. Bei einem BMI zwischen 32 und 36 war die Sterblichkeit gegenüber der Durchschnittsbevölkerung nur unwesentlich erhöht. Zwischen BMI 36 und 40 stieg die Todesrate nur mäßig an. Erst über BMI 40 zeigte sich die Sterblichkeit signifikant erhöht.

Männer mit einem BMI von 25 bis 32 wiesen eine im Trend leicht erhöhte Sterblichkeit auf im Vergleich mit der Durchschnittsbevölkerung. Erst bei einem BMI von über 32 nahm die Sterblichkeit signifikant zu.

Bei den männlichen Teilnehmern der Düsseldorfer Studie nahm die Sterblichkeit im Vergleich zu den schlankeren Durchschnittsmännern Nordrhein-Westfalens auch erst über einem BMI von 32 zu. Dieser Grenzwert bedeutet beispielsweise 101 Kilogramm für einen Mann von 1,78 Metern Länge! Damit ist man allerdings schon «sauba beinand», wie ein Bayer dies bezeichnen würde.

Diese Ergebnisse aus deutschen Landen werden viele aufhorchen lassen. Die Düsseldorfer Studie – nur eine Ausnahme? Mitnichten, sie entspricht weitgehend der obgenannten Analyse der US-Gesundheitsbehörden. Aber es sind sogar noch mehr Studien in den letzten Jahren erschienen, die dies bestätigen können (siehe Exkurs Seite 108). Da gibt es massenweise interessante, aussagekräftige Daten zu berücksichtigen – doch für unsere ernährungsmedizinischen Fachgesellschaften existiert offenbar nur eine einzige relevante Studie – darüber hinaus herrscht tiefstes Schweigen.

Sie wollen das vielleicht gar nicht glauben, sehr verehrte Leserinnen und Leser. Gerne lade ich Sie dazu ein, all dies selbst zu überprüfen. Genau zu diesem Zweck habe ich am Ende dieses Buches alle verwendeten Literaturquellen angegeben. Nur weil Sie bisher davon in unseren Medien nichts zu hören und lesen bekommen haben, spricht das noch lange nicht gegen meine Ausführungen. Denn wir wissen ja jetzt, daß die Preisgabe solcher Erkenntnisse die Bürgerinnen und Bürger nur verunsichern würde. Und die Verunsicherung eines mühsam gefestigten Glaubens ist doch wirklich unanständig!

Übergewicht und Sterblichkeit – aktuelle Studien

In der *Buffalo Health Study* waren rund 1300 Damen und Herren über 29 Jahre nachuntersucht worden. Nur in der jüngeren Herrengruppe fand man mit steigendem Körpergewicht ein kontinuierlich steigendes Sterblichkeitsrisiko, das allein durch die erhöhte Todesrate bei Herz-Kreislauf-Erkrankungen und vor allem durch Herzinfarkt bedingt war. Bei den Männern über 65 Jahren lag die absolut niedrigste Sterblichkeit bei einem mittleren BMI von 24 bis 26, und selbst bei der Männergruppe, in der alle Superdicken mit dabei waren (BMI 28 bis 47!), zeigte sich die Sterblichkeit in allen Bereichen geringer als bei den schlankesten Männern. Dieses Ergebnis blieb auch bestehen, wenn man das Rauchen als Risiko einbezog und die ersten fünf Jahre der Beobachtungszeit aus der Auswertung herausnahm, um bereits bestehende Krankheiten ausschließen zu können! Und bei den Frauen jeden Alters war insgesamt kein Sterberisiko mit Anstieg des Körpergewichtes zu finden, selbst bei den dicksten Damen nicht. Das erhöhte Herzinfarktrisiko glich sich aus mit erniedrigten Todesraten bei Krebs und anderen Krankheiten, welche nicht zu dem Herz-Kreislauf-Bereich zählen.[28]

In einer Studie an niederländischen Männern mittleren Alters waren Werte über BMI 30 nicht mit erhöhtem Sterberisiko verbunden, wenn man all die Todesfälle aus der Statistik ausschloß, die auf vorbestehende Krankheiten hindeuteten. In einer weiteren Studie wurden nur ältere Damen über siebzig untersucht. Bei ihnen lag das absolut *niedrigste* Sterberisiko bei einem BMI von 30 bis 35. Bei einer weiteren Studie, die nur an älteren Herren über siebzig durchgeführt wurde, lag das absolut niedrigste Sterberisiko bei einem BMI im Bereich von 27 bis 30![29–32]

Leichtes oder mäßiges Übergewicht kein Risiko – ja, wo kämen wir denn da hin? Da wüßten die Journalisten und Redaktoren von Frauenzeitschriften womöglich nicht mehr, mit welcher Diät auf dem Titelblatt sie Woche für Woche neue Käuferinnen anlocken könnten. Da käme der eine oder andere Bürger auf die Idee, auf seinen Süßstoff im Kaffee oder auf seine Halbfettmargarine zum Frühstück zu verzichten. «Du brauchst nicht» anstelle von «Du darfst» wäre dann wohl der neue Slogan. Manche Abspeckklinik könnte unverzüglich die Pforten dicht machen. Die Patienten würden ihrem Guru möglicherweise untreu, für viele tausend Mark lieber in die Karibik fliegen und ihr Fett unter der Sonne bruzeln lassen.

Was wäre erst mit den vielen Ernährungsberaterinnen und -beratern, die beleibten Damen und Herrn in monatelangen Gruppenübungen das Abnehmen beibringen wollen? Die Verbreitung solcher Entwarnungen wäre volkswirtschaftlich natürlich höchst bedenklich: weniger Umsatz, weniger Arbeitsplätze – und das jetzt, wo wirtschaftliche Krisen unser Bruttosozialprodukt beuteln und die Renten unsicher geworden sind.

Wie rund dürfen Sie also sein, verehrte Leserinnen und Leser, bevor ihre Gesundheit davon bedroht ist? Diese Frage wird sich im Einzelfall leider nicht beantworten lassen, aber zumindest für den Durchschnitt läßt sich Erleichterndes berichten. Lassen Sie mich diese Frage mit einem Zitat der Wissenschaftler aus der oben genannten amerikanischen Analyse der US-Gesundheitsbehörden beantworten: «Diese Sterblichkeitsanalyse weist darauf hin, daß die Gewichtsempfehlungen neu überdacht werden müssen. Mäßiges Übergewicht führt nicht zu erhöhter Sterblichkeit, und der Langzeiterfolg bei den Versuchen, das Übergewicht abzubauen, ist eher fraglich. Außerdem ist ein Körpergewicht, das nur minimal unter den gegenwärtig empfohlenen Werten liegt, ein Risiko für erhöhte Sterblichkeit. Wenn man diese Ergebnisse zusammenfassend betrachtet und noch dazu bedenkt, daß der Erfolg von Reduktionsdiäten dürftig ist und es anderseits potentielle Risiken durch das Abnehmen gibt, kommt man zu dem Schluß, daß es nicht angebracht ist, Menschen mit einem BMI von 26 oder 27 das Abnehmen überhaupt nahezulegen, um bei ihnen eine höhere Lebenserwartung zu erreichen».[26]

Also erst ab BMI 27 besteht langsam ein Grund, sich Gedanken zu machen (siehe Tabelle auf Seite 268). Es ist doch beruhigend zu wissen, daß man als Mann nicht superschlank sein muß, um ein langes Leben zu erwarten, sondern daß man ein paar Hüftringe tragen darf und trotz der Pfunde sicher dabei ist. Gut gepolsterte Frauen müssen sich diesbezüglich ja noch weniger Sorgen machen. Wenn die Eitelkeit nicht wäre und wenn sie durch ihre Körpermasse im täglichen Leben nicht behindert würden . . .

Was läßt sich aus all dem schließen? Die verschiedenen Fragen zu «Übergewicht und gesundheitliche Konsequenzen» sind sicher noch weit von der Aufklärung entfernt. Es lassen sich schlichtweg keine gesicherten Aussagen machen. Sicher ist nur, daß die Entwicklung von Übergewicht zunächst als ein ganz normaler, biologisch und physiologisch sinnvoller und vor allem auch ein konsequenter Versuch unseres Körpers anzusehen ist, sich an eine «anormale» Umwelt anzupassen.[33, 34] Wie gesagt ist Übergewicht keine Krankheit, sondern eine Anpassungsreaktion an eine kranke Umgebung, an einen pathologischen Lebensstil!

Doch die Übergewichtspäpste denken anders: «Adipositas bedarf möglicherweise lebenslanger, professioneller Therapie» und «Es ist momentan nicht abzusehen, wie lange die Behandlung individuell fortgeführt werden muß, um einen dauerhaften Therapieerfolg zu erzielen.»[2] Um so erfreulicher ist natürlich ihre daran anschließende erlösende Botschaft: Es können «alle adipositasbedingten Gesundheitsstörungen durch eine Gewichtsreduktion gebessert oder beseitigt werden.»[1] Praktischerweise wird dann diese Heilsverkündung auch auf alle Dicken erweitert: «Adipöse» müssen auf alle Fälle therapiert werden, denn jede Gewichtsabnahme verspricht «gesundheitliche Vorteile. Auch bei Noch-Gesunden!»[2]

Wem helfen solche Äußerungen, den Experten oder den Betroffenen? Haben Sie schon einmal versucht abzunehmen? Hier stellt man den Übergewichtigen «dauerhaftes Abnehmen» auch heute noch als realistisch in Aussicht. Außerdem erhöhen solche Aussagen den Druck auf die eh schon geplagten Dicken noch mehr. Ihr Übergewicht würde ja das Gesundheitssystem mit vielen Milliarden deutscher Mark jährlich belasten. Manchmal hört man, es seien elf, manchmal zwanzig und mitunter auch dreißig Milliarden, aber was spielt das schon für eine Rolle?[1, 5, 24] Daraufhin werden Dicke von Ärzten wohl erst recht diskreditiert werden, da jeder einzelne von ihnen – nur wegen der unmäßigen Esserei und Disziplinlosigkeit – das gedeckelte Budget seiner Praxis belastet.

Eines steht fest: Je gravierender die «Krankheit» Übergewicht dargestellt wird, desto bedeutsamer diejenigen, die für die «adäquate Therapie» zuständig sind. Und je tiefer man den Grenzwert von «Normalgewicht» festlegt, desto mehr «Kranke» gibt es, die es zu behandeln gilt. Das mag zwar schlecht sein für die Betroffenen, die zu ihrer großen Überraschung hören müssen, wie «krank» sie seien. Anderseits sind diese Äußerungen für all die Menschen und Firmen wertvoll und wichtig, die davon wirtschaftlich profitieren. Ein Schelm, der da einen Zusammenhang sähe.

Wenn hier von Therapie die Rede ist, dann implizieren solche Aussagen, daß die behandelten Menschen daraufhin nicht nur weniger krank werden, sondern tatsächlich abnehmen können und im Gegenteil wieder «gesund» oder zumindest wieder «gesünder» werden – eine höchst bemerkenswerte Aussage, wie wir später noch sehen werden.

Wenn jemand, verehrte Leserinnen und Leser, trotz allem noch gute Gründe findet, abnehmen zu wollen, dann stellt sich ihm jetzt die entscheidende Frage: Welche Diät und wie viele Kilos sind realistisch? Im folgenden Kapitel versuchen wir, darauf eine Antwort zu finden.

KAPITEL 9

Die Hollywood-Ananas-Fettaugen-Diätpleite

Übergewichtige müssen auf alle Fälle therapiert werden, denn jede Gewichtsabnahme verspricht «gesundheitliche Vorteile. Auch bei Noch-Gesunden!», bleuen uns, wie schon erwähnt, die Adipositas-Päpste ein.[1] Aber wie soll man abnehmen? Es gibt hundert Diäten auf dem Markt, und jede Woche kommt eine neue hinzu.

Die Hersteller von Schlankheitsmitteln und Betreiber von Diätprogrammen und Kursen ködern Kunden mit beeindruckenden Erfolgszahlen. Das Problem ist nur, daß diese Zahlen nicht wissenschaftlich überprüfbar sind, weil die Vertreiber die relevanten Daten nicht angeben. Deshalb kann man eine objektive, zusammenfassende Wertung des tatsächlichen «Diäterfolgs» einfach nicht geben. Dies behauptet nicht etwa der Autor dieser Zeilen, sondern ein Gesundheitsstatistiker von *Infratest,* der speziell dieser Frage nachgegangen ist.[2]

Aus diesem Herstellerverhalten läßt sich unschwer ableiten, welches Marketingkonzept am meisten Erfolg verspricht: viel behaupten – nichts belegen. Man sollte das vielleicht verstehen, denn eine Offenbarung von Mißerfolgen würde letztlich dem Umsatz der Diätprodukte schaden.

Im Ausland sieht es übrigens nicht oder nur unwesentlich besser aus. Es wäre ja auch ein Wunder: Schließlich handelt es sich zum Teil um die selben Firmen, oder man arbeitet mit den selben Marketingprinzipien. In den USA hatte die Food and Drug Administration (FDA), die Behörde für Lebensmittel und Medikamentensicherheit, im Jahr 1992 von den Herstellern der dortigen kommerziellen Schlankheitsdiäten Daten über deren Wirkeffizienz eingefordert. Die Statistiker dieser Behörde versuchten diese dann auszuwerten. Das Ergebnis dürfte kaum überraschen: Fehlanzeige – nicht auswertbar. Schließlich versuchten die FDA-Spezialisten, die angepriesenen Erfolge von Diätprogrammen, die in speziellen Abspeckzentren durchgeführt werden, zu überprüfen. Wiederum scheiterten sie, da die Behauptungen mangels substantieller Angaben nicht zu beurteilen waren.[3] Im Jahre 1996 wurde dann eines dieser Diätprogramme von unabhängigen Wissenschaftlern der Harvard-Universität überprüft. Das vielsagende Ergebnis werden Sie später in diesem Kapitel erfahren ...

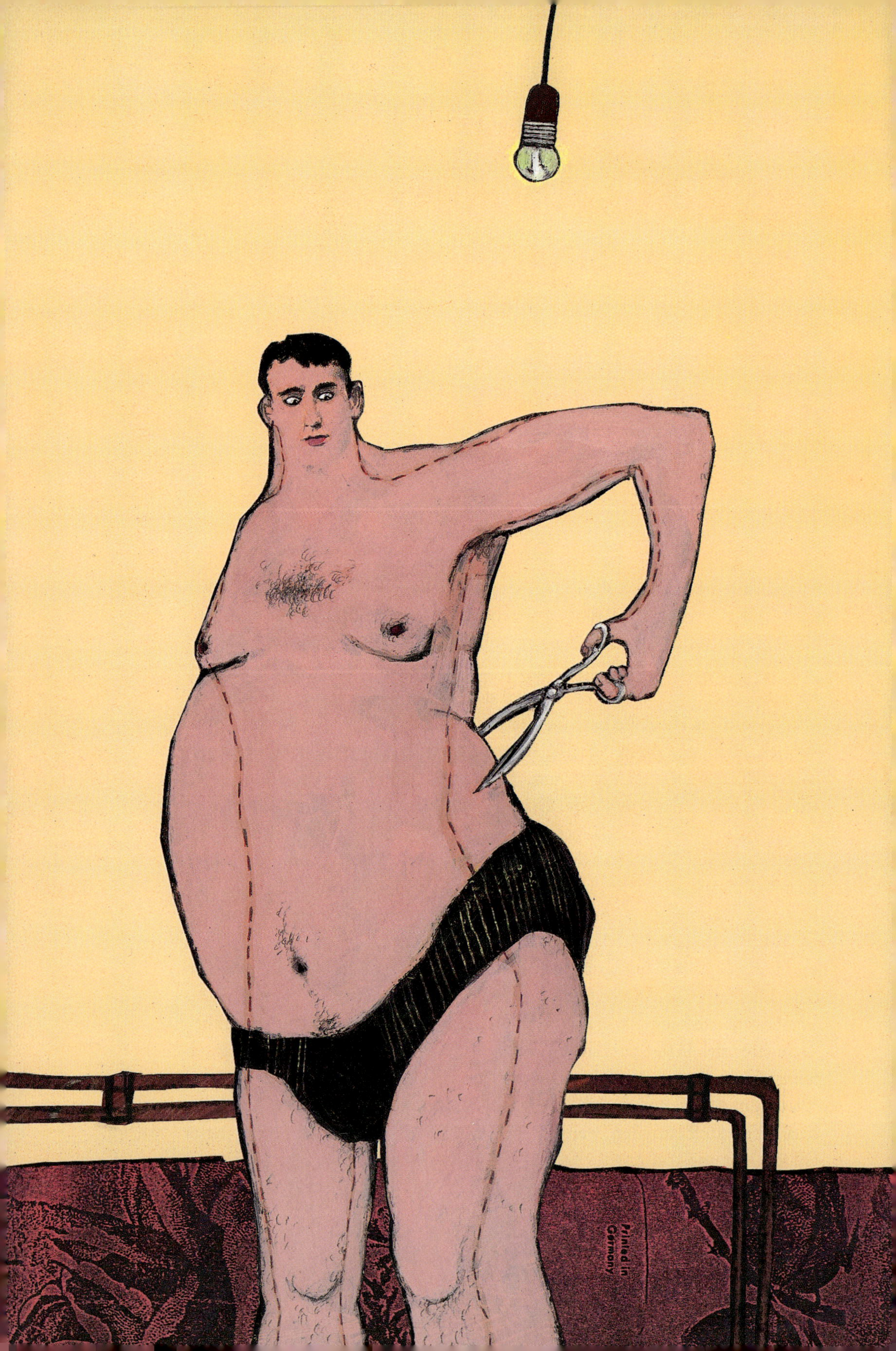
Printed in Germany

Trotz allem – eines ist unbestritten: Kurzfristiges Abnehmen funktioniert. Egal wie die Diät heißt: Wenn man motiviert ist und mitmacht, dann purzeln auch die Pfunde. Haben Sie sich schon einmal gefragt, wie es eigentlich zum «Abnehmen» kommt bzw. was dabei im Körper vorgeht?

Sobald der Körper keine Nahrung mehr bekommt, beginnt er von seinen Speichern zu zehren. Zunächst werden die Zuckerreserven in Muskeln und Leber angezapft. Rund hundert Gramm Zucker benötigt der Organismus jeden Tag zur Versorgung seines Hirns, seiner Nervenzellen und für die roten Blutkörperchen. Je weniger Zucker über die Nahrung zugeführt wird, desto mehr muß er sich jetzt aus seinen Reserven holen. Mit jedem Gramm Reservezucker, dem sogenannten Glykogen, der in den Stoffwechsel gelangt und verbrannt wird, verliert man auch eine Menge Wasser, das dort gebunden war.

Weiter werden die Muskeln abgebaut, und zwar um so mehr, je weniger Eiweiß über die Nahrung kommt. Die herausgelösten Eiweißbestandteile der Muskeln, die Aminosäuren, werden dann an diejenigen Organe weitergegeben, wo sie lebenswichtiger sind als in den Muskeln: in der Leber, im Immunsystem, in den roten Blutkörperchen usw., und ein Teil davon wird in Zucker verwandelt. Schließlich holt sich der Körper auch noch so viel Energie, sprich Kalorien, aus seinen Fettdepots, wie er für seinen Erhaltungsbedarf, also für die Wärmeerzeugung und als Treibstoff der verbliebenen Muskeln und Organe, benötigt.

So verliert man Tag für Tag Körpersubstanz, solche, die man gar nicht verlieren will, den Reservezucker und das Muskeleiweiß, aber auch das ungeliebte Fett. Mit jedem Kilo weniger Masse benötigt der Körper für seinen Erhalt, also für seinen Grundumsatz, auch entsprechend weniger Kalorien. Gleichzeitig schaltet der Körper seinen Betrieb auf «Ökoprogramm», da seine Genetik ihm vorgegeben hat, in Krisenzeiten mit den wichtigen Vorräten besonders sorgsam hauszuhalten. Weil der Körper mit jedem Tag des Abnehmens weniger Kalorien verbraucht, wird das Abnehmen natürlich von Tag zu Tag schwieriger.

Um möglichst wenig von seiner wertvollen Körpersubstanz zu verlieren, sondern nur vom verhaßten Fett, hat es sich als hilfreich erwiesen, wenigstens die Mindestmengen an benötigtem Eiweiß und Zucker und einige Gramm von den lebenswichtigen «essentiellen» Fettsäuren als Nahrung zuzuführen. Zu empfehlen wären pro Tag rund hundert Gramm Kohlenhydrate, rund 55 Gramm Eiweiß und 10 bis 15 Gramm Fettsäuren für eine solche Minimaldiät. Daraus resultiert dann eine Reduktionskost, mit der man praktisch genauso viel Fett verliert wie mit Nulldiät, ohne allerdings deren Nachteile in Kauf nehmen zu müssen. Viele Formula-Diätprodukte entsprechen diesem Diätregime und sind deshalb sinnvoller als reines Fasten.

Wieviel kann man eigentlich mit einer «idealen» Diät abnehmen? Lassen Sie uns ein konkretes Beispiel durchspielen.[4] Als erwachsener Mann benötigt man normalerweise täglich 2300 bis 2500 Kalorien. Ihn setzen wir jetzt eine Woche auf solch eine «ideale» Reduktionsdiät mit rund 840 Kilokalorien, bei der beispielsweise 30 Prozent Eiweiß, 45 Prozent Kohlenhydrate und 25 Prozent Fett zugeführt werden. Der Körper benötigt in dieser Zeit pro Tag rund 180 Gramm Fett zur Energiebereitstellung. Da er aber nur mit 20 Gramm Fett gefüttert wird, muß er rund 160 Gramm pro Tag von seinen Fettreserven einsetzen. Daraus ergibt sich rund 1,1 Kilo Fettverlust, bei einem gesamten Gewichtsverlust von 1,7 Kilo für eine Woche. Der Unterschied erklärt sich daraus, daß Körperwasser, Muskeln und anderes fettfreies Gewebe auch immer «abgenommen» wird.

Damit können Sie nun abschätzen, verehrte Leserin, verehrter Leser, was von den Anpreisungen «sieben Kilo minus pro Woche» in den Gazetten zu halten ist. Zudem kann man als Prinzip festhalten, daß jedes «Abnehmen» im Idealfall nur zu zwei Dritteln aus Fettschmelze besteht. Das letzte Drittel liefern immer Substanzen, die man eigentlich gar nicht verlieren will. Diese Größenordnung gilt für Schlanke wie für Vollschlanke, und der Effekt ist bei stark Übergewichtigen nur unbedeutend größer.[5]

Was passiert, wenn man weiterhungert? Das hängt natürlich ganz davon ab, wie lange man eine solche radikale Kalorieneinschränkung durchhalten kann: Falls zehn Wochen, dann sind zehn Kilo durchaus möglich, falls 100 Wochen, dann sind Sie endlich ganz schlank, aber wahrscheinlich bereits tot. Bei einem strengen Diätprogramm von 15 Wochen Dauer ist eine Gewichtsabnahme von rund 11 Kilo im Schnitt erreichbar. Wenn man zusätzlich dazu Sport betreibt, sind noch ein paar Gramm mehr «drin».[6] Am besten eignen sich hierfür Spezialkliniken – wegen der gesundheitlichen Überwachung.

Für welche Diät sollen Sie sich entscheiden? Wenn Sie entgegen meinem gut gemeinten Rat unbedingt Diät halten wollen, dann wählen Sie jene aus, die Sie am besten vertragen und die Ihnen am meisten zusagt. Unterschiede im Abnahmeeffekt sind vom Diätprinzip her kaum vorhanden – allein entscheidend ist das Ausmaß der Kalorieneinsparung. Natürlich sind generell Diäten mit adäquater Eiweiß-, Vitamin-, Mineralien- und Spurenelementversorgung gesundheitlich am sinnvollsten. Falls Sie etwa mit einer fettreichen Diät gut zurechtkommen, lassen Sie sich bloß nicht einreden, daß diese zum Abnehmen ungeeignet sei, wie man das zur Zeit so oft hört. Das ist absurd – eher das Gegenteil ist wahr: Eine Reihe von neuen Studien belegt, daß die Gewichtsabnahme bei fettreicher Reduktionsdiät genauso bzw. im Trend sogar stärker ist als bei fettarmer Diät mit gleicher Kalorienmenge[7–10] (siehe Exkurs Seite 115). Warum das so ist, weiß man nicht, aber besonders erfreulich ist, daß sich die Stoffwechselwerte dabei speziell günstig entwickeln!

Besser abnehmen mit fettreicher Diät

An der Universität Genf erhielten 68 übergewichtige Patientinnen und Patienten zwei verschiedene 1200-Kilokalorien-Diäten. Die eine war mit 26 Prozent Fett, die andere mit 45 Prozent Fett bereitet. Nach zwölf Wochen lag die Gewichtsabnahme unter der fettreichen Kost bei 10,2 Kilo, unter der fettarmen Kost nur bei 8,6 Kilo. An reiner Fettmasse des Körpers nahmen die Teilnehmer unter fettreicher Diät acht Kilogramm ab, was einem Minus von sechs Prozent entspricht. Unter fettarmer Kost schmolzen sie sieben Kilogramm Fettmasse ab, ein Minus von fünf Prozent.[8]

Von der gleichen Arbeitsgruppe wurden weitere 43 übergewichtige Damen und Herren sechs Wochen lang auf 1000-kcal-Diäten gesetzt. Der eine Teil der Teilnehmer erhielt ein Kost mit 53 Prozent Fett (!), während sich die anderen mit 26 Prozent Fett begnügen mußten. Unter der fettreichen Kost nahmen die Teilnehmer im Schnitt 8,3 Kilo ab, unter der fettarmen 7,4 Kilo. An Körperfett verloren erstere 17,7 Prozent und letztere 16,8 Prozent.[9]

110 übergewichtige Frauen wurden ein halbes Jahr lang mit 1200-kcal-Diäten behandelt, die entweder mit 20,5 Prozent Fett oder mit 35 Prozent Fett zubereitet waren. Die Abnahme unter der fettreicheren Diät erreichte den Wert von 6,8 Kilo, unter der fettarmen 5,6 Kilo.[10]

Daß eine bestimmte fettreiche Diät vielleicht gesünder ist als eine fettarme, kohlenhydratreiche Ernährungsweise, werden viele Leserinnen und Leser schlichtweg nicht glauben, wird ihnen wie Blasphemie in den Ohren klingen. Warten Sie ab – in Kapitel 13 werden wir diese Geschichte näher beleuchten.

Doch zurück zum Abnehmen. Wieviel Gewicht man als Übergewichtiger zunächst verliert, ist doch eigentlich völlig uninteressant. Entscheidend dürfte auch für Sie sein, wielange Sie das erreichte Gewicht halten können. Vielleicht haben Sie schon diverse Erfahrungen gemacht und können diese Frage für sich beantworten. Wie aber sieht es bei den meisten Diäthaltenden aus?

Das ist in der Tat äußerst schwierig zu beantworten. Individuell gibt es enorme Unterschiede. Zudem ist davon auszugehen, daß die Mißerfolge bei Diätexperimenten typischerweise von Forschern selten oder gar nicht veröffentlicht werden. Man erfährt also davon meist nichts, im Gegensatz zu den günstigeren Ergebnissen. Und besonders wichtig: Nur ganz wenige Studien haben den Langzeiterfolg dokumentiert – wahrscheinlich aus gutem Grund!

Neuerdings ist man bei der Formulierung von sogenannten «Behandlungserfolgen» der Adipositas-Therapie aufgrund der enttäuschenden Erfahrungen und der neuen biochemischen Erkenntnisse sehr viel geschickter geworden: Jetzt wird in Therapeutenkreisen «Erfolg» in Anlehnung an eine Ausarbeitung des Institute of Medicine (USA) eindeutig definiert. Dazu beschreibt man fünf

Kriterien: langfristiger Gewichtsverlust, Verbesserung der mit Übergewicht einhergehenden Risikofaktoren (Bluthochdruck usw.), verbessertes Gesundheitsverhalten, Vermeidung von Nebenwirkungen und Verbesserung der Lebensqualität. (Seltsamerweise ist von erniedrigter Sterblichkeit, das heißt von weniger Todesfällen nach erfolgreicher Abnahme, kein Sterbenswörtchen zu lesen. Wir werden in Kapitel 18 noch ausführlich auf dieses «Erfolgskriterium» zu sprechen kommen.)

Als «langfristiger Gewichtsverlust» gilt nun, wenn man durch eine Diät mindestens ein Jahr lang mehr als fünf Prozent seines ursprünglichen Gewichtes reduziert oder wenn man seinen Body Mass Index um mindestens einen Punkt gesenkt hält.[11, 12]

Dieses fünf Prozent «Abspecken» bedeutet zum Beispiel für eine Frau mit 1,65 Metern Länge und 87 Kilogramm Gewicht (das entspricht einem BMI von 32), daß sie ein Jahr lang eine Abnahme von mindestens 4,4 Kilogramm, also ein Gewicht von 82,6 Kilo halten kann. Einen Punkt ihres BMI von 32 auf 31 ein Jahr lang zu senken hieße, daß sie ihr Körpergewicht von 87 auf 84,4 Kilo reduziert und gesenkt halten kann.

Damit ein Mann mit 1,78 Metern Länge und 101 Kilo Gewicht (ebenfalls einem BMI von 32 entsprechend) als langfristiger «Abnahmeerfolg» gelten kann, muß er ein Jahr lang sein Gewicht um mindestens fünf Kilogramm drücken, das heißt ein Gewicht von höchstens 96 Kilo halten. Einen Punkt weniger von seinem BMI ist einfacher zu ereichen: Dazu darf sein Gewicht ein Jahr lang 98,2 Kilo nicht überschreiten.

Der so definierte «Langzeiterfolg» ist, so denke ich, für relativ viele erreichbar. Auf diese Weise können nun Diäthersteller und Therapeuten ihr Produkt und ihre Methoden viel leichter als «Erfolg» anpreisen. Gehören Sie auch zu den Erfolgreichen, liebe Leserinnen und Leser?

Ein solcher durchschlagender «Erfolg» ist kürzlich dem deutschen «Optifast»-Programm beschieden worden. Bevor wir darauf eingehen, muß ich Ihnen aber unbedingt noch die Ergebnisse der älteren und wesentlich bedeutenderen amerikanischen «Optifast»-Studie vorstellen:

Im Jahr 1996 erschien diese erste und bisher wohl einzig sauber dokumentierte und ausgewertete Langzeitanalyse eines kommerziellen Abnahmeprogramms.[13] Wissenschaftler der Harvard-Universität in Boston (USA) hatten Daten der Teilnehmer des Optifast-Programms vom Hersteller SANDOZ erhalten und ausgewertet. Von den ursprünglich 60 000 Teilnehmern konnten jedoch für die Auswertung nur diejenigen berücksichtigt werden, für die alle relevanten Daten verfügbar waren. Dabei kam es den Wissenschaftlern vor allem auch auf Aspekte des Lebensstils an, wie zum Beispiel Bewegung, Rauchen, Fernsehkonsum usw. Schließlich blieben nur 192 Diätteilnehmer übrig, für die alle nötigen Angaben vorhanden waren. Nur sie wurden in die Auswertung der Studie aufgenommen.

Dieses Diätregime umfaßt in den USA ein 18 bzw. 26 Wochen dauerndes Programm mit kompletter Ernährungsbetreuung und medizinischer Überwachung. Für diejenigen Teilnehmer, die mehr als dreißig Prozent über ihrem Wunschgewicht liegen, dauert die aktive Diätphase 26 Wochen, für die «Leichteren» nur 18 Wochen. Dabei erhalten die «Dickeren» zunächst zwölf Wochen lang eine Formula-Diät mit 400 bis 800 Kilokalorien, woran sich eine sechswöchige Aufbauperiode mit einer 1000-kcal-Tagesration anschließt. Die «Schlankeren» erhalten von Anfang an die 1000-kcal-Diät, die sich aus Formula-Drinks, vorgefertigten und zum Teil aus selbstgekochten Mahlzeiten zusammensetzt. Anschließend durchlaufen alle Teilnehmer eine Gewichts-Stabilisierungsperiode, wobei man eine kalorienreduzierte Mischkost mit 1400 bis 1800 Kilokalorien am Tag einhält.

An das aktive Diätprogramm schließt sich ein 26 Wochen dauerndes «Erhaltungsprogramm» an. Da werden für die Teilnehmer alle zwei Wochen Treffs organisiert, bei denen sie unter Anleitung Verhaltenstechniken einüben können, wo Ernährungsratschläge vertieft und sportliche Aktivitäten gefördert und überwacht werden. Die Teilnehmer dürfen diesen Abschlußteil kostenfrei so oft wiederholen, wie sie wollen. Ich denke, ein aufwendigeres und verantwortungsbewußteres Diätprogramm kann man sich kaum vorstellen. Und was erreicht man nun damit?

Während der aktiven Diät schafften die ursprünglich dickeren Teilnehmer im Schnitt eine Abnahme von runden 24 Kilo, die «dünneren» von 17 Kilo. Danach, in der sogenannten «Stabilisierungs- und Erhaltungsphase» und trotz intensivster Betreuung, nahmen die Teilnehmer natürlich peu à peu wieder zu. Und zu einem Zeitpunkt während der drei folgenden Jahre waren 75 Prozent aller Teilnehmer mindestens wieder gleich dick bzw. waren 60 Prozent der Teilnehmer sogar etwas oder deutlich dicker als vor der Diät! (siehe Exkurs Seite 118).

Bei diesen Zahlen handelt es sich auch noch um «sehr optimistische» Angaben, wie die unabhängigen Wissenschaftler der Harvard-Universität ausdrücklich zu bedenken geben. Schließlich waren alle «Negativerfolge», das heißt die vielen Tausenden von Teilnehmern, die aus dem Programm ausgeschieden waren – etwa weil sie die Diät nicht durchhalten konnten –, gar nicht in die Auswertung eingegangen.

Ich habe diese Studie deshalb vorgestellt, weil ich das untersuchte Diätprogramm bezüglich der Methode und Vorgehensweise, Sorgfalt und Aufwand für vorbildlich halte. Außerdem ist dies eine Untersuchung, bei der die Ergebnisse kritisch hinterleuchtet und nach wissenschaftlichen Kriterien sauber ausgewertet worden sind und deshalb eine hohe Aussagekraft besitzt.

Die amerikanische Optifast-Studie

Der anfänglich Gewichtsverlust ist enorm: Die Dickeren wiesen zu Beginn ein Durchschnittsgewicht von 108 Kilogramm auf und nahmen mit der strengeren Diät im Mittel 24 Kilo ab. Die Schlankeren wiederum starteten im Durchschnitt mit einem Anfangsgewicht von 103 Kilo und speckten mit der etwas großzügigeren Diät immerhin auch noch 17 Kilo ab. Das Durchschnittsgewicht aller 192 Teilnehmer betrug vor Diätbeginn 105 Kilogramm und sank nachfolgend auf 83 Kilogramm.

Doch im Laufe der nächsten Wochen und Monate gingen die entsprechenden Werte wieder hinauf und dann wieder etwas herunter und dann wieder hinauf und wieder etwas herunter. Während der «Stabilisierungs- und Erhaltungsphase» und trotz intensivster Betreuung nahmen die Teilnehmer wieder zu: Das Durchschnittsgewicht der Beteiligten war zu einem Zeitpunkt sogar wieder bis auf 108 Kilo angestiegen. Viele Teilnehmer nahmen, wohl frustriert durch ihre Gewichtszunahme, immer weitere Diätphasen in Angriff. Bei der letzten Kontrolle der Studie, das heißt am Ende des dritten Jahres nach der Diät, lag das Durchschnittsgewicht «gerade» bei 102 Kilogramm. Die am Beginn der Studie noch Dickeren mit einem durchschnittlichen Startgewicht von 108 Kilo hatten es fertiggebracht, während der drei Jahre ihr Gewicht wieder bis auf die Höchstmarke von 106 Kilo hochzuschrauben. Und die anfangs Schlankeren mit einem mittleren Startgewicht von 103 Kilo hatten gar ein Maximalgewicht von 111 Kilo erreicht!

Wenn man den Diäteffekt nach Erfolgsstufen einteilt, ergibt sich folgendes Bild: Am Ende des dritten Jahres gaben zwölf Prozent der Teilnehmer an, «zur Zeit» 75 Prozent ihrer anfangs erreichten Gewichtsabnahme gehalten oder «wieder erreicht» zu haben. Ganz klar – viele von ihnen hatten inzwischen wieder eine oder mehrere Diäten durchlaufen. Auf der anderen Seite gaben aber vierzig Prozent der Teilnehmer an, am Ende des dritten Jahres mehr als vor Beginn der Diät zu wiegen ...

Die Harvard-Wissenschaftler führten eine weitere, viel aufschlußreichere Analyse durch, wobei nur die maximal erreichten Gewichte während der drei Jahre von Interesse waren und nicht das Gewicht am Ende des dritten Beobachtungsjahres. Natürlich ist das maximal zurückgewonnene Gewicht besonders aussagefähig, denn bei Betrachtung des Gewichtes zu einem fixen Zeitpunkt, beispielsweise nach drei Jahren, befinden sich ja viele der Teilnehmer längst wieder in der nächsten Diätphase! Dabei stellte sich heraus, daß nur drei Prozent der Teilnehmer auf Dauer den Großteil der ursprünglichen Gewichtsabnahme halten konnten. Rund zwölf Prozent der Teilnehmer hielten immerhin eine Abnahme zwischen 4,9 und 13,5 Kilo während der drei Jahre durch. Aber rund die Hälfte aller Teilnehmer hatte wieder so weit «aufgespeckt», daß ihr Gewicht im Bereich von plus/minus 4,5 Kilogramm ihres Anfangsgewicht lag. Und 23 Prozent der Teilnehmer wogen im Laufe der drei Jahre immerhin 4,9 bis 13,5 Kilo mehr als vor der Diät.

Zusammenfassend sieht die aus der Sicht der Diätwilligen ernüchternde Bilanz folgendermaßen aus: Rund 75 Prozent aller Teilnehmerinnen und Teilnehmer waren wieder gleich dick oder dicker als vor der Diät bzw. sechzig Prozent der Beteiligten waren etwas oder deutlich dicker als vor der Diät!

Und nun also zur deutschen Optifast-Studie. Dieses Produkt wird von unseren Adipositas-Päpsten über den grünen Klee gelobt. So läßt der Präsident der Deutschen Adipositas Gesellschaft, Professor Wechsler, verlautbaren: «Das Programm stellt derzeit das erfolgreichste, allerdings auch aufwendigste Adipositas-Therapieprogramm dar. Durch die intensive Schulung und die Langzeitanwendung des Programms lassen sich gute Langzeitergebnisse mit sechzig Prozent Erfolgsrate erzielen.»[14] Toll! Beeindruckend! Was in den USA zum Mega-Flop geriet, wird bei uns zum hochprozentigen Langzeiterfolg! Was ist geschehen?

Am Optifast-Zentrum des Allgemeinen Krankenhauses der Stadt Hagen wurde der «Langzeiteffekt» des 25 Wochen dauernden ambulanten Optifast-Programms untersucht.[15] Dazu wurde das Körpergewicht der Teilnehmer im Schnitt 3,5 Jahre nach erfolgreicher Beendigung des Diätprogramms noch einmal überprüft. Von den ursprünglich 150 Teilnehmern waren elf zu diesem Zeitpunkt nicht mehr erreichbar, neun waren erkrankt, und einer war verstorben. So gehen diese Personen leider nicht in die Berechnung des «Langzeiterfolgs» ein. Weitere 17 Teilnehmer brachen vorzeitig das Programm ab – interessanterweise wurden auch sie nicht in die Berechnung des «Langzeiterfolgs» einbezogen, als ob ein Abbruch mangels Akzeptanz bei der Beurteilung des «Gesamterfolgs» eines Diätprogrammes nicht beachtet werden müßte.

Es blieben also 112 Teilnehmer übrig, die das Programm offenbar abgeschlossen hatten und nach dreieinhalb Jahren von den Studienleitern kontaktiert wurden. Davon gehen aber wiederum nur 74 in die «Erfolgsberechnung» ein, die anderen 38 nicht – warum? Dazu gleich mehr. Zunächst das Ergebnis der kümmerlichen Resttruppe: Diese 74 Teilnehmer wogen anfangs im Durchschnitt 104 Kilo und nahmen während der aktiven Diätphase im Mittel 23 Kilo ab. Nach Abschluß der Diät legten sie im Laufe der nächsten Monate und Jahre wieder an Gewicht zu. Rund 15 Prozent der Teilnehmer wogen nach genau 3,5 Jahren mehr als vor der Diät. Weitere 27 Prozent erfüllten die Kriterien für «Erfolg» auch nicht – sie konnten eine mittlere Abnahme von wenigstens 5,2 Kilo nicht durchhalten. Der Rest, also etwa 58 Prozent der Teilnehmer, hatte zum Zeitpunkt der Überprüfung zwar auch durchschnittlich wieder um 15 Kilo zugenommen, doch hatten die Betroffenen zu diesem Zeitpunkt mindestens fünf Prozent ihres Ausgangsgewichts, nämlich im Durchschnitt 7,9 Kilo, weniger auf die Waage gebracht als vor der Diät, womit sie das neu definierte Kriterium «Erfolg» erfüllten.

Aber warum wurden nur 74 der 112 erreichbaren Teilnehmer in die Auswertung genommen? Die Begründung lautet ernsthaft: Nur 74 Personen konnten mit Hilfe einer geeichten Waage nachuntersucht werden! Interessant – da wird eine wissenschaftliche Studie an einem speziellen ambulanten Übergewichts-Therapiezentrum, das wiederum in einer Klinik angesiedelt ist, durchgeführt, ohne daß konstant eine geeichte Waage vorhanden ist! Für dieses Programm haben die Teilnehmer nach Firmenangaben immerhin 4200 deutsche Mark bezahlt. Womit sind die anderen 38 Personen denn gewogen worden – mit einer Waage vom Flohmarkt? Beim Lesen der Studie bekommt man den Eindruck, die offizielle Waage sei einmal da gewesen, dann aber wieder nicht … Sind die 38 unberücksichtigten Teilnehmer vielleicht vorsichtshalber, wegen «starker» Bedenken, gar nicht gewogen worden? So ein Ungeschick, daß man deren Gewicht nicht wenigstens mit einer «nicht-geeichten» Waage ermittelt und dokumentiert hat. Das hätte doch zumindest einen interessanten Vergleich ergeben …

Wenn in einer Studie, die den Effekt einer Therapie überprüft, weniger als die Hälfte der 150 zu Beginn behandelten Probanden in die Auswertung gelangt, kann man die Aussagekraft dieser Untersuchung von vornherein anzweifeln. Die moderne Medizin verlangt bei der Beurteilung einer Therapieform die Anwendung des Prinzips «intention to treat», was bedeutet, daß man zur Berechnung des «Erfolgs» alle Patienten einbeziehen muß, die zu Studienbeginn in die Therapie aufgenommen wurden, auch wenn sie später, aus welchen Gründen auch immer, ausgestiegen sind, etwa weil sie die Therapie nicht vertragen haben.

Davon wollen die deutschen Optifast-Forscher interessanterweise nichts wissen. Und noch besser: Das aktive Diätprogramm dauerte ein halbes Jahr. Der «Langzeiterfolg» wurde aber nur zu *einem* Zeitpunkt, genau 3,5 Jahre nach Diätende, überprüft. Es ist aber aufgrund der heutigen Erkenntnisse davon auszugehen, daß viele dieser «erfolgreichen» Teilnehmer im Laufe der dreieinhalb Jahre tatsächlich längst wieder stark zugenommen und aus diesem Grund zwischenzeitlich erneut einen, zwei, drei oder noch mehr Diätversuche unternommen haben – hinunter und wieder hinauf und hinunter und hinauf …

Über diesen alles entscheidenden Aspekt erfährt man aber in der Veröffentlichung nichts, kein Wort, keine Daten, nicht einmal ein Hinweis, ob diese Frage zumindest überprüft wurde. Wir hören nur, daß das Programm «ein großer Erfolg» ist. Leider erfahren wir nicht, wie diese Personen während der dreieinhalb Jahre ihr Gewicht gehalten haben, mit Hilfe welcher Diät, mit welchem Verhaltens- oder Sportprogramm etwa. Es wird uns auch nicht vermittelt, was die vielen anderen Teilnehmer gemacht haben, die bedauerlicherweise am Übergewichts-Therapiezentrum nicht richtig gewogen werden konnten …

Was für eine Studie – überzeugend, wegweisend! Einer ihrer Autoren ist zufällig der berühmte Professor Pudel, Vize-Präsident der Deutschen Gesellschaft für Ernährung. Er zumindest scheint so fest überzeugt vom therapeutischen Erfolg von Optifast, daß er ein kommerzielles Optifast-Zentrum an seiner Forschungsstelle an der Uni in Göttingen installiert hat. Dort entrichtet jeder Teilnehmer die erwähnten 4200 deutschen Mark.

In seinem neuesten Lehrbuch über «Adipositastherapie» zitiert er – ganz kritische Distanz – diese seine Studie als *den* Beleg für den Langzeiterfolg des Optifast-Programms.[16] Und in der Infomappe des Herstellers findet sich ein selbstverständlich unabhängiges, neutrales Gutachten von Professor Pudel, in dem für das Optifast-Programm beste Noten ausgestellt werden. Bedauerlicherweise gibt es aber weder in seinem Gutachten noch in der Veröffentlichung seiner Studie noch in seinem Lehrbuch den geringsten Hinweis auf den amerikanischen Optifast-Flop – wo diese Studie aus wissenschaftlicher Sicht doch viel aussagefähiger ist. Denn darin war der geschilderte Langzeiterfolg besonders sorgfältig und an viel mehr Teilnehmern überprüft worden. Einfach übersehen – na so etwas, diese Sinnesstörungen . . .

Der andere Optifast-Gutachter, Professor Wechsler, stellt das Produkt in seinem wissenschaftlichen Artikel zur «Diätetischen Therapie der Adipositas» im «Deutschen Ärzteblatt» ganz überschwenglich vor.[14] «Ein sechzigprozentiger Langzeiterfolg», heißt es hier auch. Die amerikanische *Optifast-Studie* ist wiederum in diesen Darstellungen des deutschen Adipositas-Chefs unerwähnt geblieben. Nicht dem Artikel, sondern der Info-Mappe des Herstellers kann man entnehmen, daß auch er ein kommerzielles Optifast-Zentrum in seiner Klinik in München eingerichtet hat. Die Höhe der Teilnahmegebühren kennen Sie ja mittlerweile.

Der «gute Erfolg» von Optifast bei der Therapie von Übergewicht wird in Zukunft aufgrund solcher streng wissenschaftlicher Veröffentlichungen in den führenden medizinischen Fachzeitschriften Deutschlands als «belegt» gelten. Schließlich bürgen die ranghöchsten Experten auf diesem Gebiet dafür. Machen Sie sich also darauf gefaßt, verehrte Leserinnen und Leser, daß Ihre Ernährungsberaterin Ihnen demnächst mit gutem Gewissen und großer Überzeugung Opti- oder ein anderes «fast» als die beste Lösung Ihrer Gewichtsprobleme empfehlen wird. Von der amerikanischen Pleite und den Unzulänglichkeiten der deutschen Studie wird die Ernährungsberaterin wahrscheinlich ihr Leben lang nie etwas hören, zumindest nicht von ihren deutschen Ernährungspäpsten. Aber vielleicht liest sie eines Tages *Diätlos glücklich* . . .

Die Ergebnisse des amerikanischen Optifast-Programms stimmen übrigens bestens überein mit den Langzeiterfolgen, die bezüglich anderer Diäten in der wissenschaftlichen Literatur beschrieben worden sind: Egal welche Diät – nach fünf Jahren liegt die Erfolgsquote bei rund fünf Prozent, das heißt, daß zu diesem Zeitpunkt typischerweise 95 Prozent aller Diätteilnehmer ihr Ausgangsgewicht wieder erreicht oder sogar überschritten haben.[17] Von «Erfolg» kann also für die allermeisten Menschen keine Rede sein. Das wird, sofern es gerade paßt, auch vom Adipositas-Therapie-Experten Pudel so gesehen: «Kaum ein Therapieprogramm ‹schafft› dieses Erfolgskriterium bei der überwiegenden Mehrheit der Patienten.»[12] Das steht jedenfalls in dem Aufsatz, den der Hersteller der obgenannten Diät verbreitet. Und daß dieser geringe Erfolg nicht an dem oben erwähnten Produkt, sondern an der Biologie des Menschen liegt, sei nochmals ausdrücklich von mir hervorgehoben.

Aus diesem Grunde darf auch ich mich ganz beruhigt der lakonischen Schlußfolgerung anschließen, die sehr realitätsnah von den amerikanischen Harvard-Wissenschaftlern stammt, selbst wenn sie vielen zynisch erscheinen mag: «Im Hinblick auf den geringen Langzeiterfolg von Reduktionsdiäten sollte man vielleicht den Schwerpunkt der Bemühungen auf die Vorbeugung von Übergewicht legen».[13]

Doch die Abspeck-Kleriker denken anders. Das neueste Schlagwort lautet: «Abnehmen ohne Diät».[18] Während Kalorienzählen jahrzehntelang die Basis jeder Reduktionskost war, gilt das jetzt als «mega-out». Seit einigen Jahren zählt man auf Anraten unseres umtriebigsten Ernährungsexperten nur noch «Fettaugen». Dies eigne sich besonders für die diätetische Therapie eines mäßigen Übergewichts mit einem BMI von 25 bis 30. Zwanzig solcher Augen zu je drei Gramm sind pro Tag erlaubt.[19] In herkömmlicher Sprache ausgedrückt heißt das, daß die Fettzufuhr auf sechzig Gramm am Tag zu beschränken ist. Man darf also nach Herzenslust auch ein fettreiches Gericht essen, solange im Tagesprofil diese äußerst magere Fettobergrenze nicht überschritten wird.[19] Sechzig Gramm Fett enthalten 540 Kilokalorien. Das wiederum entspricht etwa 25 Prozent der Kalorien, die ein Durchschnittsmensch bei leichter körperlicher Tätigkeit am Tag benötigt.

Der Erfinder der Fettaugen ist offenbar davon überzeugt, daß es didaktisch sinnvoller ist, dem Volk zwanzig Fettaugen statt eine fettarme Diät mit maximal 25 Prozent Fett zu verschreiben. Man könne sich mit dem Fettaugenzählen ganz ohne Kalorienbeschränkung satt essen und trotzdem schlank werden – so lange der Fettgehalt auf zwanzig Fettaugen bzw. rund sechzig Gramm am Tag reduziert wird. Durch das sich automatisch ergebende größere Volumen und Gewicht dieser Kost würde man eher satt werden und die reduzierte Kalorienmenge nicht durch Mehr-Essen entsprechend ausgleichen. «Darin liegt der eigentliche Kern des Erfolges dieser Diätform», schwärmt Professor Noack vom Deutschen Institut für Ernährungsforschung in Potsdam-Rehbrücke.[20]

Gerne empfohlen wird inzwischen auch, zuerst mit einer Formula-Diät drastisch abzunehmen und anschließend seine Kost auf «fettarm» umzustellen.[1, 19] Darüber freuen sich dann gleich mehrere Sponsoren. Professor Noack zum Beispiel attestiert den fettarmen Diätformen, daß sie ihren «besonderen Nutzen in der Therapiephase haben, die auf eine drastische Gewichtsreduktion folgt und in der eine erneute Zunahme des Körpergewichts weitgehend vermieden und das reduzierte Körpergewicht möglichst beibehalten werden sollen.»

Ist es nicht einfach wundervoll, daß jetzt offenbar eine ganz einfache, praktikable Lösung für alle Übergewichtigen gefunden wurde? Wer diese einzige Regel beachtet, wird wie von alleine wieder schlank – ohne Diät, ohne Kalorienzählen, ohne Hungern, ohne Einbuße an Lebensfreude. Mit einer fettarmen, kohlenhydratreichen Ernährungsweise muß man sich fortan keine Sorgen mehr um sein Gewicht machen.[18] Insbesondere zur *langfristigen* Behandlung von Übergewicht eignet sich diese Kostform nach Ansicht ihrer Propagandisten.[1, 16, 19] Endlich am Ziel: für immer schlank!

Diesmal muß ja alles seine Richtigkeit haben. Diesmal können das ja nicht nur leere Versprechungen sein, stammen sie doch nicht von irgendwelchen unseriösen, selbsternannten Diätgurus, sondern von ausgewiesenen Experten, hochdotierten, seriösen Wissenschaftlern, die auf entsprechenden Posten sitzen – Professor Pudel, der Vizepräsident der Deutschen Gesellschaft für Ernährung mit Sitz im wissenschaftlichen Beirat der Deutschen Adipositas Gesellschaft zum Beispiel, oder Michael Hamm, der beliebte Ernährungswissenschaftler, immer mit Professorentitel auf den Buchumschlägen, der im Fach Ernährungswissenschaft an der Hamburger Fachhochschule lehrt.

Ganz konkret wird sogar versprochen: «Unter normalen Bedingungen ist bei einem Austausch von den gewohnten fettreichen durch eher fettarme oder fettreduzierte Lebensmittel eine Gewichtsabnahme von rund einem Kilogramm pro Monat zu erwarten», schreibt der Fettpsychologe Pudel. Sensationell – ein Kilo pro Monat, das sind ja zwölf im Jahr und 24 in zwei Jahren – unglaublich!

Nun ist er also gelöst, der Gordische Knoten der Epidemie «Übergewicht». Schauen wir uns also wohlgemut die wissenschaftlichen Fakten an, die diese Versprechen belegen: Professor Hamm gibt zur Untermauerung seiner frohen Botschaft klugerweise gar keine Untersuchung an, Professor Noack findet seine Aussage durch *eine* Studie belegt, und Professor Pudel basiert sein Lehrbuchwissen auf der gleichen Langzeitstudie wie Kollege Noack, aber verweist immerhin noch auf eine weitere Kurzzeit-Studie, insgesamt also auf *zwei* «Belege»![16, 18, 20] (Die eine Kronzeugen-Studie ist übrigens im folgenden Exkurs näher beschrieben.)

Gibt es denn nicht mehr Studien zu dieser wichtigen Frage? Doch doch, verehrte Leserinnen und Leser, die gibt es schon, sogar eine ganze Reihe – doch liefern sie «falsche» Ergebnisse (siehe Exkurs Seite 124). Deshalb können diese Untersuchungen von wackeren Ernährungspäpsten natürlich bei der Abklärung der wissenschaftlichen Erkenntnisse nicht berücksichtigt werden, und sicherheitshalber stellt man sie der Ernährungsgemeinde in Übersichtsarbeiten zum Thema gar nicht erst vor. Das könnte nur unnötige Verwirrung stiften und unbequeme Fragen provozieren . . .

Langzeiteffekt der fettarmen Diät

Bisher sind zur Überprüfung der fettarmen Diät mindestens sieben randomisiert-kontrollierte Langzeitstudien mit mindestens einem Jahr Beobachtungszeit veröffentlicht worden. Eine Studie hatte eine Laufzeit von 18 Monaten, drei wurden über 24 Monate geführt.

Als Kronzeuge für den langfristigen «Therapieerfolg» einer fettarmen kalorienliberalen Kost wird üblicherweise jedoch nur eine Studie der Arbeitsgruppe Toubro und Astrup aus dem Jahr 1997 angeführt.[16, 20] Bei dieser dänischen Untersuchung war zunächst mittels einer drastischen Reduktionsdiät eine Gewichtsabnahme von 12 bis 15 Kilo erreicht worden. Danach wurde die Stabilisierung des Gewichts entweder mittels Kalorienzählen oder mit fettarmer Kost ohne Kalorienbegrenzung angestrebt. Bei beiden Methoden stieg das Gewicht der Teilnehmer wieder an. Mit klassischem Kalorienzählen waren am Ende des zweiten Jahres 11,3 Kilo wieder dazugekommen und war damit das Ursprungsgewicht fast schon wieder erreicht. Unter fettarmer Kost war das Gewicht bis zu diesem Zeitpunkt um 5,4 Kilo angestiegen, zwar stetig, aber doch nicht ganz so schnell.[21] Bedauerlicherweise weist die Studie keine Daten zum dritten oder vierten Jahr der Nachbeobachtung aus. Wie aber mittels einer Abbildung in der Veröffentlichung abgeschätzt werden kann, nehmen die Teilnehmer auch mit der fettarmen Diät langsam, aber kontinuierlich zu. Man kann nur spekulieren, um wie viele Monate länger sie benötigen, bis sie wieder in die Nähe ihres Ausgangsgewichts gelangten. Ein Langzeiterfolg?

Die umfangreichste systematische wissenschaftliche Übersichtsarbeit zum Thema «Therapie und Prävention von Übergewicht», die jedem Ernährungsprofi zur Lektüre empfohlen sei, kritisiert an dieser dänischen Studie die geringe Probandenzahl und die hohe Drop-out-Rate (Ausfallziffer) von 35 Prozent der Teilnehmer: «Diese Ergebnisse sollte man mit Vorsicht betrachten.»[22]

Weitere sechs Langzeituntersuchungen mit fettarmer, kohlenhydratreicher Kost waren nicht speziell zur Überprüfung von Abnahmeerfolgen durchgeführt, sondern bezüglich anderer gesundheitlicher Hintergründe getestet worden. Aber man hatte die Gewichtsentwicklung genau dokumentiert und konnte sie mit dem Gewichtsverlauf der «normal», das heißt fettreich ernährten Kontrollgruppen vergleichen: Zunächst war eine relativ deutliche Gewichtsreduktion unter fettarmer Kost erkennbar. Nach einigen Monaten stagnierte aber die Gewichtsabnahme bzw. war eine leichte Zunahme wieder erkennbar. Im Laufe von 12 bis 24 Monaten blieb es bei einem Gewichtsunterschied von 0,8 bis 2,4 Kilo, wenn man die fettarme mit der fettreichen Kost verglich.[23–28] Bei der Studie mit der relativ stärksten Gewichtsabnahme (minus 2,4 Kilo) war ein erheblicher Anteil des Gewichtsverlusts über die Abnahme von fettfreier Körpermasse erklärbar. Der tatsächliche Fettgehalt hatte unter fettarmer Kost gegenüber der fettreichen nur um 0,7 Prozent abgenommen.[27]

In fünf der oben erwähnten Studien waren die Probanden unter fettarmer Diät weit intensiver betreut worden, was allein schon eine stärkere Gewichtsabnahme erklären könnte. Nur in einer der Studien findet sich eine eigentlich erforderliche dahingehend vergleichbare Kontrollgruppe.[23] Das Ergebnis: Während die Testgruppe auf eine kalorienliberale Diät bei nur zwanzig Gramm Fett pro Tag gesetzt wurde, erhielt die Kontrollgruppe eine 1200-kcal-Kost. Aber beide Gruppen wurden einer vergleichbar intensiven Ernährungsberatung unterzogen, wobei der Schwerpunkt bei der fettreich ernährten Kontrollgruppe allerdings auf einer Betonung der Kalorienreduktion lag. Nach sechs Monaten hatten die Teilnehmer «fettarm» um 4,6 Kilo abgenommen, während es unter der fettreichen Diät nur 3,7 Kilo waren. Nach zwölf Monaten lag der Abnahmeeffekt bei 2,1 bzw. 0,5 Kilo, und nach 18 Monaten wogen beide Teilnehmergruppen genausoviel, das heißt im Trend sogar mehr als vor der Studie. Ein Unterschied zwischen «fettreich» und «fettarm» war nicht festzustellen.

Bis zur Mitte des Jahres 1997 waren die Ergebnisse von wenigstens sechs weiteren kontrollierten Studien mit Laufzeiten zwischen 18 und 24 Monaten veröffentlicht worden, an denen man den «langfristigen» Erfolg von «fettarm ohne Kalorienbeschränkung» ablesen kann. Anfangs scheint diese Diätform immer recht gut zu funktionieren, aber nach einigen Monaten stagniert das Abnehmen, oder man nimmt sogar wieder leicht zu. Nach zwei Jahren wogen die Probanden bei fettarmer Diät im Schnitt jedenfalls nur um 0,8 bis 2,4 Kilo weniger als diejenigen, die ihre fettreiche Kost beibehalten hatten. Länger wurden diese Untersuchungen nicht durchgeführt, so daß man nicht einschätzen kann, ob und zu welchem Zeitpunkt sich mit dem zu erwartenden kontinuierlichen Aufwärtstrend unter der fettarmen Kost das ursprüngliche Gewicht wieder eingestellt hätte.

Wie lauten aber die weit verbreiteten Vorschußlorbeeren für die ‹fettarme Diät›? War sie nicht als *die* geeignete Kostform für eine Langzeittherapie mit einer *Gewichtsabnahme* von einem Kilo pro Monat deklariert worden! Merkwürdig, wohin die Kilos wohl gepurzelt sind? Und diesen weltweiten, grandiosen Mißerfolg darf man als «erfolgreiche Therapie» bezeichnen? Immer wieder diese bedauerlichen Wahrnehmungsstörungen unserer Ernährungspäpste und deren Trittbrettfahrer. In seiner Verwunderung als naiver, an Hilfe interessierter Übergewichtiger sollte man sich einmal ganz ruhig zurücklehnen und überlegen, welche Hintergründe dies wohl haben könnte.

Weil die fettarme Kost mit herkömmlichen Nahrungsmitteln nicht ganz einfach einzuhalten ist, haben sich die Diätindustrie und ihre Adlati noch etwas Feines ausgedacht. Könnten da nicht speziell geschaffene Nahrungsmittel helfen, fettreduzierte, ganz «lighte», die Du (essen) darfst, ohne dick zu werden. Die Werbebotschaft suggeriert: «Iß mich, und du wirst schlank» – was auch interpretiert werden kann als «Iß mehr von mir, und du wirst noch schlanker».

Im Lehrbuch für «Adipositastherapie» finden sich praktischerweise Hinweise, wie effektiv man Fett, etwa durch Verwendung von fettreduzierten Spezialprodukten, einsparen kann.[16] Dazu passend ist kürzlich eine deutsche Studie erschienen, von «Du darfst» gesponsort, die «nachweist», welch große Bedeutung für einen dauerhaften Abnahmeerfolg fettreduzierte Lebensmittel haben. Raten Sie einmal, wer für diese Studie mitverantwortlich zeichnet? Sie werden es in Kapitel 15 erfahren.

Lassen Sie uns dieses amüsante Kapitel beenden. Ich für meinen Teil komme jedenfalls auf der Basis der vorliegenden Studien zu dem Schluß, daß «fettarm» auf Dauer, wenn überhaupt, nur einen minimalen, völlig unerheblichen Vorteil bezüglich Abspecken bietet. Wer sich nicht auf Träume und Spekulationen verlassen will, sondern wissenschaftliche Fakten verlangt, um eine Therapie rational zu begründen, der kommt wohl nicht umhin, sich meiner Ansicht anzuschließen. Und mit meiner Meinung stehe ich nicht allein – jüngst habe ich sogar äußerst prominente Mitstreiter bekommen: «Wenn Menschen eine fettarme Diät einhalten, ist zunächst eine beschränkte Gewichtsreduktion zu beobachten. Aber nach einigen Monaten stoppt der Gewichtsverlust . . . Daraus läßt sich ableiten, daß eine Fetteinschränkung nicht zwangsläufig zu einer Gewichtsreduktion führt; Fettsucht ist ein komplexes Problem, das nicht allein durch eine Reduktion des Fettanteils in der Nahrung gelöst werden wird.»[30] So äußern sich drei der zur Zeit wohl einflußreichsten Ernährungswissenschaftler unserer Zeit, die Professoren Martjin Katan von der Universität Wageningen (Niederlande), Scott Grundy von der Universität Dallas (USA) und Walter Willett von der Harvard-Universität in Boston (USA).

Dem ist eigentlich nichts hinzuzufügen – eher daß «fettarm» wegen vieler unerwünschter Nebenwirkungen gesundheitlich höchst fragwürdig ist, so daß man davon möglicherweise abraten muß. Wir werden in Kapitel 13 darauf zurückkommen.

KAPITEL 10

DICK UND DEFEKT DURCH DIÄT

Die Dame hat schon Zentner abgenommen, seitdem ich sie kenne. Nicht auf einmal natürlich, sondern jedes Jahr – zehn Kilo hinunter und mindestens wieder zehn Kilo hinauf und wieder hinunter und wieder hinauf – dies zwanzig Jahre lang. Das macht nach Adam Riese mindestens 200 Kilo! Es waren wohl immer ein paar hundert Gramm mehr, die «drauf kamen», denn sie sieht heute deutlich «stärker» aus als vor zwanzig Jahren. Ein Wahnsinn: Da nimmt jemand 200 Kilo ab und ist nachher dicker als je zuvor! Und das Beste ist, sie ist nach wie vor davon überzeugt, daß sie es beim nächsten Mal schaffen wird.

Kennen Sie, sehr geehrte Leserinnen und Leser, auch solche unentwegte Diätfreaks? Oder sind Sie gar selbst ein Kandidat? Es ist immer wieder total verblüffend – oder kennen Sie ein anderes Vorhaben bei Menschen, das jedesmal garantiert zum totalen Mißerfolg gerät und trotzdem weltweit millionenfach mit immer neuer Begeisterung angegangen wird?

Scham, Selbstzweifel, Vorwürfe, Frustration – nichts kann einen richtigen Diätwütigen davon abhalten, es wieder zu versuchen. Sein Verhalten ist schon in mehrfachen Kursen «therapiert» worden, das Ernährungswissen aus Büchern und Beratungsstunden ist schon fast professoral, Joggingschuhe müssen zweimal im Jahr neue Sohlen aufgezogen bekommen – so abgelaufen sind sie, aber das Gewicht kommt stur wie ein alter Esel auf seinen abgetretenen Pfaden zurück.

Hat Ihnen jemals einer Ihrer Gewichtswächter eine plausible Erklärung gegeben, die Sie wirklich akzeptieren konnten, worin Sie sich tatsächlich wiedererkannt haben? Süchtig? Schwach? Disziplinlos? Die Ernährung nicht konsequent umgestellt? Oder haben Sie den Besserwissereien nur aus Resignation zugestimmt, obwohl sie wußten, daß sie eigentlich auf Sie persönlich gar nicht zutrafen? Ich freue mich, Ihnen aufgrund vertiefter Kenntnis der aktuellen Fachliteratur schon heute auf diesen Buchseiten sagen zu können, was bei Ihnen immer schief läuft, warum Sie immer nur an der Sisyphusaufgabe des Abnehmens scheitern können. Bis Ihre Ernährungsberaterin, Ihr Ernährungsberater diese Informationen alllerdings von den zuständigen Fachgesellschaften erhalten haben, werden im besten Fall Jahre vergehen. Das habe ich in meiner beruflichen

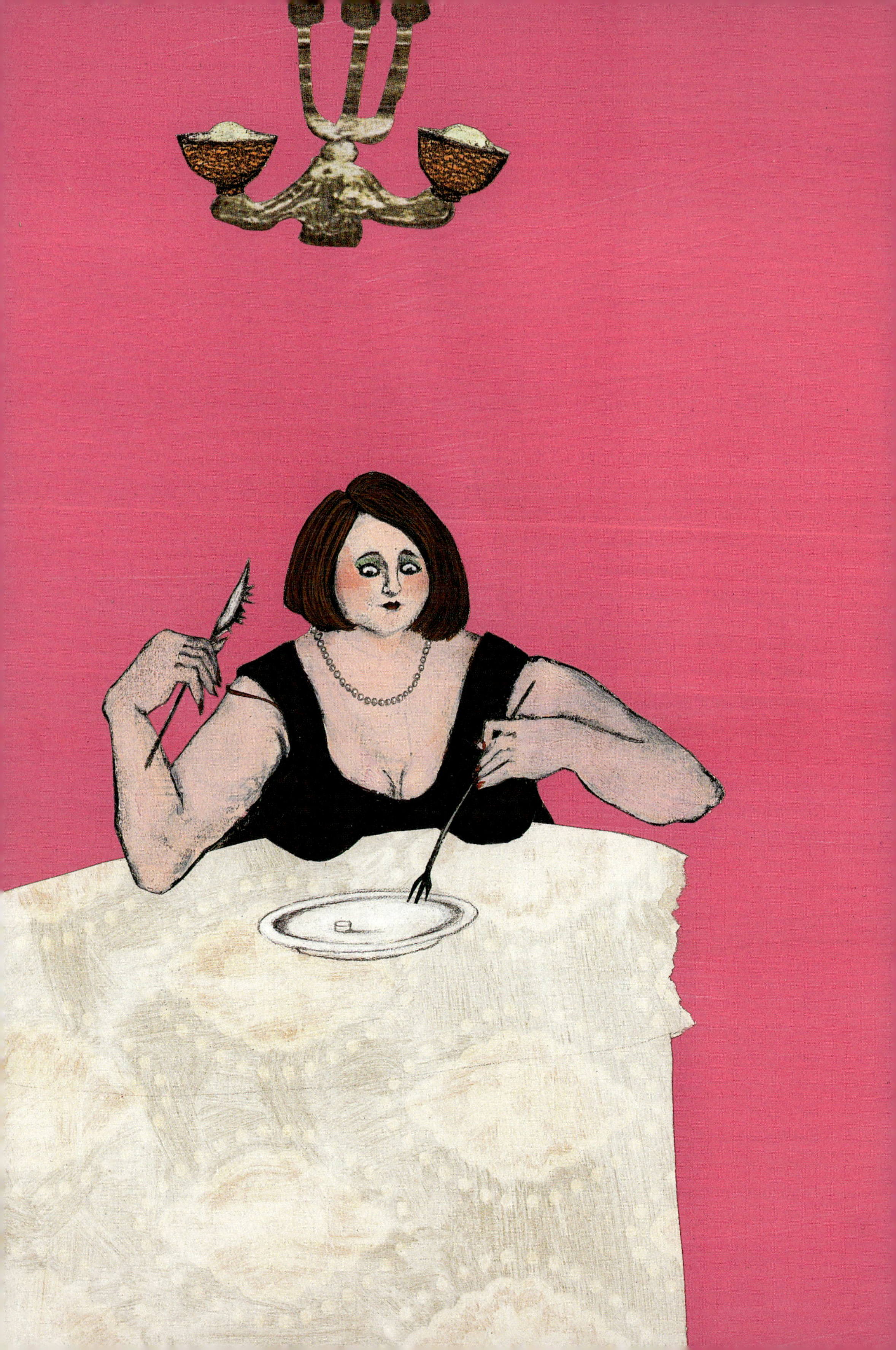

Laufbahn immer und immer wieder erlebt. Studieren Sie die nächsten Abschnitte also genau.

Im Herbst des Jahres 1997 sind neue Ergebnisse einer im Jahre 1950 (!) schon bahnbrechenden Forschungsarbeit veröffentlicht worden, von der ich behaupte, daß sie auch heute wieder «wegweisend» sein werden. Es handelt sich dabei nicht einfach um die Wiederauflage der Originaldaten, sondern um eine Weiterführung: An der Abteilung für Physiologie der Medizinischen Fakultät der Universität Genf hatte man sich alle Originaldaten von damals besorgt und sie nach neuesten Erkenntnissen und Methoden noch weit umfassender ausgewertet.[1] Das war deshalb angebracht, weil man heute aus ethischen Gründen solche radikale Experimente nicht mehr machen könnte – höchstens an Affen, und da stünden die Tierschützer in dichten Reihen vor dem Institutseingang. Außerdem ist dieses klassische Minnesota-Experiment bis heute vorbildlich in Anlage, Durchführung, Kontrolle und Dokumentation:

Professor Ancel Keys hatte damals an der Universität von Minnesota zur Erforschung des Hungers und seiner Folgen 32 Freiwillige in seinem Stoffwechsellabor versammelt. Es handelte sich um junge gesunde, normalgewichtige Männer, die bereit waren, sich 56 Wochen lang in den Institutsräumlichkeiten einsperren zu lassen und ihre sämtlichen Aktivitäten, das heißt Essen, Trinken, Schlafen und ein Ausgleichstraining unter strenger Kontrolle durchzuführen. Sie hatten weder einen unbewachten «Freigang» noch eine andere Chance, an Eßbares heranzukommen, abgesehen von den täglichen Testrationen.

Über 24 Wochen erhielten sie ein Kost, die der Nahrung in Kriegsgefangenenlagern nachempfunden war, nämlich nur fünfzig Prozent ihres tatsächlichen Kalorienbedarfes. Die Kost enthielt dabei nur 17 Prozent Fett, aber 58 Prozent Kohlenhydrate und 25 Prozent Eiweiß. Nach dieser Hungerphase wurden die Freiwilligen zwölf Wochen lang auf eine Aufbaukost gesetzt, die je nach Teilnehmergruppe entweder 2400, 2700, 3050 oder 3400 Kilokalorien enthielt. Daran schloß sich schließlich eine acht Wochen lange Phase an, in der von den gleichen Nahrungsmitteln gegessen werden konnte, soviel man wollte. Allerdings wurde jeder Bissen von einer gestrengen Forschungsassistentin registriert. Hierbei veränderte sich übrigens «automatisch» das Verhältnis der Nährstoffe. Man konsumierte im Schnitt 35 Prozent Fett, 51 Prozent Kohlenhydrate und 14 Prozent Eiweiß – eine «natürliche» Nährstoffrelation, die besonders interessant sein könnte ...

Die Effekte des Hungerns waren drastisch. Es muß nicht lang erwähnt werden, daß die Teilnehmer angaben, ihre Gedanken seien nur noch um das Thema Essen gekreist, und sie hätten verheerende körperliche und psychische Qualen durchlitten. Aber es gab – wie bereits gesagt – einfach nicht mehr, und so nahmen sie während der 24wöchigen Hungerphase siebzig Prozent ihres ursprünglichen Körperfettgehaltes ab.

Während der darauf folgenden zwölf Wochen, bei der streng rationierten, kalorienkontrollierten Aufbaukost, nahm das Körperfett wieder bis auf achtzig Prozent des ursprünglichen Wertes zu, lag also immer noch zwanzig Prozent unter dem Anfangswert. Dann aber kam die acht Wochen dauernde Phase der freien Essensgestaltung: Da wurde «gefressen», was die Kinnbacken hielten, im Schnitt fünfzig Prozent über dem, was der Körper tatsächlich benötigte. Es kam zu massiven Störungen der Sättigungsregulation und zu unkontrollierbaren Hungerattacken. Am Ende des Experimentes hatten die Teilnehmer im Schnitt 74 Prozent mehr Fett auf den Rippen als vor Beginn des Hungerns!

In diesen letzten acht Wochen des Minnesota-Experimentes, in denen die geplagten Teilnehmer ihrer Natur freien Lauf lassen und bis zur absoluten Sättigung essen konnten, hatte ihr Körper also eine zusätzliche Fettreserve aufgebaut, die fast doppelt so groß war wie vorher, ohne daß die jungen Männer selbst etwas dagegen tun konnten. Ihr Körper war offenbar durch die schlechte Erfahrung vorgewarnt und hat sich für das nächste «Experiment» kräftig mit Vorrat eingedeckt, damit ihm ein solcher Hungerstreß nicht noch einmal passieren konnte, ganz nach dem Motto: Fehler darf man schließlich machen, aber nicht zweimal den gleichen.

Auch die fettfreie Körpermasse, also Muskeln und Bindegewebe, hatte sich natürlich zurückgebildet. Nach der Hungerphase lag sie bei 83 Prozent des Ausgangswertes, nach den zwölf Wochen Aufbauphase waren es schon 88 Prozent des Ausgangswertes und nach dem großen Fressen lag sie bei 98 Prozent – also praktisch wieder bei den Anfangswerten.

Interessanterweise wurden die Fettspeicher im Vergleich zu den verlorenen Eiweißkompartimenten wesentlich schneller aufgefüllt. Und als die Fettspeicher längst übervoll waren, das heißt schon mehr Fett eingebaut war als vor dem Experiment, hielt das unkontrollierte «Überfressen» trotzdem an. Erst als die Eiweißspeicher, also Muskeln und Bindegewebe, langsam wieder an ihren Ausgangswert heranreichten, ließ die Eßwut entsprechend auch langsam nach. Als schließlich das Eiweiß vollständig ersetzt war, wurde die Kalorienzufuhr automatisch – das heißt ohne Bewußtsein, ohne willentlichen Einfluß – wieder auf den eigentlichen Bedarfswert zurückgenommen. Allerdings lag der Kalorienbedarf jetzt etwas höher, da die Herren ja mehr Fett am Leib trugen, das heißt schwerer waren und dadurch mehr Kalorien verbrauchten.

Die Genfer Forscher haben in ihrer sensationellen Auswertung auch die Ursachen und die Zusammenhänge aufgeklärt: Zunächst konnten sie aufzeigen, daß sowohl ein «Fettgedächtnis» wie auch ein «Eiweißgedächtnis» irgendwo in den jeweiligen Geweben lokalisiert sein muß. Beide arbeiten unabhängig voneinander, ergänzen sich aber sinnvoll. Das «Fettgedächtnis» entwickelt dabei einen etwas stärkeren Trieb. Beide Gedächtnisse sind mit dem Hunger- und Sättigungszentrum im Zentralnervensystem vernetzt und über einen autoregulativen Rückkoppelungsmechanismus gesteuert. Das bedeutet, daß das Ausmaß des Überfressens direkt abhängt von dem Ausmaß der vorangegangenen Entleerung der Fett- bzw. Eiweißspeicher. Das kennt man: Je leerer der Kühlschrank, desto mehr kauft man ein. Es heißt aber auch, daß hier über Signal- und Botenstoffe des Zentralnervensystems – am Willen des Menschen vorbei – unbewußte Instinkthandlungen ausgelöst werden, die dem Lebenserhaltungstrieb untergeordnet sind.

Weiterhin konnten die Forscher zeigen, daß der Eiweißverlust um so geringer war, je höher der Fettanteil des Körpers vor der «Diät» war und umgekehrt. Das bedeutet wiederum, daß diejenigen mit dem höchsten Körperfettanteil besonders viel Fett beim Hungern verlieren und entsprechend auch mehr Fett beim «Überfressen» wieder aufbauen, so daß das gleiche Eiweiß-Fett-Verhältnis wie vorher wieder erreicht wird.

Als weiterer wichtiger Punkt konnte nachgewiesen werden, daß während des Hungerns der Kalorienverbrauch, das heißt der Grundumsatz, drastisch zurückgeht, und zwar genau proportional zum Fettverlust – je mehr Fett abgeschmolzen wird, desto mehr Energie versucht der Körper bei seinem sonstigen Kalorienverbrauch einzusparen. Dieser Effekt ist unabhängig vom Eiweißverlust. Auch während der Aufbauphase, wenn man wieder normal ißt, bleibt der Kalorienverbrauch weiterhin eingeschränkt, und zwar so lange, bis die Fettspeicher wieder voll sind. Erst wenn dieses Ziel erreicht ist, wird wieder «normal» Energie verbraucht. Dieser «thermische Effekt» führt ganz gezielt dazu, daß zunächst die Fettspeicher möglichst schnell wieder aufgefüllt und erst danach die Eiweißkompartimente langsam wieder vollständig aufgebaut werden. Das macht durchaus Sinn, denn mit halber Kraft kann man ja immerhin fahren, mit leerem Tank hingegen keinen Zentimeter.

Jetzt kommt aber das entscheidende Ärgernis: Das Eiweißgedächtnis gibt nicht Ruhe, bis alles an verlorenem Eiweiß auch wiederbeschafft ist. So lange wird weiter «Freßlust» an das Hunger- und Sättigungszentrum signalisiert. Da aber die Fettspeicher schon längst voll sind, während die Eiweißspeicher noch nicht wieder aufgefüllt sind, wird durch das ungebremste «Weiterfressen» mehr und mehr Fett in den Körper eingelagert!

Genau dies ist des Rätsels Lösung. Aus genau diesem Grund gilt der Grundsatz: *Diät macht dick!* Daß das für alle gilt, muß nicht mehr länger erläutert werden, denn alle Diäten, die zum Abnehmen führen sollen, basieren auf dem gleichen Prinzip, egal wie sie heißen und welches Gütesiegel sie von irgendwelchen Ernährungsexperten aufgedrückt bekommen: Es wird ein solches Nahrungs- bzw. Kaloriendefizit geschaffen, daß der Körper gezwungen ist, von seinen Fett- und leider auch von seinen Eiweißreserven zu leben. Jetzt kann man sich auch ausrechnen, daß Fasten bzw. die Nulldiät die unsinnigste Diätform ist, die es wohl gibt. Nicht nur, daß hier die gesundheitlichen Risiken besonders hoch sind, die Diätwilligen verlieren dabei auch noch besonders viel Eiweiß. Wie man jetzt erkannt hat, wird der Körper den unstillbaren Drang zum Überfressen bei entsprechendem Nahrungsangebot nicht einstellen, bis die Eiweißspeicher wieder voll sind – und zu diesem Zeitpunkt sind die Fettspeicher schon längst wieder überfüllt. Wer also unbedingt eine Diät machen will – warum auch immer –, sollte auf hohe Anteile von hochwertigem Eiweiß achten, um wenigstens das Schlimmste zu verhindern.

Nun kann man als Skeptiker natürlich den Standpunkt vertreten, daß diese Studie aus Minnesota bzw. aus Genf zwar hervorragend ausgeführt und erleuchtend ist, daß aber streng genommen diese Zusammenhänge damit nur für «Normalgewichtige» belegt sind. Für Dicke könnte es ja ganz anders aussehen. Dieser Einwand ist zwar aus wissenschaftlicher Sicht völlig berechtigt, doch spricht die Praxiserfahrung dagegen, wie wir gleich noch vertiefend aufzeigen werden. Oder kennen Sie vielleicht jemanden, der nach seiner radikalen Abnahme das restliche Leben lang so schlank geblieben ist wie nach der Diät? Ja, ja – nicht protestieren, ich weiß: *Sie* haben es geschafft, und es wird noch ein paar weitere seltene Exemplare mit Ihrer Willensstärke geben. Aber Ausnahmen bestätigen sogar die biologischen Regeln.

Dank diesem Wissen über eine «Autoregulation», das heißt einer zentral gesteuerten, unbewußten Selbstregulation des Körpers, wird hoffentlich endlich Bewegung in die festgefahrene Vorstellung von «Adipositastherapie» kommen. Es erklären sich damit alle anderen unguten Phänomene, die mit Hungern und Diäten einhergehen, auf einmal sehr viel einfacher. Vieles zeigt sich nun auch in ganz anderen Perspektiven.

Vor allem ist mit diesen neuen Erkenntnissen aus Genf nun klarer als jemals zuvor, daß sich der Circulus vitiosus von Diät – Abnehmen – Zunehmen – Diät nicht vermeiden läßt, wenn man erst einmal übergewichtig geworden ist und dann mit dem Resultat unzufrieden ist. Daraus folgt, daß es nur zwei sinnvolle bzw. aussichtsreiche Alternativen im Leben gibt: *nie dick werden oder sein Übergewicht einfach annehmen und lernen, damit umzugehen.*

Noch bedrohlicher erscheint jetzt natürlich auch die weitverbreitete Marotte junger Mädchen, trotz normaler oder sogar überdurchschnittlich schlanker, ja magerer Figur noch mehr abnehmen zu wollen. Die ästhetischen Gewichtsnormen haben sich bekanntlich gerade bei jungen Frauen stark in Richtung einer extremen Schlankheit entwickelt. Daraus ergeben sich richtiggehende «Gewichtsvorschriften» in ihrem sozialen Umfeld, die für einen Großteil der betroffenen Mädchen aber nicht auf natürliche Weise, sondern nur noch mit permanenter Kontrolle und massiver Beschränkung der Essenswünsche und der

Nahrungszufuhr einzuhalten sind. Der Antrieb, diese Beschränkungen dennoch anzunehmen, ist die Angst, sozial weniger akzeptiert zu werden, wenn sie «zuviel» essen, und dadurch eine «häßliche Figur» zu bekommen.[2]

Es gibt aber auch noch ein weiteres wichtiges Motiv zum Diäthalten, gerade in der Pubertät. Viele Jugendlichen glauben, wenn sie «schlank und schön» sind, würden sich andere Konflikte und Probleme «verdünnisieren». Wahrscheinlicher ist, daß andere Probleme besser ausgeblendet werden können, wenn die Diätfreaks sich so stark auf die Nahrungskontrolle und ihr Gewicht konzentrieren.[3]

Eine Umfrage des Ernährungspsychologen Joerg Diehl von der Universität Gießen (Überraschung: Es gibt in Deutschland wirklich nicht nur einen Ernährungspsychologen!) ergab, daß von jungen Frauen im Alter von 13 bis 25 Jahren, die in der Tat nach medizinischer Definition «Idealgewicht» hatten, nur 28 Prozent mit ihrem Gewicht zufrieden waren. Ganze 38 Prozent wollten mindestens fünf Kilo abnehmen. Und es kam noch besser: Als Professor Diehl sich nur auf die jungen Damen konzentrierte, die sowieso schon zehn Prozent unter dem Idealgewicht lagen, waren auch nur 44 Prozent von ihnen mit diesem «Modelgewicht» zufrieden, 25 Prozent hingegen zeigten sich so unzufrieden, daß sie noch mindestens vier Kilo abnehmen wollten.[4–6]

Was ist die Konsequenz aus dieser verzerrten Körperwahrnehmung? Joerg Diehl faßte das kürzlich auf einem großartigen Vortrag in Berlin so zusammen: «Ein erheblicher Teil der jungen Frauen hat jegliche Spontaneität beim Essen und Trinken verloren. Essen, Trinken und Gewicht unterliegen ständiger gedanklicher Überwachung. Es wird versucht, die Höhe der Nahrungszufuhr auf einem möglichst niedrigen Niveau zu halten und alles zu meiden, was als ‹dickmachend› angesehen wird. Da es vielen Frauen jedoch nicht gelingt – und aufgrund der verlockenden Nahrungsumwelt auch nicht gelingen kann –, ihre Essenswünsche permanent zu zügeln, wird in wiederkehrenden Phasen versucht, durch Sonderprogramme, das heißt ‹Diäten›, den tatsächlichen oder vermeintlichen Gewichtsüberhang abzubauen.»[4]

Viele junge Frauen und auch immer mehr junge Männer halten trotz ihrer objektiv gegebenen Schlankheit zumindest gelegentlich Diät. Was das an Folgen nach sich zieht, zeigt sich jetzt in einem düsteren Licht: Erstens entwickeln sie eine Diätmentalität und haben damit den ersten Schritt zu ernsthaften Eßstörungen bereits vollzogen. Zweitens wird ihr noch schlanker, hungernder Körper nach Abbruch der Diät alles wieder zurückholen, und die jungen Leute werden mehr Fett einlagern, als sie vor der Diät besaßen. Das wird natürlich nicht unentdeckt bleiben – die nächste Diät ist bald fällig, und der Circulus vitiosus hat sich etabliert. Damit wird Diät zur «Einstiegsdroge» von Übergewicht und Eßstörungen.

Sehr verehrte Leserinnen und Leser, erklären Sie Ihren Töchtern und Söhnen, Enkeln und Enkelinnen diese Zusammenhänge! Warnen Sie die Kids eindringlich vor diesem Teufelskreis und veranschaulichen Sie ihnen, warum sie durch Diät nur immer dicker werden – vielleicht glauben sie Ihnen, wenn Sie ihnen dieses Buch zeigen!

Die Diätmentalität und das daraus resultierende gezügelte Eßverhalten bringt für alle – dünn und dick – ein besonders großes Risiko mit sich, daß sich daraus die bekannten Eßstörungen wie Magersucht (Anorexia nervosa), Freß-Brech-Sucht (Bulimia nervosa) und sogenanntes *binge eating* (Freßanfälle ohne Erbrechen) entwickeln. Durch das gezügelte Essen wird meistens, zumindest kurzfristig, die gewünschte Gewichtsreduktion erreicht. Diese positive Erfahrung verstärkt dann den vermeintlich großen Nutzen des eingeschlagenen Eßverhaltens. Man glaubt, damit über ein Instrument zu verfügen, mit dem sich die Angst vor dem Dicksein bewältigen läßt. Als ungewollte Begleiterscheinung hat man natürlich ständig Hunger, und die Gedanken fangen an, sich ständig auf das Thema «Essen» zu kaprizieren. Dann werden genau die Nahrungsmittel, die bekanntermaßen «verboten» sind, weil sie reichlich Fett und Zucker und somit viele Kalorien enthalten, zum Objekt äußerster Begierde. Nichts ist attraktiver als das, was man nicht bekommt oder sich normalerweise immer verkneift. Außerdem wird durch das Hungern der Stoffwechsel des Körpers umgestellt, denn die Zuckerreserven werden immer knapper. Wenn von solchen Menschen dann Nervosität, Reizbarkeit und ständige Spannungen ausgehen, müssen Sie sich nicht mehr wundern.[3]

Besonders heikel wird es bei den etwas labileren Leichtgewichten, wenn zum Schlankheitswahn und zur Diätmentalität auch noch Alltäglichkeiten wie Langeweile oder das Gefühl innerer Leere, Ärger, Streß, Angst oder «Frust» dazukommen. Solche Stimmungen können dann oft schon als Auslöser genügen, um alle Zügel fallen zu lassen, die Kontrolle gänzlich über sich zu verlieren und sich in einen unkontrollierbaren Freßanfall hineinzusteigern. Frauen scheinen dafür besonders anfällig zu sein.[7] In einer solchen Situation genügt manchmal bereits ein Stückchen Schokolade oder eine andere begehrte Leckerei: Haben die Betroffenen erstmals die Diät gebrochen, handeln sie ganz nach dem Motto «Jetzt ist eh schon alles egal» und essen die ganze Tafel auf einmal – worauf es dann erst richtig «königlich» zur Sache geht.

Ich bin mit einem australischen Model bekannt, lange Zeit eine vielbewunderte «Schönheit», die exklusiv für eine weltbekannte Kosmetikfirma von allen Werbeflächen der Welt herunterlächelte. Eines Tages wollte die Schöne ihren «Markt» in München testen und lebte während ein paar Wochen in meiner Wohnung. Wenn das Mädchen keinen Fotojob, kein Shooting hatte, stand sie schon von vornherein vor einem äußerst schwierigen Tag. Sie war dann in der

Frühe schon nervös, unzufrieden, deprimiert, fahrig, was sich stündlich steigerte. Meine Vorschläge, sie solle doch München und seine vielen Sehenswürdigkeiten erkunden, etwas lesen, deutsch lernen oder etwas Sport treiben, stießen auf wenig Interesse. Meist verschwand sie dann kommentarlos am späten Vormittag, um erst abends heimzukehren. In der Regel war das Model dann erschöpft und wollte außer ein paar Gläsern Wein nur ihre Ruhe. Sie wirkte dann auf mich immer seltsam abwesend, fast wie in Trance. Außerdem kränkelte sie ständig, und mir fiel auf, daß immer mehr von ihren langen, aber völlig glanzlosen schwarzbraunen Haaren in der Wohnung herumlagen.

Eines Tages kam sie wieder nach Hause, als es draußen schon dunkel war. Es schien ihr ziemlich dreckig zu gehen. Nachdem sie eine Zeitlang ziellos durch die Wohnung getigert war, rückte sie nach längerem Herumgedruckse schließlich mit der Sprache heraus: «Nicolai, kannst Du mir etwas Geld leihen?» Ich war ganz erstaunt, hatte sie doch vor einer Woche schon einen «kleinen» Job gehabt, der ihr mindestens drei Tausender eingebracht hatte. «Klar leihe ich dir was, aber hast du denn dein Geld noch nicht von der Agentur abgeholt?» – «Doch, aber . . . aber ich habe es doch alles schon ausgegeben!» schluchzte sie und ließ ihren Tränen freien Lauf. Offensichtlich war da etwas faul. Nach vielem weiterem Zögern gestand sie mir schließlich, daß sie sich an jedem Tag der vergangenen Woche nach allen Regeln der Kunst durch die Stadt «gefressen» hatte, vom späten Vormittag bis zum Abend, von einem Konditor zum nächsten, von einem Bratwurststand zum anderen, von McDonald's zu Burger King und von Käfer zu Dallmayer (womit sie auch noch Geschmack bewies): Köstliches gibt es dort, in der Tat, aber doch nicht umsonst! An manchen Tagen hatte sie nach eigenen Angaben umgerechnet fünf- bis sechshundert Mark vorverdaut dem Münchener Abwassersystem anvertraut. Und da ihre Geldsendung aus Australien eben auch noch nicht eingetroffen sei . . .

Ach, könnten doch alle Mädchen und Frauen einige der so beneideten «Beauties», die von den Glanzcovers der Modemagazine retuschiert herunterstrahlen, einmal privat erleben: ungeschminkt, ungestylt, dürr, bleich, frustriert, eßgestört, hungernd, erbrechend, elend, einsam . . . Das wäre sicher hilfreich, um dieses «Schönheitsideal» der jungen Generation wieder etwas in die Nähe der Realität zu rücken.

Nicht nur bei Schlanken, sondern auch bei Übergewichtigen finden sich klare Zusammenhänge zwischen gezügeltem Essen und Eßstörungen, etwa während einer aktiven Diätphase oder auch während einer restriktiven Aufbauphase. Oft ist nach erfolgreicher Behandlung von Bulimie eine neuerlich eingegangene Diät der entscheidende Auslöser für einen Rückfall. Und gerade bei den Diättreibenden ist die Rate der Personen, die zu Freßanfällen neigen, besonders groß – es handelt sich ja schließlich um eine selektierte Gruppe. Diät bzw. gezügeltes Essen ist Streß für den Körper, und Streß ist ein «beliebter» Auslöser für Freßanfälle.[8]

Die genauen Zusammenhänge sind aber noch längst nicht erforscht, und ich habe auch nicht vor, an dieser Stelle zu versuchen, die Psychologie der Eßstörungen abzuhandeln. Diät ist jedenfalls ein gravierender Risikofaktor für die Entstehung solcher Störungen und deren ganzen Konsequenzen – da besteht heute kein Zweifel mehr.

Die Erkenntnis, daß eine Autoregulation, also Vorgänge, die unserem Willen entzogen sind, uns immer wieder dick werden läßt, wenn wir einmal dick waren, wird die Pharmaforschung zu noch intensiveren Anstrengungen anfeuern. Es liegt auf der Hand, daß wohl nur über Stoffe, die ins Nervensystem eingreifen, physiologisch normale Kompensations- und Regulationsmechanismen nachhaltig beeinflußt werden können. Wenn demnach bei Pillen die Zukunft liegt, dann müßte man gefälligst Sorge tragen, daß diese dann auch ausreichend getestet und gesichert und damit ohne größere Nebenwirkungen in den Handel gebracht werden. Das ist allerdings bei der starken Lobby und der fragwürdigen Moral einiger Herrschaften in Weiß nicht zu erwarten. Die jüngste Horrorstory im Zusammenhang mit Diätpillen ist erst ein paar Monate alt. Ich werde in Kapitel 17 noch darauf zurückkommen.

Autoregulation also! Da frage ich mich allerdings, ob es das Konditionieren von gezügeltem Eßverhalten nicht geradezu herausfordert, wenn man Hunderte von Nährwerten und vor allem Fettwerte pauken muß, um zu erlernen, wie man das «böse» Fett vermeiden kann und von welchen Köstlichkeiten man immer reichlich, weil gesund und fettarm, essen darf und von welchen besser nicht. Es ist doch genau das Prinzip und das Ziel der «Adipositastherapie», daß der Patient gezügeltes Essen erlernt, um sein «gestörtes» Eßverhalten zu verändern. Wie soll damit das endgültige Abdriften in eine Diätmentalität und der nächste Freßanfall bei der Mehrheit der Patienten verhindert werden, wenn diese erst einmal aus ihrer Therapie in den Alltag entlassen sind?

Vor diesem Hintergrund der erkannten Autoregulationsmechanismen drängt sich noch eine Frage förmlich auf: Wie muß man nach dem Gesagten eigentlich die ganzen «Begleitmaßnahmen», die während und nach der Abnehmerei durchgeführt werden, einschätzen. «Die Verhaltenstherapie bei Adipositas dient der Modifikation und Stabilisierung des Eßverhaltens», heißt es.[9] Hierbei wird man über Wochen und Monate darauf trainiert, sein angeblich abnormes, pathologisches Verhalten – nämlich wieder genügend essen zu wollen, um seine lechzenden und tobenden Eiweiß- und Fettspeicher befriedigen zu können – drastisch zu verändern. Konditionierung, Selbstbeobachtung, Selbstkontrolle und Muskelrelaxation, Entspannung, Atemübungen, Atemgymnastik sind nur einige Schlagworte in diesem Zusammenhang.

Bei der Verhaltenstherapie wird man im Grunde dazu erzogen, möglichst effektive Maßnahmen gegen die intakte Biologie des Körpers zu ergreifen. Und man darf als Patient einer so «modernen» Therapie bei allen möglichen und teuren Spielchen mitmachen: Geschmackstests und Ratespiele absolvieren, auf dem Trainingscomputer herumhacken, Lehrfilmchen ansehen – mit einem Wort, man wird behandelt, als wäre man etwas minderbemittelt und hätte nicht alle Tassen im Schrank, nur weil der eigene Körper völlig normal reagiert und seine Überlebensinstinkte erfolgreich gegen den Verstand ausspielt! Der Körper gewinnt beeindruckendermaßen immer! Oder haben wir lauter unmotivierbare, unerziehbare, störrische Dicke auf der Welt, die einfach nicht fähig sind, ihre «Ernährungsgewohnheiten langfristig umzustellen», wie es so schön heißt? Warum ist auch die Langzeitwirkung bei diesen Verhaltenstherapien so miserabel?[10, 11]

Persönlich sehe ich nur eine Lösung, die Sinn macht: «Verhaltenstherapie», bevor man dick ist – damit man gar nicht erst dick wird! Das bedeutet: Wir müssen Verhaltensweisen vermitteln, die verhindern, daß Noch-Schlanke ihre Lebensangst mit «Double Woppers» zudecken, daß Streß am Arbeitsplatz sich in Plätzchen auflösen muß, daß Kummer in der Familie in Hummergelagen erstickt wird und daß Pralinen und Schokoladeplätzchen über entzogene Aufmerksamkeit hinwegtrösten müssen. Wer in aller Welt soll das bewerkstelligen bei Milliarden schlanker, potentieller Dicker? Die ausgewiesenen Psychologen oder Therapeuten mit Sicherheit nicht – da gäbe es sicher nicht genügend davon.

Aber wie wäre es beispielsweise mit den natürlichen, herkömmlichen «Therapeuten» in Form von intakten Beziehungen, echten Freunden, mit Partnern in Ehe und Familie, denen wir uns anvertrauen und mit denen wir Probleme gemeinsam angehen können. Familie? Kinder? «Ich bitte Sie, Herr Worm! Beides total *out!*» Oder vielleicht eben doch, aber dann ist die Mutter gerade bei der Arbeit – ist ja viel bedeutsamer für die Selbstverwirklichung, und der Vater werkt und wirkt natürlich ebenfalls in seinem Beruf – auch nicht ganz unwichtig, während die Kinder sich gelangweilt durch die Fernsehprogramme zappen oder in den lauschigen Fast-Food-Abfüllhallen herumhängen.

Oder wie wäre es mit einer Berufswelt, in der weniger Streß durch Monotonie, Stumpfheit, mangelnde Eigenverantwortung und abnormen Leistungsdruck entsteht und dafür mehr Abwechslung, mehr Eigenverantwortung, mehr Partnerschaft und flexiblere Arbeitsgestaltung das Leben lebenswerter macht. Möglicherweise könnte man dann das Essen seiner ursprünglichen Bestimmung zurückführen, denn je einsamer, gestreßter und unbefriedigter wir sind, desto wichtiger werden auch die oralen Seelentröster. Alles Illusion, Utopie? Einmal sehen, ob einige kluge und mächtige Leute ihre Köpfe zusammenstecken, um *la grande bouffe,* das große Fressen, in Zukunft zu verhindern.

Noch einmal zurück zum Thema Therapie, denn es bleibt hier noch ein Punkt zu erwähnen: Am erfolgreichsten sind immer noch sogenannte «Kombinationstherapien». Sie verhindern die natürliche Rückkehr zum Ausgangsgewicht noch am effektivsten und werden deshalb auch entsprechend empfohlen.[9] Dabei wird zunächst viele Wochen lang eine strenge Diät bei einer niedrigen oder sehr niedrigen Kalorienzufuhr von 400 bis 800 Kilokalorien (meist mit Formula-Diäten) eingehalten. Es kommt dabei normalerweise zu Gewichtsreduktionen zwischen 14 und 20 Kilo. Oft beginnt schon die begleitende Verhaltenstherapie parallel dazu. Danach werden die Teilnehmer entweder auf eine kalorienreduzierte oder auf eine fettreduzierte Kost gesetzt und über viele Wochen durch eine Aufbau- bzw. Stabilisierungsphase geschleust, begleitet von Ernährungsschulungen und Verhaltenstherapie. Mit dieser Methode kann man bewirken, daß das Gewicht relativ langsam wieder ansteigt. Gelegentlich wird auch nach einigen Wochen eine erneute Diätphase mit sehr niedriger Kalorienzufuhr dazwischengeschoben, um ein zu starkes Ansteigen des Gewichtes abzufangen und mit einer neuerlichen Gewichtsabnahme frische Motivation zu schaffen. In einer Gruppensituation mit kontinuierlich eingeschränkter Kalorienzufuhr (zum Beispiel 1600 Kilokalorien am Tag), strikter Überwachung und professioneller Psychobetreuung kann man da schon «Erfolge» sehen, etwa daß das Gewicht über ein Jahr nur um runde vier Kilo wieder zunimmt.[12]

Noch ein Stückchen erfolgreicher ist eine Kombinationstherapie auf Dauer, wenn man zusätzlich noch ein Bewegungsprogramm integriert, nicht nur, weil dabei Kalorien verbraucht werden, sondern weil so neben dem Stoffwechsel auch die Motivation verbessert wird. Doch leider geht es auch bei dieser Maximalanstrengung mit optimaler Betreuung kontinuierlich wieder bergauf mit dem Speck.[13] Monat für Monat, Jahr für Jahr legen die Pfunde zu, und nach fünf Jahren ist man meist wieder am Ausgangspunkt angelangt, es sei denn, man stürzt sich zwischendrin wieder in eine neue radikale Diätphase – auf und ab und auf und ab ... Solche besonders «erfolgreiche» Kombinationstherapien haben natürlich noch einen weiteren Vorteil: Ihre neue Garderobe, die Sie sich schlank und rank zur Belohnung verpaßt haben, wird etwas länger tragbar sein. Die Einfachtherapie wiederum ist für die Volkswirtschaft günstiger ...

Eines sollte jetzt klar sein: Durch Diät wird niemand von seinen Gewichtsproblemen «geheilt». Daß man eines Tages wieder «normal» essen könnte, ohne Gewicht zuzulegen, daß der Körper sich freiwillig mit «weniger» zufriedengäbe, das wird allenthalben in Aussicht gestellt. Doch dafür gibt es bisher keinen Beleg – es ist eine wunderbare Illusion, Opium für das Volk. So bleibt es wohl dabei: Wenn ein Mensch erst einmal dick ist und wieder schlank werden möchte, müsste er eine entsprechend kalorienreduzierte Diät durchziehen und auch danach lebenslänglich seine Kalorien drastisch reduzieren. «Bluthochdruck oder Fettstoffwechselstörungen sind nach acht Wochen Pilleneinnahme ja auch nicht geheilt und verschwunden – wie sollte das bei Übergewicht anders sein? Die Adipositastherapie ist durch das ganze Leben hindurch aufrechtzuerhalten.» Diese Argumentation hat durchaus eine gewisse Berechtigung. Einen gewaltigen Unterschied in dieser Hinsicht gibt es allerdings: Pillen Schlucken spürt man kaum. Täglicher Hunger und Frust lasten hingegen bleischwer auf einem. Es ist ein lebenslanger, zermürbender Kampf!

Noch eine letzte Frage darf ich unbeantwortet in den Raum stellen: Lohnt sich das ganze Auf und Ab eigentlich? Stehen der enorme Aufwand und die abstrusen Kosten in akzeptabler Relation zum Erfolg? Sind Dicke, die zwischendurch einmal ein paar Jahre schlanker waren, zufriedener, attraktiver, erfolgreicher? Sind sie wenigstens gesünder?

Man kann es nehmen, wie man will: Abnehmen ist ein gewaltiger Streß. Und ich frage mich letztlich: Hat jemand einmal untersucht, welche Dauerschäden diese «Therapie» bei zunächst gesunden, bedauerlicherweise etwas übergewichtigen Menschen bewirken kann?» Ich habe dazu leider nichts Aufschlußreiches in der Fachliteratur gefunden – wen wundert es? Wenn Sie, verehrte Leserinnen und Leser, das Kapitel 18 zu Ende gelesen haben, werden sie verstehen, warum ich so hartnäckig und bohrend nachfrage!

Seit die Forschungsergebnisse der Genfer Studiengruppe veröffentlicht wurden, kann man die Mißerfolge und die sogenannten «Eßstörungen», die durch Diäten oft ausgelöst werden, etwas gelassener sehen. Falls Sie solche frustrierenden Erfahrungen auch schon hinter sich gebracht haben, wissen Sie jetzt: *Sie sind kein Einzelfall, im Gegenteil, Ihr Mißerfolg ist geradezu die Regel.* Das immer wieder zurückkehrende Übergewicht liegt weder an Ihrem mangelnden Willen noch an der falschen Diät noch an den widrigen Umständen. Nein, dafür gibt es meßbare, stoffliche, biologische Erklärungen. Da wirken Kräfte, denen Sie als «gesunder» Mensch nicht gewachsen sind. Deshalb hat man heute das «Schaukelgewicht» als das typische, «normale» Gewichtsverhalten nach einer Abnahmephase erkannt. Es ist gerade umgekehrt: Wer es schafft, auf Dauer abzunehmen, entspricht nicht der Norm und verkörpert das Ungewöhnliche.

Die biologische Erklärung für das klägliche Scheitern, für den immer wiederkehrenden Mißerfolg liegt auf der Hand: Es gab in der Entwicklungsgeschichte keine Notwendigkeit, uns Gene für erfolgreiches Abnehmen einzupflanzen. Die Natur hat uns im Gegenteil mit dem «Ökonomie-Gen» ausgestattet, das uns überschüssige Energie besonders effektiv als Fett horten läßt, damit wir die nächste Hungerperiode lebend überstehen.[14, 15] Möglich, daß ein findiger Gentechniker bald im Labor solche «Schlankheitsgene» herzaubert. Bis dahin müssen wir uns jedenfalls noch mit unserem altehrwürdigen Überlebensprogramm bescheiden, das unser Gewicht in einem komplizierten Regelsystem unweigerlich den Umweltbedingungen anpaßt. Glaubte man bisher an einen «Set point», an einen genetisch fixierten Gewichtsbereich, der für jeden Menschen per Vererbung festgelegt ist und den der Körper immer wieder mit aller Macht anstrebt, so diskutiert man neuerdings die Existenz eines «Settling point». Das Gewicht kann sich demnach, wenn die Umweltbedingungen es erfordern, immer höher schrauben und auf jedem Niveau einpendeln. In diesem neuen Gewichtsbereich wird es dann mit einem «neu angepaßten» Set Point so lange einreguliert, wie eine ausgeglichene Bilanz zwischen Kalorienverbrauch und -zufuhr erreicht wird.[14, 15]

Hingegen scheint das Umgekehrte nicht zu funktionieren. Auch nach Monaten einer niedrigen Nahrungszufuhr – zum Beispiel von 1200 Kilokalorien – und einer entsprechenden Gewichtsabnahme wird dieses neue Niveau nicht als neuer Settling Point vom Körper angenommen und auf diesem Stand reguliert. Bleiben hungernde Kriegsgefangene nach ihrer Entlassung so dünn? Diese Körperreaktionen mögen zwar ungerecht und völlig überholt erscheinen, sind jedoch der Grund, warum es uns Menschen auf unserem blauen Planeten überhaupt noch gibt. Unser Organismus wurde im Laufe der ganzen Evolutionsgeschichte um den Preis des eigenen Überlebens dazu gezwungen, mit Energie- und Nährstoffreserven optimal hauszuhalten. Unsere Gene haben chemische Stoffe in unserem Organismus geschaffen, die uns Berge versetzen lassen, um an Nahrung zu gelangen.

Vor Millionen Jahren konnte die tägliche Nahrungssuche, je nach Umweltbedingungen, ausgesprochen mühsam und unangenehm sein. Manchmal war sie so anstrengend, daß Energie- und Nährstoffreserven, die für mehrere «ruhige» Tage gereicht hätten, auf einen Schlag eingesetzt werden mußten. Doch woher sollte man immer genügend Nachschub bekommen? Jede weitere Anstrengung zur Nahrungsbeschaffung ließ das Überleben aus energetischer Sicht kritischer werden. «Vorräte raffen» war deshalb das Überlebensmotto, «Vorräte verschleudern» dagegen lebensgefährlich. Das «Abnehmen» gehört aus diesem Grund auch heute leider nicht zu unserem biologischen Überlebensprogramm!

Wenn wir ausgehungert sind, beeinflussen Signal- und Botenstoffe, unter anderem wohl das Insulin und das Leptin, die Reaktionen des Zentralnervensystems massiv. Dann sind wir mehr oder weniger hilflos Außenreizen wie Kummer, Sorgen, Freude, Angst, aber auch Duft, Geruch und Aussehen von Mahlzeiten ausgesetzt. Sie betören uns und verändern unser Verhalten – auch gegen den Willen des Ernährungsberaters –, bis wir unser altes Gewicht wieder erreicht haben. Unser Bewußtsein kann da herzlich wenig ausrichten.[14]

Die Vorstellung ist immer noch weit verbreitet, daß man es nur schaffen müßte, über einige Jahre hinweg ein tägliches Kaloriendefizit von 100 oder 200 Kilokalorien zu erreichen. Man müsse eben nur konsequent seine

«Ernährungsgewohnheiten» umstellen, wird verlangt. Ja – in welche Richtung denn? Liefert unsere Gesellschaft ein einziges funktionierendes Modell dazu, außer zwangsweisem Hungern? Es ist geradezu lachhaft: Wir sollen mit unserem kleinen Verstand Veränderungen genau in dem Überlebensmechanismus bewirken, der durch einen über Millionen von Jahren funktionierenden und bewährten Instinkt bestens vor Manipulation geschützt ist? Wir sollen das Ungleichgewicht ausgerechnet dort ins Lot bringen, wo wir praktisch kaum eine Chance haben! Deshalb wird so gerne gefordert, wir sollen unseren ganzen «Lebensstil» ändern. Wie denn, in einer so vernetzten Welt, in einer hochtechnisierten Gesellschaft, die sich unter anderem durch ein allzeit und überall verfügbares, kostengünstiges Nahrungsangebot mit hohem Energiegehalt auszeichnet, das man sich beschaffen kann, ohne auch nur mehr zu tun als einen einzigen Finger zu rühren (sofern man sein Handy in Reichweite hat)? Eigentlich müßten wir ja nicht den Lebensstil, sondern unsere gesamte Umwelt und Gesellschaft verändern: Nicht die Dicken sind krank, sondern unsere soziale Umwelt. Auf die krankmachenden Lebensbedingungen reagieren die einen mit mehr, die anderen mit etwas weniger Fettspeicher am Leib.[16]

Unter den gegebenen Umständen werden Dicke daher aller Voraussicht nach dick bleiben. Um so wichtiger ist es, wenn die Noch-Schlanken versuchen, genügend Energie zu verbrauchen und eine übermäßige Energiezufuhr zu vermeiden, um dem Dickwerden zu entgehen. Auch dies ist unter den heutigen kranken Umweltbedingungen immer schwieriger geworden. Vor allem eines sollte man als Noch-Schlanker oder als erst leicht «Angedickter» unter allen Umständen unterlassen: Diät halten! In großen amerikanischen Studien an Tausenden von Menschen konnte bestätigt werden, daß das Risiko für das Zunehmen um so mehr steigt, je mehr Diätversuche man hinter sich gebracht hat.[17, 18]

Davon unbenommen wird uns rasche Hilfe allerdings von der Industrie versprochen. Welche «Wundermittel» uns schmackhaft gemacht werden sollen, erfahren Sie gleich in den nächsten Kapiteln.

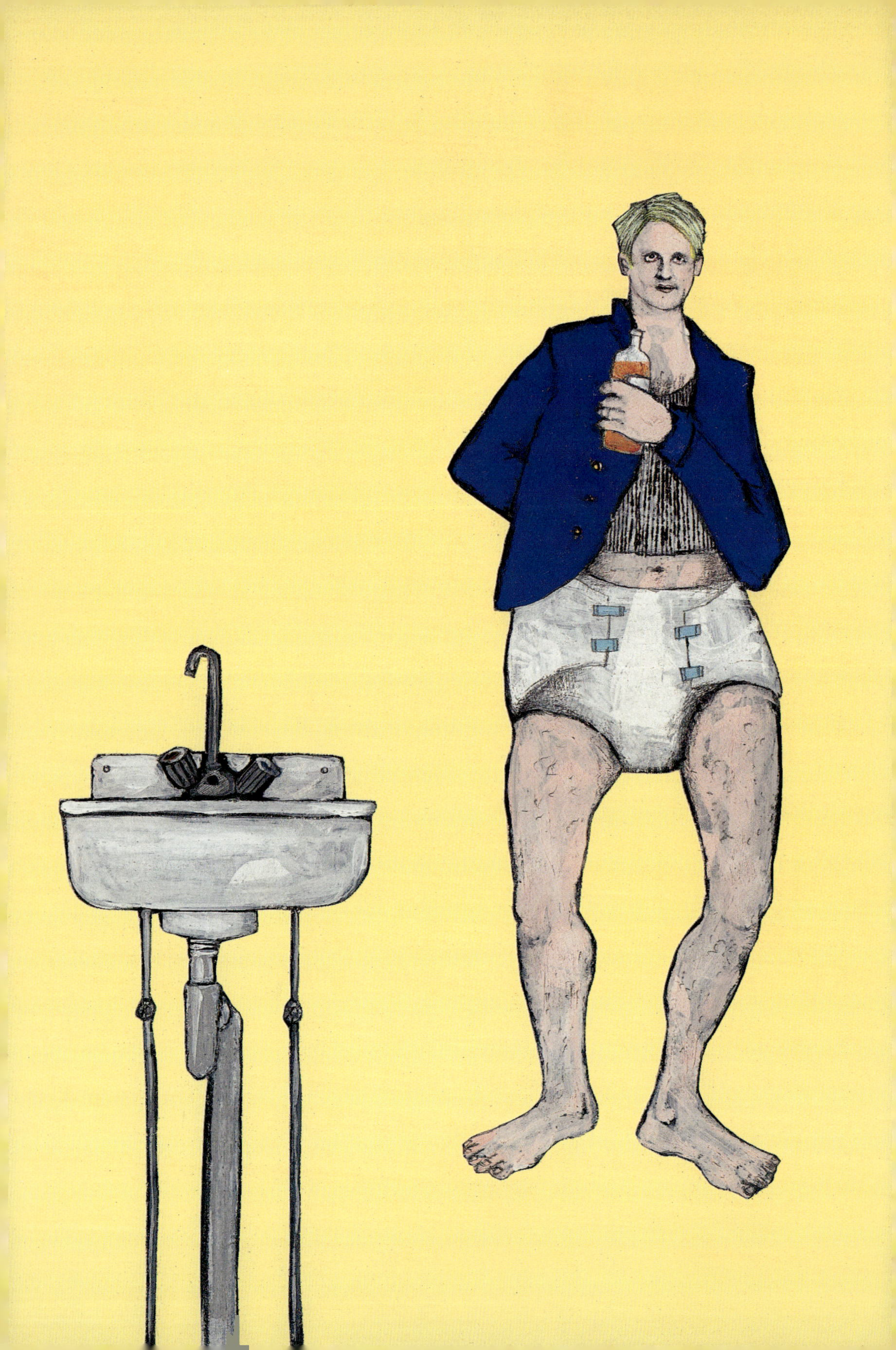

KAPITEL 11

Kunst-voll in die Hose

Was man sich nicht schon alles ausgedacht hat in der Lebensmittelindustrie! Mit fieberhaftem Einsatz suchen Spezialisten das Wundermittel, mit dem man den Traum der Menschen endlich erfüllen könnte: viel essen, ohne dick zu werden. Das wäre der Schlager auf dem Markt, damit könnte sich eine Firma bis in alle Ewigkeit sanieren. Immer wieder gehen geschäftstüchtige Leute an diese Aufgabe heran, und immer wieder wird es zum Mega-Flop, vor allem für die Verbraucher, nicht unbedingt für clevere Hersteller.

Damit das Geschäft wenigstens eine Zeit lang optimal läuft, muß man natürlich zunächst für einen Bösewicht sorgen, den es zu ersetzen gilt. Steht dieser als Zielscheibe fest, haben sich zwei Ansätze als äußerst erfolgreich erwiesen: erstens an die Gesundheit zu appellieren, die es zu retten gilt, und zweitens die Schlankheit zu glorifizieren bzw. den Drang, den gesellschaftlichen Schönheitsidealen, also der Schlankheitsnorm, zu entsprechen.

Wenn man erst einmal einen Hauptschuldigen ausgemacht hat, ist es für ehrgeizige Lebensmittelchemiker nur noch eine Frage der Zeit, bis man ein Ersatzprodukt anbieten kann, das vielleicht nicht ganz so mundet, dafür aber «viel gesünder» ist. Nichts ist bekanntlich umsonst zu bekommen, und so muß der aufgeklärte Mensch für «mehr Gesundheit» eben «weniger Genuß» in Kauf nehmen. Doch der entscheidende Schritt fehlt noch. Es bedarf noch gewichtiger Meinungsbildner. Jemand mit genügend Autorität muß sich über die Medien an die Verbraucher wenden und mit überzeugenden Worten «das Gesunde» an dem neuen Produkt preisen. Zu den besonders erfolgreichen Argumenten gehört eine wissenschaftliche Studie. Egal, wie gut oder wie schlecht oder wie aussagefähig sie ist, unbenommen, ob sie auf die jeweilige Situation überhaupt übertragbar ist oder nicht – die Hauptsache ist doch: Eine «Studie» liegt vor. Wenn dann ein Professor in den Medien verkündet, «eine Studie hat ergeben, daß der Verzehr von XY für die Gesundheit förderlich ist», verfehlt das normalerweise nicht seine Wirkung – weder bei den Verbrauchern noch bei vielen Schäfchen der Ernährungsgemeinde.

Erinnern Sie sich noch, verehrte Leserinnen und Leser, an die Zeiten, als man den Zucker als «Hauptübel» in der Ernährung verteufelte. Zucker war praktisch für alle Gesundheitsstörungen verantwortlich. Solche Diskreditierungskampagnen gehen auffälligerweise zeitlich immer mit der Erfindung und Einführung von Ersatzprodukten einher – achten Sie einmal darauf. Wir werden in Kapitel 14 noch von der ganz besonderen Bedeutung der Süßstoffe hören.

Seit geraumer Zeit ist die Allianz von Ernährungspäpsten und Industriellen ganz fasziniert von dem Gedanken, das Fett aus der Nahrung eliminieren zu müssen. Auf diese Marotte sind sie gekommen, nachdem einige von ihnen erkannt haben wollen, daß vor allem die Fettzufuhr für Übergewicht verantwortlich sei. Was davon zu halten ist, haben wir ja bereits in früheren Kapiteln besprochen. Wie auch immer – der Zug ist nach einigen Anfangsschwierigkeit auf dieser Schiene voll abgefahren. Das erkennt man unter anderem an den vielen Trittbrettfahrern, die es unglaublich eilig haben, auch noch aufzuspringen und schnell noch ein Buch mit dem gleichen Inhalt abzuliefern: weniger Fett – weniger Übergewicht! Solche Werke vermehren sich zur Zeit wie die Ratten. Wenn man sie auf ihren Inhalt hin überprüft, sind tatsächlich kaum Unterschiede festzustellen. Für dieses Phänomen kann man normalerweise zwei Erklärungen anbieten: entweder hat die Forschung wirklich einheitliche und eindeutige Ergebnisse erbracht, was hier aber überhaupt nicht zutrifft, oder die Autoren dieser Werke interessieren sich überhaupt nicht für die Forschungsresultate und schreiben der Einfachheit halber unreflektiert voneinander ab, um zum «ökotrophologischen Konsens» beizutragen (es lohnt sich jedenfalls, die Literaturverzeichnisse der «Adabeis» einmal so zu betrachten[1, 2]).

Mit dem Schlagwort «fettarm» hat sich die obgenannte Allianz allerdings die wohl schwierigste Aufgabe aufgehalst, die es in der Ernährungswelt zu lösen gilt. Die Menschen lieben nun einmal Fett; es bringt ihnen den betörendsten Geschmack und die schönsten Aromen auf den Teller. Etwas zu erfinden, das auch nur annähernd so gut schmeckt und duftet, dürfte sich als äußerst anspruchsvolle Aufgabe darstellen. Zudem muß die gesuchte Substanz sich genausogut zur Lebensmittelherstellung verwenden lassen, darf sich beim Lagern nicht verändern, die Verdauung anderer Nährstoffe nicht behindern, darf nicht giftig sein und die Umwelt nicht belasten. Das Ganze muß jedoch auch noch frei von Kalorien sein oder zumindest deutlich weniger enthalten als das Original.

Diese «kleineren technologischen» Probleme zu beherrschen traute man sich in der Vergangenheit offenbar zu. Doch mit einer Eigenart des Körpers rechnete man offenbar doch nicht: Der Körper läßt sich von ein paar begabten und fleißigen Chemikern nicht ohne weiteres übertölpeln. Wir werden später noch darauf zurückkommen . . .

Schon vor vielen Jahren erfand man sogenannte «Fettaustauschstoffe», die bei uns auch schon seit langem zugelassen sind. Diese Stoffe enthalten kein Fett, sondern bestehen aus Eiweiß oder Kohlenhydraten. Die Basis dieser Fettaustauschstoffe bilden das Hühnerei-, Molken- oder Magermilcheiweiß oder aber das Maiseiweiß aus der Glukosesirup-Gewinnung. Die Fettaustauschstoffe auf Kohlenhydratbasis basieren auf der Mais- oder Kartoffelstärke.

«Simplesse», der erste bekannte Fettaustauschstoff, wird aus Hühnerei- oder Magermilcheiweiß hergestellt. «Dairy-Lo», einen anderen, gewinnt man dagegen aus Molkeneiweiß. Man muß nur die Eiweißteilchen unter hohem Druck in winzigste Kügelchen von einigen Tausendstelmillimetern umwandeln, so daß sie gegeneinander verschiebbar sind. So nimmt die Zunge sie nicht als Einzelpartikel, sondern als gleitenden, fettähnlichen Film wahr.[3] Fettaustauschstoffe werden in «fettreduzierten» oder «fettarmen» Produkten als teilweiser Fettersatz eingesetzt und dienen dort zur Textur- und Geschmacksverbesserung. Als Verbraucher kann man sie nicht erkennen, denn zur Deklarierung genügt ein so unverfänglicher Begriff wie «Molkeneiweiß-Erzeugnis» auf der Verpackung. Und Molke- oder Milcheiweiß muß in einem Milchprodukt wie zum Beispiel Käse natürlich gar nicht deklariert werden.[3, 4]

Der Nachteil dieser Stoffe ist, daß sie beim Erhitzen über hundert Grad Celsius zerstört werden und ihre fettähnlichen Eigenschaften verlieren. Man kann also mit Fettaustauschstoffen nicht kochen. Es ist auch nicht ratsam, solche Lebensmittel stark erhitzt zu verzehren: Das Geschmackserlebnis wäre dann entsprechend. Ein weiterer Nachteil ist darin zu sehen, daß diese Eiweiße natürlich Kalorien enthalten, und zwar vier Stück pro Gramm. Mit solch einem Fettersatz läßt sich die Kalorienzufuhr also nicht vermeiden, sondern nur deutlich reduzieren. Und natürlich enthalten die restlichen Eiweiße, Fette und Kohlenhydrate in einem solchen Lebensmittel ebenfalls Kalorien.

Auf der Basis von Stärke sind Produkte wie «Maltrin», «N-Oil» oder «Paselli SA2» hergestellt. Sie werden durch chemische, physikalische oder enzymatische Behandlung der Stärke gewonnen. Diese Stoffe quellen in Wasser auf, verbessern die Textur des Wasseranteils in einem Lebensmittel und erzeugen auf diese Weise eine cremige, weiche Konsistenz, verbunden mit einem etwas fettigen Gefühl im Mund.[3, 4] Leider sind sie voll verdaulich und liefern wiederum vier Kilokalorien pro Gramm, also etwa halbsoviel wie Fett. Im Endprodukt binden sie jedoch so viel Wasser an sich, daß je Gramm Substanz nur noch etwa ein bis zwei Kilokalorien anfallen.[4] Aus Tapiokastärke hergestellte Fettaustauschstoffe liefern sogar nur eine Kilokalorie pro Gramm. Auch diese Stoffe werden durch große Hitze zerstört, und mit einem entsprechend verminderten «Genußwert» ist dann zu rechnen. Auf Verpackungen kann man sie an dem Begriff «modifizierte Stärke» identifizieren.

Auf Kohlenhydratbasis gibt es auch noch sogenannte Polydextrose und Inulin. Wenn sie in einer Konzentration von über zehn Prozent in einem Lebensmittel eingebaut sind, ergibt sich eine fettähnliche, cremige Konsistenz. Da dies aber unverdauliche Stoffe sind, die nur von den Darmbakterien gespalten werden können, liefern sie keine Kalorien und ähneln in ihrer Wirkung den Ballaststoffen. Entsprechend können sie bei hoher Zufuhr Beschwerden im Darmtrakt auslösen, etwa Blähungen, Durchfall und Bauchkrämpfe.

Diese Stoffe kommen auch in der Natur vor, allerdings nur in Spuren. Die Chemiker haben sie im Grunde nur an Hand der natürlichen Vorbilder imitiert. Dieses Vorgehen hat den ungeheuren Vorteil, daß sie als «natürliche» Stoffe durchgehen und nicht erst in komplizierten Verfahren gesetzlich zugelassen werden müssen. Sie gelten daher auch als gesundheitlich unbedenklich.

Alle obgenannten Verbindungen finden sich heutzutage häufig in Joghurts, Sauerrahm, Käseprodukten, Eiscreme, Dressings, Salatsaucen, Mayonnaisen, Schmelzkäse oder in Brotaufstrich. Wir werden mit diesen «Schlankmachern» täglich eingedeckt, ohne das wir das im einzelnen genau registrieren. Immer wenn man zu etwas Modernem, Kalorienarmem greift, stehen die Chancen gut, von der einen oder anderen Köstlichkeit etwas abzubekommen. Haben Sie sich schon einmal gefragt, verehrte Leserinnen und Leser, warum diese neumodischen Lebensmittel nur ganz entfernt nach dem schmecken, was sie eigentlich ersetzen sollen? Möglicherweise können Ihnen meine Ausführungen in Zukunft dabei helfen. Anderseits ist klar, daß all dies keine echten Ersatzprodukte für Fett sein können, denn Kochen, Backen und Braten läßt sich mit ihnen nicht.

Diese Lücke schließt jetzt – zumindest in den USA – ein Produkt namens «Olestra». Der Lebensmittelmulti Procter und Gamble hat diesen «Fettersatzstoff» entwickelt und in den USA einführen dürfen. Bei dem Zulassungsverfahren gab es offenbar einige skandalöse Ungereimtheiten, auf die ich jetzt aber nicht näher eingehen will.[5] Unter dem Handelsnamen «Olean» darf man den Amerikanern jetzt Kartoffel- und Tortillachips, Crackers und andere Snacks anbieten, die mit diesem Lebenmittelzusatzstoff hergestellt sind. Bei uns «im guten alten Europa» ist dieser Wunderstoff noch nicht zugelassen.

Olestra leitet sich in seiner chemischen Struktur von den handelsüblichen Fetten ab. Darin befinden sich «echte» Fettsäuren, aber sie werden künstlich mit Saccharose, dem normalen Küchenzucker, verknüpft statt mit Glyzerin, wie es im «echten Fett» der Fall ist. Man nennt das Ergebnis deshalb auch Saccharose-Polyester. Das verrät schon Klasse: *Auf* der Haut Polyester und nun auch noch *unter* der Haut Polyester – richtige Vielzweckwaffen haben wir da vor uns. Mit ungesättigten Fettsäuren des Distelöls beispielsweise ergeben sich dünnflüssige Öle. Mischt man Saccharose mit gesättigten Fettsäuren, lassen sich hochschmelzende Hartfette gewinnen. Olestra ist zudem hitzestabil und übersteht mehrmaliges Schmelzen und Erstarren unbeschadet.[3]

Selbst in Aussehen, Dichte und Wasserunlöslichkeit entspricht Olestra den natürlichen Nahrungsfetten. Beim Geschmack scheinen sich allerdings die Geister zu entzweien. Offiziell schmeckt es wie normales Fett, aber nicht nur meine eigene Erfahrung deutet eher auf «fremden Nachgeschmack». Der wichtige kleine Unterschied zum natürlichen Fett besteht darin, daß unsere Verdauungssäfte die chemischen Bindungen dieses Kunst- oder Pseudofettes nicht aufspalten können. Dadurch kann es nicht in den Blutkreislauf bzw. in den Energiestoffwechsel eingehen. Olestra liefert so auch keine Kalorien. Ist es nicht wunderbar – ein Fett, das praktisch wie unser gewohntes Fett ist, aber kein einziges Kaloriechen enthält! Ich muß Sie aber doch etwas enttäuschen, denn diese vordergründig erfreulichen Eigenschaften führen gleichzeitig zu ziemlich unangenehmen Begleiterscheinungen.

So werden zum Beispiel die fettlöslichen Vitamine in der Nahrung, die sich in Olestra gelöst haben, an der Aufnahme in die Darmwand gehindert, wie dies auch bei anderen fettlöslichen Stoffen der Fall ist, etwa bei gewissen Arzneimitteln. Man kann sagen, daß Olestra zu einem Verlust an diesen Vitaminen führt.[6, 7] Aus diesem Grund müssen in Olestra die Vitamine A, D, E und K künstlich zugesetzt werden. Der moderne Mensch möchte schließlich schlank, aber nicht mangelernährt aussehen. Auf den Verpackungen der Lebensmittel muß in den Vereinigten Staaten nur ein kleiner Warnhinweis angebracht sein: «Olestra behindert die Aufnahme von Vitaminen und anderen Nährstoffen».[4]

Eine weit unangenehmere Problematik, die auch als kleiner Warnhinweis auf den Verpackungen aufgedruckt sein muß, ist mit dem Begriff «anal leakage» umschrieben. Was passsiert mit Fett, das im Darm nicht verdaut wird, verehrte Leserinnen und Leser? Gar nichts. Es liegt zunächst ruhig im Darm und bringt diesen etwas zum Grimmen, Zwicken und Rumoren. Bald verstärken sich die Unannehmlichkeiten, und es kommt zu Bauchkrämpfen und üblen Schmerzen. Stück für Stück wird das Kunstfett durch die Darmperistaltik seinen vorbestimmten Weg bis zum Enddarm vorangeschoben. Dort steht zwar ein intakter Schließmuskel bereit, der das normale Geschäft zurückhält. Aber Olestra ist auch da nicht zu bremsen! Die ölige Flüssigkeit bahnt sich schlüpfrig ihren Weg nach draußen – rein in die Unterwäsche, auf die Sitzmöbel oder ins Bettlaken. Damit ist der Ärger aber immer noch nicht zu Ende, denn besonders problematisch wird nun noch die Reinigung von Kleidern und Möbeln. Das verflixte Zeug ist biologisch kaum abbaubar und geht kalorienarm ins Abwasser. Mit dem «kunstfettigen» Kot von Millionen von Olestra-Fans wandert also auch noch tonnenweise umweltbelastender Chemieabfall ins Grundwasser.[3, 4] Ob fette Kanalratten damit auch schlanker werden, ist bisher nicht geklärt worden . . .

Der Hersteller Procter & Gamble ist zum Glück ein mit allen Mitteln gewaschener Hersteller. In dem verantwortungsbewußten Betrieb werden Zusätze in das Produkt gegeben, um diese spezielle Problematik zu minimieren, etwa Silikate, Rohfaser, Emulgatoren und Hydrokolloide. Dadurch sollen Viskosität und Schmelzpunkt des Fettersatzes so weit verändert werden, daß das Problem des «analen Leckes» gelöst ist. Und wenn das alles nichts gegen das Malheur hilft: Procter & Gamble ist schließlich Hersteller der weltweit von allen kleinen Hosenscheißern geschätzten «Pampers», verfügt also über langjährige einschlägige Erfahrungen . . .

So einen saugfähigen Auslaufschutz könnten wahrscheinlich auch all diejenigen gut gebrauchen, die es mit der neuesten Wunderwaffe im Bereich Fettreduktion versuchen: «Orlistat» heißt sie, ist in den USA bereits zugelassen (siehe auch Exkurs Seite 193). Dabei handelt es sich um ein Medikament, das die fettspaltenden Verdauungssäfte zum Teil «unschädlich» macht. Je nach Dosierung werden zwanzig bis vierzig Prozent des mit der Nahrung zugeführten Fettes unverdaut durch den Verdauungskanal ins Freie befördert. Dadurch reduziert sich die Fett- bzw. Kalorienaufnahme in den Blutkreislauf, ohne daß der Konsument aber vorher auf das «richtige», naturreine Erlebnis auf den Geschmacksknospen verzichten müßte. Wiederum eine geniale Idee, aber erneut nicht frei von Nebenwirkungen. Es bleibt dabei eben immer Fett im Darm. Je mehr Fett in der Nahrung enthalten ist, desto stärker fallen die netten Nebenwirkungen im Darm aus, die wir schon für «Olestra» zu beschreiben hatten. Je weniger Fett man ißt, desto erträglicher sind sie. Wer also einmal gegen die Diätanweisungen mit dem Fett sündigt, wird postwendend mit Bauchschmerzen, Durchfall und Kleiderreinigungsproblemen bestraft. Professor Pudel darf entsprechend hoffen, daß Patienten mit dieser Konditionierung seine «Fettaugendiät» vielleicht doch besser durchhalten können.[8]

Abnehmen kann man jedenfalls mit diesem Enzymhemmer eine Zeitlang – so lange man ihn einnimmt und Diät hält. In dem Moment, wo sie ihn absetzen, nehmen die Diätteilnehmer natürlich wieder zu.[9] Die gesundheitliche Unbedenklichkeit oder die mögliche Beinträchtigung der Vitaminversorgung ist allerdings noch nicht genau untersucht.

Was mit einem solchen Riesenaufwand an Marketing und Werbung in den USA eingeführt wurde, konnte auf Erfolg auf dem Markt hoffen. Für Olestra beispielsweise hatte man allein bis zum Jahr 1996 zur Entwicklung des «Wunderfettes» über hundert Tierversuche und 25 klinische Studien veranstaltet und insgesamt schon über zweihundert Millionen Dollar ausgegeben.[10] Das Zeug mußte also an den Mann und an die Frau gebracht werden. Dazu waren die besten Werbeleute gerade gut genug. Und die Durchschnittsamerikaner machen das Ganze begeistert mit. Die Light-Welle war nach einigen Anfangsschwierigkeiten schließlich Ende der neunziger Jahren voll über das Land geschwappt.

Was die Amerikaner mit ihren Fettaustausch- und Fettersatzstoffen dann tatsächlich erreicht haben, möchte ich im nächsten Kapitel aufzeigen.

KAPITEL 12

JE «LIGHTER», DESTO FETTER

Einhundert Meter lang schien die Verkaufsstraße mindestens, übermannhoch und zum Bersten bestückt mit bunt verpackten Lebensmitteln. Rechts und links türmten sich die Regale wie Straßenschluchten auf. «Iß mich – und du wirst schlank!» schrie es mir beim Vorbeischlendern schrill entgegen. Fassungslos klebten meine Augen an den Versprechungen, die von allen Etagen prangten.

Es herrschte reger Verkehr im Diätviertel des gigantischen Supermarktes in Dallas. Besonders in der «Zero Fat»-Straße, die ich gerade zu durchqueren suchte, zwang der völlig unkoordinierte Brummiverkehr zu höchster Aufmerksamkeit. ‹Hier scheinen die dicksten Menschen der Welt versammelt zu sein›, dachte ich bei mir. ‹Null-Fett› oben auf dem Straßenschild und tonnenweise Fett unten im wirklichen Leben! In der Parallelstraße mit dem Namen «Zero Cholesterol» ging es eindeutig zivilisierter zu. Dort waren weit weniger Menschen unterwegs. Und sogar ein paar richtig Schlanke prüften das überwältigende Nahrungsangebot. ‹Aha›, dachte ich mir, ‹cholesterinfrei scheint inzwischen auch nicht mehr das Gelbe vom Ei zu sein.›

Als ich dann am Ende dieser Straße nach rechts in die «Lowfat Avenue» einbog, wurde mir mit einem Blick klar, was Amerikaner an europäischen Supermärkten vermissen: Die Avenue war sechsspurig ausgelegt. Eine weitere Prachtstraße führte durch das Diätviertel, die «Sugarfree»-Straße.

Ich hatte mich ganz unfreiwillig hierher verirrt, als ich den Richtungsanweisungen eines freundlichen Texaners folgte. Eigentlich hatte ich ja nur einen Karton normale Milch gesucht, um meinen frankophilen Freunden einen anständigen Milchkaffee zum Frühstück anbieten zu können. Doch als ich die Supermarktabteilung mit den Milchprodukten erreicht hatte, war kein einziger Liter «richtige» Milch zu finden – überall nur Produkte à la «Null-Prozent»- oder «Ein-Prozent»-Fettgehalt. Wagen Sie es einmal, einem Franzosen Café au lait mit Magermilch anzubieten. Es war zum Verzweifeln – nichts, keine Chance, auch beim nächsten und übernächsten Supermarkt nicht.

Bei meinem letzten USA-Aufenthalt hatte man ja immerhin noch Milch mit zwei Prozent Fett bekommen. Damit konnte ein Café crème geschmack-

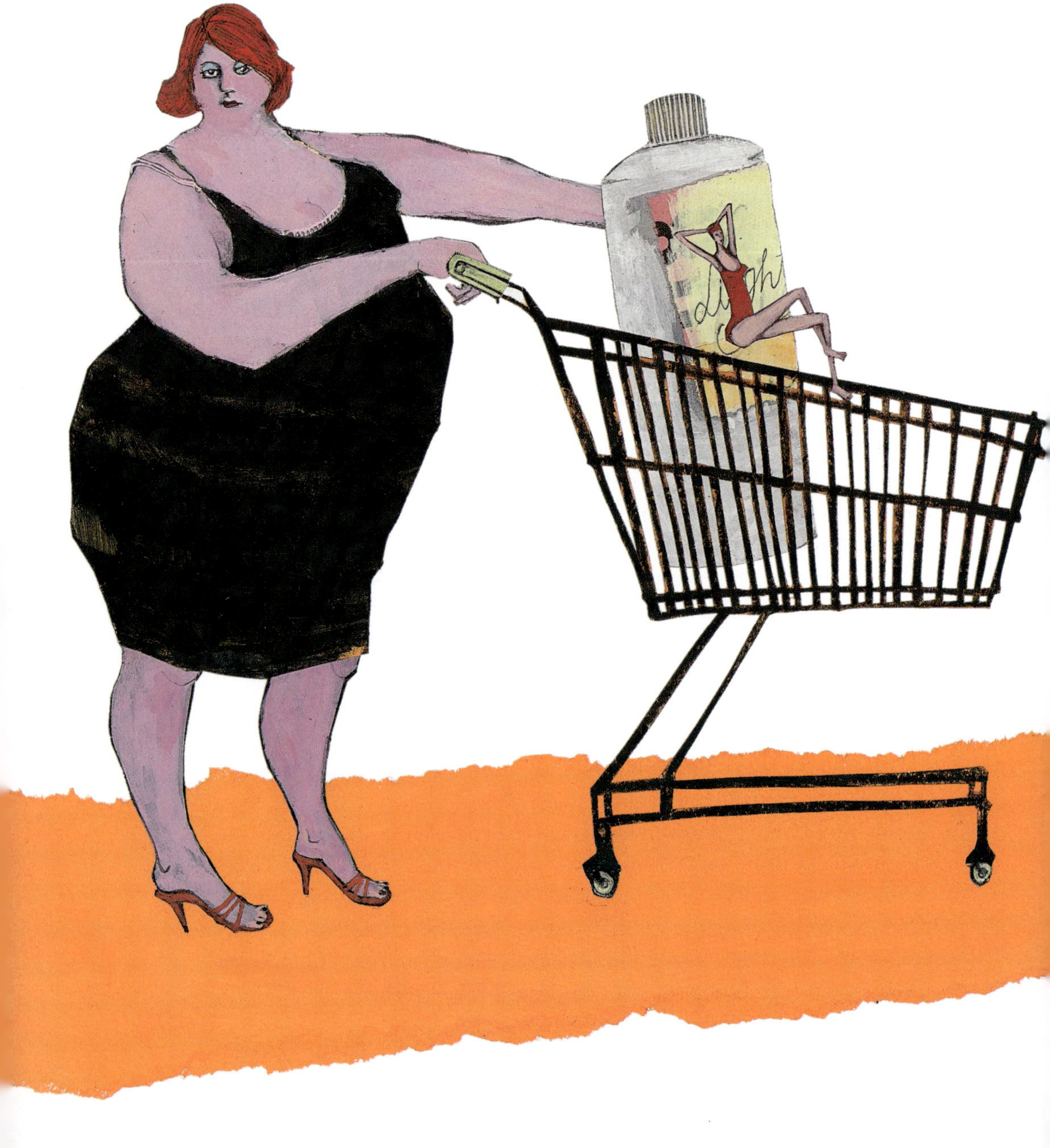

lich gerade durchgehen. Doch dieses Angebot gehörte offensichtlich bereits zur Geschichte.

«Ist hier in den Staaten der Verkauf von gewöhnlicher Milch jetzt auch schon gesetzlich verboten?» witzelte ich abends im Gespräch mit meinen Freunden Nancy und Randy. «Der Milchverkauf läuft bei euch wahrscheinlich bereits unter Körperverletzung.» Die beiden freuen sich immer wie Kinder auf ihren Urlaub in Südfrankreich. Dort bleibt ihnen nichts anderes übrig, als zwei Wochen lang ein Leben in ernährungsphysiologischer Sünde zu führen. Man könnte sagen: Sie sind ganz wild darauf. Meine Bemerkungen waren ihnen jedenfalls peinlich genug, denn am nächsten Tag waren sie speziell für mich zu einem Naturkostladen am anderen Stadtrand von Dallas gefahren und hatten «normale» Milch und «gewöhnlichen» Käse besorgt.

Es ist ein soziologisch und psychologisch spannendes Unterfangen, in den USA diese Anhäufung von unglaublich dicken Menschen bei ihrem Einkaufs- und Eßverhalten zu beobachten. Wenn man im Supermarkt in den Schlangen vor den Kassen steht und die Waren des Vordermanns oder der Vorderfrau etwas genauer ansieht, wird einem das «Amerikanische Paradox» direkt veranschaulicht: Da die Menschen in diesen Breiten über die Jahrzehnte immer dicker geworden sind, kaufen sie in den letzten Jahren mit wachsender Begeisterung «fettarme», «fettfreie» oder «zuckerfreie» Eßwaren, aber sie kaufen so reichlich davon, daß sich ihre Stahlkarossen unter der Tonnenlast der Light-Produkte biegen. Und man kann getrost davon ausgehen, daß sie diese Nahrungsberge nicht nur kaufen, sondern sich auch mit Hingabe einverleiben. Der Eindruck entsteht leicht, daß die breite Bevölkerung eigentlich ständig etwas mampft und trinkt – natürlich alles «Diet» oder «Lite», aber eben ununterbrochen. Überall und 24 Stunden am Tag gibt es Nachschub für den Magen um den Preis von ein paar Pennies. ‹Kaufen die das ganze Diätzeug, weil sie so dick sind, oder sind sie so dick, weil sie das Zeug essen?› – diese Frage beschäftigte mich vor der Kasse.

Die Amerikaner sind traditionellerweise mit großem Enthusiasmus für jede neue Diätwelle zu begeistern. Und die Marketing- und Werbemanager dürfen die liberale Gesetzgebung dort auch voll dazu nutzen, die Leichtgläubigen mit ihrer genialen Botschaft einzunehmen: «Das darfst du essen. Von dem hier wirst du schlanker als von dem Produkt XY. Und natürlich wirst du um so schlanker, je mehr du davon ißt!» Mit der Propaganda für «light», «fettarm» oder «fettreduziert», neuerdings auch für Produkte mit unverdaulichem Kunstfett, wurde erfolgreich die Vorstellung an die Verbraucher vermittelt, daß man davon überhaupt nicht zunehmen und dick werden könne – als fände sich in einem fettfreien Cookie keine einzige Kalorie!

Die Fakten zu dieser Entwicklung sind eindeutig: Im Jahr 1978 hatten kalorienreduzierte Produkte nur einen Marktanteil von 19 Prozent. Bis 1984 war dieser auf 29 Prozent angestiegen. Danach ging es dann rasant noch oben, und im Jahre 1991 hatte man schon einen Marktanteil von 76 Prozent![1] Inzwischen wird er noch um einiges höher sein. Von solchen Zahlen können die Vertreter unserer europäischen Diätindustrie nur träumen. Aber sie bahnen hier eifrig den Weg zum durchschlagenden Erfolg, und man muß ihnen zugestehen, es läuft schon fast wie geschmiert.

Wie von Gottes Hand gelenkt, sind immer wieder rechtzeitig geeignete wissenschaftliche Studien auszumachen, die die gesundheitliche Bedeutung der Produkte belegen.

Einige deutsche Ernährungsprofessoren sind neuerdings völlig vom Wert fettreduzierter oder fettfreier Lebensmittel überzeugt. Eine Studie, bei der 42 Leute acht Wochen lang mit solchen Light-Produkten unter nicht-natürlichen Bedingungen ernährt wurden, hat alle Zweifel ausgeräumt: Die Testpersonen haben in dieser kurzen Zeit drei Kilo abgenommen! Jetzt stünde endgültig fest, jedenfalls nach der Überzeugung der kritisch wertenden Wissenschaftler, die bisher vor allem mit den Arbeitsschwerpunkten *Ernährungspsychologie* bzw. *Ernährungsberatung* aufgefallen sind, daß das einfache Ersetzen von normal fetthaltigen Lebensmitteln durch fettreduzierte Pendants in gleicher Menge eine geeignete Methode zur langsamen Gewichtsreduktion sei. «Fettarm» unter Zuhilfenahme von fettreduzierten Lebensmitteln sei wirksam und langfristig erfolgversprechend und einfach die beste Strategie gegen Übergewicht.

Besonders wichtig für den Leser der Veröffentlichung war dabei wahrscheinlich die abgedruckte Information, daß die verwendeten Lebensmittel aus der *Du-darfst*-Produktepalette stammten.[2]

Welche Intentionen mit Veröffentlichungen manchmal verbunden sind, läßt sich für Kenner der Fachliteratur ganz einfach im sogenannten Diskussionsteil ablesen. Da wird üblicherweise von den Autoren erwartet, daß sie ihre Ergebnisse *kritisch* würdigen und sie in Beziehung zu den Ergebnissen vergleichbarer Studien anderer Arbeitsgruppen setzen. Dabei ist es für den wissenschaftlichen Fortschritt besonders wichtig, daß auch gegenläufige Ergebnisse aus anderen Studien erörtert werden – sofern es solche gibt. Die Wissenschaftler wollen ja eine Fragestellung oder ein Problem möglichst objektiv und möglichst präzise klären.

Dafür ist diese light-gesponsorte Studie fürwahr ein Musterbeispiel. Nach der Lektüre kommt man zu dem Schluß, daß in der ganzen wissenschaftlichen Literatur offenbar keine einzige Studie der «Fettarm-Hymne» auch nur im leisesten entgegensteht. Da kommt kein Zweifel mehr an der Übertragbarkeit der Ergebnisse auf übergewichtige Menschen unter lebensnahen Bedingungen auf. Diese Veröffentlichung ist ganz einfach ein Vorbild dafür, wie kritische, unabhängige Wissenschaft aussehen kann. Besonders eindrucksvoll kann man an ihr die Triebfeder des wahren Forschers beobachten: ein Stück näher an des Pudels Kern zu kommen.

So jetzt wissen Sie es, sehr verehrte Leserinnen und Leser. Ganz einfach, ganz ohne Hungern, ganz nebenbei – man muß nur die traditionelle vollfette Wurst und den sahnigen Käse gegen das moderne schlanke Produkt aus der Industrie austauschen. Es schmeckt praktisch gleich gut, so heißt es jedenfalls, und selbstverständlich ist es auch allen Schlanken zu empfehlen, denn man nimmt damit gar nicht erst zu. Die Botschaft klingt so verlockend, und der wissenschaftliche «Beleg» in Form einer eigenen «Studie» ist ja endlich auch verfügbar.

Diese fettarme Botschaft wird eiligst auch von einer Schar von Trittbrettfahrern völlig unkritisch und unreflektiert aufgegriffen[4–6] und bis in den letzten Medienwinkel der Republik getragen: «Wir haben die Lösung gegen Übergewichtsprobleme gefunden!» Auffällig ist, daß niemand von diesen Ernährungsklerikern vom «Amerikanischen Paradox» spricht, das mit wissenschaftlichen Daten bestens belegt ist: Die Bewohner der USA essen immer «lighter» und werden dabei immer «fetter».

Das Massenexperiment an 200 Millionen «freilebenden» Amerikanern unter ganz alltäglichen Verhältnissen scheint für Ernährungswissenschaftler in unseren Landen viel weniger interessant zu sein als irgendwelche Studien an vierzig oder fünfzig Freiwilligen unter experimentellen, also künstlichen Bedingungen. In der Tat, das Ergebnis dieses Großexperimentes in Nordamerika könnte die Verbraucher möglicherweise verwirren. Und eine Verunsicherung der Kunden fürchtet man bei einem neuen, erfolgversprechenden Modetrend, wie der Beelzebub das Weihwasser scheut. Die Bürger sollen brav daran glauben, was die «Experten» ihnen gerade wieder einmal auftischen.

Haben Sie schon Ihre eigenen Erfahrungen zu diesem Themenkreis gemacht? Falls Sie vorhaben, unbeirrt und gutgläubig die «fettarmen» Produkte auszuprobieren, empfehle ich Ihnen, den folgenden Abschnitt und vor allem das Kapitel 13 zu überspringen. Das dort Gelesene könnte Sie allzusehr verunsichern und dazu beitragen, daß Sie Ihre diesbezüglichen Hoffnungen zu Grabe tragen müssen.

Zu Anfang der fünfziger Jahre lag der Fettverzehr in den USA mit etwa 41 Prozent der Energiezufuhr auf dem absoluten Höhepunkt. Ab Mitte des Jahrzehnts packten sie kontinunierlich immer weniger Fett in ihre Nahrung.[7] Inzwischen ist der Fettanteil stetig auf etwa 34 Prozent der Kalorienzufuhr abgesunken.[1, 7–9] Davon sind wir in Deutschland, Österreich, der Schweiz und in Frankreich weit entfernt. Doch die Amerikaner nahmen seltsamerweise mit diesem fettarmem Mittel gegen Übergewicht immer mehr zu. Allein zwischen 1977 und 1987 sanken zwar der Fettkonsum um etwa elf Prozent und die Kalorienzufuhr um rund vier Prozent, aber gleichzeitig stieg der Anteil von Übergewichtigen in der Bevölkerung um sage und schreibe 31 Prozent!

Das Durchschnittsgewicht aller Amerikaner stieg in diesen zehn Jahren von einem BMI von 25,3 auf einen BMI von 26,3.[1] Am deutlichsten nahmen die Frauen im Alter von 50 bis 59 Jahren zu. Bei dieser Untersuchungsgruppe steigerte sich der Anteil der Übergewichtigen sogar um satte 43 Prozent! Ausgerechnet diese Gruppe hatte aber gleichzeitig auch am stärksten Fett eingespart: Für sie weist die Statistik einen Rückgang des Fettkonsums um 13 Prozent aus.[1]

Interessant ist dabei, daß in den USA während der ersten zwanzig Jahre des Fett- und Kalorienrückgangs der Anteil der Übergewichtigen nur um ein Prozent anstieg. So richtig kräftig zugelegt haben sie erst, als von Anfang der achtziger Jahre an die Light-Produkte immer besser und von immer mehr Menschen akzeptiert wurden.[8] Ob dies wohl zufällig so ist? Wir werden an späterer Stelle darauf zurückkommen.

‹Die Amerikaner spinnen› – werden Sie sich jetzt wohl denken. ‹Bei uns ist das sicher ganz anders.› Doch halt – täuschen Sie sich nicht! So stark scheint sich der Homo americanus doch nicht vom Homo europaeus zu unterscheiden. In England ist nämlich erst kürzlich eine ähnliche Situation dokumentiert worden. Auch dort haben die fettreduzierten Produkte über die Jahre langsam Fuß gefaßt, und auch dort sinkt der Fett- und der Kalorienverzehr seit den siebziger Jahren. Aber selbst in Good Old England nehmen die Menschen in den letzten zwanzig Jahren unglaublich schnell zu.[10]

In Deutschland gibt es keine vergleichbar genauen Untersuchungen über die Entwicklung der letzten fünf Jahrzehnte. Aber die «Ernährungsberichte» der Bundesregierung liefern uns zumindest vage Hinweise, daß sich ein ähnlicher Trend ergibt. Konkreter sind allerdings die Hinweise aus der großen *Herz-Kreislauf-Präventionsstudie (DHP)*, die zwischen 1984 und 1992 in verschiedenen deutschen Gemeinden durchgeführt wurde. Damals hatte man in ausgewählten Städten bzw. Regionen mit großem Aufwand «interveniert», um bei der Bevölkerung eine Umstellung des Lebensstils zu bewirken und damit die klassischen Risikofaktoren für Herz-Kreislauf-Erkrankungen zu bekämpfen. Ein wesentlicher Bestandteil dieser Aktion war natürlich die Empfehlung einer «gesünderen» und «fettärmeren» Ernährung. Wiederholte Aufklärungskampagnen, breitangelegte Schulungen für die Bürger und Aufrufe an den Handel, das Lebensmittelangebot zu verändern und vermehrt «Fettarmes» anzubieten – alles Erdenkliche wurde in die Wege geleitet, um das gesteckte Ziel zu erreichen. Das Ergebnis war beeindruckend: Die Menschen in diesen Trimmgemeinden nahmen schneller an Gewicht zu als die übrige Bevölkerung in Deutschland.[11]

Auch andere aufwendige Gemeindeprojekte zur Umstellung des Lebensstils und der Ernährung im Sinn einer fettärmeren Ernährung sind kläglich gescheitert.[12, 13] Besonders bemerkenswert ist dieses Fazit angesichts der Tatsache, daß ja nicht nur eine gesundheitliche Botschaft dahintersteckt, sondern daß das Schlankerwerden gerade jetzt, trotz des immer größer werdenden sozialen Drucks, «dünn» zu sein, nicht funktioniert.[14]

Die Korrelation ist jedenfalls eindeutig: Je lighter, desto fetter! Doch wie Sie wohl längst wissen oder aus meinen Erläuterungen eben erfahren haben: Solche statistische Zusammenhänge sagen wenig über Ursache und Wirkung aus. Wie ist dies zu erklären? Bis zur Beantwortung dieser Frage bitte ich Sie noch um etwas Geduld. Wir kommen darauf zu sprechen.

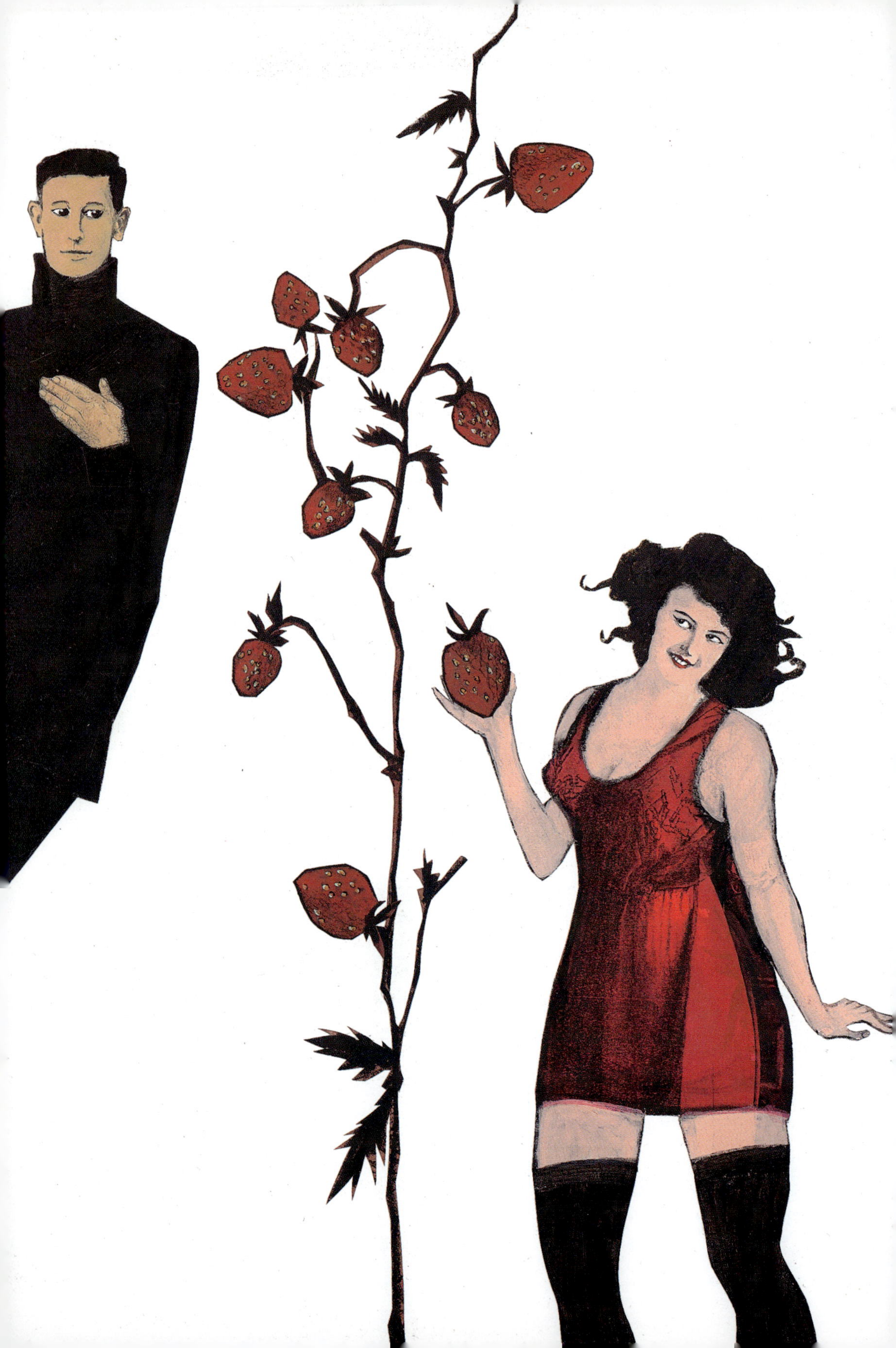

KAPITEL 13

«FETTARM» SCHNELLER ZUM INFARKT?

Seit langem schon wird «fettarm» von unseren Ernährungspäpsten als Synonym für «gesund» verwendet. Die Deutsche Gesellschaft für Ernährung (DGE) bezeichnet es zum Beispiel als gesichert, daß weniger Fett zu einer Senkung der Herz-Kreislauf-, Krebs-, Magen-Darm-Erkrankungen und der Diabetes führe.[1] Zur Vorbeugung von Herz-Kreislauf-Erkrankungen, vor allem von Herzinfarkt, sei diese Kostform zu empfehlen, so hieß es auch wieder bei der Jahrespressekonferenz der DGE am 26. Juni 1997 in Frankfurt. Nun kommen auch Adipositaspäpste dahinter, wie ideal «fettarm» nicht nur zur Bekämpfung des Übergewichtes allein, sondern gleichzeitig auch für die «Prävention anderer ernährungsabhängiger Erkrankungen» sei.[2, 3]

Die Herz-Kreislauf-Erkrankungen machen, wie öfter schon erwähnt, den Löwenanteil unter allen Todesursachen in der westlichen Welt aus. Dabei nimmt neben dem Killer Nummer eins «Herzinfarkt» vor allem der Hirninfarkt, auch «Schlaganfall» genannt, eine dominante Stellung ein. Eine effektive Vorbeugung durch «richtige» Ernährung wäre natürlich kein schlechtes Unterfangen – unabhängig von der Frage, woran wir dann sterben sollen, wenn wir ein immer höheres Alter ereichen. Lassen Sie uns deshalb einmal diesen Punkt etwas genauer unter die Lupe nehmen.

Als erstes greife ich den Apekt «Fett und Hirninfarkt», also den gefürchteten Schlaganfall, auf. Das ist nämlich mit ein paar wenigen Zeilen erledigt: Zu diesem Thema gibt es nämlich bisher nur eine Handvoll Untersuchungen. Das Wichtigste, nämlich eine klinisch-kontrollierte Studie zur Frage, ob eine gezielte Diätintervention mit fettarmer Ernährung vor Hirninfarkt schützt, existiert bedauerlicherweise überhaupt *nicht*. Nur mit einer solchen könnte man aber den behaupteten Schutzeffekt einer fettarmen Kost im Vergleich zu einer «Normalkost» beweisen. So muß man sich denn mit epidemiologischen Studien behelfen:

Zwei Verbrauchsstudien aus Japan zeigen, daß in Gegenden mit dem höchsten Fettkonsum im Durchschnitt die *niedrigsten* Hirninfarktraten zu verzeichnen sind.[4, 5] Zusätzlich liegen drei Langzeit-Beobachtungsstudien vor. Die erste kommt aus Hawaii, wo japanische Männer untersucht wurden, die dorthin ausgewandert waren und in der Folge immer mehr Fett auf den Teller gelegt bekamen. Diese Studie hatte zum Ergebnis, daß bei zunehmendem Konsum von Fett bzw. auch bei zunehmendem Konsum von gesättigten Fettsäuren die Rate an Hirninfarkten *abnimmt.*[6] Die zweite Langzeitbeobachtung stammt aus Schweden, wo zwischen Fettzufuhr und Hirninfarkt keinerlei Zusammenhang hergestellt werden konnte.[7] Und schließlich sorgte die berümte *Framingham-Studie* aus den USA im Jahre 1997 wohl für eine gehörige Verunsicherung in gewissen Kreisen. Auch sie hatte zum Ergebnis, daß mit zunehmendem Fettkonsum insgesamt, aber auch mit vermehrtem Konsum von gesättigten Fettsäuren das Auftreten von Hirninfarkt signifikant *abnimmt.* Gleiches ergab sich auch für einfach ungesättigte Fettsäuren, während für die mehrfach ungesättigten Fettsäuren kein Zusammenhang zu finden war.[8]

Weitere epidemiologische Studien existieren zu dieser Frage nicht! Wenn Sie, verehrte Leserinnen oder Leser, noch eine weitere finden sollten, die bis zum Ende des Jahres 1997 erschienen ist, revanchiere ich mich mit einem signierten Exemplar von *Täglich Wein* – versprochen! Insgesamt also ein ziemlich trauriges Zeugnis für «fettarm», was Hirninfarkt betrifft.

«Aber ‹fettarm› als Schutz vor Herzinfarkt, da wird es doch reichlich Belege geben», werden Sie jetzt vielleicht sagen. Mitnichten! Außer ein paar alten Kamellen nichts zu holen: In einigen Ländervergleichen aus den fünfziger und sechziger Jahren zeigte sich der erwartete Zusammenhang, daß Länder mit höherem Fettkonsum die höhere Herzinfarktrate aufwiesen. Es waren dies gleichzeitig auch die reicheren Länder mit höherer Lebenserwartung und höherem Anteil an älteren Menschen. Allein aus diesem Grund mußte man schon einen Zusammenhang zwischen hoher Fettzufuhr und Herzinfarkt finden. Außerdem sind Ländervergleiche immer mit Vorsicht zu genießen: Achtung – Storchenstatistik! Der aktuellste Vergleich von 17 europäischen Ländern aus dem Jahr 1994 zeigte übrigens einen leicht umgekehrten Zusammenhang: Bei der *höheren* Fettzufuhr fand man die *niedrigeren* Herzinfarktraten . . .[9]

Die großen neuen Langzeitbeobachtungsstudien haben übereinstimmend zum Ergebnis, daß zwischen der Höhe der Fettzufuhr und der Herzinfarktrate kein Zusammenhang zu finden ist. Da wären zu nennen: die berühmte *Nurses Study* an 90 000 Frauen aus dem Jahr 1997[10], eine Studie an 22 000 finnischen Männern[11] aus dem Jahr 1997 und die *Health-Professionals-Study* an 50 000 Männern aus dem Jahr 1996.[12] Eine paar Ausnahmen sollte man noch erwähnen: Bei den oben schon erwähnten Japanern in Hawaii zeigte sich mit erhöhter Fettzufuhr tatsächlich auch ein Anstieg der Herzinfarktrate.[6] Da aber deren Hirninfarktrate bei hoher Fettzufuhr gleichzeitig erniedrigt war, fand sich kein Einfluß der Fettmenge auf die Gesamtsterblichkeit. Und in zwei weiteren Langzeitstudien war das Herzinfarktrisiko mit erhöhtem Fettkonsum allein bei jüngeren Studienteilnehmern gegeben, bei den älteren hingegen fand sich nichts.[13, 14]

Und klinische Studien? Kaum zu glauben, aber bis heute wurde nicht in einer einzigen klinischen randomisiert-kontrollierten Studie die Wirkung fettarmer Kost bei Gesunden (Primärprävention) geprüft. Immerhin hat man in zwei klinischen randomisiert-kontrollierten Studien die Wirkung in der Sekundärprävention, also nachdem jemand schon einen Herzinfarkt gehabt hat, überprüft. In der einen gab es mit fettarmer Diät einerseits einen leichten Anstieg der nicht-tödlich verlaufenden Herzinfarkte, anderseits einen leichten Rückgang der tödlichen Herzinfarkte – beide Effekte fielen aber nicht signifkant aus.[15] Die andere Studie enthält keine Ergebnisse zum Herzinfarkt, dafür aber solche zur Gesamtsterblichkeit, die unter fettarmer Diät ziemlich deutlich, wenn auch nicht signifikant, erhöht war.[16]

Aus einer solchen Datenlage muß man normalerweise schlußfolgern, daß für eine Behauptung «Fettarm schützt vor Herzinfarkt» keine wissenschaftliche «Evidenz» besteht. So müssen wir uns fragen: Was steckt denn eigentlich dahinter, wenn Fachgesellschaften dies dennoch seit Jahren unbeirrt behaupten?

Als Hauptargument dient immer die Verbindung zum Cholesterinspiegel. Es ist eine alte Erkenntnis in der Ernährungskunde, daß eine fettarme und entsprechend kohlenhydratreiche Kost diesen «Risikofaktor» senkt. Eine Risikofaktor-Kosmetik genügt offenbar diesen Fachgesellschaften als «Beleg» für «vorbeugende» Wirkung. Der Cholesterinspiegel ist aber nur ein «Surrogat-Marker», mit dem man in Ermangelung echter klinischer Effekte, wie Herz- oder Hirninfarkt, ersatzweise die «Gesundheit» messen will. Ob eine fettarme Diät dann wirklich vor Herzinfarkt schützt, ist für Ernährungspäpste nicht mehr relevant. Die zwei oben zitierten Studien, die dies vergeblich zu demonstrieren versuchten, pflegen sie immer locker zu übergehen.

Es ist uns inzwischen in Fleisch und Blut übergegangen: Die Hauptsache ist, der Cholesterinspiegel sinkt um ein paar Pünktchen. Das ist eine perfekte Voraussetzung, den Einsatz von zarten «Cholesterin-Kosmetika», von ganz «lighten» Halbfettprodukten erfolgreich zu vermarkten. So sind die Diätetikhersteller den Fachgesellschaften durchaus verbunden. Bei der ganzen Euphorie für die große Bedeutung der diätetischen Cholesterinsenkung vergessen Hersteller wie auch Fachgesellschaften immer zu erwähnen – rein versehentlich natürlich –, daß es unter fettarmer Diät nicht nur zu einer Senkung des «bösen» LDL-, sondern auch des «guten» HDL-Cholesterins kommt. Im Prinzip gilt sogar: Je fettärmer die Kost, desto stärker sinkt das HDL – und zwar überproportional.[17–21] Das bedeutet folglich auch: Je fettärmer die Diät, desto schlechter ist das Verhältnis von LDL- zu HDL-Cholesterin bzw. auch von Gesamtcholesterin zu HDL-Cholesterin!

Ein akuter Herzinfarkt droht immer, wenn weiche lockere Ablagerungen an der Innenwand der Blutgefäße, sogenannte Plaque, vom Blutstrom aufgerissen werden. Dann formiert sich ein Thrombus, das heißt ein Blutgerinnsel, das die Versorgung des Herzmuskels mit Blut unterbricht. Wie man seit kurzem weiß, ist ein hohes Verhältnis von Gesamtcholesterin zu HDL-Cholesterin der Indikator, der speziell das Risiko für einen derartig ausgelösten Herzinfarkt am genauesten anzeigt. Rauchen dagegen scheint vor allem das Risiko für Blutgerinnsel zu erhöhen, die ohne Abriß von Plaque entstehen.[22] Nicht zufällig also weisen seit Jahrzehnten schon Dutzende von Studien darauf hin, daß der Gesamtcholesterinspiegel kein sehr aussagefähiger Risikoindikator für Herzinfarkt ist, sondern daß das Verhältnis von Gesamtcholesterin zu HDL-Cholesterin viel relevanter ist.

Damit sind wir mitten im Verwirrspiel. Theoretisch erhöht sich also mit der empfohlenen fettarmen Diät das Herzinfarkt-Risiko! Und betrüblicherweise gibt es noch mehr bedenkliche Effekte. Gleichzeitig steigen nämlich unter dieser Diät auch noch die anderen «gefürchteten» Blutfette, die Triglyceride, und zwar um so steiler, je fettärmer die Kost ist. Auch all das ist nicht neu und nicht revolutionär, sondern längst in großen Stoffwechselstudien als eindeutiges Ergebnis festgestellt worden.[17, 18, 20, 21] Und ständig wird es mit aktuellen Untersuchungen bestätigt.[19, 23, 24]

Diese Konstellation übrigens – niedriges HDL und hohe Triglyceride – scheint es in sich zu haben. Das ist inzwischen als ein weiterer unabhängiger Risikofaktor für Herzinfarkt belegt worden, der dabei noch gewichtiger erscheint als ein hoher LDL-Cholesterinspiegel. Bei einem ungünstig hohen Verhältnis von Triglyceriden zu HDL-Cholesterin (TG/HDL) trägt man laut neuester Erkenntnis ein hohes Herzinfarktrisiko – auch wenn man möglicherweise niedrige Werte des bösen LDL-Cholesterins aufweist![25]

Kürzlich ist sogar noch ein weiterer problematischer Effekt entdeckt worden: ein Blutbestandteil namens Lp(a), gesprochen «el-pe-klein a», der besonders für seine arteriosklerotische Wirkung gefürchtet ist. Ausgerechnet dieser wird offenbar auch mit der fettarmen Kost erhöht![24]

Wer tatsächlich auf Grund der individuellen Konstellation mit einem sehr hohen Herz- oder Hirninfarktrisiko lebt, dem kann man heute mit gutem Gewissen eine Therapie empfehlen. Das ist die neue Generation der cholesterinsenkenden Medikamente. Weil sie das Enzym der körpereigenen Cholesterinproduktion, also die Synthese hemmen, heißen sie Cholesterin-Synthese-Hemmer oder auch CSE-Hemmer. Der Wirkstoff, der das ermöglicht, wird mit dem Oberbegriff *Statin* bezeichnet. Diese Medikamente senken aber nicht nur den LDL-Cholesterinspiegel, sondern heben das HDL und senken die Triglyceride. Nebenbei scheinen sie auch auf das Blutgerinnungssystem einen günstigen Einfluß zu haben und die Funktionsfähigkeit der Gefäßwände zu verbessern. Da schon eine Reihe von randomisiert-kontrollierten Studien für eine eindeutige Senkung der Herzinfarkt-, Hirninfarkt- und der Gesamtsterblichkeit belegt hat, sind die leider ziemlich teuren Präparate zu Rennern auf dem Markt geworden (siehe Exkurs Seite 164).

Verehrte Leserinnen und Leser, wir sind mit der Betrachtung unseres fettarmen Gesundbrunnens aber noch nicht am Ende. Sie werden sich erinnern, daß wir die «Insulinresistenz» bereits in Kapitel 5 angesprochen haben. Man fürchtet sie, da in ihrer Folge als Bestandteil des «Metabolischen Syndroms» neben Fett-Stoffwechsel- auch Zucker-Stoffwechsel-Störungen und Bluthochdruck gehäuft auftreten. Das sind bekanntlich alles klassische Risikofaktoren für Herzinfarkt.

Was passiert nun, wenn man Menschen mit Zucker-Stoffwechsel- und Fett-Stoffwechsel-Störungen bei einer klar erkannten Insulinresistenz auf die empfohlene fettarme Kost setzt? Dieser Frage nachgegangen ist Professor Gerald Reaven von der Stanford-Universität in Kalifornien (USA), der als einer der «Väter» des Metabolischen Syndroms gilt. Seine Untersuchung haben aufgedeckt, daß eine fettarme Kost die Blutzuckerkonzentration und auch die Insulinwerte erhöht. Zudem konnte er beweisen, daß diese unerwünschten Effekte der fettarmen Kost um so deutlicher ausfallen, je ausgeprägter die Insulinresistenz ist.26 Die Schlußfolgerung von Gerald Reaven lautete folglich auch, daß eine fettarme, kohlenhydratreiche Kost eine Vielzahl von Risikofaktoren für Herzinfarkt erhöht und daß der Sinn einer solchen Kostform anzuzweifeln ist, besonders bei Menschen mit Insulinresistenz.[26, 27]

Wie mehrfach erwähnt, findet sich die chronische Insulinresistenz wesentlich häufiger bei Übergewichtigen, vor allem bei Personen mit starkem Fettansatz im Bauchbereich. Durch Abnehmen werde die Insulinresistenz gemindert – so lautet die gängige Argumentation. So ist heute in der Medizin eine der wichtigsten Begründungen für das «Abnehmen» in der Bekämpfung der Insulinresistenz zu sehen. Und Abnehmen soll man nach dem Willen der Ernährungspäpste mit fettreduzierter Kost.

Verschiedene Studien belegen nun aber, daß unter fettarmer Reduktionskost die Insulin- und Zuckerspiegel höher sind und daß das Verhältnis von Blutzucker zu Insulin schlechter ist als unter fettreicher Diät![28, 29] In einer Studie an Diabetikern verschlechterte sich außerdem das kritische Verhältnis von Ober- zu Unterkörper-Fettansatz bei fettarmer Kur.[30] Und eine neue Meta-Analyse, die Studien an Typ-II-Diabetikern zum Gegenstand hatte, kommt zu dem Ergebnis, daß die Blutzucker- wie auch die Blutfettwerte wesentlich günstiger unter einer Kost mit vierzig bis fünfzig Prozent Fettgehalt ausfallen als bei kargen zwanzig bis dreißig Prozent – wenn überwiegend einfach ungesättigten Fettsäuren zugeführt wurden.[31] Ist das nicht ein wirklich verblüffendes Resultat?

Abnehmen und HDL-Cholesterin

Wissenschaftler an der Universität von Wageningen (Niederlande) haben kürzlich die Zusammenhänge zwischen Abnehmen und HDL- Anstieg aus verschiedenen früheren Studien berechnet: Demnach müßte man die HDL-Senkung, die in Folge einer Fettreduktion um zehn Kalorienprozent und einer entsprechend erhöhten Kohlenhydratzufuhr unweigerlich eintritt, durch eine Gewichtsabnahme von etwa 12,5 Kilo wieder ausgleichen können.[32]
Eine so starke Gewichtsabnahme ist aber erstens mit der fettarmen Kost auf Dauer ziemlich unwahrscheinlich (siehe Kapitel 9). Zweitens ist es fraglich, ob HDL überhaupt ansteigt. So konnte zum Beispiel eine neue Studie aus den USA an 48 Frauen belegen, daß bei einer Reduktionskost mit 23 Prozent Fett trotz einer Gewichtsabnahme von rund acht Kilo der HDL-Wert signifikant erniedrigt und das Verhältnis von Gesamt- zu HDL-Cholesterin um nichts verbessert wurde. Andere Untersuchungen bestätigen ebenfalls, daß man durch Abnehmen keinen HDL-Anstieg erreicht.[28, 29] In einer Untersuchung konnte man den fallenden HDL-Spiegel unter der fettarmen Reduktionskost nur dadurch aufhalten, daß den Teilnehmern neben dem Abspecken ein rigoroses Sportprogramm verordnet wurde.[33]
Die bezüglich Herzinfarktprophylaxe wahrscheinlich günstigsten Blutfettwerte lassen sich von einer Kost erwarten, die zwischen 35 und 45 Prozent Fett enthält. Um das HDL zu stabilisieren, sollte eine Zufuhr gesättigter Fettsäuren im Bereich von zehn bis zwölf Prozent der Energie nicht unterschritten und eine Zufuhr der mehrfach ungesättigten Linolsäure im Bereich von sieben Prozent der Energie nicht überschritten werden. Der Großteil des Fettes sollte aber aus einfach ungesättigten Fettsäuren bestehen, wie sie beispielsweise besonders reichlich durch Oliven- oder Rapsöl geliefert werden.[20, 21, 34–36]

Schließlich wird versprochen, Abnehmen würde das gute HDL-Cholesterin, unseren Herzschutzfaktor, anheben. Das trifft aber so nicht zu! Denn bloßes Abnehmen mit betont fettarmer Kost, wie es den meisten Übergewichtigen zur Zeit empfohlen wird, verschlechtert die HDL-Werte eindeutig (siehe Exkurs oben). Entscheidend ist, mit welcher Diät ein Abnahmeversuch gestartet wird.

Nebenbei gesagt: Die Vorstellung, daß es «gesunde» und «ungesunde» Fettsäuren gibt, ist einfach absurd. Der Körper benötigt die verschiedenen Fettsäuren, gesättigte wie ungesättigte, für ein optimales Funktionieren! Nur zu viel des «Guten» ist immer schlecht. Für die eine Aufgabe benötigt der Organismus mehr von der einen Sorte, für andere Funktionen mehr von der anderen. Deshalb ist eine ausgewogene Mischung – geradezu ein Lebensgesetz – das Beste. Dies bedeutet, daß wir verschiedene Fettquellen abwechselnd nutzen sollen. Selbst die lebenswichtigen mehrfach ungesättigten Fettsäuren, die der menschliche Organismus nicht selbst herstellen kann und nur in ganz geringen Mengen zum Lebenserhalt benötigt, sollten wegen der verschiedenen unerwünschten Nebenwirkungen und Risiken bei Überdosierung nicht in zu hoher Menge zugeführt werden. Konkret sollen sie nicht mehr als sieben Prozent der

Diät nicht vergleichbar mit Medikamenten

Erst für die jüngste Generation cholesterinsenkender Medikamente (die sogenannten Statine oder CSE-Hemmer) konnte in randomisiert-kontrollierten Studien tatsächlich eine Senkung der Herz- und Hirninfarkt-Sterblichkeit für die Primär- und Sekundärprävention nachgewiesen werden, und dies nicht nur bei typischen «Risikopatienten», sondern selbst bei Menschen, die noch keinerlei Anzeichen einer Herzerkrankung und «normale», das heißt relativ niedrige Cholesterinspiegel aufweisen.[38,39] Da andere Todesursachen beim Einsatz von CSE-Hemmern nicht zunehmen, sinkt auch die Gesamtsterblichkeit signifikant.[39] Diese effektive, aber teure Präventionsstrategie hat die Diskussion um die Bedeutung der kostengünstigen «diätetischen Cholesterinsenkung» neu belebt. Immer wieder wird – unter Hinweis auf die Erfolge dieser Medikamente – von verschiedener Seite auf eine angeblich vergleichbare «präventive Wirkung» der fett – und cholesterinarmen Diät (mit stark reduziertem Anteil von gesättigten Fettsäuren) verwiesen.
Tatsächlich sinkt mit dieser Diät der Cholesterinspiegel im Serum. In kontrollierten Experimenten erreicht man kurzfristig eine Reduktion um 10 bis 15 Prozent. Die Diät wird aber von den Patienten wegen des minderen Geschmackserlebnisses nur unzureichend eingehalten. Entsprechend sind in kontrollierten Langzeitstudien unter «freilebenden» Bedingungen Cholesterinsenkungen von nur drei bis sechs Prozent beobachtet worden.[40] Und bei zu Hause lebenden Patienten, ohne Einbindung in ein Studienprotokoll, ist auf Dauer eine Cholesterinsenkung im Bereich von zwei bis drei Prozent als realistisch erkannt worden.[41,42] Neben der geringen Effektivität sprechen inzwischen aber auch noch diverse Hinweise auf gesundheitlich bedenkliche Wirkungen gegen diese Diät:
Diese Diät senkt immer das LDL- und das HDL-Cholesterin zu gleichen Anteilen, so daß das Verhältnis Gesamtcholesterin/HDL-Quotient sich nicht verbessert.[17-21] Die fettarme Kost kann die Konzentration von «kleinen dichten LDL-Partikeln» und von Lp(a) im Serum erhöhen – und beide Lipoprotein-Fraktionen gelten als besonders atherosklerosefördernd.[43,24] Diese Diät bedingt neben der HDL-Senkung generell eine Erhöhung der Triglyceride, wodurch sich auch der TG/HDL-Quotient, ein weiterer unabhängiger KHK-Risikofaktor, verschlechtert.[17-21,23-25] Unter einer fettarmen, kohlenhydratreichen Kost verschlechtern sich die Glucose- und Insulinwerte, speziell bei Menschen mit Insulinresistenz.[26-29] Fettarme Diät bewirkt eine Abnahme der Serumkonzentration von alpha-Tocopherol, wodurch die Oxidationsneigung des LDL-Cholesterins verstärkt wird, was wiederum einer Erhöhung des KHK-Risikos gleichkommt.[44]
Der Wirkmechanismus der CSE-Hemmer ist im Vergleich zu Diät ganz anders: Die Statine hemmen das Schlüsselenzym der Cholesterinsynthese und bewirken damit eine effektive und dauerhafte Senkung des LDL-Cholesterins und der Triglyceride sowie einen Anstieg des HDL-Cholesterins! Gleichzeitig verändern sie verschiedene Faktoren des Blutgerinnungssystems und führen zu einer verbesserten Funktion der Gefäßwände.[45-48] Diese Effekte sind möglicherweise für die vorbeugende Wirkung der CSE-Hemmer besonders wichtig und tragen wahrscheinlich über die reine Cholesterinsenkung hinaus zusätzlich zur Senkung des Herz-Kreislauf-Risikos entscheidend bei. All diese günstigen Effekte der CSE-

Hemmer sind für Diät aber nicht nachweisbar. Eine Übertragung der präventiven Wirkung von CSE-Hemmern auf fettarme «Cholesterin-Diät» ist deshalb prinzipiell unzulässig.

Kalorienzufuhr ausmachen. Viel hilft nicht viel, sondern schadet – auch dies ist eine alte Volksweisheit.

Der Verdacht, daß diese von Ernährungspäpsten oft als besonders «wertvoll» gefeierten Fettsäuren unter anderem ein erhöhtes Krebsrisiko darstellen, ist schon sehr alt. Er hat sich nun gerade in einer aktuellen Brustkrebsstudie an 61 000 schwedischen Frauen erhärtet: Je fünf Gramm mehrfach ungesättigten Fettsäuren (etwa in Sonnenblumen-, Soja-, Maiskeim- oder Distelöl bzw. daraus hergestellte Margarinen) erhöhte sich das Brustkrebsrisiko um 69 Prozent![37]

Wie in aller Welt man nun aus all diesen wissenschaftlichen Erkenntnissen ableiten kann, daß «fettarm» gleichbedeutend mit «gesund» sei, daß man damit in den Genuß eines Schutzes vor Herz-Kreislauf-Erkrankungen komme und daß «fettarm» speziell zum Abnehmen bei den vom Metabolischen Syndrom bedrohten Übergewichtigen empfohlen werden sollte, das kann ein Normalsterblicher, der sein Wissen auf die aktuelle wissenschaftliche Literatur stützt, nicht ohne Probleme nachvollziehen: Randomisiert-kontrollierte Studien zur Primärprävention (Erstvorbeugung), aus der wir die einzig wahre Antwort ableiten könnten, gibt es nicht. Diejenigen zur Sekundärprävention (Zweitvorbeugung) haben nichts ergeben. Aber mit der fettarmen Kost verschlechtern sich die meisten Risikofaktoren. Daß diese Kost so schlecht schmeckt und viele «Patienten» sie auf Dauer nicht einhalten, könnte geradezu ihre Rettung sein . . .

«Fettarm» gleich «ungesund»? Von diesem Menetekel will niemand etwas wissen beim deutschen Ernährungsklerus. Niemand hört, niemand sieht und niemand spricht in dieser Hinsicht. Auch die Redaktionen der Ernährungs-Fachzeitschriften scheint eine diesbezügliche Wahrnehmungsschwäche und Einäugigkeit befallen zu haben. In der deutschen «Fachliteratur» werden die Mitglieder der Ernährungsgemeinde in keimfreier Quarantäne gehalten. Kommentare wie jener von Professor Robert Knopp zu seiner eigenen Studie werden offenbar als ungehörige Störungen beurteilt, die man niemandem zumuten will: «Unsere Beobachtungen weisen darauf hin, daß besonders aggressive Fettreduktionen nicht nur unnütz, sondern sogar schädlich sein können.»[23]

Da gerade die Fettsucht-Kleriker und «Präventivmediziner» sich doch so sehr für die «Behandlung» von Risikofaktoren einsetzen, wird der Normalsterbliche angesichts dieser Anbetung von «fettarm» von Staunen ergriffen. Sicher genießen gerade Ernährungspäpste in bezug auf ihr Wissen besondere Privilegien. Und es scheint mir ganz, als sei ihnen noch eine weitere Informationsquelle erschlossen, die ihnen unverbrüchliches Vertrauen in die Richtigkeit ihres Handelns gibt: die direkte göttliche Eingebung!

KAPITEL 14

Zuckermärchen mit Süssstoff-Flop

Das Bild mit den zwei Damen beim Kaffeekränzchen ist bereits zum Klassiker geworden: Dick und rund, blicken beide mit großer Genugtuung auf das vor ihnen wartende üppige Tortenstück, und in ihren Kaffee versenken sie ganz kalorienbewußt noch ein oder zwei weiße Süßstoff-Tablettchen aus ihren edlen Silberdöschen.

Selbst dynamische Firmenbosse und solche, die es werden wollen, greifen gerne zu dem auf deutschen Restauranttischen allzeit verfügbaren Süßstoff, wenn der Nachmittagstee gereicht wird. Und so manchen schlanken Jungmanager kann man beobachten, wie er seinen Espresso künstlich versüßt, denn dick werden ist das letzte, was er will.

Gewohnheit oder Überzeugung, Geschmackspräferenz oder Vernunft? Ist Zucker wirklich ein Dickmacher? Es ist noch gar nicht so lange her, da spielte Zucker in der Ernährungsgemeinde jene Rolle, die heute dem Fett vorbehalten ist. Es gab unter entsprechenden «Experten» einen weltweiten Konsens, daß Zucker sogar der Dickmacher Nummer eins sei. Zudem wurde der Zuckerkonsum noch mit dem Auftreten fast aller sogenannten «Zivilisationskrankheiten» in Zusammenhang gebracht: Der Zuckerteufel war für die Entstehung von Arteriosklerose und Herzinfarkt verantwortlich, für Krebs, für Allergien und Gallensteine und natürlich für die höchst eigentliche «Zuckerkrankheit». Außerdem wußte man, daß er Karies fördert. Keine Frage, daß es bei dieser bedrohlichen Lebenslage dringend nötig wurde, den Konsum von Zucker von Seiten der Ernährungsexperten zu bekämpfen. Wie sooft wurden die Forderungen dafür ausgerechnet zu *den* Zeiten besonders nachdrücklich, als mehr und mehr geschmacklich akzeptablere Zuckerersatzstoffe von der Industrie zur Verfügung gestellt werden konnten.

Wie sooft war es auch hier wieder so, daß die findigen Produzenten ihr medioker schmeckendes Ersatzprodukt erst dann erfolgreich verkaufen konnten, als «Ernährungsspezialisten» das köstlich mundende natürliche Original erfolgreich zum «Bösewicht», «Krank- und Dickmacher» abgestempelt hatten. Die Anti-Zucker-Liga war weltweit sehr einflußreich, und sie schaffte es, ohne wirkliche wissenschaftliche Belege die Ernährungsgemeinden der westlichen Länder

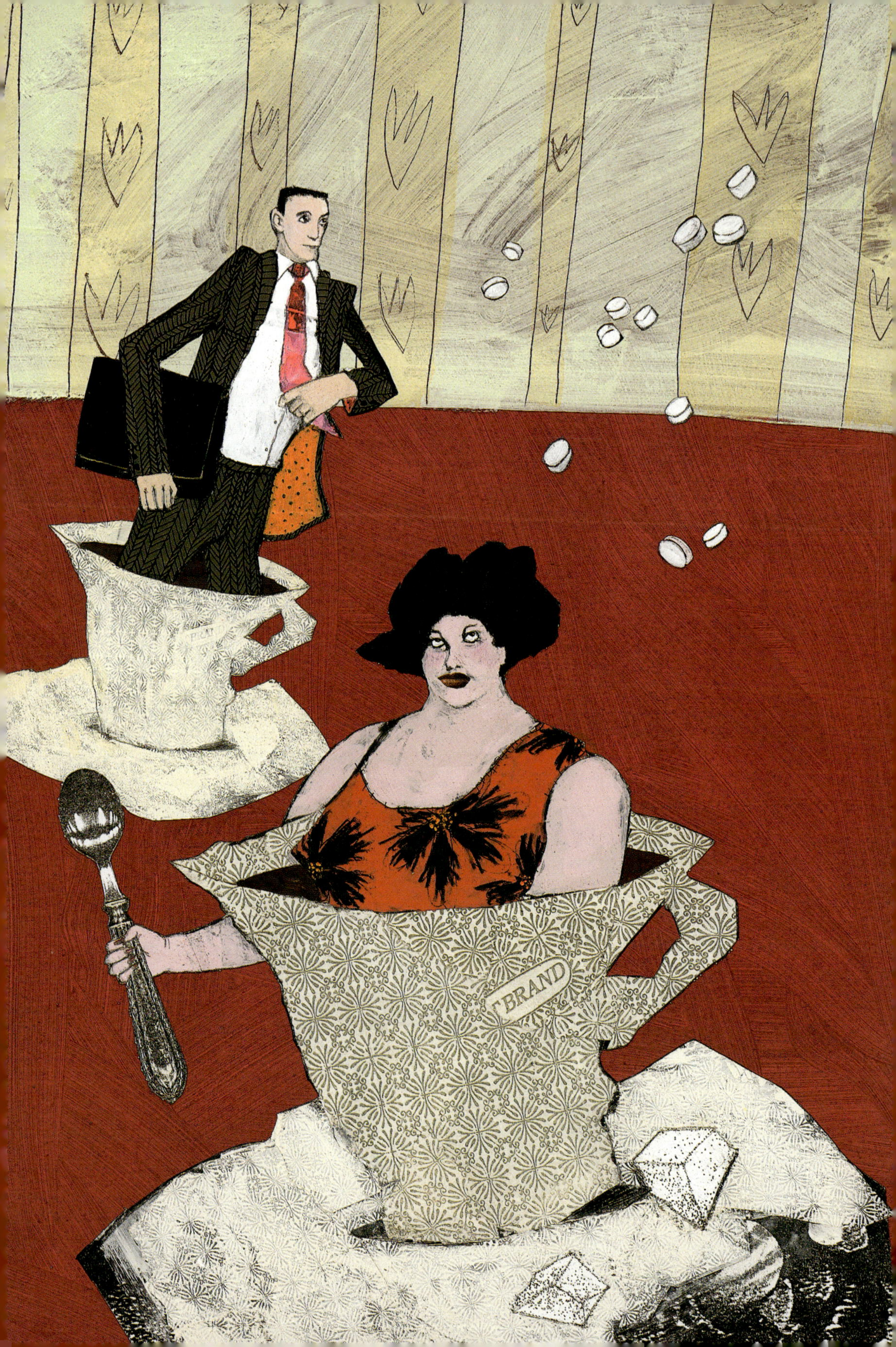
BRAND

und in der Folge natürlich auch die breite Bevölkerung von ihrer Ideologie zu überzeugen.

Im deutschen Sprachraum haben sich vor allem die Vollwertpäpste Kollath, Bruker, Schnitzer und später Leitzmann um die Zuckerphobie verdient gemacht. Wieder einmal wurden Spekulationen und Vorurteile mit kaum aussagefähigen Ergebnissen unzulänglicher wissenschaftlicher Studien gepaart. Besonders beliebt und erfolgreich war dabei wieder einmal eine Vermengung aus Tierexperimenten und Ländervergleichen, das heißt Rattenversuchen und «Storchenstatistiken». Das Ganze mußte dann sooft wie möglich in der Öffentlichkeit wiederholt werden, bis es die nötige Eigendynamik bekam und bald in vielen Medien als «gesicherte Erkenntnis» verbreitet wurde. Die gewünschte Verhaltensänderung bei Verbraucherinnen und Verbrauchern zu erzielen war dann ein Kinderspiel.

Auch damals war es für viele Meinungsbildner im Ernährungsbereich nicht notwendig gewesen, die «Zuckerhypothese» mit Langzeitstudien und sauberen, klinisch kontrollierten Untersuchungen am Menschen belegt zu sehen. Auch damals wurden Abermillionen von Menschen von Ernährungspäpsten zur Einschränkung eines Nahrungsmittels aus «Gesundheitsgründen» angehalten, ohne auch nur annähernd zu wissen, welche greifbaren «Vorteile» damit zu erwarten waren.

Kommt Ihnen das nicht bekannt vor? Sie sehen, sehr verehrte Leserinnen und Leser, es gibt auch in dieser Hinsicht nichts Neues unter der Sonne. Die Menschen lernen offensichtlich nur ungern aus ihren Dummheiten. Im Laufe der Jahre konnte jedenfalls – wie immer – diese Anti-Zuckerposition immer weniger gehalten werden. Je mehr aussagefähige Studien zu diesen Fragestellungen veröffentlicht wurden, um so mehr wurde Zucker von all den früheren Verdächtigungen und Verteufelungen befreit.

Heute gilt nur noch das Kariesrisiko als tatsächlich belegt, wobei es nicht einmal der Zucker an sich ist, der Karies erzeugt. Vielmehr entsteht er durch die Säuren, die von Mundbakterien ausgeschieden werden. Diese Bakterien benötigen für ihr Überleben Zucker bzw. Kohlenhydrate. Ob jemand Karies bekommt oder nicht, hängt aber neben der Zuckerzufuhr noch von einer ganzen Reihe von individuellen Gegebenheiten ab. Die Bakterien können genauso von allen möglichen Arten von Kohlenhydraten leben, und so steckt vor allem in den lange am Zahn haftenden Kohlenhydratquellen ein besonders starkes Kariespotential. Gefahr geht also auch von all den sogenannten «gesunden» komplexen Kohlenhydraten aus, sofern sie beispielsweise in Vollkornprodukten mit klebriger Konsistenz angeboten werden.

Heute ist selbst in der offiziellen Ernährungslehre das «Dickmacher»-Image des Zuckers vom Tisch. Die meisten Untersuchungen an frei lebenden Menschen waren zu dem Ergebnis gekommen, daß zwischen der Zufuhr von Zucker und Übergewicht kein eigener, über die Kalorienzufuhr hinausgehender Effekt besteht.[1–5] Im Gegenteil, es wird heute ja sogar kurioser- und fälschlicherweise propagiert, daß es bei der Frage «dick oder nicht dick» angeblich weder auf Kohlenhydrate noch auf Kalorien ankomme, sondern nur auf die Fettzufuhr.[6–10]

Die frühere Vorstellung, daß Zucker «dick» mache, das heißt zu Fett umgewandelt und in den Fettzellen abgelagert würde, basierte ausschließlich auf Tierexperimenten. Wenn man Ratten oder Schweine über ihren Kalorienbedarf hinaus mit einer gemischten Kost füttert, können diese Tiere die überschüssig zugeführten Kohlenhydratkalorien sehr schnell und effektiv in Fett umwandeln und als Speckbauch anlagern.

Bei Menschen dagegen funktioniert dies unter lebensnahen Bedingungen nicht. Wenn Sie, verehrte Leserinnen und Leser, eine übliche Hauptmahlzeit einnehmen, werden darin etwa 50 bis 150 Gramm Kohlenhydrate enthalten sein. Diese werden im Verdauungsvorgang zu Glukose (Traubenzucker) abgebaut und in die Blutbahn aufgenommen. In unserem gesamten Blut werden zur Aufrechterhaltung des normalen Blutzuckerspiegels nur etwa fünf bis zehn Gramm Zucker benötigt. Damit also der Blutzuckerspiegel nach einer Mahlzeit nicht ins Unendliche ansteigt und der Zucker nicht über die Niere in den Urin ausgeschieden und somit vergeudet wird, muß Zucker ganz schnell aus dem Blut in die Leber- und Muskelzellen geschleust werden. Dort wird er dann in Glykogen, das heißt in die Reserveform des Zuckers, umgewandelt und eingelagert. Zusätzlich wird der Körper nach der Nahrungszufuhr auch noch etwa zehn Gramm Zucker pro Stunde verbrennen.[3]

Die Kohlenhydrate aus einer Mahlzeit werden zu etwa einem Drittel als Glykogen in der Leber und zur Hälfte als Glykogen in der Muskulatur gespeichert. Der verbleibende Rest wird vermutlich in den Stunden nach der Mahlzeit zur Energiegewinnung verbrannt.[3] Höchstens ein paar Prozent der Kalorien aus einem kohlenhydratreichen Mahl werden bei der üblichen Nahrungszusammensetzung und bei kaloriengerechter Zufuhr in Fett umgewandelt und abgelagert.[11]

Unter Mischkost beträgt die gespeicherte Glykogenmenge in Leber und Muskel durchschnittlich zwischen 200 und 500 Gramm. Das entspricht ungefähr der Zuckerreserve für einen Tag.[3] Maximal könnten dort aber unter einer extrem kohlenhydratreichen Kost etwa tausend Gramm Glykogen gespeichert werden.[12]

Daraus kann man wiederum ein einfaches Prinzip ablesen, das wir schon in vorherigen Kapiteln angesprochen haben: Die Leber und die Muskeln dienen als wichtige Puffer, wenn wir an einem Tag oder bei einer Mahlzeit besonders viel Zucker, Süßigkeiten oder andere Kohlenhydrate zu uns genommen haben.

Dabei werden einfach die Glykogenspeicher bis zum Platzen aufgefüllt. Das hat allerdings seine Grenzen, denn die Speicherkapazität ist eben doch begrenzt.

Sind die Speicher voll, kann der Körper mit einem weiteren Kohlenhydratangebot nicht mehr viel anfangen. Er wird dann versuchen, möglichst viel davon loszuwerden. Und wie macht er das? Ganz einfach – er stellt seinen Stoffwechsel um und bestreitet den Großteil seines gesamten Energiebedarfs aus dieser Quelle: Der Organismus verbrennt einfach überwiegend die Kohlenhydrate. Gleichzeitig unterläßt er also die Verbrennung von «Fett», das normalerweise ständig einen Beitrag zur Energieversorgung mitliefert. Viele Kohlenhydrate essen heißt also immer auch, viele Kohlenhydrate verbrennen. Um die 500 Gramm Kohlenhydrate pro Tag sind allerdings das Maximum. Darüber geht normalerweise nichts mehr – außer man verbraucht zwischendurch mit anstrengender Muskelarbeit ständig Zucker – wie es natürlich bei sportlicher Betätigung der Fall ist.[15]

Mit unseren üblichen Ernährungsgewohnheiten kommen wir aber nie auf 500 Gramm Zucker oder andere Kohlenhydrate pro Tag. Daraus folgt, daß der Zucker im Kaffee oder in der süßen Nachspeise immer weitgehend verbrannt wird, er uns also niemals fett werden läßt. Wenn die Glykogenspeicher allerdings bereits voll sind und der Organismus keinen anderen Ausweg mehr hat, dann können aus Zucker auch größere Mengen Fett aufgebaut werden.[3, 11, 12, 15]

So gesehen ist die neueste Ernährungspropaganda, wonach man angeblich von Kohlenhydraten nie dick werden kann, natürlich unreflektiert, naiv und riskant. Jede Form einer überkalorischen Ernährung macht fett: Schließlich hindern die Kohlenhydrate gleichzeitig den Körper daran, entsprechende Mengen des mit der Nahrung aufgenommenen Fettes zu verbrennen. Dann wird ein Kalorienüberschuß übrigbleiben – das nicht verbrannte Fett –, der ganz schnell ins Fettgewebe eingelagert wird. Damit sind bei einer Überernährung Zucker, Süßigkeiten, Kartoffeln und Brot genau so am Dickwerden beteiligt wie die Butter auf dem Brot oder die Sahnesauce zu den Kartoffeln![4, 15]

Die einzige Lösung, das Dickwerden zu vermeiden, kann deshalb nur in einer Energiezufuhr liegen, die dem Energieverbrauch entspricht. Und letzterer ist individuell ganz unterschiedlich. Die einen mögen es süß und bleiben dabei schlank, die anderen lieben es fett und bleiben ebenfalls schlank.

Auch für das «Abnehmen» mit einer kalorienreduzierten Kost ist es ziemlich gleichgültig, wie kohlenhydratarm oder kohlenhydratreich sie ist. Die «Erfolge» sind absolut vergleichbar – es kommt allein auf die Höhe des Kaloriendefizits an.[4, 15–18] Bleibt also noch die Frage, ob es unter diesem Gesichtspunkt überhaupt etwas bringt, wenn man statt Zucker einen kalorienfreien oder kalorienarmen Zuckerersatz verwendet.

Ob Süßstoffe – früher meist Saccharin und Cyclamat, heute meist Aspartame (Canderel bzw. Nutrasweet) – auf die Dauer hilft, Gewicht zu verlieren, ist in der Tat kaum zu beantworten. Denn die meisten Experimente zu dieser überaus interessanten Frage liefen nur über einige Tage. Andere wiederum basierten auf streng festgelegten Nahrungsmengen. Solche Tests mögen durchaus als Wissensgrundlage ihre Bedeutung haben, sie sagen jedoch gar nichts darüber aus, welche Eßgewohnheiten Menschen im normalen, unkontrollierten Leben pflegen, das heißt was und wieviel sie wann, wo und unter welchen Umständen zu sich nehmen.[19, 20]

Auch als man größere, freilebende Bevölkerungsgruppen untersuchte, fand man keinen ermutigenden Süßstoffeffekt: Es wurde damit weder Zucker eingespart, noch erwies sich Süßstoff bei der Gewichtsabnahme als hilfreich.[21, 22] In einer neuen Studie aus den USA aber hatten ausgerechnet die Menschen, die am meisten zugenommen hatten, am meisten Süßstoff zugeführt![23] Ursache oder Folge des Dickseins? Diese Frage drängt sich auf. Selbst während Experimenten, bei denen man Übergewichtige auf eine kalorisch beschränkte Reduktionsdiät setzte, nahmen die Teilnehmer, die mit Süßstoff gesüßte Waren konsumierten, nicht eindeutig besser ab als Personen mit herkömmlich produzierten Lebensmitteln – bei Frauen war ein gewisser Süßstoffvorteil feststellbar, bei den Männer das Umgekehrte.[24]

Im Rahmen eines besonders interessanten Diätexperiments in den USA führte man folgenden Test durch: 163 übergewichtige Damen erhielten drei Wochen lang eine einheitliche Tausend-Kilokalorien-Diät ohne Süßstoffe. Danach wurden sie entweder einer «Süßstoffgruppe» oder aber einer «Kontrollgruppe» zugeordnet. Die Ladies in der Süßstoffgruppe sollten die gewohnte Diät weiter einhalten, aber soweit wie möglich alle gesüßten Nahrungsmittel austauschen gegen süßstoffgesüßte. Die Teilnehmerinnen der «normalernährten» Gruppe wurden aufgefordert, weiterhin ihre Tausend-Kilokalorien-Diät, aber absolut süßstofffrei, einzuhalten. Das Ergebnis: Trotz Süßstoff gelang es den Damen der betreffenden Gruppe nicht, eine Zucker- oder eine Kalorieneinsparung im Vergleich zu ihren zuckrig-gesüßten Kolleginnen zu erzielen. Und natürlich nahmen sie auch kein Gramm besser ab![25]

Anschließend wurden alle beteiligten Damen noch in einer einjährigen «Gewichterhaltungsphase» betreut. Sie mußten dabei eine fest vorgeschriebene 1500-Kilokalorien-Diät einhalten, die nur 24 Prozent Fett enthielt (!) und in ein Bewegungsprogramm eingebettet war. Die Süßstoffdamen waren gehalten, weiterhin die vorgeschriebenen Lebensmittel in der zuckerfreien Version zu konsumieren, die Kontrolldamen sollten weiterhin auf jeden Süßstoff verzichten. Doch die Letztgenannten hielten sich nicht mehr daran: Sie wollten ihren Süßstoff wiederhaben. So steigerten sie entgegen den Anweisungen dessen Konsum auf das Maß, das sie von ihrer üblichen Kost vor Studienbeginn her gewohnt waren.

Nach einem Jahr hatten die Mitglieder beider Damengruppen wieder deutlich zugenommen – trotz reduzierter Kalorienzufuhr, trotz fettarmer Kost (24 Prozent Fett!) und trotz regem Süßstoffkonsum. Nach weiteren zwei Jahren ging man daran, die Frauen dieser beiden Gruppen erneut zu untersuchen. Es gelang immerhin, noch rund die Hälfte aller Teilnehmerinnen aufzufinden und deren Gewicht festzustellen: Die «Normalernährten» waren zu diesem Zeitpunkt schon wieder bei ihrem ursprünglichen Gewicht angelangt (sollte uns das nicht bekannt vorkommen?). Der klägliche Rest der einstmaligen «Süßstoffdamen» wog tatsächlich noch fünf Kilogramm weniger als zu Studienbeginn. Doch noch ein später Triumph? Nein – groß war Enttäuschung der so bemühten Wissenschaftler, als sie feststellten, daß der größere Abnahmeerfolg nicht etwa durch die Verwendung von Süßstoff zu erklären war. Man mußte zugeben, daß der «Erfolg» bei diesen Frauen allein mit dem höheren Ausmaß an körperlicher Aktivität und mit rigiderer Essenskontrolle erklärt werden konnte.[25]

Es versteht sich von selbst, daß Untersuchungen an Menschen, die eingesperrt werden und keine freie Essensauswahl haben oder sich zu Hause nach strikten Vorgaben und Diätplänen zu ernähren haben, für Normalbürger wie Sie und mich keine große Aussagekraft besitzen. Wirklich relevant sind wohl nur Studien, die an freilebenden Menschen unter natürlichen Lebensbedingungen durchgeführt werden. Solche Versuchsanordnungen sind leider sehr selten, erstens weil es schwierig ist, eine einigermaßen gute Kontrolle über die zu untersuchenden Größen zu gewinnen, und zweitens – noch wichtiger –, weil meistens keine so schönen Ergebnisse dabei herauskommen, über die sich ein Industriesponsor freuen könnte.

Professor David Mela mit seinen Mitarbeitern vom Nahrungsmittel-Forschungsinstitut der Universität Reading in England zeichnet sich seit Jahren dadurch aus, daß er in seinen Untersuchungen größten Wert auf lebensnahe Bedingungen legt. So hat er jüngst wieder eine Studie durchgeführt, bei der die teilnehmenden Frauen in einem speziellen Training instruiert wurden, im Rahmen ihrer normalen Ernährung gezuckerte Nahrungsmittel gegen zuckerarme und süßstoffgesüßte auszutauschen. Alle Lebensmittel wurden in den gewohnten Geschäften gekauft und zu Hause verzehrt. Gleichzeitig verpflichteten sich die Damen, ihre Nahrungszufuhr mehrmals während dieser zehn Wochen zu protokollieren und auch zu Untersuchungen im Labor anzutreten.

Die Süßstoffdamen wurden mit einer Gruppe von «normal essenden» Frauen verglichen, die dem gleichen Untersuchungsschema unterzogen wurden, aber nicht zum Süßstoffkonsum angehalten wurden. Das Ergebnis: Die Süßstoffdamen reduzierten den Konsum von «weißem Zucker» deutlich. Wenn man aber alles an verschiedenen Zuckern, die in der Nahrung sonst noch enthalten waren, zusammenzählte, war kaum eine Zuckerersparnis zu erkennen.

Auch die Kohlenhydratzufuhr insgesamt lag trotz der Verwendung der Süßstoffe kaum niedriger als bei «normaler» Kost. Anderseits verzehrten die Damen unter Süßstoff auf einen Schlag ein wenig mehr Fett. Natürlich resultierte daraus, daß sie überhaupt keine Kalorien einsparten, und selbstverständlich nahmen sie auch kein Gramm ab.[19]

Professor Mela und seine Mitarbeiter kommen aufgrund ihrer eigenen und aller anderen bisher bekanntgewordenen Untersuchungen zu folgender Schlußfolgerung: «. . . man kann den Einfluß von Süßstoffen auf den Zuckerkonsum bzw. auf den Nährstoffkonsum insgesamt als vernachlässigbar einstufen.»[19] Auf gut Deutsch: Es bringt unter dem Strich überhaupt nichts, Süßstoffe zu verwenden!

Gehören Sie auch zu den Damen und Herren, die seit Jahren ihren Kaffee und Tee mit Süßstoff veredeln? Lieben Sie auch diesen unnachahmlichen Nachgeschmack: mit einer Spur Metall und einem Hauch Chemie? Gerne möchte ich Sie dazu überreden, Ihren stärkenden Frühstückskaffee, Ihren cremig schäumenden Espresso, Ihren duftenden Cappuccino wieder einmal mit einem oder zwei Löffeln «normalem» Zucker anzureichern. Womöglich entdecken Sie ein ganz neues, befriedigendes Geschmackserlebnis?

KAPITEL 15

Mit Frustfrass zum Heidenhunger?

Gelegentlich werden uns von kalorienbewußten Mitmenschen ganz «lighte» Knabbereien angeboten: fettarm oder süßstoffgesüßt, vielleicht sogar beides – da könne man mit gutem Gewissen zugreifen, sagen die Gesundheitsbewußten. Und trotzdem lecker sollen diese Sachen sein. Beim ersten solchen Angebot war ich wie immer ganz gespannt und biß mit Lust hinein. ‹Aha – eindeutig ein Keks und sehr süß›, war mein erster Gedanke, ‹ganz passabel› der zweite. Aber irgend etwas stimmte dann doch nicht. Also noch ein Versuch . . . Und wiederum: ‹Ja, es schmeckt eindeutig nach Keks, aber anderseits auch wieder seltsam leer›, dachte ich bei mir. ‹Nun gut, man muß sich wohl daran gewöhnen. Ich probierte noch eines und noch eines – aber es ergab sich einfach kein befriedigendes Mund- und Zungengefühl.

So ist es bis heute geblieben. Wenn ich irgendwo eingeladen bin und Lust auf etwas Süßes zu meinem Tee habe, es aber nichts anderes gibt als Zuckerreduziertes oder mit Süßstoff Gebackenes, so knabbere ich notgedrungen auch an einem solchen «Kunstgebäck». Und immer spielt sich das gleiche ab: Bald ist die halbe Schachtel geleert und der Magen fast voll. Es schmeckt zwar nicht besonders, aber man hört doch nicht auf, denn immer fehlt etwas zur wirklichen Befriedigung! Normalerweise mache ich mir nicht viel aus Süßem, und nach zwei oder drei dieser Plätzchen tritt immer ganz schnell eine gewisse Sättigung ein, mit der meine Süßlust tagelang abgedeckt ist.

Von «echtem» Gebäck, mit reichlich Butter und Zucker gebacken, nasche ich gelegentliche ganz gern – ich gebe es zu. Aber mehr als ein paar Stückchen kann ich nicht unterbringen. Das wird mir schnell zu schwer und zu viel. Light-Kekse esse ich hingegen noch seltener und nur mit Vorbehalten, muß nachträglich aber immer wieder feststellen, daß ich im Endeffekt doch mehr von ihnen konsumiere als von den «echten» Keksen. Meistens verspüre ich dabei sogar das Bedürfnis, trotz Sättigung und dem Gefühl, regelrecht angewidert zu sein, wenigstens noch ein «echtes» Plätzchen nachzuschieben . . .

Haben Sie diese Erfahrungen auch schon gemacht, verehrte Leserinnen und Leser? Auf unserem Kontinent haben sich diese Spezialitäten ja noch nicht so weit durchgesetzt wie in den USA. Dort verwenden bereits neunzig Prozent der

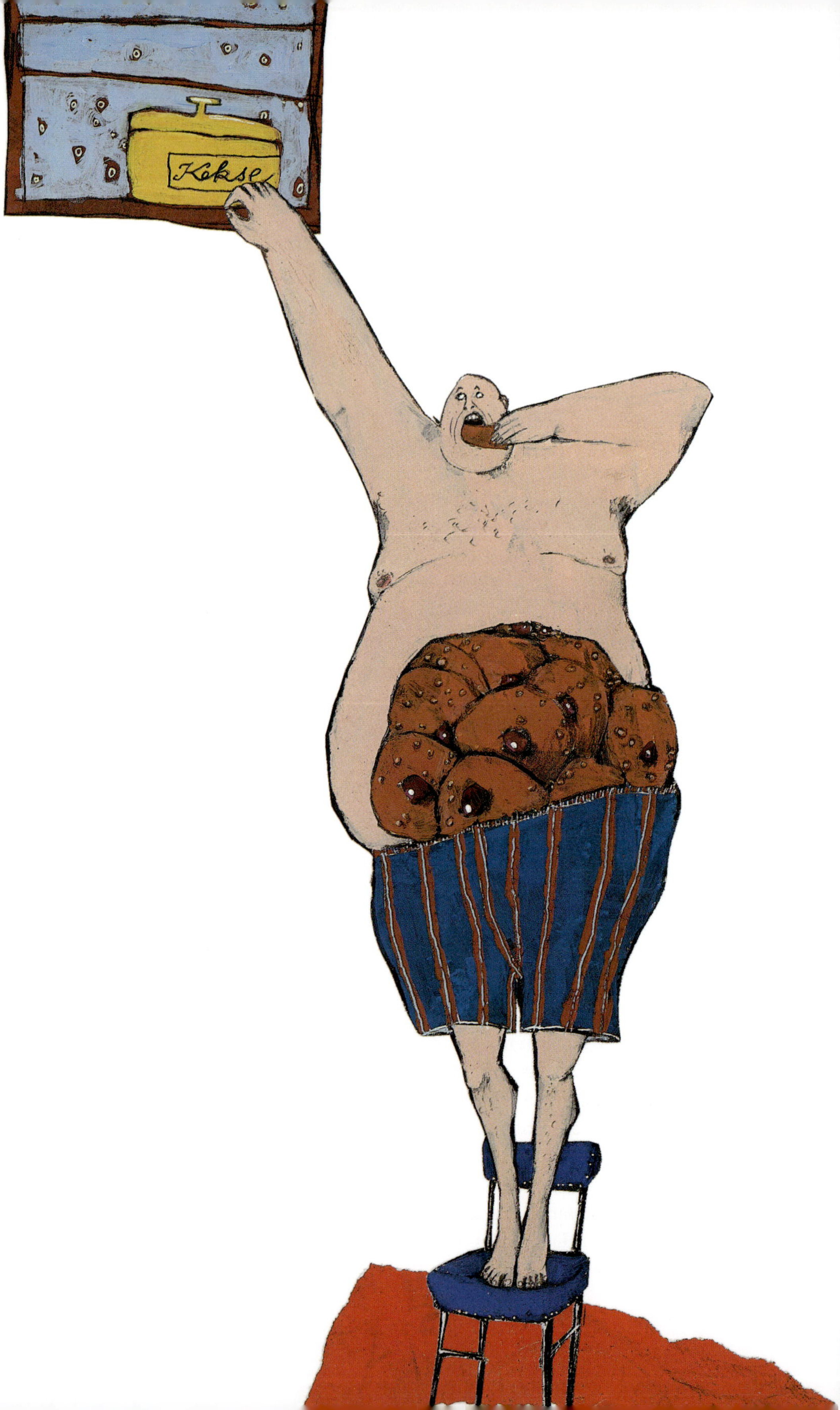
Kekse

Menschen regelmäßig solche fettmodifizierte Produkte. Die Hälfte der amerikanischen Bevölkerung delektiert sich sogar täglich daran.[1] Eine Großzahl der Amerikaner ist diesbezüglich absolut hörig geworden, nachdem die Industrie ihnen jahrelang ein entsprechend verschobenes Fett- und Kalorienbewußtsein eingetrichtert hatte. Genutzt hat das den Verbrauchern dort aber herzlich wenig, wie wir schon in Kapitel 12 erfahren haben.

Hier stellt sich natürlich die Frage: Warum erreichen Menschen die theoretisch mögliche Kalorieneinsparung in der Praxis dann doch nicht? Wahrscheinlich gibt es viele verschiedene, miteinander zusammenhängende Gründe. Drei davon kennt man jedenfalls schon etwas besser – einen psychologischen, einen technologischen und einen physiologischen:

Erstens neigen Menschen dazu, sich zu betrügen oder betrügen zu lassen. Wer bewußt Süßstoff statt Zucker in den Kaffee gibt oder Halbfettbutter anstelle der naturreinen auf seine Stulle streicht, glaubt ja, sein «Soll» erfüllt und Kalorien gespart zu haben. Danach neigen wir alle dazu, uns für diese löbliche Tat zu belohnen und bei anderen Lebensmitteln etwas großzügiger aufzulegen. Dies hat auch eine Serie von aufschlußreichen Experimenten der Arbeitsgruppe um Professor Mela vom Nahrungsmittel-Forschungsinstitut der Universität Reading (England) ergeben.[2] Der Einfluß von Wissen und Vorurteilen läßt sich nicht so einfach abwehren. Vor allem bei Menschen mit Diätmentalität und unnatürlich gezügeltem Eßverhalten findet man eine starke Beeinflussung durch ihr Bewußtsein, das dann die natürlichen inneren Empfindungen gänzlich überdecken kann.[3]

Zweitens wird zumindest bei vielen fettreduzierten Nahrungsmitteln erheblich Zucker beigefügt, um den «mageren» Geschmack wenigstens durch eine «süße» Note aufzupeppen. So wird man nicht gerade viele Kalorien einsparen.

Und *drittens* kann man noch und noch belegen, daß Menschen durch «Light»-Produkte gar keine Kalorien einsparen: Mit Süßstoff versehene Lebensmittel werden nicht anstelle von zuckersüßen verzehrt, sondern zusätzlich zu ihnen – wie wir im letzten Kapitel gesehen haben. Bei fettreduzierten Lebensmitteln verhält es sich allerdings anders: Diese ißt man üblicherweise *anstelle* von fetthaltigen. Mit ihnen könnte man tatsächlich Fettkalorien einsparen, sei es mit fettreduzierten Produkten oder mit Hilfe von Kunstfettprodukten.[2,4] Aber leider funktioniert diese Methode nicht wirklich: Der Körper kompensiert dies, indem er sich unbewußt mehr Kohlenhydrate und Eiweiß über andere Lebensmittel mit der üblichen Mischkost zuführt. Im Endeffekt ändert sich somit nichts an der Gesamtkalorienzufuhr.[2,4]

Auch dies ist mit entsprechenden Untersuchungen gut belegt, was natürlich von interessierter Seite bestritten wird. Als Gegenargument werden dann Studien zitiert, die unter experimentellen bzw. nicht-lebensnahen Bedingungen durchgeführt wurden. So kommt eine solche Untersuchung des beliebten Professor Pudel und Mitarbeiter beispielsweise zu dem Schluß, daß das einfache Ersetzen von normal fetthaltigen Lebensmitteln durch fettreduzierte Pendants in gleicher Menge eine geeignete Methode zur langsamen Gewichtsreduktion ist, auch wenn rein kohlenhydrathaltige Lebensmittel nach Belieben verzehrt werden.[5] Es hätte mich, ehrlich gesagt, auch schwer gewundert, wenn dabei etwas anderes herausgekommen wäre ...

Wie sind die Autoren zu dieser eindeutigen, ermutigenden Schlußfolgerung gekommen? Zunächst ermittelte man die «Normalernährung» der Probanden. Jeder Teilnehmer erhielten danach auf Grund seiner eigenen Vorgaben individuell ausgearbeitete Ernährungspläne, wobei nur die «normalfetten» Lebensmittel dann durch fettreduzierte ersetzt wurden. Die Teilnehmer an der Untersuchung mußten sich zudem verpflichten, sich über einen Zeitraum von acht Wochen genauestens an die vorgeschriebenen Kostpläne zu halten. Kein Wunder also, wurden sie mit dieser vorgeschriebenen kalorienärmeren Kost ein paar Kilo los. Nur hat das wenig mit der Normalsituation zu tun, in der Menschen spontan ihrem Appetit folgen und nach eigenen Vorstellungen einkaufen und essen.

Wenn Wissenschaftler sich hingegen wirklich bemühen, in Studien eine weitgehend lebensnahe Situation zu simulieren, kommen sie zu ganz anderen Schlußfolgerungen. So wurde kürzlich an der Universität von Limburg (Niederlande) bei rund 200 Frauen und Männern getestet, wieviel Fett und Kalorien sie einsparen, wenn sie nur dazu ermuntert werden, zahlreiche fettreduzierte Nahrungsmittel, die ihnen umsonst angeboten wurden, nach eigenem Gutdünken auszuwählen und in ihrem Speiseplan einzusetzen. Das Ergebnis nach sechs Monaten war nicht gerade ermutigend: Pro Tag wurde mit diesen Lebensmitteln nur fünf Gramm Fett eingespart. Dafür aßen die Testpersonen etwas mehr Eiweiß. Insgesamt wurden mit den Light-Produkten keine Kalorien gespart, und natürlich haben die Probanden auch nicht abgenommen.[6]

Noch realitätsnaher angelegt war eine Untersuchung von Professor David Mela. Wir haben schon im vorigen Kapitel in einem anderen Zusammenhang davon gehört: Man hatte Frauen in einem speziellen Training unterwiesen, zehn Wochen lang im Rahmen ihrer gewöhnlichen Ernährung «normale» Nahrungsmittel gegen «fettreduzierte» auszutauschen. Alle Lebensmittel wurden von den Teilnehmerinnen ganz alltäglich eingekauft und zu Hause verzehrt. Die Damen mußten allerdings mehrmals täglich ihre Nahrungszufuhr zu Protokoll bringen. Als Vergleich diente eine Gruppe von «normal» essenden Frauen, die sich nach dem gleichen Untersuchungsschema zu verhalten hatten, aber nicht zur Fettreduktion angehalten waren.

Das Ergebnis sprach wiederum für sich: Dank der fettreduzierten Lebensmittel sank die Fettzufuhr von 37 Prozent auf 33 Prozent der Kalorien. Aber wie von einer fremden Macht gesteuert, begannen die Ladies sofort, mehr Eiweiß und Kohlenhydrate als sonst üblich zu essen. Auf diese Weise sparten sie weder Kalorien ein noch nahmen sie auch nur ein einziges Gramm ab.[7]

Ist der Verzehr von fettreduzierten Nahrungsmitteln also eine geeignete Methode zur Gewichtsreduktion für die breite Bevölkerung? «Ja», meint der oben zitierte Übergewichtspsychologe, «nein» lautet die Schlußfolgerung aus diesen realitätsnahen wissenschaftlichen Studien. Warum probieren Sie es nicht einfach aus, sehr verehrte Leserinnen und Leser?

Man kann nicht oft genug darauf hinweisen, daß die Höhe der Fettzufuhr nicht unabhängig von der gesamten Kalorienzufuhr gesehen werden darf. Menschen werden nur dann abnehmen – mit welchem neumodischen Trick auch immer –, wenn sie *insgesamt* Nahrungskalorien einsparen. Und genau das funktioniert mit fettreduzierten Lebensmitteln offenbar nicht, wie uns vor allem die tägliche Praxis von 200 Millionen Amerikanern eindrücklich vor Augen führt.

Wie wir in Kapitel 6 gehört haben, gibt es einerseits Länder mit sehr hohem Fettkonsum und vielen schlanken Menschen und anderseits das Umgekehrte. Neben den USA ist Israel ein weiteres aufschlußreiches, wenn auch nicht so bekanntes Beispiel: Dort konsumieren die Menschen nur 33 Prozent Fett und gehören trotzdem weltweit zu den «Dicksten». Und dort leben prozentual sogar noch mehr Übergewichtige als in den Vereinigten Staaten – und das will etwas heißen.[8]

Es bleiben weitere Fragen: Warum fällt es uns Menschen so schwer, größere Mengen an Fett einzusparen? Und warum neigen wir gerade dann, wenn wir dies tatsächlich einmal tun, dazu, mehr von anderen Nahrungsmitteln bzw. Nährstoffen zu essen? Warum sind viele hundert Millionen Menschen in der ganzen westlichen Welt vom Schlankheitswahn besessen und werden trotzdem immer dicker? Eindeutige Antworten zu diesen Rätseln der menschlichen Ernährung sind bis heute nicht möglich. Vieles bleibt in diesem Bereich der Spekulation überlassen. Und doch gibt es einige interessante Ansätze zu ihrer Aufdeckung.

Natürlich existiert da der gute Geschmack und das betörende Aroma der Speisen, die zu einem erheblichen Teil durch Fett bedingt ist. Die Formel ist einfach und trifft auf die Erfahrung der meisten Menschen zu: Weniger Fett bedeutet weniger Genuß! Das ist auch die immer wiederkehrende Antwort, wenn man Personen befragt, die eine fettarme Kost nur schlecht akzeptieren. Dazu kommt noch die bessere Textur und Beschaffenheit von Nahrungsmitteln, die mit Fett bereitet sind. Trotz aller technologischer Fortschritte hat man es noch nicht geschafft, wirklich Vergleichbares mit Kunstfett zu erreichen. Auch das schlägt sich natürlich in einer reduzierten Akzeptanz nieder.[4]

Schließlich ist auch immer noch keine Einigkeit darüber erzielt worden, wie die Sättigungswirkung von fettarmen Produkten einzuschätzen ist. Verschiedene Wissenschaftler meinen, daß Fett zwar nicht kurzfristig, aber doch mittel- und langfristig einen Einfluß auf die Sattheit hat: Fettarmes könnte danach mit der Zeit vielleicht doch schneller zu Hunger führen als Fettreiches.[3, 4, 9–11]

Dann gilt es, das Rauchen einzukalkulieren. Es gibt bekanntlich einen klaren Zusammenhang zwischen Rauchen und Körpergewicht: Wer sich den blauen Dunst abgewöhnt, nimmt normalerweise zu. Das könnte zum Teil erklären, warum zumindest die Männer in der westlichen Welt immer «stärker» werden. Anderseits greifen immer mehr Frauen zum Glimmstengel, ohne dabei aber schlanker zu werden – also wieder keine befriedigende Erklärung.[9]

In letzter Zeit wird auch noch ein weiterer möglicher Zusammenhang diskutiert. Man ist darauf gestoßen, weil parallel mit dem Anstieg des Übergewichts weltweit auch ein Anstieg des Konsums von Pflanzenfetten und damit auch von sogenannten mehrfach ungesättigten Fettsäuren einhergeht. Zwei Länder mit niedrigem Fettkonsum, aber mit relativ hohen Anteilen an mehrfach ungesättigten Fettsäuren, liegen ganz vorn in der Übergewichtsparade: die USA und Israel. In der Tat verzehrt keine Bevölkerungsgruppe weltweit auch nur annähernd so viele mehrfach ungesättigten Fettsäuren wie die Bewohner des Gelobten Landes.[8]

Daß diese häufig als besonders «wertvoll» bezeichneten Fettsäuren durchaus nicht nur «gesund», sondern möglicherweise recht unangenehm werden können, wenn man sie über eine gewisse Dosis hinaus konsumiert, haben wir schon in Kapitel 13 angesprochen. Vor allem nimmt man an, daß ein erhöhtes Risiko hinsichtlich einer vermehrten Zellschädigung durch aggressiven Sauerstoff (Radikalbildung) besteht, was zu Krebs und auch zu einer Hemmung des Immunsystems führen kann.[8] Der Krebsverdacht ist kürzlich sehr eindringlich bestätigt worden.[12]

Weitere ungünstige Wirkungen dieser Fettsäuren bei Überdosierung könnten ihre Ursache darin haben, daß sie die Funktionen der Zellmembranen stören. So wird ein Teil der mehrfach ungesättigten Fettsäuren in die Membranen der Muskelzellen eingebaut. Dadurch werden diese Zellmembranen empfindlicher gegenüber Insulin. Dies könnte wiederum bewirken, daß mehr Zucker aus dem Blut entnommen und in diese Zellen eingelagert wird. Ein schnelleres Absinken des Blutzuckers wiederum – so nimmt man an – führt rascher zu Hunger. Wenn Gleiches auch bei Fettzellen passierte, hätte das zusätzlich eine vermehrte Fetteinlagerung zur Folge.[9]

Auch eine israelische Forschergruppe schreibt den «wertvollen» mehrfach ungesättigten Fettsäuren bei überhöhtem Konsum ein erhebliches Störpotential zu, vor allem im Insulinhaushalt. Die Wissenschaftler halten diese Fettsäuren nicht nur für mitverantwortlich für die hohe Übergewichtsrate in ihrem Land, sondern auch für das hohe Vorkommen von Bluthochdruck, Herzinfarkt und anderen Herz-Kreislauf-Erkrankungen sowie von Krebs.[8]

Das sind zwar alles noch Hypothesen, aber die Zusammenhänge sind doch frappierend und sollten eigentlich die Forschung in dieser Richtung anregen. Ich schätze nur, daß dies relativ wenig Interesse und noch weniger Unterstützung hervorlocken wird, denn große Bereiche der Ernährungsforschung in aller Welt sind in hohem Maße von der Soja- bzw. der Pflanzenfettindustrie abhängig. Ihre Vertreter wiederum haben vor allem ihr Interesse daran, daß die übliche kritiklose Anpreisung der «wertvollen pflanzlichen Fette» weiterhin zu steigendem Verbrauch führt. Es ist deshalb zu fürchten, daß noch etliche Jahren verstreichen werden, bis wir mehr über diese Zusammenhänge wissen werden.

Zum Schluß möchte ich noch einen Aspekt beleuchten, den viele Menschen oft genug am eigenen Leib verspürt haben, ohne ihn aber richtig einordnen zu können: Die meisten von uns wissen, daß die Nahrung Einfluß auf unsere Stimmung hat. Das ist wissenschaftlich auch bewiesen.[13] Bekannt ist auch seit langem, daß Menschen mit niedrigem Cholesterinspiegel vermehrt zu Depressionen neigen. Man nimmt an, daß dies mit einer Koppelung zwischen niedrigen Cholesterinspiegeln und niedriger Serotoninausschüttung zu tun hat. Diese Hypothese hat nun neue Nahrung erhalten: Forscher der Abteilung für Psychiatrie und der Abteilung für Ernährung der englischen Universität Sheffield haben festgestellt, daß bei vorbelasteten Patienten nach einigen Wochen unter fettreicher Kost (41 Prozent Fett) ein Rückgang der Angst- und Spannungsgefühle sowie der Depressionen festzustellen war. Anders die Teilnehmer unter der «gesunden» fettarmen Kost: Nach einem Monat empfanden sie häufiger Gefühle wie Ärger, Zorn und Feindseligkeit gegenüber ihren Mitmenschen. Außerdem stellte man bei ihnen einen klaren Trend zu mehr Depressionen fest![14] Wer sich kasteit und nicht genießt, wird offenbar ungenießbar!

Und noch eines sollten Sie sich in Zeiten der wirtschaftlichen Krisen gut überlegen: Die tollen «Diätprodukte» kosten mindestens gleich viel wie die traditionellen Nahrungsmittel, meist sogar deutlich mehr. Wenn die Menschen die damit eingesparten Kalorien aber durch einen deutlichen Mehrverzehr von herkömmlichen Lebensmitteln kompensieren, kann man eine einfache Rechnung aufmachen: Die Verbraucher werden bei einer Verwendung von Light-Produkten insgesamt deutlich mehr zur Kasse gebeten, um die vom Körper angestrebte, adäquate Kalorienzufuhr zu erreichen, als wenn sie dies mit den üblichen, traditionellen Nahrungsmittel tun. Industrie und Handel setzen dabei natürlich auch mehr Nahrungsvolumen um. So werden die Menschen von den «schlankmachenden» Köstlichkeiten immer dicker, und als Nebeneffekt verdient sich die Industrie gleich zwei goldene Nasen – die eine mit den «Light»-Produkten, die andere durch den Mehrverkauf von traditionellen Lebensmitteln . . .

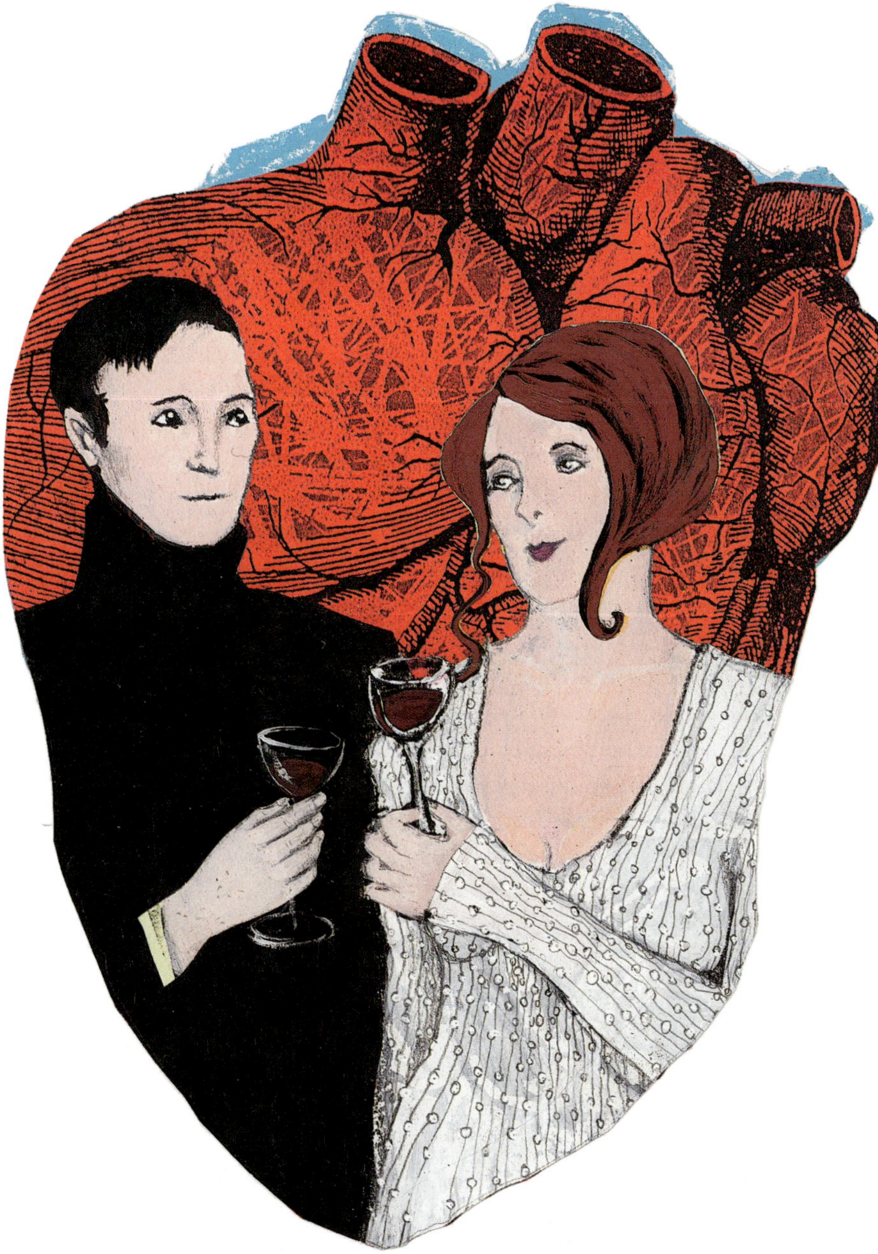

KAPITEL 16

Täglich Wein – darf nicht sein?

Man hört immer, daß neben einer fettreichen Kost besonders der Alkohol für Übergewicht in unserer Gesellschaft verantwortlich sei. Das tönt ja eigentlich ganz plausibel, sind doch in einem Gramm Alkohol sieben Kilokalorien enthalten, sogenannte leere Kalorien, da sonst keine Nährstoffe vorhanden sind. Wenn man sich wenigstens diese bei sonst so üppigem Essen spart, muß man doch einfach abnehmen – davon sind viele überzeugt.

In meinem letzten Buch *Täglich Wein* habe ich allerdings aufgezeigt, daß moderater Alkoholkonsum und insbesondere der Weingenuß nicht nur eine Reihe von positiven gesundheitlichen Effekten ausübt, sondern daß Alkohol und Übergewicht offenbar wenig miteinander zu tun haben.

Ich möchte jetzt, zwei Jahre später, nicht wieder in all die Details einsteigen und beleuchten, was es mit den Alkoholkalorien auf sich hat und warum Alkohol möglicherweise mit wesentlich weniger Kalorien zu Buche schlägt, als er nach physikalischen Regeln eigentlich müßte. Seit meinen Darstellungen haben sich zu diesem Punkt keine grundsätzlich neuen Erkenntnisse in der Wissenschaft eingestellt. Wer an den Hintergründen Interesse hat, kann das in immer noch aktueller Form in *Täglich Wein* nachlesen.

Inzwischen sind einige neue Stoffwechselstudien erschienen, die darauf hinweisen, daß moderater Alkoholkonsum offenbar nur geringfügig den Grundumsatz oder die Erzeugung von Körperwärme ankurbelt. Er wird offenbar größtenteils als Energieträger verbrannt, und da es für Alkohol keine Speicher im Körper gibt, steht seine Verbrennung in der Hierarchie noch vor den Kohlenhydraten (siehe Kapitel 6). Daraus folgt, daß die Alkoholzufuhr – als Bestandteil einer überkalorischen Ernährung – zu einer Einlagerung von nicht benötigtem Nahrungsfett in den Speckbauch führen müßte. Auf diese Weise sollte Alkohol ja eigentlich doch zum Übergewicht beitragen.[1–3] Doch in der Praxis trifft das so nicht zu. Ein Überblick über mehr als siebzig epidemiologische Studien, in denen Hunderttausende von Menschen untersucht wurden, zeigt, daß sich bei der Mehrheit entweder kein oder sogar ein inverser, das heißt ein umgekehrter Bezug zwischen Alkohol und Körpergewicht findet.[3–5]

Eine neue Untersuchung an einem repräsentativen Bevölkerungsquerschnitt in Finnland hat etwa zum Ergebnis, daß moderat Alkohol trinkende Personen im Durchschnitt schlanker sind als die Abstinenten, obwohl sonst keine Unterschiede in Kalorienzufuhr oder -verbrauch festgestellt werden konnten.[6]

In einer früheren Studie aus Finnland, die wegen ihrer genauen Erhebungsmethode berühmt ist, waren rund 27 000 Männer mittleren Alters bezüglich ihrer Ernährungs- und Trinkgewohnheiten untersucht worden. Die meisten konsumierten die alkoholischen Getränke nicht anstelle von festen Lebensmitteln, sondern tranken sie zusätzlich zu ihrer normalen Kost. Daraus folgte, daß diejenigen, die am meisten Alkoholika tranken, auch die höchste Kalorienzufuhr hatten.[7] Doch das Durchschnittsgewicht der Alkohol genießenden Männer lag nur minimal höher als das der kalorienärmer lebenden Abstinenzler. Auch zeigte sich im Durchschnitt ein unbedeutender Anstieg des Körpergewichtes mit zunehmendem Alkoholgenuß.

Diesen Zusammenhang konnte man in einer weiterführenden Analyse noch differenzieren: Der leichte Anstieg des Körpergewichts war vor allem bei den Gelegenheitstrinkern zu erkennen. Bei den Männern, die täglich Alkohol genossen, sah es ganz anders aus. Nicht nur hatten sie im Durchschnitt ein niedrigeres Gewicht als die Abstinenzler, bei ihnen waren selbst diejenigen, die relativ viel, das heißt zwischen dreißig und sechzig Gramm Alkohol am Tag, konsumierten, noch schlanker als ihre abstinenten Geschlechtsgenossen – und zwar auch dann, wenn man das Alter, Rauchen, die sonstige Kalorienzufuhr und die körperliche Aktivität als Einflußfaktoren in die Berechnung einbezog.[7]

Aber wie auch immer: Stoffwechselstudien wie auch Querschnittserhebungen sind zwar höchst interessant, aber mit Vorsicht zu genießen. Bei ersteren kommen die Daten nicht unter lebensnahen Bedingungen zustande. Bei letzteren gibt es immer Ungenauigkeiten bezüglich der Datenerhebung zu berücksichtigen. Deswegen gelten auch hier nur die klinisch kontrollierten Interventionstudien als wirklich aussagefähig. Erst bei diesen kann man die Ernährung und den Alkoholkonsum exakt vorgeben bzw. kontrollieren und so die dadurch provozierte körperliche Veränderung genauestens registrieren.

Solch eine Studie wurde kürzlich an der Colorado State University in Fort Collins (USA) durchgeführt. Der Forschungsleiter, Professor Cordain, hatte hierzu 14 gesunde Männer in einem mittleren Alter von 32 Jahren gewinnen können. Die Probanden mußten sich verpflichten, sechs Wochen lang zusätzlich zu ihrem normalen, täglichen Abendessen zwei Gläser Wein zu trinken. Danach durften sie sechs Wochen lang gar keinen Alkohol zu sich nehmen. Vor der Studie, nach sechs Wochen und am Studienende, nach zwölf Wochen, wurden sie genauestens untersucht. Das Ergebnis: Der zusätzliche Konsum von zwei Gläsern Wein zur üblichen Kost erhöhte weder das Körpergewicht noch den Körperfettanteil! Die Forscher konnten auch keine signifikanten Änderungen im Energiestoffwechsel feststellen.[8]

Loren Cordain schließt aufgrund seiner Daten und aufgrund der vielen damit übereinstimmenden Ergebnisse aus epidemiologischen Studien aus, daß ein moderater Weingenuß zum Übergewicht beiträgt. Zwar kann er auch nicht erklären, *warum* die Alkoholkalorien nicht zu B(a)uche schlagen, aber er weist auf einen neuen, sehr interessanten Aspekt in der Diskussion hin: Experimente konnten eindeutig zeigen, daß moderater Alkoholkonsum zu niedrigeren Insulinspiegeln im Blut führt.[9] Auch bei der Untersuchung von großen, freilebenden Bevölkerungsgruppen fand sich ein eindeutiger Zusammenhang: Wer regelmäßig Alkohol trinkt, hat einen tieferen Insulinspiegel[10, 11] und eine geringer ausgeprägte Insulinresistenz.[11]

Ein niedrigerer Insulinspiegel bzw. weniger Insulinresistenz als Folge von regelmäßigem, moderatem Alkoholkonsum – so könnte man spekulieren – hat Einfluß auf den Energiestoffwechsel und damit vermutlich auch auf die Körperfettreserven. Anderseits könnte damit ein weiterer Baustein zur Beantwortung der Frage gefunden sein, warum Alkohol das Herzinfarktrisiko so drastisch senkt. Dies ist inzwischen so weit akzeptiert, daß im Jahre 1996 sogar eine der beiden großen Fachorganisationen für Herzmedizin, das «American College of Cardiology», in den USA den «Alkoholverzicht» offiziell in die Liste der Risikofaktoren für Herz-Kreislauf-Erkrankungen aufgenommen hat![12]

Seit ich *Täglich Wein* geschrieben habe, sind reihenweise neue epidemiologische Studien veröffentlicht worden. Alle zeigen wiederum in die gleiche Richtung: Kein Alkohol zu trinken ist offenbar ungesund, denn Abstinenz ist immer mit einem deutlich erhöhten Sterblichkeitsrisiko versehen. Regelmäßig mäßig Alkohol erweist sich dagegen als sehr gesund: Bei moderatem Konsum findet sich die absolut niedrigste Gesamtsterblichkeit. Daß viel Alkohol wiederum ungesund ist, muß nicht erst noch ausgeführt werden.

Inzwischen tagte sogar eine sogenannte «Konsensuskonferenz» der Deutschen Akademie für Ernährungsmedizin vom 28. bis 30. August 1997 zum Thema «Alkoholische Getränke und Ernährungsmedizin» in Freiburg.[13] Da waren 35 Wissenschaftler zusammengetrommelt worden, die ihr Wissen zu verschiedenen Aspekten der gesundheitlichen Wirkung von Alkohol zum besten gaben. Normalerweise läuten bei mir immer sämtliche Alarmglocken, wenn ich nur das Wort «Konsensuskonferenz» höre. Klar belegte Zusammenhänge setzen sich nämlich sehr schnell auch ohne herbeigeorderten «Konsens» durch. Nur wenn es in Expertenkreisen tatsächlich keinen Konsens gibt, das heißt wenn eine Hypothese für gewisse Interessengruppen nicht eindeutig belegt werden kann oder bedauerlicherweise zu viele Gegner hat, als daß sie sich durchsetzen könnte, bedarf es normalerweise eines solchen Konzils. Doch im Falle des deutschen

Alkoholkonsenses konnte ich an den veröffentlichten Texten kaum etwas kritisieren. Allerdings, was dort als «neuester Stand der Forschung» dargestellt wurde, konnten aufgeschlossene und interessierte Menschen in fast identischer Form bereits ein Jahr zuvor in *Täglich Wein* nachlesen. Der wichtigste Teil des Konsensus bestand darin, in der Öffentlichkeit klarzustellen, daß die Experten für Wein keinen gesundheitlichen Vorteil im Vergleich zu Bier sehen konnten. Übrigens auch nicht gegenüber Spirituosen – aber das war schon nicht so wichtig. Und wieder trapst die Nachtigall ganz gehörig . . .

Mein eigener «Sens» erlaubt mir, die aktuelle wissenschaftliche Datenlage recht gut zu überblicken. Es hat sich in meiner Einschätzung auch kaum etwas verändert. Die immer zahlreicher aus aller Welt eintreffenden Daten bestätigen immer wieder das bereits Gefundene: Alkoholabstinenz ist ein fast so hohes Risiko wie Alkoholmißbrauch, wie ich es in meinem obgenannten Buch bereits ausführlich zusammengefaßt und begründet habe.[14]

Die nüchterne Sachlage wird vom wohl prominentesten Epidemiologen der Welt, dem altehrwürdigen Professor Richard Doll, genau so eingeschätzt. Der Professor hat eine ganz neue Übersichtsarbeit zum Thema «Alkohol und Gesundheit» im *British Medical Journal* veröffentlicht. Die Quintessenz lautet: Bei einem täglichen Konsum von bis zu 32 Gramm für Männer – für Frauen gelten etwas niedrigere Mengen[15] – werden die gesundheitsschädlichen Effekte klar durch die gesundheitsförderlichen Effekte übertroffen. Ich richte mich in meinen Veröffentlichungen nach den Empfehlungen des englischen Gesundheitsministeriums und gebe sie entsprechend mit bis zu 24 Gramm für die Frau und bis zu 32 Gramm für den Mann am Tag an. In deutschem Wein, der im Schnitt zehn Volumenprozent Alkohol enthält, wäre die «richtige» Dosis umgerechnet bis zu 0,3 Liter für Frauen und bis zu 0,4 Liter für Männer, also für ein gemischtes Paar praktisch eine Flasche am Tag.[14]

Wie zu erwarten, hat sich aber in der Zwischenzeit natürlich eine Phalanx von Alkoholgegnern formiert. Eine besonders unrühmliche Rolle haben dabei die DGE und die AOK eingenommen:

In einem Pressegespräch mit der Deutschen Presseagentur (dpa) ließ die AOK-Halle verbreiten, daß ab zehn Gramm Alkohol am Tag das Risiko für Herzinfarkt nicht noch weiter sinken würde, daß dafür jedoch die Leber und das Gehirn geschädigt würden. Auf Nachfrage der Deutschen Weinakademie wurde als Quelle für diese abstrusen Aussagen die Ergebnisse der berühmten Augsburger MONICA-Kohorte, einer Studie der Weltgesundheitsorganisation, angegeben.[16] Diese WHO-Studie hatte in der Tat für eine Sensation gesorgt, aber nicht wegen der Risiken, sondern wegen der unglaublich hohen Alkoholzufuhr, die mit Gesundheitsvorteilen verbunden war: Erst bei über achtzig Gramm Alkohol am Tag stieg das Sterberisiko über das der Abstinenzler.[17] Die

Sterberate lag bei Männern bei einer Zufuhr zwischen zwanzig und 39 Gramm und bei Frauen zwischen zehn und zwanzig Gramm absolut am niedrigsten! Und bezüglich Leber- oder Hirnschäden hatte diese Studie gar keine Ergebnisse veröffentlicht.

Auf der Jahrespressekonferenz der DGE von 1997 wurde die Aussage verbreitet, daß Männer höchstens zwanzig Gramm Alkohol und Frauen «höchstens die Hälfte dieser Menge» trinken sollten. Das finde ich ja nicht so schlimm – man muß ja nicht unbedingt fordern, daß die DGE nun zum Alkoholkonsum rate. Bedenklich ist eher die «wissenschaftlich» verpackte Begründung: Das Risiko für Brustkrebs würde bereits durch eine Menge von zwölf Gramm Alkohol um vierzig Prozent und bei 24 Gramm um siebzig Prozent erhöht.

Die angegebenen Zahlen bezogen sich auf eine veraltete Literaturanalyse des berühmten Krebsepidemiologen Longnecker aus dem Jahr 1988. Diese beruhte damals auf zwölf Fall-Kontroll-Studien (mit relativ geringer Aussagekraft) und nur auf vier Langzeit-Beobachtungsstudien mit entsprechend größerer Aussagekraft.[18] Zahlreiche bedeutende Studien, in denen bisher der Zusammenhang zwischen Alkohol und Brustkrebs erforscht wurde, sind aber erst nach dem Jahr 1988 veröffentlicht worden. Professor Longnecker hatte deshalb im Jahr 1994 eine weitere Meta-Analyse veröffentlicht, in die insgesamt 38 Studien eingingen, davon immerhin zehn Langzeit-Beobachtungsstudien. Nach Angaben von Longnecker wurde bei dieser neueren Analyse außerdem eine wesentlich bessere und aussagekräftigere Methodik verwendet.[19]

Warum die DGE wohl nicht diese neuere und bessere Quelle zitiert hat? Kann es sein, daß diese nicht genügend erschreckende Ergebnisse geliefert hat? Gemäß der sehr bekannten und viel aktuelleren Meta-Analyse aus dem Jahr 1994 erhöht sich das Brustkrebsrisiko nämlich pro 13 Gramm Alkohol nur um elf Prozent. Übertragen auf die Angaben der DGE würde das Brustkrebsrisiko bei einer Zufuhr von 24 Gramm pro Tag um zwanzig Prozent, keinesfalls aber um die angegebenen siebzig Prozent ansteigen. Eine weitere, noch jüngere Meta-Analyse aus dem Jahr 1996, die 26 Studien einbezieht, errechnet bei einer Alkoholzufuhr von bis zu 29 Gramm pro Tag einen Anstieg des Brustkrebsrisikos um nur neun Prozent und erst bei einem Konsum von dreißig bis fünfzig Gramm pro Tag einen solchen um 31 Prozent![20] Die größte und bedeutendste Langzeitstudie an Frauen zeigt bei einem Alkoholkonsum von bis zu 15 Gramm pro Tag sogar ein leicht erniedrigtes Brustkrebsrisiko an. Erst bei Mengen zwischen 15 und dreißig Gramm pro Tag steigt das Risiko im Trend an und ergibt schließlich bei einer Zufuhr von mehr als dreißig Gramm am Tag ein signifikantes Risiko.[21] Und eine ganz aktuelle Auswertung aller großen Langzeitstudien an Frauen kommt zum Schluß, daß der Anstieg des Brustkrebsrisikos nur für Bier und Spirituosen statistisch nachweisbar ist und sich das Risiko um elf Prozent bzw. um fünf Prozent pro zehn Gramm Alkohol erhöht. Für Weinkonsum war hingegen kein erhöhtes Risiko statistisch sicherbar.[22]

Kann man denn von der Deutschen Gesellschaft für Ernährung, die sich als maßgebliche Autorität in Sachen «Ernährung und Gesundheit» versteht und sich entsprechend verhält, nicht erwarten, daß sie die Bürger möglichst aktuell, objektiv und neutral über die wissenschaftliche Erkenntnislage informiert? Besonders bemerkenswert ist in diesem Zusammenhang, daß die DGE sich 1997 mit einer Studie aus dem Jahr 1988 in die aktuelle Diskussion um das Brustkrebsrisiko einbringt und es dabei vorzieht, alle anderen Untersuchungen der letzten zehn Jahre – es sind zahlreiche und bedeutende – komplett zu ignorieren. So kommt es, daß für die deutsche Öffentlichkeit das Brustkrebsrisiko in einer Größenordnung angegeben wird, die rund 200 bis 300 Prozent über dem liegt, was derzeit als wissenschaftlich erhärtet gelten kann! Außerdem wird im Pressestatement der DGE mit keinem Satz der Zusammenhang von Alkoholzufuhr und Gesamtsterblichkeit erwähnt. Damit hätten die Bürger ja erfahren müssen, daß bei einer Menge von bis zu 24 Gramm am Tag zwar das Brustkrebsrisiko möglicherweise etwas ansteigt, nicht aber das Krebsrisiko insgesamt, und vor allem, daß bei dieser Dosis die Gesamtsterblichkeit gegenüber Alkoholabstinenz deutlich erniedrigt ist. Aber Prävention durch Alkohol – das durfte wohl nicht sein . . .

Mehr über die Regeln der DGE und anderer «offizieller» Fachgesellschaften wird man in Kapitel 19 dieses Buches noch erfahren können. Was Alkohol betrifft, bevorzugt man offenbar eine undifferenzierte und einseitige Darstellung der Zusammenhänge, wohl aus Sorge, daß die mündigen Bürger die Wahrheit nicht verkraften könnten. Auch liegt die Vermutung natürlich nahe, daß eine solche Haltung vor allem dazu dienen soll, die alten, das heißt längst überkommenen Positionen zum Thema «Alkohol» zu rechtfertigen und sie möglichst nicht revidieren zu müssen, was ja mit dem Zugeständnis von Fehleinschätzungen verbunden wäre.

Vielleicht könnte das Diktum «in vino veritas» dem einen oder anderen Ernährungspapst weiterhelfen. Es müßte ja auch nicht gleich täglich umgesetzt werden . . .

KAPITEL 17

Mit Pille, Skalpell und Sauger

Nichts will nützen: weder die fettärmste Diät noch Kunstfett oder Süßstoff – und Alkoholfreies schon gar nicht. Statt lighter werden wir Erdbewohner mit den Sonderangeboten der Schlankheitsindustrie immer fetter. Es ist zum Verzweifeln! Was soll man denn jetzt noch versuchen? Appetitzügler! Für viele der nächste Schritt, wo sie doch immer wieder in allen bunten Blättern abgefeiert werden.

Appetitzügler erfreuen sich schon seit dem Ende der sechziger Jahre auf dem Markt großer Beliebtheit. Mittels ihrer Zauberformeln nimmt man zwar nicht direkt ab, doch helfen sie dabei, die vorgegebenen «Diätregeln», das heißt das brutale «Hungern», besser zu verkraften. Diese pharmakologischen Substanzen greifen auf chemischem Weg in die Hunger- und Sättigungsregulation im Gehirn ein. Am weitesten erforscht und erprobt sind dabei Stoffe, die den Nervenbotenstoff Serotonin in den Zellen des Gehirns verstärkt zur Ausschüttung bringen beziehungsweise seine Wiederaufnahme hemmen. Serotonin ist das berühmte «Gute-Laune»-Hormon, das zum Beispiel auch mit dem Sonnenlicht oder mit Hilfe einer zuckerreichen Kost vermehrt vom Organismus produziert wird.

Eine chemische Substanz, die diesen Serotonineffekt besonders wirkungsvoll auslöst, heißt «Fenfluramin». Sie ist schon seit Ende der sechziger Jahre auf dem internationalen Markt erhältlich. Allerdings entschloß sich damals das Bundesgesundheitsamt in Berlin nach kurzer Zeit dazu, das betreffende Medikament wegen seiner offenbar gewordenen schweren Nebenwirkungen vom deutschen Markt zu verbannen.

Vor allem ein gehäuftes Auftreten der sogenannten «pulmonalen Hypertonie» (PPH) war beobachtet worden. Die PPH beschreibt eine Störung im Blutkreislauf zwischen der rechten Herzkammer und der Lunge. Damit wird die Pumpfunktion des Herzens massiv gestört. Darüber hinaus wurden gehäuft Depressionen beobachtet, wenn das Medikament unvermittelt abgesetzt wurde.[1] PPH ist allerdings unheilbar und lebensbedrohlich. Trotzdem durften diese Schlankmacher in anderen Ländern, etwa in Österreich, in der Schweiz und in den USA, im Handel bleiben.

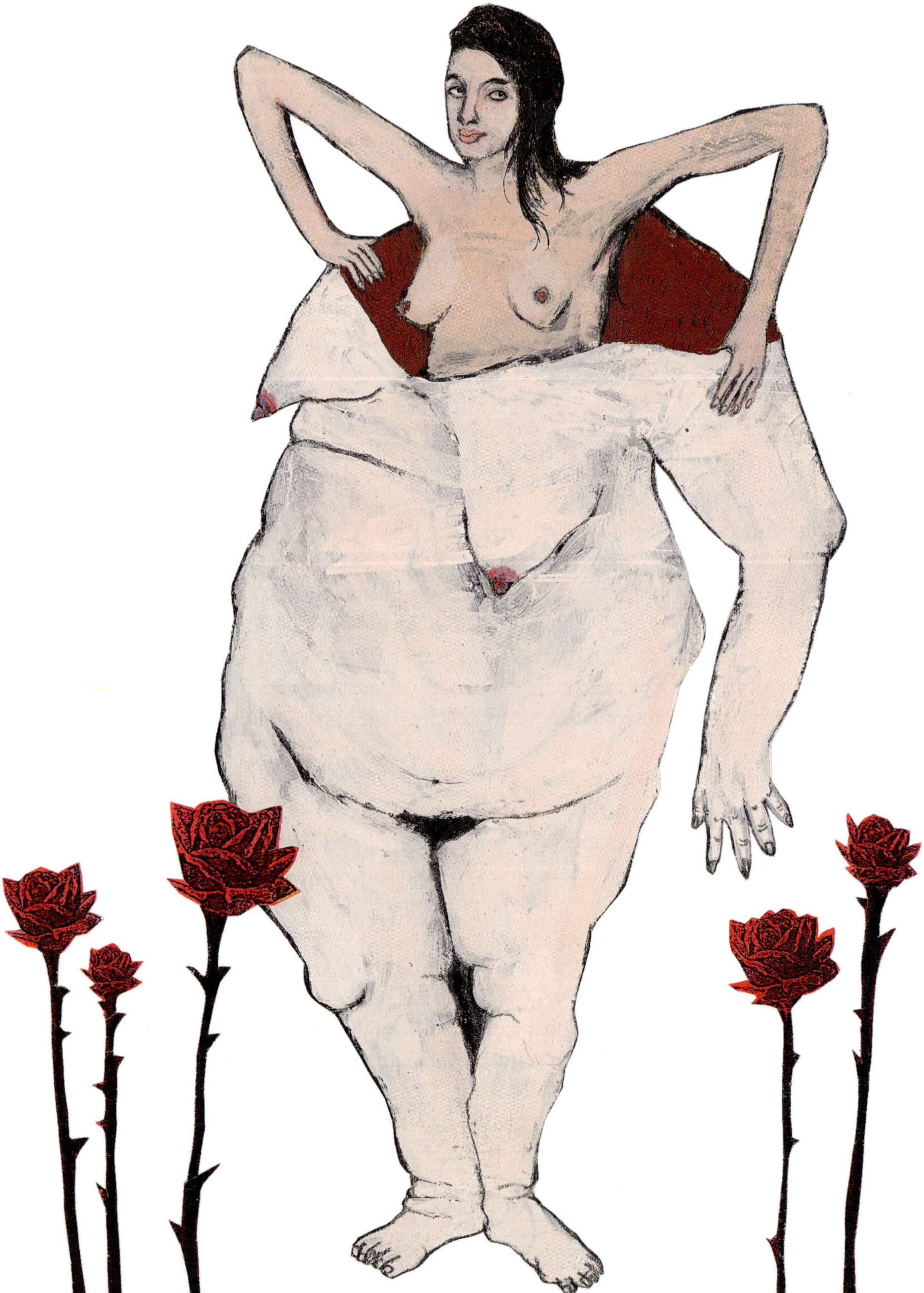

Zu Anfang der neunziger Jahre hat man dann eine chemische Weiterentwicklung von Fenfluramin vorgestellt. Das «Dexfenfluramin» wurde 1993 auch auf dem deutschen Markt unter dem Produktnamen «Isomeride» eingeführt. In den USA wurde es im Jahre 1996 unter der Bezeichnung «Redux» für eine Adipositasbehandlung von bis zu zwölf Monaten Dauer zugelassen. Meist verordneten die amerikanischen Ärzte Redux in Kombination mit einer zweiten Abspecksubstanz, dem «Phentermin». Diese Schlankmacherkombination löste in den USA unter dem Begriff «Fen-Phen» einen regelrechten Boom aus. Rund 18 Millionenmal wurde dieses «Doppelpack» pro Monat verschrieben, obwohl weder der Langzeiterfolg noch die Unbedenklichkeit bei langfristiger Verordnung hinreichend gesichert war. Eines war jedoch ganz klar: Nach dem Absetzen der Pillen strebte der Körper wieder unaufhaltsam seinen ursprünglichen Gewichtszustand an.

Die kurzfristige Gewichtsabnahme gelang jedoch bestens. Wer Diät hielt und gleichzeitig diese Medikamente einnahm, konnte deutlich besser abnehmen als ohne Pillen. Verschiedene klinische, plazebokontrollierte Studien hatten dies eindeutig belegt. Diese Substanzen unterdrücken das Hungergefühl wunderbar. Und allein der «schnelle» Erfolg zählt bekanntlich im Marketing unserer kurzlebigen Zeit. Die Medien berichteten natürlich in einstimmiger Euphorie über die neuen Wunderpillen – naiv und vorschnell, wie sich bald herausstellen sollte. Doch der durchschlagende «Erfolg» von Fen-Phen bescherte den Medien fette Schlagzeilen, hohe Auflagen und beste Einschaltquoten, womit der ganze Zweck des Unterfangens ja erreicht war. Kritischer Journalismus ist auch in den USA bei der Allmacht der Anzeigen- und Werbeabteilungen eine Rarität geworden. Konnte man erwarten, daß sich die Pharmaindustrie gegen den Goldregen zur Wehr setzen würde? Doch der Boom währte nur kurz . . .

In Deutschland war von einem Fen-Phen-Fieber zunächst nichts zu spüren. Es dauert halt immer etwas, bis die Modewellen über den Atlantik schwappen. Diese Situation konnte die hiesige Pharmaindustrie nicht befriedigen. So fand passenderweise am 10. und 11. Februar 1995 ein «Konsensusgespräch» (Alarm!) der Deutschen Adipositas Gesellschaft statt. Bei dieser Tagung wurde beschlossen und anschließend im Deutschen Ärzteblatt publiziert, daß der Einsatz von Appetitzüglern bei einem Body Mass Index über 30 gerechtfertigt sei, und zwar begleitend zu einer Diät- und Verhaltenstherapie. Ob Appetitzügler im Einzelfall angebracht seien, sollte vom behandelnden Arzt aufgrund von begleitenden Krankheiten wie hohe Blutfettwerte, Bluthochdruck und Diabetes mellitus entschieden werden.[2] Außerdem hieß es damals noch, die Medikamenteneinnahme sollte auf drei Monate beschränkt werden.[2] In den neuesten Ausführungen eines der damaligen Konsensfinder ist von den drei Monaten Beschränkung längst keine Rede mehr.[3]

In der Zwischenzeit hatten allerdings einige wache Köpfe eine Studie an 35 medizinischen Zentren in Europa organisiert, um die bereits bekannten dramatischen Nebenwirkungen von Fenfluramin und anderen Appetitzüglern zu überprüfen. Das Ergebnis wurde schließlich am 29. August 1996 in einer der führenden Medizinschriften der Welt, dem *New England Journal of Medicine,* veröffentlicht und erschreckte die Fachwelt gehörig: Die Verwendung von Appetitzüglern jeglicher Art erhöht das Risiko für die lebensbedrohende «Pulmonale Hypertonie» um den Faktor zehn. Wer Appetitzügler gar länger als drei Monate hintereinander einnimmt, mußte mit einem geradezu explosionsartig angestiegenen Risiko auf das 23fache für die unheilbare PPH rechnen! Und Fen sowie Phen waren dabei mit einem Anteil von rund neunzig Prozent die beiden weitaus am häufigsten eingesetzten Medikamente.[4]

Damit der Horror unter den verschreibenden Ärzten aber nicht ganz so durchschlagend wurde, hatten die Herausgeber der Zeitschrift zusätzlich zwei «Übergewichtsexperten», Frau Dr. JoAnn Manson und Herrn Dr. Gerald Faich, für einen besänftigenden Leitartikel engagiert.[5] Die Dame haben wir schon in Kapitel 8 näher kennengelernt als erste Autorin der berühmten *Krankenschwesternstudie,* die unter etwas fragwürdigen Bedingungen bereits für leichtes Übergewicht ein drastisch erhöhtes Risiko festgestellt haben will.[6, 7]

Jedenfalls spielten die beiden Leitartikler äußerst engagiert das Risiko durch Appetitzügler herunter. Sie verglichen es mit den vermeintlichen Gefahren durch das Dickbleiben, wenn man auf Appetitzügler verzichte. Vergleichbar sei das Risiko durch Appetitzügler auch mit dem eines Herz-Kreislauf-Schocks nach Penizillingaben oder mit dem Risiko für Thrombosen nach der Einnahme von Antibabypillen, so führten sie aus. Dabei schätzten Frau Manson und Herr Faich das gesundheitliche Risiko des Übergewichtes natürlich nicht abwägend und zurückhaltend ein, wie es die vielen Studien mit den sehr unterschiedlichen und widersprüchlichen Ergebnissen eigentlich erfordern würden. Nein, im Gegenteil: Wie immer dramatisierte Frau Manson dieses Risiko, so gut sie nur konnte. Gleichzeitig argumentierte sie so, als ob dauerhaftes Abnehmen realistisch und mit eindeutigen gesundheitlichen Vorteilen belohnt würde. Und so kamen die beiden Mediziner zu der Schlußfolgerung, daß die Vorteile der Appetitzügler die Risiken überträfen, letztere deshalb vernachlässigt und die Pillchen deshalb empfohlen werden könnten.[5]

Wie «gesund» Abnehmen ist, werden wir in Kapitel 18 noch untersuchen. Aber möglicherweise haben Sie sich, verehrte Leserinnen und Leser, inzwischen eine Frage gestellt: Warum setzen sich Mediziner eigentlich so stark für eine Dramatisierung des Gesundheitsrisikos durch Übergewicht, so unkritisch für die therapeutische Bedeutung des Abnehmens und so hemmungslos für die Verordnung von möglicherweise risikoreichen Medikamenten ein?

Eine mögliche Antwort erhielt die Fachwelt nur eine Woche später in einer anderen führenden Medizinschrift, die zur «Pflichtlektüre» für alle forschenden Mediziner gehört.[8] Im Leitartikel des englischen *Lancet* vom 5. September 1996 war nachzulesen, daß Frau Dr. Manson, die an der Harvard-Universität möglichst objektiv das Gesundheitsrisiko durch Übergewicht zu erforschen hat, ebenso wie Herr Dr. Faich im Nebenjob bezahlte Berater jener Firma sind, die Dexfenfluramin in den USA herstellt und vertreibt . . .

Professor Hans Hauner, Mitglied im Vorstand der Adipositas-Gesellschaft, veröffentlichte noch im März 1997, also viele Monate später, die Meinung, daß die neuen Appetitzügler besser verträglich und risikoärmer seien und vermutlich in naher Zukunft eine größere Bedeutung erlangen würden. Und Professor Alfred Wirth, ebenfalls Vorstandsmitglied dieser Gesellschaft, bezeichnete noch im Juli 1997 die Nebenwirkungen des Dexfenfluramins als überwiegend harmlos.[9]

Einige Tage später, am 27. August 1997, publizierte man im renommierten *Journal of the American Medical Association* eine Übersichtsarbeit, die eindringlich darauf hinwies, daß Fen-Phen im Tierversuch die Nervenendigungen schädige und daß dies auch bei Menschen nicht ausgeschlossen werden könne. Außerdem wiesen sie erneut auf das dramatisch gestiegene PPH-Risiko durch Appetitzügler bei Langzeitbehandlung an Menschen hin.[10]

Am 28. August 1997 erschien dann wiederum im *New England Journal of Medicine* eine Studie aus der Mayo-Klinik (Rochester, USA). Eine Forschergruppe um Dr. Heidi Connolly hatte bei 24 Frauen, die Fen-Phen eingenommen hatten, massive Schädigungen an den Herzklappen festgestellt – diese waren undicht geworden, und das Blut konnte zurückströmen. Die Wissenschaftler errechneten ein 40fach erhöhtes Risiko für eine Pulmonale Hypertonie bei Einnahme von diesen Appetitzüglern über mehr als ein Jahr![11] Auch einem Bericht der amerikanischen Behörde für Nahrungsmittel- und Arzneisicherheit FDA (Food and Drug Administration) war dort abgedruckt: Man hatte weitere 28 Patienten geortet, die nach einer Fen-Phen-Therapie von zehn Monaten Dauer schwerste Herzklappenschädigungen erlitten hatten.[12]

Am 11. September 1997 berichtete die *Süddeutsche Zeitung* im Wissenschaftsteil über diese neuen Erkenntnisse aus den USA. Vier Tage später wurden endlich Fenfluramin und Dexfenfluramin von den Herstellern weltweit vom Markt genommen, nachdem die Beweise für ihre gefährlichen Nebenwirkungen erdrückend geworden waren. «Der Komplott zwischen Medizinprofessoren und Pharmafirmen hat einen schweren Rückschlag erfahren», konstatierte Professor Michael Berger, der Ernährungs- und Stoffwechselexperte von der Universität Düsseldorf erleichtert. Doch mußte er auch beifügen: «Wie viele in Deutschland durch diese Appetitzügler in den vergangenen Jahren geschädigt worden sind, läßt sich nicht mehr ermitteln».[9]

Was meinen Sie, wie sich wohl unsere Fettsucht-Kleriker verhielten? Weder diese Studienergebnisse noch die Warnungen noch das «Outing» von Frau Manson und Herrn Faich als Lobbyisten (was für die Fachwelt nicht zu übersehen war) hinderten sie daran, sich weiterhin der «Pro-Appetitzügler»-Argumentation anzuschließen. In der «Leitlinie zur Behandlung der Adipositas», verfaßt von den «fabelhaften vier Professoren» (siehe Kapitel 8), steht zu lesen: «Dieses Risiko kann, verglichen mit dem klinischen Nutzen bei adäquatem Einsatz von Dexfenfluramin, als verhältnismäßig gering eingestuft werden.»[13]

Man ging sogar einen Schritt weiter und empfahl den Einsatz von solchen Appetitzüglern bereits ab einem Body Mass Index von 25 (!), wenn bei den «übergewichtigen» Patienten gleichzeitig andere Risikofaktoren festgestellt wurden und die konventionelle Diät, kombiniert mit Verhaltens- und Bewegungstherapie, vorher erfolglos geblieben war. Damit gab man praktisch den Einsatz der Appetitzügler für halb Deutschland frei![13]

Diese Leitlinie zur Adipositastherapie der «Fab Four» war zum 1. September 1997 erarbeitet und am 18. September 1997, drei Tage nach Rücknahme (!) von Fen & Phen, auf einer ärztlichen Fortbildungsveranstaltung in Köln der interessierten Öffentlichkeit vorgestellt worden. Finanziert worden war die Veranstaltung von der Pharmafirma Knoll, die im Jahr 1998 einen neuen Appetitzügler mit dem Namen «Sibutramin» einführen will . . .[9]

Und noch weitere Personen zeigten sich ganz begeistert von der hilfreichen Wirkung der Appetitzügler: jawohl, unser allseits beliebter Übergewichts- und Ernährungspapst Volker Pudel sowie sein Adlatus Thomas Ellrott. Die beiden schilderten in ihrem neuen, Ende 1997 erschienen Lehrbuch *Adipositastherapie* ausführlich die Vorzüge moderner Appetitzügler und schlossen sich damit gänzlich der Verharmlosungsstrategie von Frau Dr. Manson an. Sie kamen denn auch zum Schluß, daß ein kontrollierter Einsatz in der Therapie zu rechtfertigen sei. Selbst die für die Buchherstellung Verantwortlichen schienen von der Bedeutung des Schlankheitsmittels Dexfenfluramin sehr angetan zu sein: Eine fotografische Abbildung aus der Werbebroschüre des Appetitzüglers «Isomeride» erschien als Grafik auf dem Buchtitel.[3] Wie der Zufall es so wollte, war wahrscheinlich gerade im richtigen Moment eine Ärzte-Informationsschrift über Isomeride auf den Arbeitstisch der Grafikerin geflattert . . .

Die Appetitzügler-Freundlichkeit des Ernährungspsychologen Pudel ging bemerkenswerterweise selbst Professor Hauner, einem der «Fab Four», zu weit. Er kritisierte *Adipositastherapie* in einer Buchbesprechung mit den Worten: «Insgesamt wird die Pharmakotherapie meines Erachtens zu positiv beurteilt, insbesondere angesichts der Tatsache, daß derzeit kein empfehlenswertes Anorektikum auf dem deutschen Markt verfügbar ist und die Wirksamkeit und Sicherheit neuer, derzeit noch in der Entwicklung befindlicher Wirkstoffe

Die Anti-Fett-Pille und ihre Wunderwirkung

An der Universität von Göteborg (Schweden) wurden 683 übergewichtige Patienten mit einem BMI von 28 bis 47 ein Jahr lang mit einer kalorienreduzierten Diät versehen.[16] Die Diät war individuell so konzipiert, daß jeder Teilnehmer damit ungefähr 600 Kilokalorien unterhalb seines Bedarfs lag – das bedeutet etwa 1600 kcal am Tag für eine Durchschnittsperson mit 2200 kcal Bedarf. Als zusätzliche Therapie erhielten sie entweder das Medikament Orlistat oder ein Placebo. Nach etwa sieben Monaten stagnierte die Abnahme in der Placebo-Gruppe. Am Ende des ersten Jahres hatte sie im Schnitt sechs Kilogramm bzw. rund sechs Prozent des Anfangsgewichts abgespeckt. Bei der Orlistat-Gruppe stagnierte die Gewichtsreduktion nach etwa neun Monaten und am Ende des ersten Jahres hatten die Probanden im Schnitt zehn Kilo bzw. rund zehn Prozent des Ausgangsgewichts abgenommen. Mit Hilfe des Medikamentes hatten sie also rund vier Kilo bzw. vier Prozent mehr abgenommen. Wer gerne einen großen Erfolg des Medikamentes hervorheben will, der kann mit Recht argumentieren, daß mit Orlistat die Abnahme um rund siebzig Prozent verbessert ist. Man muß dazu nur die abgespeckten sechs Kilo der Placebogruppe als Bezugsgröße (mit hundert Prozent) vorgeben. Genau das machen auch die euphorisierten Autoren der Studie.[16] Im zweiten Jahr der Untersuchung gab es dann eine sogenannte «eukalorische Kost», bei der also die Kalorienzufuhr dem eigentlichen Energiebedarf der Probanden entsprach, womit das reduzierte Gewicht konstant gehalten werden sollte. Einen Teil der Teilnehmer, die bisher das Medikament eingenommen hatten, bekamen statt dessen fortan an ein Placebo. Doch alle nahmen mit Beginn des zweiten Jahres zu: diejenigen mit Placebo rasant, jene mit der Wunderpille etwas langsamer, aber kontinuierlich. Am Ende des zweiten Jahres hatten 43 Prozent der Orlistat-Gruppe nicht einmal fünf Prozent Gewichtsreduktion zu verzeichnen, und in der Placebogruppe (mit Diät alleine) waren es 63 Prozent, die das nicht schafften. Die Studie wurde offenbar nach dem zweiten Jahr abgebrochen. Dadurch konnte nicht dokumentiert werden, ob und gegebenenfalls nach welcher Zeit mit der Wunderpille – ohne gleichzeitige Reduktionsdiät – das Ausgangsgewicht wieder erreicht worden wäre.

keinesfalls ausreichend nachgewiesen sind.»[14] Es wird doch nicht etwa ernsthafte Eifersüchteleien unter Apologeten der Appetitzügler geben?

«Die Entwicklung dieses Falls ist exemplarisch und sollte dazu angetan sein, die miserablen Allianzen zwischen angeblichen Experten, Konsensusgremien und Fachgesellschaften mit ihren Sponsoren aus der Pharmaindustrie endlich zu entlarven», kommentierte Professor Michael Berger diese Vorfälle in einem brillianten Aufsatz. «Und es stellt sich die Frage nach der Verantwortlichkeit der Medizinprofessoren und Fachgesellschaften, welche die Propagierung dieser Appetitzügler geduldet oder sogar betrieben haben. Es stellt sich ebenso die Frage nach der Unabhängigkeit der ärztlichen Fortbildung; in Deutschland wird sie fast vollkommen durch die Pharmaindustrie finanziert. Das Mindeste an Forderung, das sich aus diesem erneuten Skandal ergibt: Sämtliche finanziellen Förderungen von Wissenschaftlern, Funktionsträgern, Ärzten, deren Organisationen, Fachgesellschaften sowie deren Kongresse und Konferenzen müssen öffentlich deklariert werden.»[9] Dem ist wenig hinzuzufügen außer der Forderung, daß dies in gleicher Weise auch für die Ernährungswissenschaft gelten muß.

Ein Eingriff mit der chemischen Keule im Hunger- und Sättigungszentrum ist immer eine riskante Sache. Denn was sich genau in unseren Hirnzellen abspielt, wenn die Eßlust «Appetit» und der Magen «Hunger» meldet, ist auch heute noch weitgehend unbekannt. Früher gebräuchliche Schlankmacher wie etwa Schilddrüsenhormone und sogenannte Amphetamine (die berühmten «Wachmacher») sind nach anfänglicher Euphorie längst aus der Behandlungssortiment der Ärzte verschwunden – auch sie haben sich als viel zu gefährlich herausgestellt. Je weniger spezifisch die pharmakologischen Substanzen an der eigentlichen Ursache für Übergewicht eingreifen und das «Abnehmen» nur ein zufälliger Begleiteffekt von anderen Eingriffen in die Natur des Menschen ist, desto größer wird die Gefahr von gefährlichen Nebenwirkungen, die sich immer erst nach einigen Jahren herausstellen.[15]

Ganz anders wirkt «Orlistat», die neueste «Wunderpille» gegen Übergewicht. Wir haben sie in Kapitel 11 schon kurz vorgestellt. Ihr Wirkstoff geht nicht in den Blutkreislauf und wirkt somit nicht auf Bereiche des Zentralnervensystems. Das Medikament, das unter dem Namen «Xenical» im Herbst 1998 zugelassen wurde, wirkt vielmehr nur lokal. Das ist erfreulich, denn das macht die ganze Geschichte schon einmal etwas berechenbarer. Orlistat hemmt die Wirkung der fettverdauenden Enzyme im Magen-Darm-Kanal. Wenn man zum Essen eine Pille schluckt, wird dadurch die Verwertbarkeit von Fett um etwa dreißig Prozent herabgesetzt. Und Fett, das nicht verdaut wird, verbleibt im Darm und kann nicht als kalorienhaltiger Nährstoff in die Energieversorgung eingehen. Man ißt also natürliches Fett, hat aber nichts von ihm. Das heißt, die grummelnden und tönenden Beschwerden, von denen wir schon gehört hatten, wird man wohl des öfteren haben – und zwar um so rigoroser, je mehr Fett man zuvor gegessen hat. Außerdem bewirkt das Medikament ein Absinken des Blutspiegels von Beta- Karotin und Vitamin E.

Die Vorschußlorbeeren sind gewaltig: «Essen und 10 Kilo abnehmen» titelte das schweizerische Boulevardblatt «Blick» am 5. August 1998, und die Münchener Abendzeitung legte einen Tag später nach: «Die Antifett-Pille läßt Millionen hoffen». Doch was die Eßliebhaber und Hoffenden wohl noch nicht ganz kapiert haben, ist die Bedingung, unter der sie damit abnehmen können: Man muß trotz Medikament eine kalorienreduzierte Diät einhalten, sonst purzeln die Pfunde nicht oder nur ungenügend! Außerdem stagniert auch mit Xenical nach einer Zeit die Abnahme. Mehr als neun Monate hält das «Wunder» der Pille nicht an. Irgendein biologischer Teufel im Körper legt sich vehement quer und verdirbt jedes weitere künstliche Abspecken (siehe Exkurs Seite 193). Und sobald man das Medikament absetzt, nimmt man rasant wieder zu. Von nun an essen soviel und so fett, wie das Herz begehrt, und dabei abnehmen bis zum Erreichen seines Traumgewicht, damit «is nich»!

Verehrte Leserinnen und Leser – also vorerst erneut vorbei der Traum, mit Hilfe kleiner farbiger Pillchen flugs in die schöne Welt der Schlanken einzutreten! Aber die nächsten ungenügend geprüften Schlankmacher kommen so sicher auf uns zu wie das Amen in der Kirche. Und so sicher wie die Bank of England wird wieder eine unheilige Allianz aus Firmen, Forschern und Fachgesellschaften deren Absatz betreiben. Ob es den Übergewichtigen *dann* helfen wird?

Was sollen aber Menschen machen, deren Gesundheit mit einem Body Mass Index über 40, das heißt mit sogenannter morbider Adipositas, in der Tat drastisch gefährdet ist? Diät und alle anderen «Therapieversuche» schlagen ja normalerweise auch bei diesen Patienten fehl. Hier scheint sich die chirurgische Therapie noch am ehesten bewährt zu haben.

Inzwischen haben sich hier vor allem zwei unterschiedliche Verfahren etabliert. Beide funktionieren nach dem Prinzip, den Großteil des Magens zu versperren und direkt unterhalb der Magenöffnung ein ganz kleines Magenreservoir zu belassen. In diesem Magenbereich, die «kleine Kurvatur» genannt wird, sitzen die Rezeptoren, die auch beim Gesunden das Hunger- und Sättigungsgefühl entsprechend dem Füllungszustand des Magens vermitteln. Ein kleines Magenreservoir wird entweder dadurch erreicht, daß man den Magen zunäht und über einen kleinen Teflonring nur eine minimale Nahrungspassage in den Restmagen ermöglicht, oder aber, indem man ein flexibles Magenband aus Silikon so eng um den Magen schnürt, daß wiederum nur eine minimale Passage für die Nahrung bestehen bleibt.[17, 19] Die erfolgreich operierten Patienten haben fortan schon nach kleinen Portionen keinen Hunger mehr. Wer wenig ißt, führt seinem Organismus wenig Kalorien zu und speckt so nach und nach ab.

Im Idealfall verlieren die Magenoperierten innerhalb eines Jahres fünfzig bis 65 Prozent ihres Übergewichts. Nach einem weiteren Jahr liegen sie nur noch ungefähr zwanzig Prozent über ihrem sogenannten «Normalgewicht». Rund 75 Prozent der Patienten können mit beiden chirurgischen Verfahren in den ersten zwei Jahren einen BMI von weniger als 35 erreichen, rund vierzig Prozent sogar einen solchen von weniger als BMI 30. In diesem Bereich pendelt sich das Gewicht auf Dauer dann ein. Mehr ist meist nicht zu machen.[17, 19]

Allerdings nimmt rund ein Drittel der Magenoperierten gar nichts oder nur wenig ab. Das liegt nicht an der Operation selbst, sondern an ihrem Eßverhalten: Wenn sie ständig Kleinigkeiten essen, statt drei bis vier Hauptmahlzeiten einzuhalten, strömen natürlich auch durch die verkleinerte Magenöffnung ständig viele verwertbare Kalorien. Gleiches gilt, wenn sie sich beispielsweise pausenlos gesüßte Getränke mit entsprechenden Kalorien zuführen.[17, 18]

Und was haben solche extrem Übergewichtige durch den operativen Eingriff an gesundheitlichen Vorteilen zu erwarten? Natürlich sinken die erhöhten Blutfett- und Blutzuckerwerte, und auch ein Gewinn an Selbstbewußtsein kann angenommen werden. Bezüglich der entscheidenden Frage, dem Sterberisiko, kann Professor Husemann aus Düsseldorf ebenfalls von eindeutigen Vorteilen berichten: Die Sterberate nach den Magenoperierten liegt innerhalb von zehn Jahren bei ungefähr 3,5 Prozent, während die Nichtoperierten bei rund zwölf Prozent deutlich gefährdeter sind.[17] Es handelt sich zwar um eine teure und unangenehme Angelegenheit, aber womöglich ist dies doch die einzige Chance für extrem Übergewichtige, ihre Lebensqualität zu verbessern und ihr stark erhöhtes Risiko, vorzeitig aus diesem Leben zu scheiden, zu senken.

Schließlich bleibt noch, die jüngste Form von «Therapie» bei Übergewicht wenigstens kurz zu erwähnen. Sie verwirklicht gleichzeitig den heimlichen Traum vieler Dicker: die Fettzellen einfach wegsaugen lassen. Ffffft – Bauch weg! Ganz ohne Hungern, ohne Mühe, ohne Leiden! Bei dieser chirurgischen Methode wird eine stumpfe Kanüle, die eine vier bis acht Millimeter große Öffnung hat, in das Fettgewebe getrieben und werden möglichst muskelnah kreuzweise die Fettzellen abgesaugt. Wenn das Fettabsaugen unsachgemäß ausgeführt wird, kommt es zu Nachblutungen und Infektionen, und es können Dellen unter der Haut entstehen, die kaum mehr verschwinden. Oft muß danach auch noch die mangels Elastizität lappenförmig herunterhängende Haut wegoperiert werden.[20]

Unsere Adipositaspäpste akzeptieren das Fettsaugen nicht als geeignetes Therapieverfahren, sondern nur zur kosmetischen Korrektur nach einer erfolgreichen Gewichtsreduktion, zum Beispiel nach Magenoperation. Es gibt offenbar auch kaum Erkenntnisse über die gesundheitlichen Folgen dieser neuzeitlichen Methode. Ein amerikanischer Mediziner allerdings berichtete, daß es infolge des Absaugens von Fett an Hüfte, Hintern und Oberschenkel von Patienten zu einer vermehrten Fettablagerung im Bauchinnenraum gekommen sei.[21] Damit hätte man in der Tat den kosmetischen Teufel mit dem gesundheitlichen Beelzebub ausgetrieben . . .

Wie «gesund» es ist, wenn man es tatsächlich schafft, sein leichtes oder deutliches Übergewicht über längere Zeit zu besiegen, werden wir im nächsten Kapitel abwägen. Machen Sie sich aber dabei schon einmal auf starken «Tobak» gefaßt, sehr geehrte Leserinnen und Leser . . .

KAPITEL 18

Abnehmen – zum Sterben gesund?

Ein Leben lang schlank bleiben oder wenigstens nicht übergewichtig werden! Das ist der Traum von Millionen, die es nicht geschafft haben. Viele leiden, weil sie dem ästhetischen Anspruch der Gesellschaft nicht genügen und zu Außenseitern geworden sind, andere wiederum, weil sie sich Sorgen machen um ihre Gesundheit. «Auch geringe Gewichtsverluste sind gesund», hat man ihnen immer wieder gesagt.[1] «Da zählt jede Reduktion um einen BMI-Punkt.»[2]

Der Wunsch, alles rückgängig machen zu können, wird zur fixen Idee. ‹Abnehmen muß doch möglich sein› – lautet die simple Überlegung, ‹wenn ich nur die richtige Diät einhalte und genügend diszipliniert bin.› Daß es «ganz einfach», mit der neuen Wunderdiät «ohne Anstrengung» funktioniert, versprechen uns täglich andere «Experten». Und der allerneueste Slogan verrät, daß man es sogar ganz «ohne Diät» schafft.[1]

Die paar unangenehmen Nebenwirkungen des Abnehmens kann man ja schließlich mit links wegstecken. Was sind schon Gallensteine, die sich bei Reduktionsdiät gerne bilden? Wen interessiert schon die Knochenentkalkung mit dem damit verbundenen Risiko für Osteoporose und Kochenbrüche, wen kümmert die erhöhte Harnsäure, die einen kleinen Gichtanfall gerade dann auslösen kann, wenn man dabei ist, so richtig schlank und gesund zu werden? Ein bißchen Leberfunktionsstörungen, eine kleine Krise im Wasser- und Elektrolythaushalt und das bißchen Verlust an Muskelmasse an Körper und Herz – das ist doch alles zu verkraften und wird schließlich weit übertroffen von den gesundheitlichen Vorteilen, wenn man endlich von den lästigen Pfunden herunterkommt.[3]

Es ist zwar vieles maßlos übertrieben und wissenschaftlich völlig unhaltbar, was man gelegentlich über die «gefährlichen» gesundheitlichen Konsequenzen von «Übergewicht» zu hören bekommt, wie ich in Kapitel 8 dieses Buches dargelegt habe, doch anderseits kann es keine Zweifel daran geben, daß zumindest *extremes Übergewicht* für viele Betroffene ein Gesundheitsrisiko darstellt. Ab wann und wie ausgeprägt, das hängt von der individuellen Veranlagung und den Lebensumständen ab und natürlich wieder einmal von der Frage, ob man

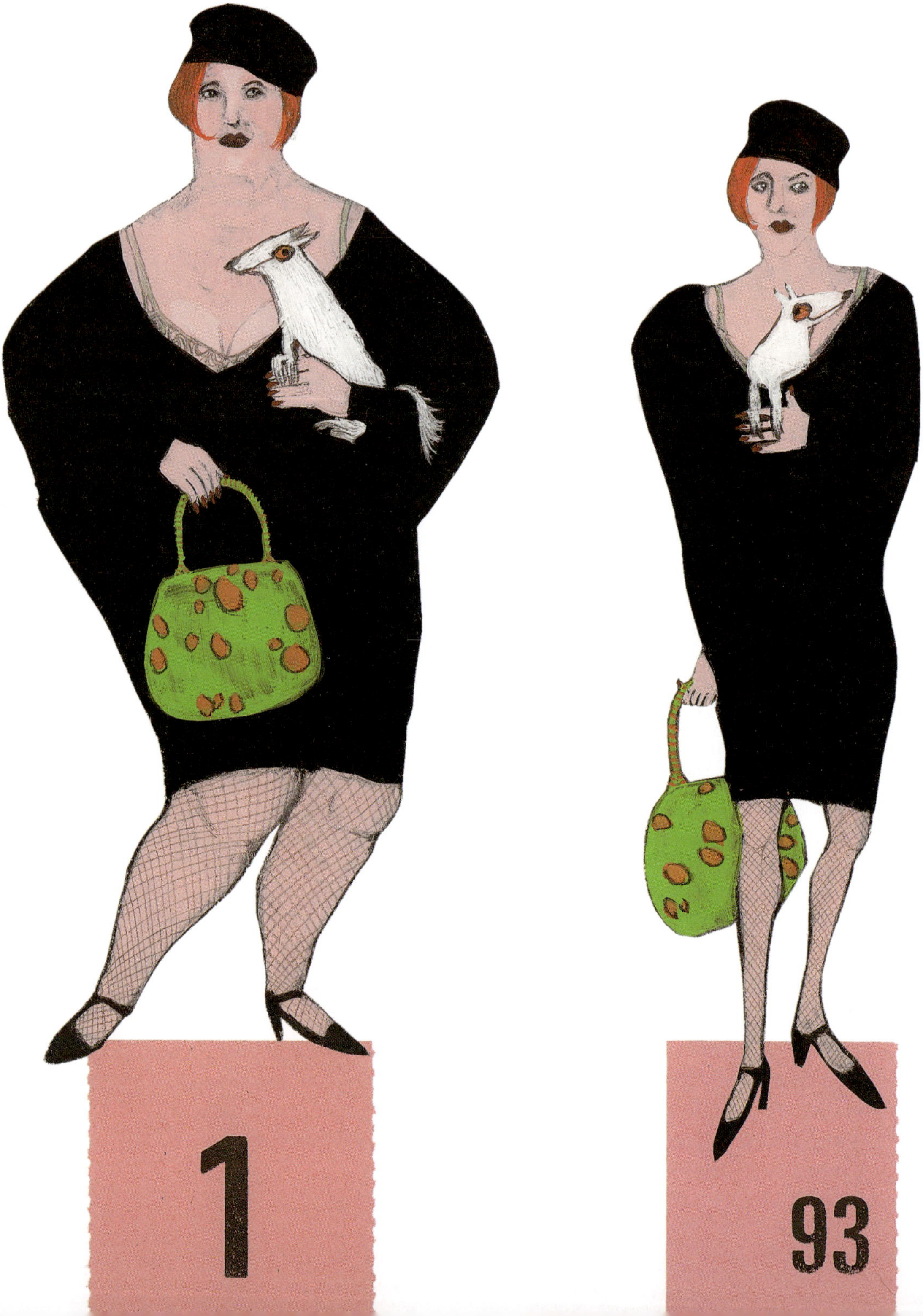
1
93

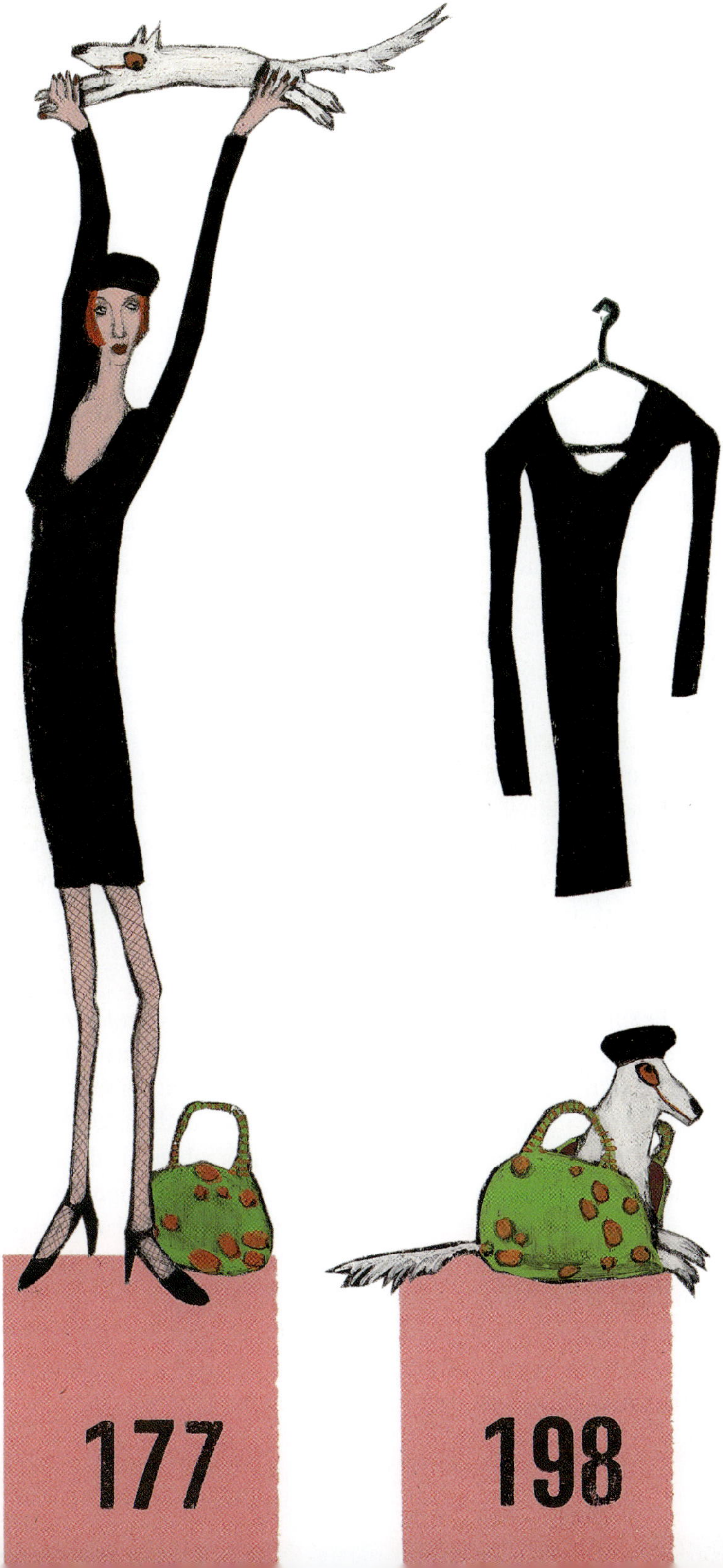
177
198

männlichen oder weiblichen Geschlechts ist. Ein Leben lang schlank oder normalgewichtig, aber nicht zu schlank und nicht zu dick, das bietet sicherlich eine gute Voraussetzung, daß der Körper möglichst «gesund», also normal, funktionieren kann. Deshalb wird allen Übergewichtigen ja der Umkehrschluß nahegelegt: dringend abnehmen.

Geschätzte Leserinnen und Leser, sehr geehrte selbsternannte oder ausgewiesene Gesundheitsexperten, woher wissen Sie, daß ein abgespeckter Dicker genau so «gesund» lebt wie ein schon immer Schlanker? Sind Sie sich sicher, daß es da keinen Unterschied gibt? Nur weil diese Sichtweise der Dinge für unseren etwas getrübten Durchblick «logisch» erscheint, muß sie noch lange nicht «biologisch» sein. Diese Fragen sollten doch erst einmal medizinwissenschaftlich untersucht und abgeklärt sein. Denn schließlich ist «Abnehmen» kein Zuckerschlecken, das man gleich eben einmal ausprobiert wie vielleicht eine neu auf den Markt gekommene Tablette.

Nein, Abnehmen ist aufwendig, schmerzlich, entsagungsvoll und unendlich mühsam. Und selbst dann, wenn Sie bereit sind, diesen ewigen Kampf auf sich zu nehmen, werden Sie mit all Ihrem Verstand und dem besten Ernährungswissen kaum verhindern können, daß die in die Flucht geschlagenen Pfunde sich Stück für Stück wieder formieren und sich langsam, aber stetig wieder bei Ihnen einfinden. Auch wenn Professor «Adabei» groß anpreist, es sei «wirklich erfolgversprechend», wenn Sie nur «die drei wichtigen Schritte, um Ihr Wunschgewicht mühelos zu halten»[1], gehen, werden Sie bedauerlicherweise feststellen müssen, daß Sie Ihr Wunschgewicht weder «mühevoll», geschweige denn «mühelos» halten können – rufen Sie sich das Minnesota-Experiment aus Kapitel 10 in Erinnerung! Und selbst die käuflichen kleinen Tricks und Hilfsmittel aus dem High-Tech-Labor der Industrie haben sich eines um das andere als Flops und als leere Versprechungen herausgestellt. Alle Hoffnungen in dieser Richtung haben sich längst zerschlagen.

Es sind tatsächlich die wenigsten unter uns, die über längere Zeit ein gutes Stück getrimmtes Gewicht halten können – die Glücklichen werden sich zumindest subjektiv wohler, selbstbewußter und fitter fühlen. Für sie wird sich die eiserne Disziplin insofern auszahlen, als man sie bewundern, loben und wertschätzen wird wie noch nie zuvor. Und sie können beruhigter in die Zukunft blicken, schließlich sind sie jetzt gesünder als vorher – sagt man ihnen wenigstens.

‹Um wieviel gesünder? Wird sich mein Erfolg auch langfristig auszahlen?› fragen Sie sich jetzt vielleicht besorgt. ‹Muß ich jetzt weniger Angst vor einem Herzinfarkt haben? Kann ich jetzt auf ein längeres Leben hoffen?› Alles berechtigte Fragen, sehr verehrte Leserinnen und Leser, nur kann ich sie Ihnen leider nicht beantworten. Aber ich muß gestehen, daß ich in dieser Beziehung inzwischen doch äußerst skeptisch geworden bin . . .

Es fiel mir schon lange auf, daß die Ernährungs- und Übergewichtspäpste sich zu diesen konkreten Fragen konsequent ausschweigen. Wo immer man nachsieht, steht in ihren klugen Büchern ellenlang beschrieben, wie die Risikofaktoren sich verbessern bzw. verschwinden und wie viel «gesünder» man deshalb nach einem Gewichtsverlust wäre. Aber was bedeutet hier «gesund» genau? Interessant wäre doch zum Beispiel eine klare Antwort auf die einfache Frage: Sinken nach dem Abnehmen die Herzinfarktraten – und um wieviel? Steigt nachfolgend die Lebenserwartung? Es war schier unmöglich, etwa wirklich Handfestes hierzu zu finden.

All die «Adipositas-Experten», die sich intensiv mit der Frage auseinandergesetzt haben, anhand welcher Kriterien man den «Erfolg» einer Abnahmediät definieren kann, sprechen diese naheliegenden Fragen in ihren Veröffentlichungen seltsamerweise nie an.[4, 5] In den neuesten Übersichtsreferaten der Präses und Vizes unserer einschlägigen Ernährungsgesellschaften findet man dazu keinen Hinweis. Immer nur körperliche Meßwerte wie Gewichtsabnahme, Cholesterinspiegel, Blutdruck, Blutzucker – das sind deren Erfolgskriterien.[6–9] Warum fragt man nicht primär nach handfesten Erkrankungen oder legt nicht die Existenzfrage – «tot oder lebendig» – als Gradmesser für den Erfolg einer Reduktionsdiät zugrunde?

So entscheidende Informationen wollte ich als Autor *meinem* Publikum nicht vorenthalten. Also bin ich dieser Frage nachgegangen. Der Weg war jedoch viel beschwerlicher, als ich gedacht hatte. In der einschlägigen deutschen Fachliteratur war einfach nichts zu finden. Selbst in den aktuellsten Publikationen der Fachleute von der Deutschen Adipositas-Gesellschaft fanden sich keine Hinweise, nicht einmal Querverweise auf Veröffentlichungen anderer. Auch die Ratschläge der DGE zum Abnehmen enthalten keinerlei Aussagen zur Auswirkung auf klinisch manifeste Erkrankungen und die Sterblichkeit. Und im Literaturverzeichnis des neuesten «Schlankheitsbuches» eines beliebten Ernährungsprofessors sind nicht einmal wissenschaftliche Originalarbeiten aufgeführt.[1] Doch alle Autoren sind sich blindlings einig: Abnehmen ist einfach «gesund».

Schließlich wurde ich doch noch fündig. Sie werden sich sicherlich noch an das letzte Kapitel erinnern: an den berühmten Entwurf einer «Leitlinie zur Behandlung der Adipositas» der «Fab Four», von unseren fabelhaften vier Professoren.[10]

In diesem Werk nun endlich ein Hinweis. Ein ganzes Kapitel ist überschrieben mit «Gewichtsabnahme und ihre Konsequenzen». Darin sind die beiden Rubriken «Die Vorteile» und «Die Nachteile» aufgeführt. Mit Spannung blätterte ich also in den «Vorteilen», denn hierzu war im Inhaltsverzeichnis ein Abschnitt zum Thema «Sterblichkeit» angekündigt. Groß dann die Enttäuschung, als ich realisierte, daß dieser Abschnitt nur *neun* Zeilen umfaßt! «Eine absichtliche Gewichtsreduktion kann die Gesamtmortalität senken», steht da. Als Beleg werden zwei Studien genannt: Die eine kenne ich seit Jahren gut und zitiere sie häufig.[11] Da wurden in England lebende indische Herzinfarktpatienten ein Jahr lang auf eine fettarme und vor allem auf eine extrem obst- und gemüsereiche Kost gesetzt. Das Ziel der Untersuchung bestand darin, die Antioxidantienkonzentration im Blut der Testpersonen anzuheben. Nebenbei haben sie auch ein wenig abgenommen. Derart zahlreiche Teilnehmer starben aber in dem Studienjahr, wie es noch in keiner anderen Therapiestudie nach Herzinfarkt jemals dokumentiert worden war. Immerhin, die Patienten unter der Experimentaldiät segneten das Irdische doch noch etwas weniger häufig als die Patienten in der Kontrollgruppe, die eine normale englische Krankenhauskost bekamen.

‹Wie zum Kuckuck soll das den Effekt des Abnehmens auf Sterblichkeit belegen›, dachte ich mir. Hier war das Abnehmen doch nur der Begleiteffekt einer weitreichenden Umstellung der Ernährung und stand doch die Frage «Abnehmen und Sterblichkeit» in der Studie nicht einmal zur Prüfung an.

Aber die zweite von den «Fab Four» genannte Studie war mir doch neu. Es handelte sich, so hieß es, um eine Untersuchung an amerikanischen Frauen mit typischen «übergewichtsbedingten» Erkrankungen: Bei einem Gewichtsverlust zwischen 0,5 und 9,0 Kilo war bei ihnen eine Verringerung der Sterblichkeit um zwanzig Prozent festgestellt worden! ‹Klingt doch hervorragend, geradezu ermutigend›, gestand ich mir ein. Das mußte ich jetzt noch genauer wissen und eilte zu diesem Zweck in die Bibliothek, um mir dort sofort die Originalarbeit zu beschaffen.[12]

Beim Studieren der Ergebnisse kam ich aber ganz schnell ins Grübeln. Hatte ich mir da die richtige Studie herausgefischt? Ein kurzer Vergleich der Angaben – tatsächlich die selbe. Doch da standen zum Teil ganz andere Zahlen, und ich las noch etwas anderes, etwas Merkwürdiges, etwas eher Erschreckendes. Da waren nicht nur die oben erwähnten 15 000 bereits *erkrankten* Damen untersucht worden, sondern auch noch etwa 28 000 gesunde. Und wenn diese zunächst noch gesunden Frauen abnahmen, starben sie merkwürdigerweise reihenweise. Wenn die Damen beispielsweise über einen Zeitraum von mehr als einem Jahr zwischen 0,5 und 9 Kilo abgenommen hatten, sahen sie einer um vierzig Prozent erhöhten Sterblichkeit entgegen! Besonders bei Krebs war statt einer Verringerung der Sterblichkeit ein *Anstieg* um siebzig Prozent beobachtet worden!

Von Sterben als Nebenwirkung von Abnehmen war aber in der obgenannten «Leitlinie» zur «Therapie» von Adipositas keine Rede. Wie konnte das nur sein? Da fiel mir ein: In diesem Evidenzpapier gab es ja eine Untergliederung in «Vorteile» und «Nachteile». Ich hatte ja bisher nur bei den «Vorteilen» nachgesehen. Und eine erhöhte Sterblichkeit konnten die Autoren ja schlecht als «vorteilhaft» einstufen. ‹Es wird sicher unter den ‹Nachteilen› des Abnehmens zu finden sein›, folgerte ich. Doch wieder Fehlanzeige – da war nichts zu finden. Das heißt, da stand etwas über Gallensteine, über die Verringerung der Knochendichte und über die auftretenden Komplikationen, wenn schwangere Frauen abnehmen. Aber kein Wort zum Thema Sterben. Ob Sterben für die Verstorbenen vielleicht gar kein «Nachteil» war?

Ziemlich erschüttert las ich die ganze Veröffentlichung der amerikanischen Untersuchung noch einmal von vorne bis hinten durch. Und da stieß ich auf einen Satz, der mich dann gar nicht mehr ruhen ließ: «Unsere Studie kann möglicherweise zum Teil erklären, warum in früheren epidemiologischen Studien Abnehmen generell mit einer erhöhten Sterblichkeit verbunden war.»[12] Das saß! Was heißt «generell», und was bedeutet «in früheren Studien?» Immerhin standen da drei Literaturhinweise zu dieser schockierenden Aussage. Aufgewühlt suchte ich diese Literatur in der Bibliothek, um die betreffenden Arbeiten sofort einsehen zu können. Tatsächlich – da stand es schwarz auf weiß: erhöhte Sterblichkeit, wenn jemand abnahm!

Ich war fassungslos. Dazu trug bei, daß in diesen Arbeiten wiederum Hinweise zu weiteren Studien mit ähnlichem Ergebnis angeführt waren. Natürlich mußte ich mir auch diese sofort besorgen. Und um noch sicherer zu sein, alles zu diesem Thema zu erfahren, gab ich umgehend eine computergestützte Literaturrecherche in Auftrag. ‹Wie ist es nur erklärbar, daß alle vier gestandenen Professoren im besten Alter alle zur gleichen Zeit eine derart gravierende Wahrnehmungsschwäche befällt?›, fragte ich mich.

Nun sitze ich hier an meinem Schreitisch mit *26 Originalarbeiten, alles Studien, die zeigen, daß Abnehmen mit erhöhter Sterblichkeit einhergeht!*

Wie soll ich Ihnen diese Nachricht schonend beibringen, verehrte Leserinnen und Leser? Sie werden mir womöglich nicht glauben. Besonders beunruhigend finde ich dabei, daß ich Ihnen nicht eine einzige Arbeit nennen kann, bei der Abnehmen eindeutig eine Senkung der Sterblichkeit bzw. eine Erhöhung der Lebenserwartung ergab. Nur zwei Einschränkungen gibt es zu erwähnen – da konnte wenigstens bei Untergruppen eine reduzierte Sterblichkeit belegt werden; die eine wurde ja schon von den vier fabelhaften Professoren erwähnt, und auf eine weitere stieß ich etwas später.[16]

Ich werde jetzt nicht meinem Drang nachgehen und Ihnen alles im letzten Detail vorlegen. Statt sie kollektiv zu langweilen, schlage ich Ihnen also schweren Herzens vor, den Exkurs auf Seite 204 zu studieren, wenn Sie sich für Einzelheiten interessieren. Dort habe ich die Verweise auf alle 26 Veröffentlichungen angebracht bzw. im Literaturverzeichnis entsprechend ausgewiesen.

Abnehmen und früher Sterben?

Mittels einer computergestützten Recherche konnten bis zum Herbst 1997 insgesamt 26 Originalarbeiten zu dieser Thematik ausfindig gemacht werden. Nicht in allen Studien wurde nach Normalgewicht und Übergewicht unterschieden. Die meisten Arbeiten hatten aber solche Einflußfaktoren wie Rauchen, bestehende auszehrende Krankheiten und Ähnliches weitgehend berücksichtigt und in die Berechnung der Ergebnisse einbezogen, so daß möglicherweise vorliegende Krankheiten nicht als hinreichende Ursache oder Erklärung für Zusammenhänge zwischen der Reduktion von Übergewicht und erhöhter Sterblichkeit angenommen werden können.

Aus insgesamt 18 Arbeiten ergibt sich, daß «Abnehmen» mit einer zum Teil deutlich erhöhten Sterblichkeit assoziiert ist.[14, 15, 17–32] Bei zwei weiteren Studien ließ sich die erhöhte Sterblichkeit nur für Männer belegen; für Frauen war hingegen kein solcher Einfluß zu finden.[33, 34] Nur drei Studien zeigten für einige Untergruppen eine deutlich erhöhte Sterblichkeit, in anderen Untergruppen jedoch kein Einfluß.[35–37] In einer letzten Studie konnte überhaupt kein Zusammenhang zwischen Abnehmen und Sterberate gefunden werden.[38]
Nur zwei Studien geben eine Senkung der Sterblichkeit nach Abnehmen an, was jedoch nur gewisse Untergruppen betrifft, während bei anderen kein Vorteil zu erkennen ist.[12, 16]
Und bei zwei der genannten Studien findet sich in verschiedenen Untergruppen sowohl eine Reduktion, in anderen Untergruppen jedoch gleichfalls ein Anstieg der Sterblichkeit.[12, 16, 39] Keine Studie jedoch gibt einheitlich eine erniedrigte Sterblichkeit an.

Ein paar Hintergründe und einige Highlights möchte ich hier allerdings doch noch ausbreiten. Zunächst muß man wissen, daß diese Erkenntnis, oder vorsichtig ausgedrückt, dieser dringliche Verdacht, daß Menschen nach dem Abnehmen mit höherer Sterblichkeit zu rechnen haben, keinesfalls neu ist. Denn wie «gesund» Abnehmen für Übergewichtige ist, interessierte die Welt natürlich schon etwas früher. Die amerikanischen Gesundheitsbehörden hatten zu Beginn der neunziger Jahre eigens eine wissenschaftliche Tagung abgehalten, um diese Frage eingehend zu diskutieren. Die damalige Datenlage sollte möglichst objektiv zusammengefaßt werden, wofür zwei führende Epidemiologen aus den Gesundheitsbehörden selbst auserkoren wurden. Die beiden sollten alle Studien, die zwischen den Jahren 1950 und 1990 zu dieser Frage durchgeführt worden waren, auswerten und dokumentieren.

Zunächst ging es um jene Untersuchungen, die einen «Vorteil» durch Abnehmen proklamiert hatten. Davon lagen insgesamt sechs vor. Nach Überprüfung dieser Arbeiten kam man jedoch zu ganz anderen Schlußfolgerungen. In zweien war die Sterblichkeit zum Teil sogar erhöht. In zwei anderen konnten die Behauptungen nicht durch entsprechende Daten belegt werden. Nur in den beiden berühmten Studien, die von Lebensversicherungen durchgeführt worden waren, sah es vordergründig nach einem Gesundheitsvorteil durch Abnehmen aus. Man mußte sie jedoch wegen ihrer gravierenden methodischen Mängel (siehe auch Kapitel 7) als «nicht aussagekräftig» einstufen, und die abschließende Bewertung der Wissenschaftler von der US-Behörden lautete: «Zusammenfassend ergeben sich aus den sechs Studien keine Belege, daß sich durch Gewichtsreduktion die Lebenserwartung von Übergewichtigen verlängert.» Eine klare, eindeutige Aussage, die 1993 in einem führenden Fachjournal für Medizin auch in dieser Form veröffentlicht wurde.[40]

Für dieselbe Konferenz waren drei andere Wissenschaftler der amerikanischen Gesundheitsbehörden engagiert worden, um den Stand des Wissens zu einer weiteren brennenden Frage zusammenzufassen: Wie wird die Sterblichkeit durch Zunehmen beeinflußt und wie durch Ab- und anschließendes Zunehmen – also was bewirkt das sogenannte «Jojo-» oder «Schaukelgewicht»? Und wie verhält es sich mit dem *Zunehmen* im Vergleich zum *Abnehmen* bezüglich verschiedener Todesraten?

Insgesamt hatte man damals 13 Langzeitstudien zu diesen Fragestellungen vorliegen. Das Ergebnis der zusammenfassenden Analyse war eine echte Überraschung: Die geringste Sterblichkeit fand man bei denjenigen, die im Erwachsenenalter langsam, aber kontinuierlich über die Jahre hinweg leicht zunahmen. Ein eindeutig erhöhtes Sterberisiko ließ sich nur für diejenigen belegen, die wirklich exzessiv zunahmen. Dann aber der Schocker: «Für das Abnehmen, auch wenn es nur wenig oder mäßig ausgeprägt ist, findet man eine erhöhte Sterblichkeit», lautete die eindeutige Schlußfolgerung.[13] Alle, die es wissen wollen, können dies seit der Veröffentlichung im Jahre 1993 in den *Annals of Internal Medicine* nachlesen, die mit Sicherheit in jeder medizinischen Bibliothek aufliegen. Auch das Schaukelgewicht als Risiko ist seither noch mehrfach bestätigt worden.[27, 29, 31, 41]

Kann man das fassen? Da wurde in den wichtigsten wissenschaftlichen Untersuchungen der letzten vierzig Jahre festgestellt und ordentlich dokumentiert, daß für Übergewichtige, die mehr oder weniger erfolgreich abgenommen haben, ein mehr oder weniger deutlich erhöhtes Sterberisiko vorzufinden ist! Und andererseits lautete das einheitliche Ergebnis, daß leichtes Zunehmen im Laufe des Lebens sich als am gesündesten erweist! Nicht um irgendwelche unbedeutenden Studien aus hinterwäldlerischen Provinzen handelte es sich hierbei, verehrte Leserinnen und Leser, sondern es waren die bekanntesten Langzeitstudien der Welt darunter: die *Framingham-Studie*[28], die *Lipid-Research-Clinics-Studie*[34] und auch die *MRFIT-Studie*[27].

In der Zwischenzeit sind zahlreiche weitere Langzeituntersuchungen zu dieser Fragestellung veröffentlicht worden. Mir liegen – wie gesagt – zum Zeitpunkt, da ich diese Zeilen schreibe, 26 Originalarbeiten vor, die an Hunderttausenden von Menschen durchgeführt worden sind. Und keine einzige davon konnte bisher belegen, daß Abnehmen einheitlich mit einem klinisch relevanten gesundheitlichen Vorteil, das heißt geminderter Sterblichkeit, verbunden ist!

Eine weitere und wahrscheinlich die bisher zum Abnahmeeffekt differenzierteste Studie hat kürzlich Gewichtsveränderungen in Beziehung zu Krankheiten gesetzt. Sie belegt, daß sowohl unabsichtliches Abnehmen (infolge von Krankheiten) als auch eine beabsichtigte Gewichtsabnahme, aber auch ein durchlebtes Schaukelgewicht mit einem deutlich erhöhten Krankheitsrisiko verbunden sind.[42] Zwei Jahre später konnte die gleiche Studie diese Zusammenhänge nochmals für die Langzeitbeobachtung bestätigen. Dabei war wiederum Schaukelgewicht mit einer deutlich erhöhten Herzinfarkt-, Hirninfarkt- und Diabetes-Rate verknüpft. Aber auch diejenigen, die abnahmen und das verringerte Gewicht tatsächlich halten konnten, wiesen ein dramatisch erhöhtes Diabetesrisiko auf. Auch das Herzinfarkt- und Hirninfarktrisiko war bei ihnen im Trend erhöht. Zusätzlich wiesen sie noch ein stark erhöhtes Risiko für Hüftfrakturen auf.[41]

Es ist offenkundig: Die bei weitem überwiegende Zahl der Studien läßt darauf schließen oder deutet darauf hin, daß Abnehmen für die meisten Menschen mit einem gesteigerten gesundheitlichen Risiko einhergeht! Nicht einmal ein überzeugender Beleg existiert bis jetzt dafür, daß Übergewichtige nach Abnehmen wenigstens ihr Herz-Kreislauf-Risiko reduzieren, weswegen ihnen ja Abnehmen eigentlich angeraten wird. Im Gegenteil und besonders zu bedenken: Immer wieder ist es gerade die Herzinfarkt- bzw. die Herz-Kreislauf-Sterblichkeit, die nach Abnehmen erhöht ist!

Sehr geehrte Leserinnen und Leser – es tut mir leid. Ich will Sie nicht erschrecken. Ich kann nichts dafür und war selbst betroffen, aber das Fazit ist eindeutig: Insgesamt gesehen zwingt die Datenlage heute zu der *Schlußfolgerung, daß ein stabiles Gewicht bzw. ein mit den Jahren leichtes Zunehmen des Körpergewichts, auch wenn es sich dabei bereits um «Übergewicht» handelt, offenbar mit der niedrigsten Sterblichkeit einhergeht.* Das sind gewiß keine Erfindungen. Ich denke auch nicht, daß die amerikanischen Gesundheitsbehörden sich im Jahr 1993 einen Spaß erlaubt haben, als sie mehrfach genau auf diesen Aspekt aufmerksam machten. Aber davon erfährt man von den ernährungswissenschaftlichen «Experten» und Fachgesellschaften auch Jahre später nichts . . .

Ich selbst wollte (und will) an dieses Desaster kaum glauben! Vielleicht stellt sich ja eines Tages heraus, daß sich die erhöhte Sterblichkeit tatsächlich durch bereits auszehrende aber noch versteckte Krankheiten erklären läßt. Doch ist höchste Skepsis angebracht, denn von dem bislang so deutlichen «Negativeffekt» zu einem eindeutigen «Positiveffekt» zu kommen ist ein weiter Weg. Die vielen Verstorbenen in all den Studien werden nicht allesamt unmerklich krank gewesen sein. Durch bestimmte methodische Kniffs, zum Beispiel durch Ausklammerung der Todesereignisse während der ersten fünf bis acht Jahre der Beobachtungszeit, hatte man ja versucht, diese Erklärungsmöglichkeit weitgehend auszuschließen.[13, 15, 26, 30, 39, 43] Und daß Herz- oder Hirninfarkt das Ende einer langandauernden, auszehrenden, unerkannten Krankheit wäre, die das Abnehmen erklären könnte, wird wohl niemand behaupten. Möglich auch, daß das vermehrte Sterben noch durch andere, ursächlich wirkende Faktoren, die bisher nicht erkannt wurden und die nur mit dem Abnehmen einhergehen, erklärbar ist – und nicht durch das Abnehmen an sich. Trotzdem, wir können heute bei dieser krassen Datenlage nicht einfach davon ausgehen, daß das wirklich so ist, nur weil wir das gerne so hätten. Wenn wenigstens schon einmal in einer Untersuchung der Vorteil des Abnehmens hinreichend überzeugend belegt worden wäre, dann hätte man mehr begründeten Anlaß zu «positivem Denken». Und Sie können mir glauben, verehrte Leserinnen und Leser, wenn es eine solche eindeutige «Positivstudie» gäbe, hätte sich das Wahrnehmungsvermögen bei einigen besonders Interessierten blitzartig sehr geschärft! Aber so, wie sich die Lage heute darstellt . . .

Wenn Sie nach der Begründung für den unguten Effekt fragen, so muß ich leider passen. Geklärt ist hierzu noch gar nichts, und für das Spekulieren eröffnet sich ein weites Feld: Vielleicht bedeutet es für den Körper unmäßigen Streß, die Pfunde, die er im Laufe von Jahrzehnten allmählich angesammelt hat, innerhalb von ein paar Wochen oder Monaten wieder loszuwerden. Vielleicht werden dabei neben der Psyche auch Organe beschädigt. Vielleicht ist der nach Gleichgewicht strebende Körper damit überfordert, wenn man mit allen Mitteln versucht, über einen so langen Zeitraum ein «Ungleichgewicht» gegen seine Natur zu halten. Vielleicht sind Nährstoffmängel schuld. Wer weiß das schon? Ich jedenfalls nicht. Ich kenne auch niemanden, der kompetente Antworten auf diese Fragen geben könnte!

Aber Abnehmen ist sowieso die Ausnahme. Mit großer Wahrscheinlichkeit wird ein ehemals übergewichtiger Mensch auch mit der besten Diät, der intensivsten Verhaltenstherapie und regelmäßigem Sport nach spätestens vier oder fünf Jahren wieder in die Nähe seines Ausgangsgewichtes kommen. Sind denn wenigstens gesundheitliche Vorteile zu erwarten, wenn jemand für eine relativ kurze Phase abnimmt, auch wenn ihn anschließend sein altes Gewicht wieder einholt – die zu erwartende, übliche Langzeitwirkung des Abnehmens?

Nein – noch nie ist eine Reduzierung der Sterblichkeit in Folge des Schaukelgewichts gezeigt worden. Im Gegenteil, die bisher vorliegenden Studien weisen mehrheitlich auf ein erhöhtes Sterblichkeitsrisiko hin. Alle bisher zugänglichen Untersuchungen ergaben, daß ein leichtes oder mäßiges, aber stabiles

Übergewicht gesünder ist als Schaukelgewicht. Genauso risikoreich wie die Gewichtsabnahme scheint nur eine drastische Gewichtszunahme zu sein.

Eine Ausnahme in dieser Diskussion mögen Menschen mit extremem Übergewicht sein, die mit Hilfe von chrirurgischen Eingriffen in den Bereich des «normalen» Übergewichts gebracht werden können. Bei ihnen besteht immerhin eine deutlich höhere Chance, daß sie ihr auf Normalmaß reduziertes Gewicht eine längere Zeit auf diesem Niveau halten können. Und das mit morbider Adipositas verbundene Gesundheitsrisiko wird häufig, je nach individueller Situation, höher sein als das Risiko, das durch den Eingriff und die anderen Abnahmemaßnahmen entsteht.

Zur objektiven Klärung der Frage, welche gesundheitlichen Vorteile «Abnehmen» bei Übergewicht tatsächlich mit sich bringt, bräuchte man methodisch aussagefähige, das heißt randomisiert-kontrollierte Interventionsstudien (siehe Exkurs Seite 79). Dabei müßte eine durch Diät dauerhaft abgespeckte «Therapiegruppe» im Hinblick auf klinisch relevante gesundheitliche Folgen – Krankheit und Tod – mit einer Kontrollgruppe von Übergewichtigen verglichen werden, die über Jahre hinweg unbehandelt bleiben, nicht abnehmen und sich auch sonst in ihren Lebensgewohnheiten durch nichts von der Therapiegruppe unterscheiden.

Eine solche Studie ist aber aus biologischen und methodischen Gründen nicht denkbar. Erstens ist dauerhaftes Abnehmen, wie wir wissen, für die meisten nicht realistisch. Zweitens ist es nicht vorstellbar, daß man Hunderte von Übergewichtigen einem «erfolgreichen» Programm zur Gewichtssabnahme unterziehen kann, ohne dabei ihre Umwelt, ihren Lebensstil, ihre Psyche massiv mitzubeinflussen. In der Folge wüßte man nicht, ob etwaig beobachtete gesundheitliche Vor- oder Nachteile auf das Abnehmen oder auf die Änderung der anderen Faktoren zurückzuführen wären. Und schließlich ist es auch sehr fraglich, ob eine solche Studie, ethisch gesehen, überhaupt zu rechtfertigen wäre.

So darf ich hier Prophet spielen und vorhersagen, daß wir auch in Zukunft keine derartige Studie zur Verfügung haben werden. Deshalb werden wir die Abschätzung der gesundheitlichen Bedeutung des Abnehmens bei Übergewicht notgedrungen auf Surrogat-Marker, das heißt auf Ersatzparameter, wie sie die Risikofaktoren darstellen, stützen müssen und natürlich auch auf die Assoziationen, die sich aus Langzeit-Beobachtungsstudien ergeben. Wenn man dies dann alles nüchtern betrachtet, so ist bisher nur gut belegt, daß Abnehmen eine äußerst schwierige, qualvolle und wenig aussichtsreiche Angelegenheit ist, in deren Folge verschiedene Risikofaktoren sinken und die Todesrate steigt – nicht mehr und nicht weniger! Alles andere ist reine Spekulation.

Mich, ausgerechnet mich, fragte heute eine stets etwas üppig wirkende, aber sehr schicke Bekannte, der ich auf dem Weg zu meinem Stammbistro in die Arme lief, zu welcher Diät ich ihr denn raten würde. Sie hätte während der vergangenen Weihnachtsfeiertage gerade wieder einige frische Pfunde aufgelegt. «Zu gar keiner!» lautete meine lakonische Antwort. Die Verwunderung stand ihr ins Gesicht geschrieben. «Aber ich denke, du bist ein Ernährungsexperte», entgegnete sie mir. «Nun gut», meinte ich schließlich, «wenn du unbedingt abnehmen willst, dann versuche es mit einer dieser Formula-Diäten. Am besten, du machst das in einem dieser speziellen Therapiezentren. Das erscheint mir immer noch am sichersten. Dort versuchen sie dir auch noch beizubringen, wie du dein Ernährungsverhalten ändern mußt und wie du mit einer kalorien- oder fettreduzierten Kost das erreichte Gewicht länger halten kannst. Aber ich muß dir ganz ehrlich sagen, die Chancen, daß du dauerhaft abnimmst, sind äußerst gering. Dagegen ist die Wahrscheinlichkeit, daß du nach einiger Zeit sogar noch mehr auf die Waage bringst als vorher, ziemlich groß. Und außerdem besteht der begründete Verdacht, daß du, wenn du es schaffen solltest, auch noch deine Lebenserwartung verkürzest.» Da meine Worte wohl eine Nuance zu zynisch klangen, setzte ich hinzu: «Willst du dir das wirklich antun?»

In dem Lokal angekommen, bestellten wir beide das Tagesgericht – *gigot d'agneau,* eine wunderbar zarte Lammkeule, garniert mit kroß gebratenen Kartöffelchen und einem würzig-herben Ratatouille. Zur Befeuchtung trug eine Flasche *Badoit* und ein *demi-rouge* bei, und als Nachspeise rundete eine kleine *crème brûlée* das Vergnügen ab. Das Essen war nicht nur köstlich, auch das Gespräch war angeregt, und vielleicht haben wir an jenem schönen Mittag auch noch etwas Gutes für unsere Gesundheit getan . . .

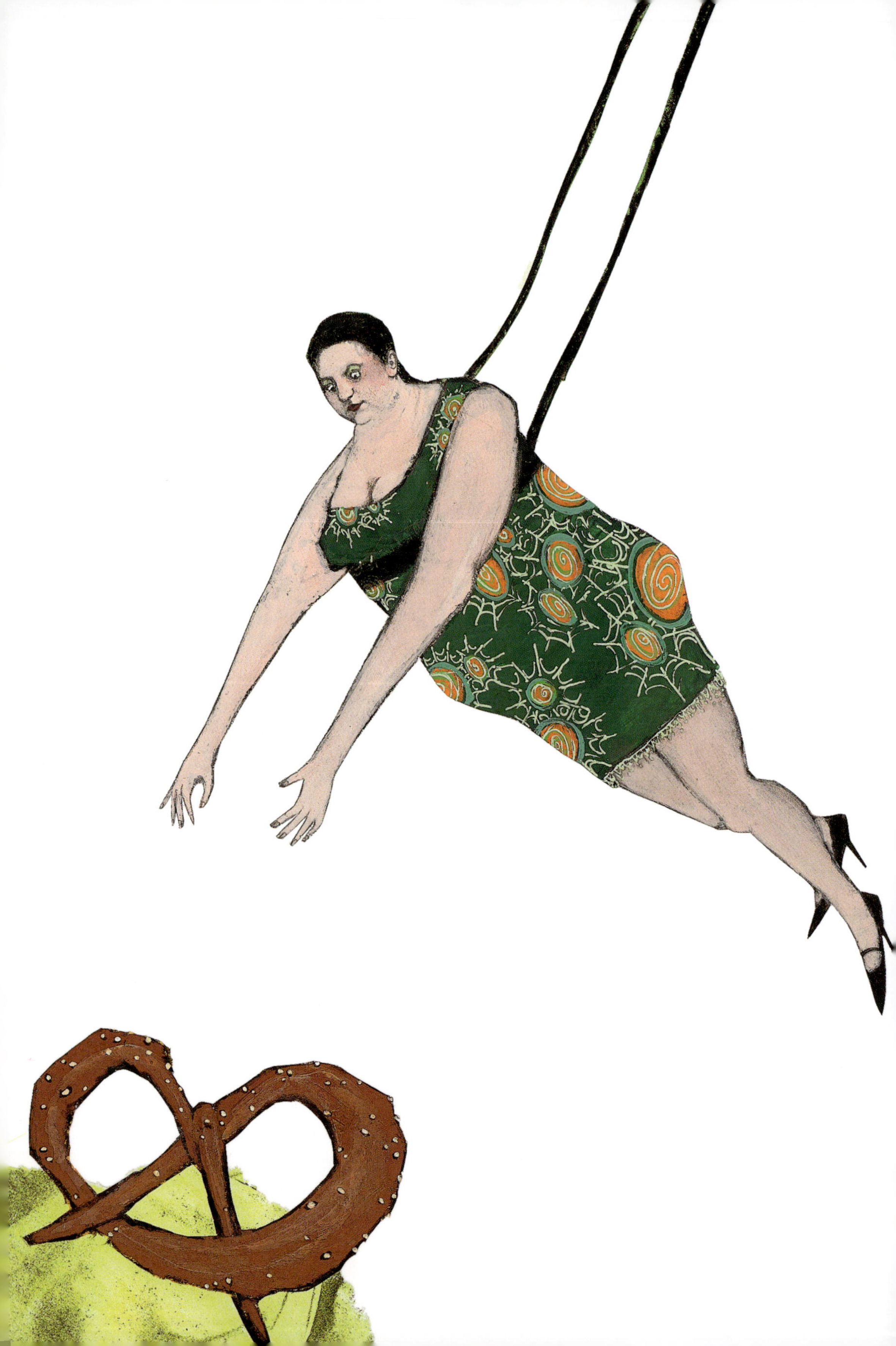

KAPITEL 19

VORSICHT! – ERNÄHRUNGSBERATUNG

Jakob leidet seit längerem unter Beschwerden. Er unterzog sich einer intensiven ärztlichen Untersuchung. Dabei stellte sich heraus, daß er neben den offenkundigen Symptomen eine Reihe von Risiken auf sich vereinigte, die in seinem Organismus schlummerten: stark erhöhten Blutdruck, hohe Blutfett- und erhöhte Blutzuckerwerte. Jakob raucht nicht, ist schlank, führt aber ein gestreßtes Berufsleben. Nach Berücksichtigung der individuellen Umstände entschloß sich der Arzt, sofort mit einer medikamentösen Therapie zu beginnen.

Ronald ging nach Jahren wieder einmal zur Routinekontrolle. ‹Der Patient ist zu dick›, registrierte der Arzt mit dem scharfem Blick. Kein Wunder, denn Ronald brachte damals 98 Kilo bei einer Körperlänge von 178 cm auf die Waage – das entspricht einem BMI von 31. ‹Der soll erst mal abspecken!› dachte er sich, besorgt um sein Seehofer-Budget, und ermahnte Ronald: «Sie müssen dringend abnehmen! Blutdruck, Blutfette und -zucker sind einfach zu hoch.» Er wollte Ronald, im Gegensatz zum schlanken Jakob, zunächst keine Medikamente verschreiben.

Weil der Arzt wußte, wie schwierig es ist, Patienten zum Abnehmen zu bringen, und weil er selbst nicht über das Wissen verfügte und sich auch nicht die Zeit nehmen wollte, sich intensiv mit den «Ernährungsproblemen» seiner Patienten zu beschäftigen, arbeitete er seit längerem mit einer selbständigen Ökotrophologin zusammen. «Ich empfehle Ihnen eine Ernährungsberaterin meines Vertrauens, die mit Ihnen zusammen einen Diätplan erarbeitet. Wenn Sie so erst einmal ein paar Kilos abgenommen haben, kommen Sie bitte wieder zu mir. Ich bin sicher, daß sich Ihre Werte dann auch wieder normalisiert haben.» Mit dieser Empfehlung verabschiedete er seinen Patienten.

Ronald erhielt schnell einen Termin bei der Dame. Auf dem Türschild stand unter dem obligaten Doppelnamen «Ernährungsberaterin/DGE». Er konnte noch nicht wissen, daß dies ein Gütezeichen ist, das «Fachkompetenz wie auch Beratungs- und Sozialkompetenz sicherstellt».[1] Ronald hatte auch nicht die leiseste Vorstellung davon, was ihn in Zukunft erwarten würde, war das für ihn doch die allererste Diäterfahrung.

Die Ernährungsberaterin unterrichtete ihn während der nächsten Sitzungen, wie er seine «falsche» Ernährung «richtig» umzustellen habe. Die Basis seiner Reduktionsdiät war eine fettarme, kalorienliberale Kost. Tatsächlich nahm Ronald zunächst ab. Bei der nächsten ärztlichen Kontrolle stellte der Arzt fest, daß sein Cholesterin etwas gesunken war, dafür lagen nun aber seine Triglyceride deutlich höher. Beim Blutdruck war praktisch kein Unterschied festzustellen. Der Arzt ermutigte ihn, mit der Diät weiterzumachen. Doch die Abnahmeerfolge wurden mit der Zeit immer magerer, und die Einschränkungen beim Essen hinterließen bei Roland ständigen Appetit auf «mehr» und vor allem «Gusto» auf etwas Deftiges.

So mußte er sich beim nächsten Arztbesuch Kritik gefallen lassen, da er nicht weiter abgenommen hatte. «Ich verschreibe Ihnen jetzt einige Medikamente, auf die wir wahrscheinlich verzichten könnten, wenn Sie wenigstens noch ein paar Kilos abspecken würden», meinte der Arzt. Von nun an steckte Ronald das Gefühl des Versagens noch mehr in den Knochen. Doch es half nichts, diese bohrende Entsagung – tagein, tagaus – wurde für ihn immer unerträglicher.

Verehrte Leserinnen und Leser, Sie ahnen bereits, wie es mit Roland weiterging. Es war nur noch eine Frage der Zeit, bis er seine Gelüste nicht mehr zügeln konnte. In einer Explosion ungebändigter Lust stürzte er sich am ersten lauen Biergartenabend auf einen saftigen Schweinebraten mit Knödel . . . Roland hatte die typische Karriere eines Patienten unter «Adipositas-Therapie» angetreten. Seither lebt er mit dem bekannten Schaukelgewicht, und ich habe ihn nie mehr so frei und unbelastet erlebt wie früher, insbesondere im Umgang mit dem Essen. Unzähligen einst Diätwilligen wird diese Erfahrung nicht fremd sein.

Die «Adipositas-Therapie» erweist sich in all ihren Variationen immer und immer wieder als grandioser Mißerfolg! Selbst eine neue, relativ optimistische Schätzung kommt zu dem Ergebnis, daß es weniger als zehn Prozent der Übergewichtigen gelingt, ihr Körpergewicht dauerhaft zu verringern.[2] Das Scheitern ist quasi vorprogrammiert. Vor diesem Hintergrund gehört ein gerütteltes Maß an Chuzpe dazu, diese kläglichen Fehlschläge als «Therapie» zu bezeichnen. «Der einzig wichtige Hinweis auf einen vorteilhaften Effekt von Diät ist, daß sie von Medizinern weiterhin verschrieben wird», lautet denn auch der schonungslose Kommentar der Psychologin Susan Wooley und des Therapieforschers David Garner aus den USA zur «Adipositas-Therapie» im renommierten *British Medical Journal*.[3]

Wie steht es nun wirklich mit dem Risikofaktor «Übergewicht» und der Notwendigkeit abzunehmen? Was soll ein Arzt tun, wenn sein übergewichtiger Patient Symptome bzw. Beschwerden hat, die erfahrungsgemäß bei Übergewicht gehäuft auftreten?

Die Antwort ist für fortschrittliche, rational arbeitende Mediziner recht einfach. Denn von einer modernen, effektiv funktionierenden Medizin wird heute gefordert, daß nur noch diagnostische und therapeutische Maßnahmen zum Einsatz kommen, deren (natur-) wissenschaftlicher Nutzen für den Patienten gesichert sind. *Evidence Based Medicine* nennt sich dieser Ansatz. Die Entscheidung zu einer Therapie wird sich so weit wie möglich an wissenschaftlichen Erkenntnissen sowie an den Erfolgs- und Risikoabschätzungen der klinischen Epidemiologie und am Kosten-Nutzen-Verhältnis orientieren. Traditionelle Vorstellungen, die Erfahrungen eines Kollegen oder die Empfehlungen einer Expertenrunde auf der letzten Fortbildungsveranstaltung haben in einer solchen Medizin keinen Platz. Der Arzt wird seinen Entscheidungsprozeß allein nach der wissenschaftlichen Evidenz, also der Beweislage richten, das heißt nach aussagefähigen Studien, über die er sich regelmäßig durch das Studium der wichtigsten internationalen Fachliteratur informiert.

Da es bei der Einschätzung und Bewertung von Studienergebnissen klar definierte Kriterien gibt, fällt der Entscheidungsprozeß nicht schwer. Als «Goldstandard» gilt die randomisiert-kontrollierte klinische Studie, die relevante klinische Endpunkte, das heißt manifeste Krankheiten oder Todesfälle, zum Ergebnis hat, und nicht etwa «weiche» Ersatzparameter, wie es «Risikofaktoren» beispielsweise sind.[4]

Unter Berücksichtigung der relevanten, individuellen Umstände des Patienten und nach Anwendung der Kriterien von *Evidence Based Medicine* wird der Arzt im Normalfall zum Schluß kommen, daß er dem Patienten *keine* Reduktionsdiät empfiehlt: Denn diese Form der Intervention erweist sich auf Dauer weder als effektiv noch als effizient. Es liegt keine einzige randomisiert-kontrollierte Studie vor, die einen gesundheitlichen Vorteil bezüglich klinischer Endpunkte belegt. Und die Mehrheit der Beobachtungen aus Langzeitstudien spricht dafür, daß Abnehmen mit einer erhöhten Sterblichkeit einhergeht. Der gesundheitliche Nutzen ist demnach höchst fraglich.

Ein mit klarer Vernunft vorgehender Arzt wird sich aber bei gegebenen Umständen dazu entschließen, den Patienten mit einer dessen Beschwerden und Störungen entsprechenden medikamentösen Therapie zu versorgen. Allerdings wird er ihn auch darauf hinweisen, daß eine weitere Gewichtszunahme unter allen Umständen zu vermeiden ist, und die Möglichkeiten mit seinem Patienten besprechen, wie dies realisiert werden könnte.

Was aber soll ein Ernährungsberater, eine Ernährungsberaterin mit einem übergewichtigen Ratsuchenden tun? Das Selbstverständnis des Berufes ermöglicht kaum Entscheidungsspielraum. Es ist die ureigenste Aufgabe, sozusagen der Kern der Ernährungsberatung, Überernährung vorzubeugen bzw. Patienten zum Abnehmen zu verhelfen. Dabei versteht sich die Ernährungsberatung als

Bestandteil des medizinisch-therapeutischen Bereichs.[5] Vor dem Hintergrund dieses Anspruches müssen Ernährungsberatung bzw. «Ernährungstherapie» folglich auch die gleichen Wirkungsnachweise erbringen und sich der gleichen Qualitätskontrolle unterziehen, die in der modernen Medizin von anderen Therapieverfahren gefordert werden.

Wendet man in der Ernährungs*medizin* die gleichen Kriterien an, findet sich für den Einsatz einer «Adipositas-Therapie», außer bei exzessivem Übergewicht, keine rationelle Begründung. Das wirft naturgemäß existentielle Probleme für die Ernährungsberaterinnen und -berater auf. «Kein Zweifel – wenn alle Ärzte *Evidence Based Medicine* praktizieren würden, wäre die Hälfte aller Diätassistentinnen bzw. Ernährungsberaterinnen und -berater arbeitslos», schreibt Professor William Jeffcoate im Frühjahr 1998 in einem Leitartikel des renommierten Fachjournals *Lancet*.[6]

So tragisch diese Erkenntnis für diese Berufsgruppe auch ist, sie ist doch wohl wahr. Welche Alternative gibt es denn? Soll man in der Beratung einfach so «weiterwursteln» wie bisher, nur weil die Ernährungslehre die Position vertritt, daß Abnehmen möglich ist, mit der «richtigen» Ernährungsumstellung möglich sein *muß*? Wenn Ernährungsberatung in Zukunft ernstgenommen werden will und eine Abrechnung ihrer Leistungen durch Krankenkassen fordert, wird sie sich wohl oder übel einer Qualitätskontrolle stellen müssen. Hierbei werden rational nachvollziehbare Qualitätskriterien, wie sie von der *Evidence Based Medicine* vorgegeben sind, eine zentrale Rolle spielen müssen. Man wird dann wohl oder übel die Fakten akzeptieren müssen: «Als erstes muß man begreifen, daß die Behandlung von Fettsucht nicht funktioniert.»[6]

Die Ernährungsberatung bezieht ihren Anspruch traditionellerweise aus der Erkenntnis, durch konkrete Ernährungsmanipulationen bzw. durch Diät bestimmte Risikofaktoren beeinflussen zu können. Eine typische Argumentation ist etwa: «Bereits eine geringe Gewichtsreduktion ist der Gesundheit förderlich und bedeutet beispielsweise für einen übergewichtigen Typ-II-Diabetiker eine verbesserte Stoffwechseleinstellung.»[7] Das mag in vielen Fällen durchaus richtig sein, doch zu welchen im wahrsten Sinne des Wortes fatalen Trugschlüssen man kommen kann, wenn die Entscheidung zu einer Therapie auf die zu erwartende «Verbesserung» von Risikofaktoren abgestützt wird und nicht auf der Verhinderung von harten klinischen Ereignissen, haben wir in Kapitel 8 und 18 schon gesehen. Was nützen dem Patienten die besseren Blutzuckerwerte, wenn sich mit dem Schlanksein oder dem Abnehmen möglicherweise sein Sterberisiko erhöht – wie dies bei Diabetikern nach Gewichtsreduktion schon öfter festgestellt wurde?[8–15] Was bessere Cholesterinwerte, wenn er dennoch gerade an Herzinfarkt stirbt?

Normalerweise kann man Therapien mit unklaren Erfolgsaussichten nur dann akzeptieren, wenn die Prognose für den Patienten sowieso sehr schlecht ist und wenn die anzuwendende Therapie kein zusätzliches Risiko mit sich bringt. Aber die erste Vorbedingung trifft in diesem konkreten Fall nur auf den relativ geringen Teil der exzessiv Übergewichtigen zu oder aber auf jüngere Typ-II- Diabetiker, die relativ selten sind. Für die Mehrzahl der Typ-II-Diabetiker – bei denen sich die Krankheit erst im höheren Lebensalter manifestiert – ist die Gefahr, schwere, durch hohe Blutzucker-Konzentrationen ausgelöste Spätschäden zu erleiden, sogar gering. Das erklärt man am WHO-Diabetes Collaborating Center an der Uniklinik in Düsseldorf.[16] Und die zweite Bedingung, daß Abnehmen kein Risiko mit sich bringt, ist ja ebenfalls nicht annähernd erfüllt.

«Wir sollten aufhören, ineffektive Behandlungen zur Gewichtsabnahme anzubieten», lautet deshalb die klare Schlußfolgerung von Wissenschaftlern, die Ethik und Moral in der Medizin noch über den Kommerz stellen.[3] Selbst bei Menschen mit extremem Übergewicht muß das damit verbundene, individuelle Gesundheitsrisiko von einem erfahrenen Arzt gegen das Risiko abgewogen werden, das durch Abnehmen selbst entsteht. Aufgrund der heutigen Erkenntnisse läßt sich nicht mehr davon ausgehen, daß Abnehmen auch bei extremem Übergewicht in jedem Fall «sicher» oder gar «gesundheitsfördernd» ist.

Von der Gegenseite wird natürlich argumentiert, es sei unethisch, auf die Adipositastherapie zu verzichten, solange ein Vorteil durch eine «Nichtbehandlung» nicht belegt ist. Mit dieser Position will man offenbar die Medizinethik auf den Kopf stellen: Sollen neuerdings die gesundheitlichen Effekte einer Nichtbehandlung belegt werden anstelle des Wirknachweises für einen therapeutischen Eingriff? «Normalerweise muß die Pharmaindustrie den Wirkungs- und Unbedenklichkeitsnachweis für ihre Produkte führen, um sie zur Zulassung zu bringen. Und üblicherweise liegt die Beweislast immer bei denjenigen, die sich für eine Behandlung einsetzen» – erinnern uns die Therapieforscher.[3] Übergewichtige einfach nicht abspecken zu lassen, sondern nur ihre Störungen oder Krankheiten – sofern sie welche haben – fachgerecht nach Kriterien der *Evidence Based Medicine* medikamentös zu behandeln, gilt in gewissen Kreisen als «radikale Position». Doch dies ist eigentlich die «konservative» Einstellung, geben die Professoren Wooley und Garner zu bedenken. Überdies gilt für jeden Arzt wohl immer noch der ganz klassische Grundsatz: *nil nocere* – besser nicht behandeln, als Schaden anzurichten.

Als Rechtfertigung zum Handeln werden von Adipositaspäpsten auch gern die astronomischen Kosten angeführt, mit denen Übergewichtige das Gesundheitssystem belasten würden. Einmal sind es achtzig, dann wieder hundert Milliarden im Jahr, zwischendurch ist man auch wieder etwas bescheidener.[7] Alle Angaben basieren jedenfalls auf der Vorstellung, daß man durch «Umstellung der Ernährung» die sogenannten ernährungsbedingten oder ernährungsabhängigen Erkrankungen, wie zum Beispiel Herz-Kreislauf-Erkrankungen, vermeiden könne.

Diese Vorstellung ist abenteuerlich: Als eine direkte Folge des medizinischen Fortschritts werden wir uns mit immer mehr Herz-Kreislauf-Toten abfinden müssen. Woran sollen die Menschen denn im hohen Alter sterben, wenn fast alle anderen Krankheiten immer besser in den Griff zu bekommen sind? Wie soll eine «Ernährungsumstellung» diese mit der Alterspyramide ständig ansteigende Todesursache verhindern können? Hat womöglich ein Statistiker aus einem Potemkinschen Dorf solche Kostenberechnungen angestellt? Wer sich für eine kritische Betrachtung der so beliebten «ernährungsabhängigen Zahlenspiele» interessiert, dem kann ich die Lektüre eines überaus erhellenden Beitrages von Michael Berger ans Herz legen.[17] Mindestens einem Zweck dienen die obgenannten arithmetischen Irreführungen jedenfalls: Je höher die angeblich «vermeidbaren» Kosten liegen, desto größer wird die vermeintliche Bedeutung der Ernährungswissenschaft sein wie auch jene der Person, die ankündigt, etwas dagegen tun zu wollen.

«Das ‹deutsche Übergewicht› verursacht gut zwanzig Milliarden Mark Kosten im Jahr. Da zählt jede Reduktion um einen BMI-Punkt»[18] Bei Statements dieser Art aus berufenem Munde könnte einem teuflischen Schwarzmaler vor dem Hintergrund der offenbar deutlich erhöhten Sterblichkeit noch eine ganz andere Interpretation aufgehen. Stellen Sie sich vor, die Krankenkassen hätten die Zusammenhänge zwischen Abnehmen und Sterblichkeit längst erkannt: Würde dann eine «Pfundskur» oder eine andere Reduktionsdiät das Gesundheitssystem nicht besonders elegant und nachhaltig entlasten? Was soll man also in Zukunft darunter verstehen, wenn einmal mehr lauthals versprochen wird: «Auch geringe Gewichtsverluste sind gesund»?[19] Gesund für den Patienten, für den Therapeuten, für den Autor, für die Diätindustrie oder gar für die Krankenversicherer?

Kosteneinsparung durch Vermeidung von «Fehl- und Überernährung» – damit spricht man natürlich in besonderer Weise die idealistische Seite der Ökotrophologinnen und Ökotrophologen an. Sie möchten ja die Welt mit ihrer «Ernährungsumstellung» verbessern, etwa nach dem Motto: Das Gute steckt im Müesli, das Böse im Schwein. Mit Idealismus läßt sich die Truppe der Ernährungsberaterinnen und -berater erfahrungsgemäß gut motivieren, ihre schlecht bezahlte Tätigkeit weiterzuführen.

Doch Ernährungsberater und Ernährungsberater sind keineswegs dasselbe. Das sollten Sie wissen, sehr geehrte Leserinnen und Leser. Der Begriff «Ernährungsberatung» ist schließlich ja nicht geschützt und kann von jeder Person in Anspruch genommen werden. Entsprechend tummelt sich hier eine bunte Schar von selbsternannten Spezialisten, Ideologen, Idealisten und Gurus, durchmischt mit den «offiziell» ausgebildeten, seriösen, den eigentlichen «Wissern» und «Kennern». Bei einem solch diffusen Angebot sind die in dieser Sparte Tätigen natürlich aufgerufen, sich deutlich erkennbar abzusetzen. «Ernährungsberater/DGE» heißt etwa, daß jemand von der Deutschen Gesellschaft für Ernährung aus- bzw. weitergebildet wurde. Mit dieser Zusatzbezeichnung wird «Fach-, Beratungs- und Sozialkompetenz» sichergestellt, heißt es in schriftlicher Form.[1] Ein löbliches Unterfangen der DGE, denn der Markt der Ernährungs- und Gesundheitsberatung ist übersät von Angeboten unterschiedlichster Natur.

Es gibt in Deutschland auch noch einen Verband der Ökotrophologen (VDOE). Dieser verleiht entsprechend studierten und weitergebildeten Kolleginnen und Kollegen den Titel «Ernährungsberaterin VDOE» bzw. «Ernährungsberater VDOE». Zum Schutz seines Berufsstandes will auch dieser Verband nun Qualitätskriterien für die Ernährungsberatung erarbeiten. Darin soll auch ein «Beratungsleitfaden für relevante Indikationen enthalten sein, in dem spezifische Beratungsziele, Beratungsumfang und -methoden festgelegt werden, beispielsweise für Übergewicht/Adipositas, Metabolisches Syndrom, Fettstoffwechselstörungen, Diabetes mellitus, rheumatische Erkrankungen, Magen-Darm-Erkrankungen, Allergien.» Die Richtlinien und Fachinhalte der Ernährungsberatung, also die Festlegung, welche «Ernährungsumstellung» oder Diät man schließlich dem jeweiligen Patienten bei welcher Indikation angedeihen läßt, will man von den einschlägigen Fachgesellschaften erarbeiten lassen.[20]

Das sind allerdings heitere Aussichten: Womöglich formuliert die Adipositas-Gesellschaft Richtlinien zur «Adipositas-Therapie»? Diese Fachgesellschaft, die alles dafür tut, um das Risiko, das durch Übergewicht entstehen soll, zu dramatisieren! Deren Denken und Handeln in so wunderbarer Weise zufällig mit den Interessen bestimmter Hersteller von Schlankheitsprodukten bestens übereinstimmt und deren Grundgedanke offensichtlich lautet: Je niedriger das empfehlenswerte Normalgewicht, desto mehr Menschen können behandelt werden! Eine Fachgesellschaft, die von einem kollektiven Ausfall der Wahrnehmungskraft befallen wird, wenn es um Risiken dieser «Therapie» geht. Eine Fachgesellschaft, in der gewisse Vorstandsmitglieder den Begriff «medizinisch-wissenschaftliche Evidenz» gegebenenfalls einfach neu definieren.

Die vier «fabulösen» Professoren etwa: Haben sie sich nicht verdient gemacht um das positive Denken bei Arzt und Patient? Sie ersparen uns einfach die ganzen schlechten Nachrichten. Bei einer Fortbildungsveranstaltung, die vom Hersteller eines neu einzuführenden Appetitzüglers gesponsort ist, kann man die Ärzteschaft schließlich nicht damit beunruhigen, daß Abnehmen mit höherer Sterblichkeit assoziiert ist.

Kann es denkbar sein, daß sich manche Fachgesellschaft gerade deshalb formiert, damit professorale Meinungsbildner ihre eigenen Interessen im Rahmen der ärztlichen Fortbildung, die heute zum großen Teil von der pharmazeutischen Industrie finanziert wird, in besonders einflußreicher Weise mit denen der Pharmaindustrie kombinieren können?[4, 21]

Der Verband der Ökotrophologen geht offiziell davon aus, daß durch Einbeziehen der Fachgesellschaften «sichergestellt werden kann, daß die Beratung sowohl inhaltlich als auch methodisch nach gesicherten wissenschaftlichen Erkenntnissen durchgeführt wird und manipulative oder andere unseriöse Beratungstechniken und -methoden nicht zum Zuge kommen.»[20]

Das muß man sich auf der Zunge zergehen lassen. Ich habe jedenfalls versucht, diesen Verband in zahlreichen Briefen darauf hinzuweisen, daß viele der gebräuchlichen Beratungsinhalte absolut konträr zu aktuellen wissenschaftlichen Erkenntnissen stünden – beispielsweise die Empfehlungen für die Fettzufuhr. Der VDOE hat es aber bedauerlicherweise bis heute vorgezogen, nicht auf eine einzige Zuschrift seines bezahlenden Mitgliedes zu reagieren, nicht einmal mit einer Empfangsbestätigung der Briefe, geschweige denn im Sinne eines Eingehens auf die inhaltlichen Argumente. Fast könnte man meinen, die Beantwortung von kritischen Mitgliederbriefen sei nicht mit der Verbandspolitik vereinbar. Oder hängt das kühle Schweigen zu ungehorsamen Fettfragen vielleicht damit zusammen, daß dieser Verband seit 1997 jährlich den «Trophica-Preis» für herausragende ökotrophologische Leistungen verleiht, gestiftet vom Margarine-Institut für gesunde Ernährung in Hamburg?

«Gesichertes Wissen» in der Ernährungsberatung – ein höchst interessantes Thema. Es lohnt sich, einmal kurz zu beleuchten, was im Bereich der Ernährungswissenschaft in Deutschland so alles als «gesichertes Wissen» durchgeht. Da wäre beispielsweise ein bemerkenswertes Buch mit dem Titel *Prävention ernährungsabhängiger Erkrankungen. Was ist gesichert?* aus einer Schriftenreihe der DGE, der hierzulande tonangebenden Fachgesellschaft, wenn es um die Inhalte der Ernährungsberatung geht. In diesem Werk ist gleich zu Anfang eine Auflistung abgedruckt, aus der hervorgeht, welche Erkenntnisse inzwischen als «gesichert» gelten können: Herz-Kreislauf-Krankheiten könne man durch eine Reduktion der Fett-, Kalorien- und Kochsalzzufuhr und durch eine Anhebung der Antioxidantienzufuhr vorbeugen; Krebs sei durch die gleiche Kost sowie zusätzlich höhere Ballaststoff- und geringere Alkoholzufuhr vorzubeugen; Gleiches, ohne die Alkoholeinschränkung, sei auch für Diabetes mellitus zu erwarten.[22] Klugerweise hat man es unterlassen, für diese Postulate Belege aus der Fachliteratur anzuführen ...

In einem späteren Kapitel des genannten Buches steht dann zu lesen, daß Fett, Kochsalz, Cholesterin und Purinsubstanzen als «gesicherte Ursachen» ernährungsbedingter Erkrankungen gelten.[23] Ursächlich gesichert würde bedeuten, daß randomisiert-kontrollierte Studien dies als eindeutiges Ergebnis mit signifikanten Ergebnissen zur Erkrankungs- bzw. Todesrate erbracht hätten!

Ich war wirklich erstaunt. Bei der nächsten Verlautbarung dieser Art durch die DGE machte ich die Probe aufs Exempel: Als auf der Jahrespressekonferenz 1997 in Frankfurt wiederum die Behauptung verbreitet wurde, «fettarm» schütze gegen Herzinfarkt, schrieb ich im Juli jenes Jahres den wissenschaftlichen Leiter der DGE an und bat höflichst um die Nennung der wissenschaftlichen Untersuchungen, auf denen diese Aussage beruhe.

Als außenstehende Ernährungsinteressierte mögen Sie jetzt denken, daß dies doch eine Fingerübung für die renommierte Fachgesellschaft sein müßte. Dieses Postulat wird bekanntlich seit Jahrzehnten von der DGE verbreitet, und es dominiert den Inhalt ihrer Ernährungsregeln. Und die DGE ist, wie sie selbst auf ihrem Logo hinweist, «der Wissenschaft verpflichtet». ‹Wem denn sonst?› wird einem mißtrauischen Menschen jetzt sofort durch den Kopf gehen. ‹Warum muß dies noch ausdrücklich herausgestellt werden?› Jedenfalls sollte man meinen, daß bei der DGE massenhaft Daten und Belege aus diversen Studien greifbar wären, mit denen sie ihre Statements und Regeln zur fettarmen Ernährung begründen könnte.

Es bedurfte dreier weiterer Schreiben von meiner Seite sowie der Ankündigung, mit dieser Angelegenheit an die Öffentlichkeit zu gehen, wenn man mir nicht endlich die wissenschaftlichen Belege für die genannte DGE-Position nennen würde. Schließlich bekam ich das Gewünschte: Mit einem Brief vom 19.11.1997 wurden mir vom wissenschaftlichen Leiter der DGE sechs Veröffentlichungen benannt, die «belegen» würden, daß fettarme Kost Herzinfarkt vorbeuge.[24–29]

Wenn Sie nun diese sechs Arbeiten in meinem Literaturverzeichnis überprüfen, dann werden Sie, als Expertin oder Experte, meine Verblüffung bestätigt finden. Den Laien unter Ihnen möchte ich aber erläutern: Keine dieser Studien hatte überhaupt die Frage zum Inhalt, geschweige denn auch nur annähernde Belege dafür geliefert, daß durch eine *Senkung der Fettzufuhr* dem *Herzinfarkt* tatsächlich vorgebeugt wurde. Die DGE konnte natürlich auch gar keine entsprechenden Beweise angeben, da es schlicht keine solchen gibt: keine Studie zur Primärprävention und nur zwei zur Sekundärprävention, aber ohne signifikantes Ergebnis (siehe Kapitel 13).[30, 31]

Und auch in den Langzeit-Beobachtungsstudien findet sich mehrheitlich, vor allem in den neuen und methodisch sorgfältiger ausgewerteten Untersuchungen, kein Zusammenhang zwischen der Höhe der Fettzufuhr und Herzinfarkt.[32–36]

Daraus können wir nun eine einfache Schlußfolgerung ziehen: Die «Fettarm-Regel» der DGE beruht seit jeher nicht auf wissenschaftlichen Belegen, sondern immer nur auf Spekulationen und persönlichen Überzeugungen ihrer Vordenker.

Als Basis der meisten DGE-Regeln dienen häufig Experimente, bei denen Ersatzparameter, etwa der «Cholesterinspiegel», untersucht wurden oder Beobachtungsstudien, die rechnerisch bestimmte Assoziationen ergeben. Und besonders beliebt sind natürlich die Ländervergleiche – die in diesem Buch oft zitierte Storchenstatistik eben.

Ich möchte ihnen in diesem Zusammenhang mein absolutes Lieblingsstatement zum «Fettarm-Dogma» zum besten geben: Professor Christian Barth, der Chef des Deutschen Instituts für Ernährungsforschung (DIFE) in Bergholz-Rehbrücke, und Professor Günther Wolfram, der Präsident der DGE und damit eine Art «Gottvater» der Ernährungsberatung, stürmten einmal gemeinsam, sozusagen als «Doppelspitze», im Bereich der «Gesundheitsvorsorge durch richtige Ernährung» vor.[37] Um zu demonstrieren, wie bedenklich unsere relativ hohe Fettaufnahme für die Entwicklung von Übergewicht sei, wählten sie die Situation in Japan: «Wenn japanische Emigranten von der landestypischen Diät mit weniger als 25 Prozent Energie Fettanteil zur westlichen Ernährung mit vierzig Prozent Energie Fettanteil wechseln, steigt das mittlere Körpergewicht innerhalb einer Generation.»

Der Sachverhalt ist richtig. Es bleibt jedoch die Frage ungeklärt, welche Vorlieben ehemals schlanke Emigranten, die sich mit Vorliebe in den USA und vor allem in Kalifornien niederlassen, sonst noch haben. Leben sie weiter in ihren japanischen Traditionen? Verabscheuen sie den amerikanischen Lebensstil? Machen sie einen großen Bogen um die amerikanischen Drive-In-Restaurants und -Banken sowie Car-Wash-Anlagen? Sitzen sie in unklimatisierten Autos und Büros? Meiden sie die Shopping-Malls? Verschmähen sie den Home-Service? Hat sich für sie nichts geändert am Lebensstil, abgesehen vom Fettgehalt ihrer Nahrung?

Doch fahren wir weiter im Credo des Professorenduos: «Gleichzeitig haben die in Japan lebenden Japaner unter allen Industrienationen die höchste Lebenserwartung, was die Bedeutung des traditionellen japanischen Lebensstils und der dortigen Ernährung untermauert.» Diese Passage wird mit einer Grafik unterstützt, aus der hervorgeht, daß die Japaner im Jahr 1960 eine Lebenserwartung von rund 65 Jahren und Japanerinnen eine solche von ungefähr siebzig Jahren hatten.

Mit dieser Lebenserwartung, das muß man klar festhalten, lagen die Japaner zu Anfang der sechziger Jahre noch mehrere Jahre *unter* der Lebenserwartung der Bewohner Deutschlands, Englands, Frankreichs, Italiens, Kanadas und der USA. Weiter kann man auf besagter Grafik erkennen, wie im Laufe der siebziger Jahre die Lebenserwartung in allen Ländern drastisch zunimmt. Jene von Japan steigt allerdings völlig überproportional, so daß Ende der achtziger Jahre die japanischen Männer mit rund 76 und die Frauen mit rund 84 Jahren an die Weltspitze gelangten. Diese Position halten sie übrigens heute noch unangefochten.

Bei der traditionellen fettarmen japanischen Ernährung der fünfziger Jahre war die Lebenserwartung also zunächst miserabel. Nach Aussagen von Barth und Wolfram untermauert die dortige Ernährung aber die Bedeutung für den Gesundheitszustand ihrer Bewohner. Überprüfen wir deshalb einmal, was die Japaner denn in den sechziger, siebziger und achtziger Jahren an ihrer Ernährung offensichtlich verbessert haben. Was hat ihre Lebenserwartung in dieser Zeit so überdurchschnittlich stark ansteigen lassen?

Lassen Sie uns dazu die offiziellen Ernährungsdaten Japans zu Rate ziehen.[38–40] Die entsprechende Statistik weist aus, daß sich zwischen 1960 und 1985 die Zufuhr an Fett, an gesättigten Fettsäuren, an Cholesterin und an tierischem Eiweiß mehr als verdoppelt hat! Ganz nach amerikanischem Muster sind die Japaner «mcdonaldisiert» worden. Genau das, was man angeblich vermeiden soll, um gesund zu bleiben, haben sich die Bewohner Nippons in zunehmendem Maß «einverleibt». Die gelehrigen Japaner setzten offenbar ganz darauf, immer «amerikanischer» zu werden. Und das brachte auch mit sich, daß sie immer weniger von ihrer traditionellen «japanischen» Kost beibehielten.

Ausgerechnet in der Zeit, als die Japaner ihre Fettzufuhr ungesunderweise verdoppelt haben, machte ihre Lebenserwartung diesen phänomenalen statistischen Sprung! Sie wuchsen damals auch kräftig und blieben dabei noch gertenschlank! Und das wird nun der deutschen Ernährungsgemeinde als «Beweis» für die große gesundheitliche Bedeutung ihrer traditionellen «fettarmen» Ernährungsweise vorgesetzt . . .

Ganz ehrlich, verehrte Leserinnen und Leser, überzeugt dies nicht durch seine Logik? Spürt man da nicht förmlich die Kompetenz und die Verantwortung, mit der unsere Ernährungspäpste Verbraucheraufklärung betreiben. Dieser vorsichtige Umgang mit wissenschaftlichen Daten und diese messerscharfe Analytik, diese Beschränkung auf wissenschaftlich gesichertes Wissen. Schafft das nicht Vertrauen in unsere Fachgesellschaft für Ernährung?

«Fettarm» gleich «gesund» – das ist die Regel, die aus dem Nichts kam und auf dem Nichts beruht: kein nachweisbarer Einfluß auf Übergewicht und Herzinfarkt und bisher nur Widersprüchliches aus der Forschung zu Krebs. Auch mit diesen Einschätzungen bin ich längst nicht allein. In neuester Zeit finden sich unter meinen Mitstreitern sogar Koryphäen, wie sie in der internationalen Ernährungswissenschaft nicht prominenter sein könnten.[41]

Surrogat-Marker spielen in der Ernährungslehre die dominierende Rolle. Was man mit diesen Hilfs- bzw. Ersatzparametern anrichten kann, verdeutlichen folgende Beispiele: Niedrige Beta-Karotin-Versorgung galt stets als Risikofaktor für bestimmte Krebsformen, insbesondere Lungenkrebs. Als man kürzlich in zwei Placebo-kontrollierten Studien Beta-Karotin in relativ hohen Dosen gab, war die Krebssterblichkeit und die Gesamtsterblichkeit höher als unter Placebo![42, 43]

Salzreich essen führe zu Herz-Kreislauf-Erkrankungen, salzarm würde davor schützen ist eine oft gehörte Meinung. Begründet wird sie damit, daß bei salzempfindlichen Menschen die Kochsalzzufuhr den Blutdruck leicht erhöht, während eine Salzreduktion ihn um ein paar Pünktchen senkt. Deshalb gilt Salz als ungesund, eine salzarme Kost hingegen generell als empfehlenswert. Wen kümmert es da, daß «salzarm» bei den Menschen, die nicht salzempfindlich sind, kein Absinken oder unter Umständen sogar einen Anstieg des Blutdrucks bewirkt.[44–49] Es gibt bis heute keine randomisiert-kontrollierte Studie, welche die Effekte einer salzarmen Kost im Hinblick auf harte klinische Ereignisse, zum Beispiel hinsichtlich Hirn- oder Herzinfarkt, getestet hätte. Doch sind inzwischen zwei Beobachtungsstudien veröffentlicht worden, bei denen salzarme Kost mit einer *erhöhten* Sterblichkeit einhergeht.[50, 51] Was nun? Surrogat-Marker oder Korrelation – wer ist der Mörder?

Es wird behauptet, Margarine schütze vor Herzinfarkt, da sie den Cholesterinspiegel etwas senken kann. Inzwischen sind diverse Studien erschienen, die bei erhöhter Zufuhr von gehärteten Pflanzenfetten und Margarine ein erhöhtes Herzinfarktrisiko feststellen![52–55] Für Butterkonsum anderseits konnte bis heute in keiner Studie eine erhöhte Herzinfarktrate aufgefunden werden! Dumm gelaufen – aber was soll's? Die Gemeinde muß man ja mit diesen Erkenntnissen nicht verunsichern.

Verdächtigt werden gewisse Fettsäuren, die durch die Fetthärtung so weit verändert werden, daß sie ungünstige Wirkungen entfalten können. Diese sogenannten trans-Fettsäuren waren zumindest bis 1994 mit Anteilen von bis zu 26 Prozent in unseren Standardmargarinen und bis zu 33 Prozent in pflanzlichen Brat-, Back- und Frittierfetten zu finden.[56, 57] Seit Mitte der neunziger Jahre sind in Europa, im Gegensatz zu den USA, die trans-Fettsäuren aus Margarinen nach einer Umstellung der Produktionstechnologie weitgehend eliminiert. In mehreren aufwendigen Untersuchungen wurde jedenfalls ein deutliche Erhöhung des Herzinfarktrisikos beobachtet, wenn Menschen diese trans-Fettsäuren in höheren Mengen verzehrten.[35, 36, 58, 59] Eine Arbeitsgruppe der Harvard-Universität hat kürzlich berechnet, daß der Konsum von solchen an trans-Fettsäuren reichen Pflanzenfetten in den USA für 30 000 vorzeitige Herzinfarkte pro Jahr verantwortlich sein soll.[60]

Wie viele Herzinfarkte in Deutschland in der Zeit vor 1995 mit dem Margarinekonsum möglicherweise erklärt werden können, darüber gibt es meines

Wissens noch keine entsprechende Berechnung. Nicht wenige Menschen bei uns sind im Vertrauen auf die Empfehlungen von Ernährungsprofessoren in den sechziger, siebziger und achtziger Jahren auf Pflanzenmargarinen umgestiegen. Ist dafür jemals irgendein Vertreter der Margarinefront, die nicht oft genug auf den «großen gesundheitlichen Wert von pflanzlichen Streichfetten» hinweisen konnten – zur Rechenschaft gezogen worden? Jahrzehntelang darf man sich, ohne gesichertes Wissen über den präventiven Effekt, für «gesunde» Pflanzenmargarine stark machen, die jetzt im begründeten Verdacht steht, möglicherweise Tausende von Menschen auf dem Gewissen gehabt zu haben, ohne als Ernährungsautorität in Frage gestellt zu werden. Anderseits wurde ein ehemaliger DGE-Präsident nach einigen allzu fürsorglichen Worten für McDonald's Hamburger postwendend als «untragbar» befunden . . . Was übrigens an der Wabbel-Bulette Ungesundes sein soll, das hat noch niemand demonstrieren können!

Die DGE-Fürsten mit dem traditionellen Faible für ungesättigte Pflanzenfette sollten doch einmal Israel besuchen. Dort lebt das Volk mit der «gesündesten» Fettzufuhr – schier ideal nach Vorstellungen der DGE. Insgesamt nur rund 33 Prozent Fett und sagenhafte 12 Prozent Linolsäure – das ist die Bevölkerung mit der höchsten Zufuhr an mehrfach ungesättigten Pflanzenfetten weltweit. So ein Pech, daß ausgerechnet die Israelis sich im internationalen Vergleich mit besonders hohen Raten an Herz-Kreislauf-Erkrankungen, Übergewicht, Bluthochdruck, Diabetes und ansteigenden Krebsraten hervortun![61] Also gibt es nach dem «Französischen» auch noch ein «Israelisches Paradox» – doch dies sei nur ganz am Rande vermerkt.

Bei der DGE gibt es offensichtlich Personen mit echten hellseherischen Fähigkeiten. Sie sind in der Lage, präventive Effekte einer «gesunden Ernährung» bereits am jährlichen Lebensmittelverbrauch der Bürger abzulesen. Der wissenschaftliche Leiter der DGE, Dr. Oberritter, feiert zum Beispiel gerne den Rückgang des Eierkonsums als Trend zu einer «besseren Ernährung».[62] Die DGE ist offenbar völlig überzeugt, daß es den Bürgern dadurch bald besser gehen wird – noch besser. Eine uralte DGE-Regel besagt ja bekanntlich, daß die Cholesterinzufuhr unbedingt unter 300 Milligramm am Tag liegen sollte. Mehr Cholesterin in der Nahrung sei nicht gesund, denn es würde unter anderem zur Entstehung von Fettstoffwechsel-Störungen beitragen.[63]

Nun gibt es zwar keine einzige randomisiert-kontrollierte Studie mit klinischen Endpunkten, die eine cholesterinarme Kost – ohne gleichzeitig noch andere Nahrungskomponenten verändert zu haben – getestet hätte. Macht aber nichts – schließlich gibt es doch den Surrogat-Marker «Cholesterinspiegel». Ob nun cholesterinarm oder cholesterinreich, man findet jedenfalls selbst unter experimentellen Bedingungen nur einen minimalen Einfluß von Eiern auf den

Cholesterinspiegel im Blut.[64, 65] Bei «freilebenden» Menschen stellt man meist gar keinen oder nur einen völlig irrelevanten Zusammenhang fest.[66–68] Übrigens steigert Streß den Cholesterinspiegel. Der Ärger über das «gestrichene» Ei am Frühstückstisch könnte folglich in der Tat bedenklich sein. Und was besonders beeindruckt: Bis auf ein paar uralte Beobachtungsstudien mit unzulänglicher Methodik[69–71] haben Dutzende von Langzeit-Beobachtungsstudien, insbesondere die sehr genau ausgewerteten Studien der letzten Jahre[32–36], keinen Zusammenhang zwischen Cholesterinzufuhr und Herzinfarkt aufzeigen können! Kein Hinweis also auf irgend etwas Bedrohliches, sondern nur auf reinste Harmlosigkeit.

Doch was kümmert das die DGE? Sie lehrt ihre Ernährungsberaterinnen und -berater seit Jahren unverändert, daß die Zufuhr von Cholesterin als «Ursache für Herz-Kreislauf-Erkrankungen gesichert» sei und aus präventivmedizinischen Gründen folglich eingeschränkt werden müsse. Wohin das beispielsweise führt, konnte man kürzlich wieder einmal bestaunen: Eine «Ernährungsberaterin», die bei einer norddeutschen Verbraucherberatungsstelle angestellt ist, versetzte im Frühstücksfernsehen Millionen von Müttern in Angst und Schrecken: Mit todernstem Gesicht verkündete sie, daß für Kinder nur ein Ei erlaubt sei – pro Woche natürlich, nicht etwa pro Tag. Ein höherer Eierkonsum wäre sehr bedenklich!

Die gute Frau wird sich wahrscheinlich nicht bewußt gewesen sein, welchen gequirrlten Eierschmarrn sie da aufgetischt hat. Mit bestem Wissen und Gewissen wird sie das von der DGE Gehörte und Gelesene wiedergegeben haben. Und die Regeln dieser so ehrenwerten Gesellschaft gelten in Ernährungsberater- Kreisen schließlich als «Bibel».

Als ich vor einiger Zeit eingeladen war, auf der Pressekonferenz eines Eierherstellers anläßlich der Neueinführung eines Produktes die aktuelle wissenschaftliche Datenlage zum «Nullrisiko» für Cholesterinzufuhr zu referieren, trat der typische DGE-Effekt ein: Der anwesende Vertreter der Deutschen Presseagentur, skeptisch wegen des vermuteten Lobbyismus, rief bei der DGE in Frankfurt an und erkundigte sich, ob die Ausführungen des Referenten wirklich ernstzunehmen, das heißt wissenschaftlich haltbar seien. Die DGE-Spezialistin widersprach am Telefon: Nein, nur *ein* Ei pro Woche, mehr davon sei bedenklich – was dann am nächsten Tag auch in der Zeitung stand.

Ein Ei – ein derart kostengünstiges Nahrungsmittel mit einer solchen Fülle von essentiellen Nährstoffen. Und davor muß gewarnt werden: für die Kinderernährung ungeeignet! Nicht alle Mütter wird dies unbeeindruckt lassen. Da wird Millionen von Bürgern für nichts und wieder nichts die Angst eingejagt, das häufige Verspeisen eines wertvollen Nahrungsmittels sei gesundheitsgefährdend, während alle vorliegenden Daten seine absolute Harmlosigkeit nahelegen. Ich frage mich immer wieder: Wie lange wollen die Vertreter der Eierbranche diesen organisierten Terror eigentlich hinnehmen?

Selbstverständlich geht die DGE auch dem Fleischkonsum an den Kragen. Zwei bis dreimal pro Woche – so lautet die Richtlinie der DGE. Und womit muß man rechnen, wenn man mehr davon ißt? Tierische Fette – na klar! Herzinfarkt oder Hirninfarkt – natürlich! Woher man bei der DGE wohl so genau weiß, daß weniger Fleisch bzw. weniger tierische Fette gesünder sind? Vielleicht doch durch göttliche Eingebung? Ich wage schon kaum mehr, auf die fehlenden kontrollierten Studien hinzuweisen. In Langzeit-Beobachtungsstudien konnte man *noch nie* einen Zusammenhang zwischen dem Konsum von tierischem Fett und Herzinfarkt finden – eine weithin unbekannte Tatsache.[36, 72, 73] Zumindest beobachtet die DGE scharfsinnig, daß in anderen Ländern weniger Herz-Kreislauf-Erkrankungen auftreten, vor allem in den Mittelmeerländern. Das kann doch nur an der Ernährung liegen! Folglich ermunterte die DGE die deutsche Bevölkerung im Sommer 1996, es den beneidenswerten Bewohnern dieser Länder ernährungsmäßig gleichzutun. Dort, so der Hinweis der DGE, würde man «seltener Fleisch essen und wenn, dann vor allem Geflügelfleisch».[74]

Da damals gerade die letzten Seiten meines Buches *Täglich Wein* (mit dem Untertitel *Gesünder leben mit Wein und mediterraner Ernährung*) durch die Rollen der Druckerei liefen, war ich in bezug auf die Mittelmeerthematik natürlich besonders hellhörig und mit den neuesten Untersuchungen bestens vertraut. So traute ich meinen Augen kaum, als ich diese Botschaft las: weniger Fleischkonsum in Frankreich, Spanien, Italien? Und wenn doch Fleisch, dann *vor allem* als Geflügel? Ob man sich bei der DGE gerne alte Spielfilme aus den vierziger und fünfziger Jahren anschaut?

Wie es mit dem tatsächlichen Fleischkonsum im Jahre 1996 in Mittelmeerländern aussah, zeigt ein kurzer Blick in die offiziellen Verbrauchsstatistiken der FAO. Dort wird ausgewiesen, daß man in Deutschland 90,5 Kilogramm Fleisch pro Kopf und Jahr konsumierte, davon 12,1 Kilo Geflügel. In Italien aß man «viel» weniger – nämlich 90,1 Kilo Fleisch, davon 19,3 Kilo Geflügel. Für Spanien schlugen 101,1 Kilo Fleisch, davon 23,7 Kilo Geflügel, zu Buche, und die Franzosen schienen mit 108,6 Kilo Fleisch, davon 22 Kilo Geflügel, auch nicht gerade so zurückhaltend wie die Deutschen zu sein. Viel Fleisch, viele tierische Fette – dennoch besonders wenige Herzinfarkte. Was scheren die DGE die Fakten, wenn sie nicht zum eigenen Dogma passen?

In der Öffentlichkeit darauf hinzuweisen, daß für den üblichen Konsum von Fleisch, Eiern und Butter kein gesundheitliches Risiko belegt, ja nicht einmal nahegelegt ist und daß diese traditionellen Lebensmittel folglich in Maßen bedenkenlos innerhalb einer ausgewogenen Mischkost mit bestem Gewissen verzehrt werden dürfen, das ist für die Ernährungsgemeinde eine schier unverzeihliche Sünde. Wenn ich das also tun will, so bieten sich meist nur noch Foren an, die von diversen landwirtschaftlichen Organisationen eingerichtet sind. Wenn man nicht wenigstens dort auf die wissenschaftliche Datenlage hinweisen könnte, wäre der einseitigen Informationspolitik der Ernährungspäpste in unseren Landen gar nichts entgegengestellt. Diese Foren nutze ich deshalb mit Vergnügen. Doch solche Unbotmäßigkeit stempelt einen sofort zum unseriösen, unwissenschaftlichen Lobbyisten ab. Schier unakzeptabel ist man dann. Da spielt es dann auch keine Rolle, daß man gleichfalls auf die große Bedeutung von Obst, Gemüse, Getreide und Pflanzenölen in Rahmen einer ausgewogenen Kost verweist.[75] Anderseits sichert man sich höchste Anerkennung und Autorität – und möglicherweise einen Stuhl im Präsidium der DGE, wenn man brav auf die vermeintlichen Risiken durch diese tierischen Lebensmittel hinweist und deren Konsum als «wissenschaftlich gesicherte Ursache» für Herz-Kreislauf-Erkrankungen deklariert.

Zugegeben, eine saubere Studie in der Ernährungswissenschaft durchzuführen ist wesentlich schwieriger und problematischer, als Medikamente zu testen. Präparate kann man in Kapseln verpacken und ein Placebo mit völlig gleichartigem Aussehen und Geschmack anbieten. Die gesundheitliche Wirkung einer fleischarmen Kost müßte hingegen mit einem «Placebo-Fleisch» im Vergleich zu normalem Fleischverzehr demonstriert werden. Doch das geht nicht, denn es gibt kein solches «Placebo-Fleisch», und es ist auch keines denkbar. Soja-Fleischersatz ist diesbezüglich untauglich, denn erstens würde man das sofort riechen und schmecken und damit seine persönlichen Vorlieben und Abneigungen einbringen, und zweitens hat Soja seine eigenen, spezifischen Nährstoffe und Stoffwechseleffekte. Diese würden das Ergebnis verfälschen.

Man müßte also Fleisch und «Nicht-Fleisch» in Kapseln verpacken. Aber wegen des ausbleibenden psychischen Effekts beim Nahrungsgenuß könnte man die Ergebnisse wiederum nicht auf Fleisch übertragen. Die andere Möglichkeit, die Krankheits- und Todesraten in einer Vegetarier-Beobachtungsstudie als «Beleg» heranzuziehen, ist natürlich noch viel weniger akzeptabel, denn Vegetarier unterscheiden sich in so vielen gesundheitsrelevanten Faktoren von der Durchschnittsbevölkerung, daß von dieser Seite nichts über «fleischlos», sondern vielleicht «interessante Hinweise» auf ihren gesunden Lebensstil abzuleiten sind.

Es ist also gar nicht einfach, zu «echtem Beweismaterial» zu kommen. Dies kann aber keinesfalls als Rechtfertigung dafür dienen, Ergebnisse aus Tierversuchen, Beobachtungen und Experimenten zu Surrogat-Parametern als «Beweise» in der Ernährungsmedizin anzuerkennen. Dieses Problem stellt sich selbstverständlich auch in anderen Ländern. Im amerikanisch-angelsächsischen Raum findet sich zum Glück immer wieder einmal eine kritische Stimme, die

«Tacheles» redet. Jedem Interessierten kann ich zum Beispiel den erhellenden Leitartikel in der Dezemberausgabe 1995 des *American Journal of Public Health* empfehlen. Der Vorspann dazu lautet: «Bessere Ernährung für Amerikaner – man legt Ernährungsregeln fest, hat aber nur beschränktes Wissen». Nachfolgend bringt James R. Marshall, Professor für Sozial- und Präventivmedizin der State University of New York, das Problem auf den Punkt:

«Wir müssen anerkennen, daß wir nicht genau wissen, was wir von einer Ernährungsumstellung erwarten können. Unser dringlicher Wunsch, sinnvolle Ratschläge zu geben, garantiert aber nicht, daß unsere Antworten tatsächlich etwas wert sind. Uns liegen keinerlei Beweise durch Studien vor – auch nicht durch solche, die methodisch gesehen einer klinischen Studie nahekommen –, daß der Ersatz von tierischer Nahrung durch Obst, Gemüse und Getreide langfristig gesundheitliche Vorteile bringt.»[76] Der beste Beweis dafür ist wiederum – so führt er scharfsinnig aus –, daß in aktuellen Studien, die diese Fragen untersuchen sollen, es immer noch eine Untersuchungsgruppe mit und eine ohne entsprechende «Ernährungsumstellung» gibt. Hätte man bereits wirkliche Beweise, daß die Umstellung auf mehr «Pflanzliches» gesundheitliche Vorteile nach sich ziehen würde, wäre es ethisch nicht mehr vertretbar, eine Gruppe ohne eine solche Umstellung in einer Studie zu führen. Ob diese wertvoll-vollwertige Veröffentlichung beim deutschen Vegetarier- und Vollwert-Guru Leitzmann schon naturbelassene Keime hinterlassen hat?

Solche kritische Worte wären auch in Deutschland vonnöten, um eine Diskussion in Gang zu setzen und einen Fortschritt im Denken zu erzielen. Dafür würden sich unsere Fachzeitschriften eigentlich bestens eignen, die *Ernährungs-Umschau* beispielsweise, das Organ der DGE, zugleich auch das Sprachrohr des Bundesverbandes der Diätassistenten und der Gütegemeinschaft Diätverpflegung. Doch kritische Worte zu den etablierten, aber leider ungesicherten Ernährungsregeln wird man dort nicht finden. Dafür kann man immer wieder das großartige Engagement einiger Firmen als besonders treue Anzeigenkunden und Umsatzgaranten bewundern. Sie tragen ja entscheidend zum Florieren dieser wichtigsten Fortbildungsquelle für die Gemeinde der deutschen Ernährungsberaterinnen und -berater bei. Eine solche Titelseite im Vierfarbendruck, von der *becel* und *Du darfst* gemeinsam herunterlächeln, macht schon etwas her! Sicher ist es reiner Zufall, daß die Redaktoren der *Ernährungs-Umschau* über Untersuchungen zu möglicherweise ungünstigen Wirkungen überhöhter Linolsäurezufuhr und über die mehrfach dokumentierten Mißerfolge der fettreduzierten «Light-Produkte» beim Abnehmen so gut wie nicht berichten.

In der *Ernährungs-Umschau* wird auch gerne eine sogenannte «optimierte Mischkost» als der Weisheit letzter Schluß in der Kinderernährung gefeiert: «Optimiert» ist die Nahrung, wenn sie möglichst genau den Empfehlungen entspricht. Diese beruhen jedoch, insbesondere wenn es um Kinder geht, auf Hochrechnungen von Schätzungen von Annahmen! Verrät ein solches Vorgehen nicht einfach wissenschaftliche Klasse? Wie einfach es doch ist, die Gesundheit unserer Kinder auf dem Reißbrett zu verbessern! Eine Ernährungsform, die genau den Regeln der DGE entspricht, hat zwar noch niemand auf dieser Welt in einer Studie bezüglich der entscheidenden gesundheitlichen Wirkung (Krankheiten, Sterblichkeit) getestet, weder an Erwachsenen noch an Kindern, aber es hört sich gut an. Auf dem Papier funktioniert das zweifellos bestens. Nehmen die Autoren der optimierten Mischkost vielleicht zusätzlich noch eine große Kristallkugel zu Hilfe?

Wer von uns Normalsterblichen weiß eigentlich ganz genau, was an dieser Kinderkost so optimal ist? Werden die Kleinen prächtiger gedeihen, zu intelligenteren, gesünderen, ja zu besseren Menschen heranwachsen, werden sie weniger Herzinfarkte erleiden und weniger vom Krebs befallen? Inzwischen tragen die Ökotrophologen diese Botschaft schon in die Schulen, damit die Kinderchen die «guten» und die «bösen» Lebensmittel frühzeitig auseinanderzuhalten lernen. Doch was, wenn die DGE-Empfehlungen eines Tages geändert werden müssen, weil beispielsweise die «Fettarm-These» längst nicht mehr haltbar ist, weil diverse Surrogat-Marker unter fettreicher Kost, bei hohen Anteilen an einfach ungesättigten Fettsäuren, viel mehr Gesundheit «belegen» und die Öllobby entsprechend ihren Tribut einfordert? Ist dann die optimierte Mischkost immer noch «optimal», oder steht dann auf einmal das wirkliche Wohl unserer Kleinsten zur Diskussion?

Welche Konsequenzen die strenge Einhaltung einer präventiv-medizinisch angeblich «optimierten» Kost mit sich bringt, hat man in Frankreich an einer repräsentativen Bevölkerungsgruppe untersucht. Diejenigen, die sich am weitgehendsten an die Regeln der «gesunden» Kost hielten – wenig Fett, wenig gesättigte Fettsäuren, wenig Cholesterin, wenig Zucker, viel Kohlenhydrate und Ballaststoffe – erreichten bei dem entsprechend definierten Qualitätsstandard die höchste Punktzahl. Doch bei der Überprüfung von Vielfalt und Ausgewogenheit der Kost schnitten sie miserabel ab. Umgekehrt war die Kost bei jenen am vielfältigsten, abwechslungsreichsten und ausgewogensten, die sich so gut wie gar nicht an die Regeln der «optimalen» Ernährung, sondern an die typische französische Ernährung hielten![77] Was Lebenserwartung und Herz-Kreislauf- Todesraten in Frankreich betrifft, stehen wir in Deutschland, Österreich und Schweiz jedenfalls im Abseits. Die Preisfrage lautet demnach: Welche Ernährung ist wohl die gesündere – die optimierte oder die traditionelle und genußreiche?

Bekanntlich muß eine Pharma-Firma für die Zulassung eines neuen Wirkstoffes zur therapeutischen Anwendung immer einen Nachweis von dessen

Wirksamkeit erbringen. Ohne randomisiert-kontrollierte Studie geht heute in diesem Bereich gar nichts mehr. «Hinweise aus epidemiologischen Erhebungen und experimentellen Untersuchungen oder Interventionsstudien, die anstatt an den klinischen Endpunkten lediglich an Surrogat-Markern ausgerichtet sind, können grundsätzlich nicht als Begründung für eine therapeutische Intervention anerkannt werden.» Das könnten auch deutsche Ernährungspäpste im *Deutschen Ärzteblatt* nachlesen.[78]

Soll das, was in der Medizin unerläßlich ist, für die Ernährungsmedizin und die Ernährungsberatung nicht in gleichem Maße gelten? Wenn die Ernährungswissenschaftler den Anspruch haben, «gesichertes Wissen» zu verbreiten, müssen sie sich dann nicht den gleichen Bedingungen unterwerfen? Nur, wenn man die gleichen Kriterien bei Ernährungsregeln ansetzte, würde sich die Spreu schnell vom Weizen trennen. Die meisten bisher hochgehaltenen «Belege» würden als wertlos zur Seite gelegt, und es würde auf einmal die Frage auftauchen: «Kann denn überhaupt etwas von den Ernährungsempfehlungen als gesichert gelten?» Da allerdings habe ich so meine Zweifel, sehr verehrte Leserinnen und Leser.

Werden der deutsche Gesundheits- und der deutsche Landwirtschaftsminister bald einmal davon zu überzeugen sein, nach der Streichung des Paragraphen 20 SGB V, wonach die Krankenkassen Ernährungsberatung nicht mehr als Präventivmaßnahmen anbieten können, ein noch sinnvolleres Gesetz nachzuschieben: Verbot der Veröffentlichung von Ernährungsrichtlinien durch offizielle bzw. halboffizielle Stellen, die nicht nach den Kriterien von *Evidence Based Medicine* bezüglich klinisch relevanter Endpunkte als gesichert gelten können – zum Schutz der Verbraucher vor Irreführung? In der zivilisierten Welt gilt man mit Recht so lange als unschuldig, bis das Gegenteil bewiesen ist. Dieser Leitsatz – *in dubio pro reo* – muß für bewährte traditionelle Lebensmittel natürlich erst recht gelten.

Was soll das Gejammere um die Streichung des Beratungsparagraphen in der Ernährungsgemeinde? Kann man von den Krankenkassen ernsthaft verlangen, diese Unsicherheit «Ernährungsberatung» zu finanzieren, wenn sie gleichzeitig bei den Arzneimitteln zur strikten Kosteneinsparung angehalten sind und alle Medikamente, für die man keinen eindeutigen Wirknachweis erbringen kann, rigoros streichen müssen? Solange die Ernährungsberatung sich aber nicht auf rationaler Grundlage bewegt und sich nicht um Qualitätssicherung bemüht, wird man sie nicht ernst nehmen können. Im Gegenteil: Man kann davor nur warnen. Die Ernährungsberatung muß sich neu definieren und neu formieren, um uns von ihrer Seriosität zu überzeugen. Eine kritische Distanz zu diversen «Fachgesellschaften» wäre dabei von besonderem Nutzen. Die Diskussionskultur muß gefördert statt unterbunden werden. Fachzeitschriften könnten mit weniger Kommerzabhängigkeit, mit Leserforen und konträr ausgerichteten Artikeln einen wichtigen Beitrag leisten. Und mit der Verbreitung von Ernährungsregeln sollte man sich unbedingt so lange zurückhalten, bis tatsächliche Wirknachweise vorliegen.

Bis es eines Tages möglicherweise soweit ist, daß für spezielle Kostformen der präventiv-medizinische oder therapeutische Wert bewiesen ist, gilt ein «Naturgesetz» zur gesunden Ernährung: *von allem etwas, von nichts zu viel.* Damit erhöht sich die Wahrscheinlichkeit, von allen essentiellen und hilfreichen Nahrungsbestandteilen genügend im Organismus aufzunehmen, während das Risiko sinkt, sich von einigen möglicherweise unverträglichen oder gar schädlichen Substanzen zu viel einzuverleiben. Für die Umsetzung dieser Goldenen Regel – Vielfalt, Ausgewogenheit, Mäßigung – benötigt man keine «ausgebildeten» Ernährungsberaterinnen und -berater. Sehr benötigt werden vielmehr Konzepte, mit denen man dem Menschen wieder beibringen kann, wie er *essen* kann statt sich zu *ernähren.*

Liebe zum Kochen, Zeit, Freude an Lebensmittelqualität, Atmosphäre – ganz einfach Eßkultur ist gefordert! Dieser zentrale Bereich von Lebensfreude muß den Menschen wieder nahegebracht werden. Schickt Köche in Schulen statt Ökotrophologen! Oder besser noch: Holt Großmütter in die Schulen! Etwas Lebensweisheit wird auch unseren Kindern nicht schaden.

KAPITEL 20

Sich Regen bringt Segen

Nach zwanzig Kapiteln voller Ernüchterung wird es nun Zeit für etwas Erfreuliches: Das *gute* Ende naht. Bewegung ist ein Schlüssel zur Lösung von Ernährungsproblemen. Doch keine Angst, verehrte Leserinnen und Leser, ich will Sie nicht zu einer Sportskanone machen und täglich über die Tartanbahn hetzen. Gemach, gemach – da gibt es ganz andere Perspektiven. Bevor wir jedoch zur Frage kommen, auf welche Weise, wie lange und wie häufig Sie sich bewegen sollten, gibt es noch einige Fragen zu klären.

Zunächst muß ich noch die letzte wirklich schlechte Botschaft in diesem Buch loswerden. Sie sollen sie erfahren, damit Sie den vielen falschen Versprechungen nicht auf den Leim gehen, sich keinen neuen Illusion hingeben: Auch mit sportlicher Betätigung kann man auf Dauer *nicht* abnehmen!

Das ist das eindeutige Ergebnis Dutzender wissenschaftlicher Untersuchungen der letzten Jahrzehnte. Zweifelsohne gibt es vereinzelte Studien, die von phantastischen Abnahmeerfolgen berichten: zwischen 11 und 13 Kilo weniger nach 20 bis 45 Wochen Training. Aber das sind nur einige wenige Ausnahmen, und es stellt sich die Frage nach der Glaubwürdigkeit. Es überwiegen die Untersuchungen, in denen mit konsequent durchgeführten Sportprogrammen Gewichtsabnahmen im Bereich von 10 bis 130 Gramm pro Woche erzielt wurden! Bedauerlicherweise erreicht man aber auch mit Sport nach etwa 12 bis 16 Wochen ein «Abspeckplateau», das heißt: Der Abnahmeerfolg stagniert.[1] Eine Meta-Analyse aller Sportprogramme der letzten 25 Jahre weist aus, daß man im Schnitt nach 16 Wochen mit einer Gewichtsabnahme von 2,9 Kilo rechnen kann – mehr geht dann nicht mehr.[2] Alle anderen Angaben sind demnach völlig unrealistisch, und auch diese Regel wird von den wenigen Ausnahmen nur bestätigt. Die genannten zwei bis drei Kilo sind im übrigen noch sehr optimistische Schätzungen, denn von den vielen Studien, die noch «magerere» Erfolge erbracht haben, wird man nie erfahren . . .

Die Erklärung für das Versagen des Schlankmachers «Sport» ist recht einfach: Erstens benötigt der Körper mit jedem Gramm Gewichtsabnahme ein paar Kalorien weniger für seinen Erhalt: Der sogenannte Grund- bzw. Ruhe-Umsatz geht zurück. Man müßte also theoretisch mit jedem Gramm Gewichtsabnahme

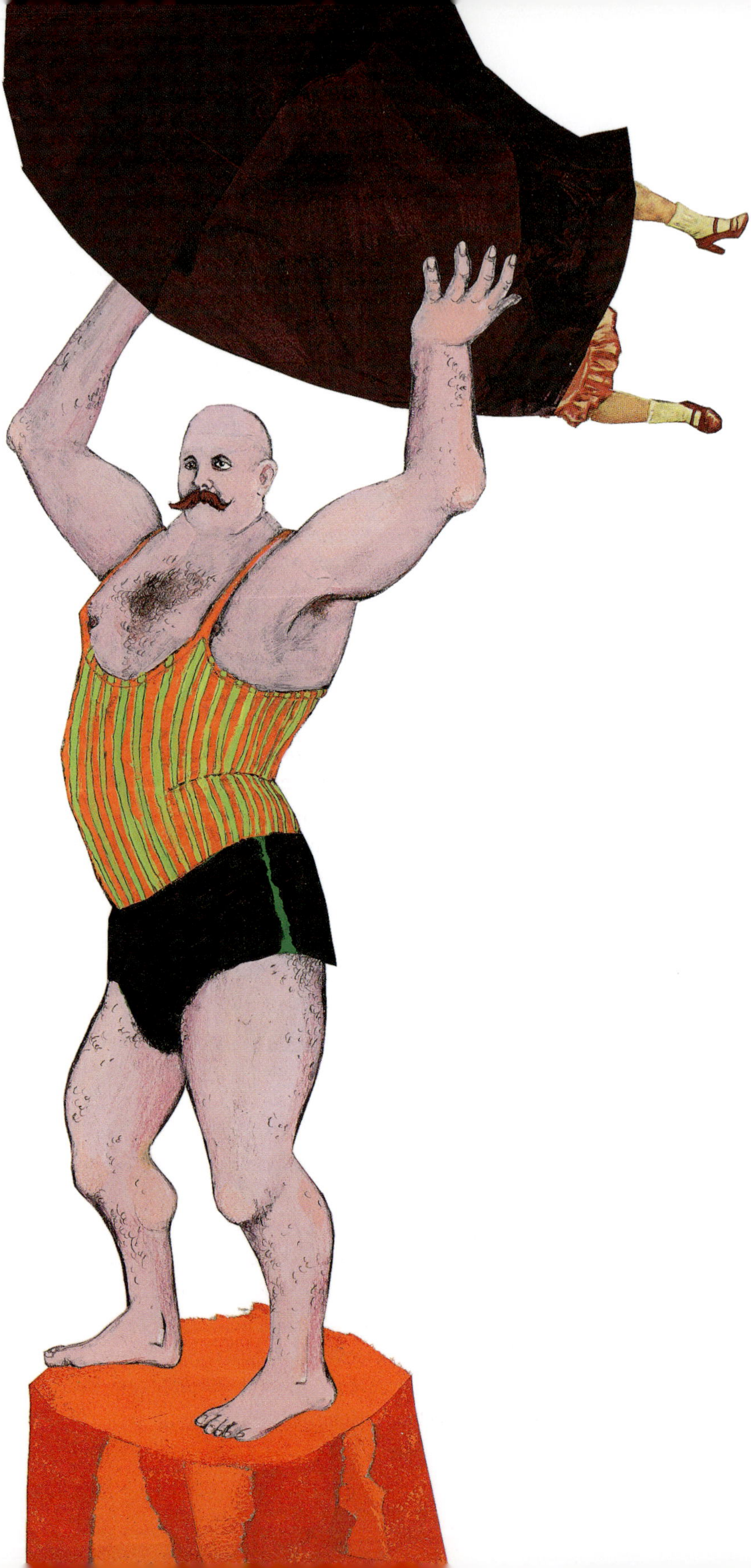

seine sportliche Leistung steigern. Zweitens führt ein regelmäßiges, anstrengendes Sportprogramm dazu, daß man sich häufigere und längere Ruhe- und Erholungsphasen gönnt. Wer aber sitzt oder liegt, verbraucht wiederum weniger Kalorien, und das gleicht den durch Sport erhöhten Energieverbrauch wieder aus. Und schließlich wird das Hungersignal um so eindringlicher, je mehr man schon abgenommen hat. Regelmäßig trainierende Menschen essen auch mehr, und es läßt sich beobachten, daß sie vor allem instinktiv mehr Fett zu sich nehmen, um ihr Energiedefizit auszugleichen.[1]

Selbst eine konsequente Kombination von *Diät und Sport* erweist sich im Hinblick auf das Abnehmen nur als unbedeutend erfolgreicher, verglichen mit Diät allein. In der obgenannten Meta-Analyse wurde auch diese Fragestellung anhand sämtlicher Untersuchungen der letzten 25 Jahre überprüft. Das Ergebnis: Nach 16 Wochen *Diät ohne Sport* lagen die kurzfristigen «Abnahmeerfolge» bei 10,7 Kilo, bei *Diät plus Sport* bei 11,0 Kilo – also bei aller Anstrengung ganze 300 Gramm schlanker![2] Allerdings wird wohl ein kleiner Teil des Gewichtes nicht mehr durch Fett, sondern durch etwas mehr Muskelmasse erklärbar sein.

Das heißt aber nicht, daß man unter keinen Umständen eine stetige Abnahme erreichen könnte. Abnehmen kann man schon, aber eben nur bei wirklich konsequenter Nahrungsverringerung, am besten in Kombination mit körperlicher Aktivität. Eine sichere und millionenfach mit Erfolg erprobte Methode hierfür ist das Einsperren bei Wasser und Brot in Kombination mit Zwangsarbeit. Erkundigen Sie sich dazu bei Menschen, die durch eine Kriegsgefangenschaft gegangen sind!

Dennoch möchte ich allen, die unbedingt Diät halten wollen und allen, die in Zukunft nicht weiter zunehmen möchten, Sport oder andere körperlich anstrengende Aktivitäten dringend ans Herz legen. Hungern und Abnehmen führt nämlich fatalerweise immer zu einem Abbau von Muskeln und Knochenmasse, und dem gilt es entgegenzuwirken. Mit körperlicher Aktivität, das heißt mit Ausdauer- und Krafttraining, setzt man einen Reiz zum Muskel- und Knochenerhalt und kann so dem Verlust an fettfreier Körpersubstanz ein Stück weit begegnen.[1, 3]

Sport gegen Muskelschwund – das ist wirklich nichts Neues. Möglicherweise erklärt sich das erhöhte Sterblichkeitsrisiko durch Abnehmen mit dem Verlust wichtiger Eiweißkompartimente im Körper. Bei unseren Vorfahren bewirkte akuter Nahrungsmangel wahrscheinlich kaum Phlegma, sondern eher eine um so intensivere Sammel- und Jagdaktivität. Heute fläzt man sich eher auf die Couch und schlürft ein Glas Formula-Diät! Vielleicht sollten unsere Gesundheitsautoritäten sich deshalb überlegen, ob man Abnahmeprogramme ohne gleichzeitige körperliche Aktivierung überhaupt noch zulassen sollte.

Nun aber, liebe Leserinnen und Leser, zu den wirklich frohen Botschaften: Kaum etwas in der Gesundheitsforschung ist so eindrucksvoll belegt wie die Erkenntnis, daß regelmäßige körperliche Aktivität die Gesundheitsrisiken gewaltig vermindert und gleichzeitig die Phase des beschwerdefreien Lebens erheblich verlängert. Mit körperlicher Aktivität werden die berühmten Risikofaktoren gesenkt, etwa die Blutfett- und Blutdruckwerte oder die Gerinnungsneigung des Blutes. Darüber hinaus wird unter anderem auch der Stoffwechsel der Zellen gesteigert, das Immunsystem gestärkt und die Psyche aufgehellt.[4–9] Und der Hoffnungsschimmer für alle Übergewichtigen dabei: Fit gemachte Dicke vereinigen weniger Risikofaktoren auf sich als unfitte Schlanke. Verschiedene Untersuchungen sprechen für eine klare Abhängigkeit von Dosis und Wirkung: Je intensiver jemand trainiert, desto niedriger sind seine Risikofaktoren.[8, 10]

Anderseits – was sind schon Risikofaktoren? Sie kennen meine Einstellung dazu. Entscheidend sind neben dem subjektiven Wohlbefinden vor allem klinisch relevante Krankheitsereignisse und die Sterblichkeit. Und diesbezüglich kann ich Ihnen berichten, daß es eine schier unübersehbar große Menge von wissenschaftlichen Untersuchungen gibt, die einen geradezu dramatischen Effekt für Sport bzw. andere körperliche Aktivität belegen, von denen ich hier aber nur eine kleine Auswahl zitieren werde.

So wird zum Beispiel das Auftreten von Herz-Kreislauf-Krankheiten offenbar um so mehr zurückgedrängt, je intensiver ein Mensch trainiert.[9, 11] Und das Risiko sinkt nicht nur im Herz-Kreislauf-Bereich, sondern die Sterblichkeit für alle Todesursachen zusammengenommen reduziert sich ebenfalls deutlich.[4, 11–21]

Welche Erkenntnis dabei besonders wichtig ist und was alle Übergewichts- und Ernährungspäpste in ihren grauen Zellen gut speichern sollten: Die Sterblichkeit geht unabhängig vom Übergewicht mit körperlicher Aktivität zurück![13, 14, 18, 19, 22] Wenn Dicke trainieren, haben sie eine vergleichbar niedrigere bzw. sogar eine deutlich niedrigere Sterblichkeit im Vergleich mit Schlankeren, die nicht trainieren.[13, 23]

Das heißt nichts anderes, als daß es in bezug auf die so oft beschworenen Herz-Kreislauf-Risiken und die erhöhte Gesamtsterblichkeit relativ gleichgültig ist, wie dick jemand ist, wenn sie oder er nur ihren bzw. seinen Körper entsprechend fit hält! Wer es als Übergewichtiger schafft, sich regelmäßigen körperlichen Anstrengungen zu unterziehen, hat ein vergleichbar niedriges Risiko, als wäre er ohne Übergewicht! Und das gilt bei Jungen wie bei Alten.[8, 9, 12, 15–17, 19, 21, 22, 24] Man muß also gar nicht versuchen, das Unmögliche möglich zu machen, nämlich abzunehmen, um seine erhöhten Gesundheitsrisiken zu bekämpfen. Nötig ist allerdings, sich täglich mit Hilfe von körperlichen Aktivitäten in Schwung zu halten. Dabei belegen etliche Studien sogar, daß ein deutlich gemindertes Risiko selbst mit so angenehmen Tätigkeiten wie Spazierengehen, Wandern und Gartenarbeit erreicht wird.[5, 7, 20]

Es fällt vielen Übergewichtigen natürlich sehr schwer, ihre Körpermasse in sportliche Schwingungen zu versetzen. Viele schämen sie sich ihrer Gestalt oder ihrer Unbeholfenheit. Außerdem ist für einen untrainierten Dicken jede geringe Belastung schon äußerst mühsam.[25] Aber das ist auch nicht verwunderlich – wer zwanzig oder dreißig Kilo Übergewicht mit sich herumschleppt, dem geht genau so schnell die Puste aus wie einem untrainierten Schlanken, der einen Dreißig-Kilo-Koffer auf seinen Spazierweg mitführt. Übergewichtige müssen solche Belastungen, beispielsweise längeres flottes Gehen, erst langsam trainieren. Wer das einige Wochen macht und dabei kontinuierlich die Dauer oder die Intensität etwas steigert, wird den Erfolg bald spüren in Form einer besseren Kondition, das heißt konkret weniger Atemnot empfinden. Jede Art von körperlicher Aktivität zählt, es müssen nicht die momentan so beliebten Ausdauersportarten «Jogging» und «Biking» sein. Flottes Gehen bzw. neudeutsch *Walking* ist genauso sinnvoll. Allerdings sollten auch Übungen zur Steigerung der Muskelkraft einbezogen werden. Selbst die Arbeit in Haushalt und Garten kann ein wunderbares Krafttraining sein, sofern man auf High-Tech-Geräte verzichtet.

Es existieren Dutzende von Beobachtungsstudien, die einen dramatischen gesundheitlichen Vorteil durch simpelste körperliche Aktivität aufzeigen, aber keine einzige, die einen Vorteil durch Abnehmen zweifelsfrei belegen könnte! Zwar gibt es auch zum Thema körperliche Aktivität keine randomisiert-kontrollierte klinische Studie und somit auch keinen wissenschaftlichen «Beweis», aber die biologische Plausibilität ist so hoch, daß körperliche Aktivität als Grundlage des Gesundheitsschutzes auch ohne eine solche Studie außer Frage steht.[26]

Welche so überaus positiven Effekte bewirkt denn die körperliche Aktivität? Wie erklärt sich der dadurch gewonnene Schutz? Dies alles darzulegen würde ein ganzes Buch füllen. Im folgenden Exkurs werde ich einige wesentliche Details beschreiben, die für die Entstehung von Übergewicht und den Folgerisiken entscheidend sind.

Zunächst hilft Bewegung, den Ärger des Tages abzubauen, genauer gesagt die Streßhormone, die unter anderem auch für einen erhöhten Blutfettspiegel verantwortlich sind.[6] Darüber hinaus sorgt Bewegung über eine Anhebung des «Gute-Laune»-Hormons Serotonin und damit für mehr Wohlbefinden.

Und *last not least* kann man ganz allgemein sagen, daß regelmäßiges Muskeltraining notwendig ist, um seinen gesunden Zucker- und Fettstoffwechsel und die Blutdruckregulation zu erhalten. Je weniger man seine Muskeln trainiert, desto größer ist die Wahrscheinlichkeit, daß sich die gefürchtete Insulinresistenz ausbildet.[6, 30] Von ihr und ihren unguten Folgen – hohe Blutfettkonzentrationen, Bluthochdruck und Zuckerkrankheit – haben Sie in Kapitel 5

Vom Bewegungsmangel zur Insulinresistenz

Muskeln verbrauchen bei ihrer Arbeit ganz überwiegend Fett als Energiequelle. Nur bei hoher Intensität wird ein größerer Teil des Energiebedarfes überwiegend aus Zucker abgedeckt. So bedingt Muskelarbeit einerseits einen entsprechenden Energieverbrauch und anderseits auch eine speziell erhöhte Fettverbrennung. Regelmäßig aktivierte, das heißt trainierte Muskeln zeichnen sich durch eine verbesserte Fett- und Zuckerstoffwechselkapazität aus. Durch Training wird die Muskelzelle dazu gebracht, auch höhere Leistungen mit relativ weniger Glucose, jedoch mehr Fettverbrennung abzudecken.[27] Dafür werden mehr Enzyme mit höherer Aktivität in der Muskelzelle zur Verfügung gestellt.

Training vergrößert auch die Verbrennungsmaschinen der Zelle, die Mitochondrien, und optimiert ihre räumliche Anordnung in der Zelle. Und bei trainierten Muskeln sind die Fettmoleküle in direktem Kontakt zu der Mitochondrien gelagert. Bei untrainierten Muskeln hingegen ist das Fett überwiegend im Bereich der Membran einlagert, wo es die Aufnahme von Glucose in die Muskelzelle stört.[28] Je mehr Fett in der Muskelzelle ist, desto schlechter funktioniert bei untrainierten Menschen die Glucose-Aufnahme in die Zelle.[29] Wenn die Zellen zu wenig Zucker aus dem Blut aufnehmen, spricht man auch von einer «Glucose-Intoleranz». Kann der Blutzucker aber nicht in die Muskelzellen abwandern, verbleibt er im Blut. Eine hohe Blutzuckerkonzentration bedingt wiederum eine hohe Insulinausschüttung. Hohe Insulinspiegel ihrerseits führen zwar zu einem verbesserten Einstrom der Blutglucose in die Zelle und damit zu einer gesteigerten Glucoseverbrennung, aber auf der andern Seite auch zu einer vermehrten Ablagerung von Fett in die Muskel- und Fettzellen. Eine vermehrte Glucoseverbrennung bedingt eine Unterdrückung der Fettverbrennung in Muskel und Leber. Deshalb werden die im Blut schwimmenden Fettsäuren in der Leber vermehrt in *Very Low Density*-Lipoproteine verwandelt, was wiederum zu einer erhöhten Synthese von Triglyceriden und einer geminderten Synthese von HDL-Cholesterin führt.[27]

Zusammenfassend ergibt sich also: Je mehr Fett in den Muskelzellen eingelagert ist, desto schlechter wird die Glucoseaufnahme funktionieren, und um so mehr Insulin wird benötigt.[29] Mit der Zeit werden die Zellen gegen Insulin unempfindlicher, und entsprechend wird noch mehr Insulin benötigt. Diese sogenannte Insulinresistenz führt zu ständig erhöhten Insulinspiegeln, zur Hyperinsulinämie. Das wiederum begünstigt die Einlagerung von Fett in die Zellen. Der Teufelskreis hat sich etabliert, und chronisch erhöhte Zucker- und Insulinspiegel führen zu Störungen im Fettstoffwechsel und zu nachhaltigen Schädigungen des Körpers. Zusätzlich steigt die Gefahr, daß sich die Inselzellen der Bauchspeicheldrüse erschöpfen, was schließlich zum Ausbruch des Diabetes mellitus führt.

schon gehört. Wenn eine Veranlagung dafür vorliegt, diese mit Übergewicht bzw. einem hohen Körperfettgehalt verstärkt wird und dann auch noch chronischer Bewegungsmangel dazukommt, ist wohl kaum mehr etwas zu retten. Dann setzt der Teufelskreis der Insulinresistenz, das sogenannte Metabolische

Syndrom ein, was eine direkte Schädigung der Blutgefäße bzw. Arteriosklerose zur Folge hat. Gleichzeitig ist dadurch auch die Thrombosegefahr erhöht, und der Herz- oder Hirninfarkt wird nicht mehr lange auf sich warten lassen.

Haben sich diese Störungen des Metabolischen Syndroms im Körper erst einmal etabliert, ist der Effekt von Sport als «Therapeutikum» bedauerlicherweise weniger ausgeprägt. Am eindeutigsten kann man dann noch ungünstige Blutfettwerte beeinflussen und die Insulinresistenz der Zellen mildern. Aber die Wirkung auf Bluthochdruck ist eher dürftig. Und auch die oft verbreitete Meinung, daß Sport bei einem Diabetiker Großartiges bewirke, ist schlecht belegt und insofern auch sehr umstritten.[6]

Lassen Sie uns die wichtigsten Erkenntnisse noch einmal zusammenfassen: Wenn sich Übergewichtige regelmäßig körperlich aktivieren, sinken ihre Risikofaktoren – auch wenn sie gar nicht abgenommen haben. Selbst bei deutlich Übergewichtigen geht durch körperliche Aktivität die Herz-Kreislauf- wie auch die Gesamtsterblichkeit auf ein Maß zurück, wie es bei Schlanken vorgefunden wird. Wenn man sich nun noch in Erinnerung ruft, daß Übergewichtige nach ihren mehr oder weniger erfolgreichen Abnahmeversuchen sogar eine erhöhte Sterblichkeit aufweisen, zwingen sich zwei Schlußfolgerungen förmlich auf: Zum ersten muß das Ziel der Adipositas-Therapie die *Aktivierung der Übergewichtigen* sein, nicht das Abnehmen, und zum zweiten kann Übergewicht per se keine *Krankheit* und auch *keine Ursache* für Herz-Kreislauf-Erkrankungen sein. Denn wenn Übergewicht mit regelmäßiger körperlicher Aktivität zwar nicht beseitigt wird, aber die Erkrankungsrate und die Sterblichkeit auf das Maß von Schlanken gesenkt wird, liegt die Ursache eindeutig an dem *inaktiven Lebensstil,* der mit Übergewicht einhergeht.

Regelmäßige sportliche und andere körperliche Aktivitäten helfen dabei, übermäßiges Zunehmen zu verhindern – das ist der entscheidende Effekt! Das Nicht-Zunehmen muß aus gesundheitlicher Sicht das Ziel sein und nicht das Abnehmen – gleichgültig wie schlank oder dick jemand ist. Damit es tatsächlich erreicht werden kann, ist ein Mindestmaß an körperlicher Betätigung notwendig.

In seinen Studien hat der berühmte amerikanische Ernährungsphysiologe Jean Mayer schon in den fünfziger Jahren darauf hingewiesen, daß ein Minimum an Bewegungsaktivität die Vorbedingung für eine funktionierende Gewichtsregulation ist. Jean Mayer konnte damals zunächst an Ratten und Mäusen demonstrieren, daß sie ihre Energiezufuhr genau dem Energiebedarf anpassen und dadurch ihr Körpergewicht konstant halten, unabhängig davon, wieviel Laufarbeit ihnen abverlangt wurde. Erst als man das tägliche «Training» dieser Nager auf ein absolutes Bewegungsminimum reduzierte, begannen sie mehr zu essen, als sie verbrauchten, wodurch sie dann deutlich zunahmen.[31]

Später konnten Jean Mayer und seine Mitarbeiter diese Zusammenhänge in einer Studie an Menschen bestätigen. Bei Arbeitern mit unterschiedlich schwerer körperlicher Betätigung in Westbengalen konnte er zeigen, wie parallel mit der Zunahme der Belastung – von leichter bis zu schwerster körperlichen Arbeit – deren Nahrungs- bzw. Kalorienzufuhr anstieg, wobei sich die untersuchten Personen in ihrem Körpergewicht überhaupt nicht unterschieden. Anderseits konnte er bei Arbeitstätigen mit zunehmend sitzender Arbeitsweise, von Sekretären bis hin zu Aufsichtspersonen, ebenfalls eine steigende Nahrungs- bzw. Kalorienaufnahme beobachten. In diesen Fällen war das allerdings mit einem deutlichen Anstieg des Körpergewichts verbunden, insbesondere bei den sitzenden «Bossen». Professor Mayer hatte schon damals postuliert, daß auch Menschen eine Mindestschwelle der körperlichen Aktivität erreichen müssen, um eine an den Energieverbrauch angepaßte Energiezufuhr *autonom regeln* zu können. Unterhalb davon würde die Essenkontrolle nicht mehr von inneren Signalen des Hunger- und Sättigungszentrums, sondern durch äußere Signale und Einflüsse wie Status, Lust, Begierde, Uhrzeit, Langeweile usw. beeinflußt werden. Diese Schwelle setzte er bei den untersuchten Bengalen bei ungefähr 2500 Kilokalorien am Tag an.

Seine alte These erfährt auch heute wieder verstärkt Zustimmung. An der Universität von Chicago hat man kürzlich die Schwelle des täglichen Energieverbrauchs erforscht, die man erreichen bzw. zu überschreiten muß, damit das Risiko einer Gewichtszunahme gering bleibt: Ein Verbrauch von 11,2 Kilokalorien pro Kilogramm Körpergewicht zusätzlich zu seinem Ruhekalorienumsatz wäre demnach für jeden von uns pro Tag anzustreben.[34] Für eine Frau mit 65 Kilo Körpergewicht müßten also zu ihrem Ruhe-Umsatz von etwa 1500 Kilokalorien noch etwa 730 Kilokalorien durch Bewegung hinzukommen. Dafür müßte sie ungefähr achtzig Minuten bei mittlerem Tempo Joggen oder neunzig Minuten in flottem Tempo Fahrrad fahren. Hat sie sich aber den ganzen Tag über bereits viel bewegt – treppauf, treppab – und Handarbeit verrichtet, statt Computer oder Roboter zu bedienen, reduziert sich natürlich die notwendige Freizeitbewegung auf ein realistischeres Maß. Dann sollte ein flotter «Walk», in traditioneller Sprache Spaziergang genannt, von dreißig bis sechzig Minuten Dauer, zum Beispiel nach dem Abendessen, genügen. Zusätzlich könnte sie an zwei oder drei Tagen in der Woche ihre Kraft trainieren. Das geht mit Kraftübungen im Fitneßstudio (bei niedrigem Widerstand und vielen Wiederholungen) oder im Garten beim Schaufeln, Heben, Tragen usw.

Genaugenommen hängt der Energieverbrauch natürlich nicht nur von der Bewegungsintensität ab, sondern auch von der individuellen Veranlagung, wobei Unterschiede in Grundumsatz, Muskelausstattung und Trainingszustand eine große Rolle spielen.[35, 36] Die empfohlenen dreißig bis sechzig Minuten

Wenig Bewegung – viel Appetit

Als wichtigste Regelgröße für ein entsprechend dominierendes Hunger- und Sättigungssignal gilt das Glykogen, diese mengenmäßig stark begrenzte Speicherform von Zucker in Muskel und Leber. Unser Glykogenvorrat von etwa 400 Gramm in Leber und Muskeln entspricht etwa 1600 Kilokalorien Energiereserve. Das reicht nicht einmal für einen Tag Energieversorgung. Die Nervenzellen und die roten Blutkörperchen sind auf Traubenzucker völlig angewiesen. Entsprechend regelmäßig muß deshalb die Glykogenreserve durch die Aufnahme von Kohlenhydraten wieder aufgefüllt werden. Es ist nur logisch, daß eine derart knappe, aber wichtige Energiereserve besonders genau geregelt werden muß. Die Eiweiß- und speziell die Fettreserven des Körpers sind dagegen viel größer. Würde Fett allein zur Energieversorgung herangezogen werden, können wir davon viele Tage bzw. Wochen leben, ohne für Nachschub sorgen zu müssen.

Je intensiver die Aktivität, desto mehr Glykogen wird verbraucht und desto schneller wird der einsetzende Hunger für Ersatz sorgen. Da aber nicht viel in die Glykogenspeicher hineinpaßt, muß die Sättigung sinnvollerweise wieder relativ schnell einsetzen. Je weniger Bewegung, desto weniger Glykogen wird verbraucht, und die Glykogenspeicher bleiben immer weitgehend gefüllt. Bei dieser Versorgungslage können nicht mehr die Schwankungen des Glykogengehalts der Muskeln die Hunger- und Sättigungsregulation dominieren. Dafür schieben sich die oben genannten Außenreize um so mehr in den Vordergrund – so die Theorie von Jean Mayer.[33]

täglicher Anstrengung genügen übrigens, um auch die oben angesprochene Reduktion des Faktors Sterblichkeit zu erreichen.[5]

Ganz wird man den üblicherweise zu beobachtenden Anstieg des Körpergewichts mit dem Älterwerden jedoch kaum aufhalten können. Dafür müßte man nämlich von Jahr zu Jahr immer *mehr* körperliche Aktivität aufs Parkett legen. Dies belegen neue Studien aus den USA.[37, 38] Die Gewichtszunahme dürfte damit zusammenhängen, daß sich mit dem Alter der Grund- bzw. Ruhe-Umsatz reduziert und man an Agilität einbüßt. Dieser Minderverbrauch müßte bei einer gleichbleibenden Nahrungszufuhr durch einen ständig steigenden Mehrverbrauch an Energie kompensiert werden. Gleiches erreicht der Körper, indem er mehr Körpermasse zulegt. Jedes zusätzliche Gramm führt ja bekanntlich automatisch zu einem Mehrverbrauch an Kalorien! Eine Alternative bestände darin, immer weniger zu essen, was aber erstens nicht zur gesunden Ernährung beiträgt und deswegen natürlich auch grundsätzlich gegen das instinktive Verhalten des Menschen geht und daher völlig unrealistisch ist. Immer mehr körperliche Aktivität im Alter ins Auge zu fassen ist ebenso unrealistisch und macht, biologisch gesehen, eigentlich auch wenig Sinn. Man muß sich deshalb fragen, ob es gerechtfertigt ist, mit aller Halsstarrigkeit gegen einen leichten Anstieg des Körpergewichts anzugehen und dies mit «Radikalkuren» zu verhindern zu suchen.

Ein geringfügige, stetige Gewichtszunahme von einigen hundert Gramm im Jahr wird bei den meisten von uns trotz relativ großer Aktivität kaum aufzuhalten sein. Eine solche geringe kontinuierliche Gewichtszunahme ist aber anderseits – wie bereits in Kapitel 18 dargestellt – auch mit der stabilsten Gesundheit gekoppelt. Möglich also, daß dieses moderate Zunehmen als «normal» betrachtet werden kann. Statt über diese vorgeblich «ungesunde» Entwicklung zu lamentieren, sollte man sich einmal überlegen, ob dieser Effekt von der Natur nicht vielleicht sogar gewollt ist. Waren denn Jäger und Sammler im höheren Alter noch genauso kräftig, mobil und flexibel wie ihre jüngeren Nachkommen? Können ältere, gebrechlichere Menschen sich auch noch unter schwierigsten körperlichen Bedingungen ihre lebensnotwendige Nahrung beschaffen? War es möglicherweise in der Evolution ein Überlebensvorteil, im fortgeschrittenen Alter mehr Energie und Nährstoffe im Körper vorrätig zu haben? Sind nicht gut gefüllte Speisekammern auch heute noch für die Älteren viel wichtiger als für die unbekümmerten Jungen, die sich auch unter schwierigsten Bedingungen schnell und unkompliziert etwas zum Futtern besorgen können?

Wer sich täglich körperlich abrackern muß wie anno dazumal die «Jäger und Sammler», die zur Sicherung der Existenz ihrer Sippe sowie der eigenen täglich zehn, zwanzig oder auch vierzig Kilometer auf ihren Fußsohlen zurücklegen mußten, braucht eine entsprechende Versorgung mit Energie und Nährstoffen, um für die gestellten körperlichen Anforderungen gerüstet zu sein. Das wird unbewußt durch vermehrte Hungersignale geregelt, und man wird «instinktiv» mehr essen. Ein Mehr an Essen bedeutet ja immer auch ein Mehr an Energie *und* Nährstoffen. Und nur über *genügend* Nahrung bekommt der Körper *genügend* Nährstoffe! Das sollten die Damen und Herren einmal bedenken, die ständig «auf Diät» sind und sich nur Miniportionen gestatten. Wie wollen sie ihren Körper optimal versorgen? Woher sollen denn die ganzen Vitamine und Mineralien und all die anderen Wirksubstanzen der Nahrung kommen? Solchen Hungerkandidaten kann man nur empfehlen, sich kontinuierlich mit den besten Nährstoffpräparaten zu versorgen!

Wäre das nicht allein schon ein Anreiz zu mehr Bewegung? Dann müßte man sich beim Genießen auch nicht ständig zurückhalten, könnte kräftig zulangen und sich satt essen ohne ständige Angst um die Linie, und nebenbei käme man auch noch in den Genuß einer optimalen Nährstoffversorgung.[39]

Warum funktioniert die Regelung nicht anders herum? Wieso rennt ein Mensch nicht instinktiv mehr, wenn er sich überißt? Ist es nicht bedauerlich, daß uns keine unerträglichen Signal- und aufdringlichen Botenstoffe überfluten, keine raffinierten chemischen Keulen in unsere Hirn- und Nervenzellen eindringen und uns drangsalieren, vollkommen willenlos machen und völlig unerwartet inmitten der «Sportschau» mit unbändiger Kraft vom bequemen Sofa direkt zur Loipe oder zum Sandplatz zerren. Wenn wir doch wenigstens ganz autonom gesteuert noch schnell – zwischen TV-Spielfilm und «Late Night Harald Schmidt» – unsere überschäumende Lust auf einen köstlichen kleinen Lauf um den Häuserblock befriedigen müßten! Wieso widerstehen wir nur so tapfer, standhaft und diszipliniert einem wirklichen «Betthupferl» – zehn Minuten Seilspringen vor dem Schlafengehen?

Mit Energiereserven verschwenderisch um sich zu werfen war wohl nie ein Überlebensvorteil. Bei Kindern kann man den angeborenen Bewegungsdrang noch rudimentär, etwa beim Bedienen des Joysticks vor dem Computer, beobachten. Ein entsprechendes Genetikprogramm, das den Drang steuert, Kalorien nutzlos auch im Erwachsenenalter abzuarbeiten, hat uns aber niemand in die Wiege gelegt – warum auch? Allzu selten gab es in der Frühzeit der Menschheit reichlich zu essen, nie auf Dauer übermäßig viel. Deshalb bestand auch keine Veranlassung für Mutter Natur, im Menschen Gene auszubilden, um eine übermäßige Energiezufuhr durch automatische Anhebung des Energieverbrauchs perfekt zu kompensieren. Unser wichtigster Ausgleich zu einem Energieüberschuß, die Muskelarbeit, wurde deshalb nie und wird auch heute nicht besonders sensibel vom Zentralnervensystem geregelt.

Wir haben uns eine Umwelt geschaffen, in der Muskelkraft zum Überleben nicht mehr notwendig ist. Immer mehr Bewegungsaktivität wird uns durch High-Tech-Geräte abgenommen. Sogar das Minimum an Bewegung, der Reiz zum Erhalt der Knochen und Muskeln sowie zur Aufrechterhaltung der normalen Energiestoffwechselvorgänge im Muskel, fällt immer öfter weg. Wir bleiben so bequem wie irgend möglich in unserer geheizten Bude im Fauteuil liegen, glotzen in die Röhre und zappen uns durch dreißig Programme.

Stecken Sie Ihren Bizeps zwei Monate in ein Gipskorsett und schauen Sie sich einmal an, was mit Ihrem geschwellten Stolz passiert! In Kürze bleibt nur noch ein kleines Nichts davon übrig. Ohne Bewegung entfällt der adäquate Reiz, den Körper gegenüber den Anforderungen der Umwelt zu wappnen. Es liegt auf der Hand, daß wir uns heute eine Umwelt geschaffen haben, die nicht mehr menschengerecht ist und uns somit funktionsuntüchtig beziehungsweise krank macht. Die Zunahme des Übergewichts in allen «fortschrittlichen» Gesellschaften ist nur die logische Konsequenz unserer energie- und zeitsparenden «Errungenschaften».

Man hat berechnet, daß ein Beamter in Deutschland täglich im Schnitt nur noch zwischen 400 und 700 Meter zu Fuß zurücklegt – der Weg zur Arbeit ist darin schon inbegriffen! Wenn er dafür fünf Minuten benötigt, entspricht das einem Energieverbrauch von etwa 25 Kilokalorien! Die übrige Zeit des Tages sitzt er am Schreibtisch, vor dem Computerbildschirm und «holt» sich seine Aktenberge aus dem Netzwerkspeicher und «bringt» seine Post per Mausklick zum E-mail-Schalter. Nach dieser wirklich «erschöpfenden» Arbeit fährt er mit dem Aufzug oder auf Rolltreppen zur Mittagspause in die Kantine, wo er für ein paar Groschen eine üppige Mahlzeit erhält. Nach kurzer Verdauungsphase läßt er sich wieder zu seinem Arbeitsplatz hieven. Treppenaufgänge gibt es kaum mehr; sie sind entweder zu «Notausgängen» in einem furchterregenden Betonschacht degradiert worden oder bleiben ganz verschlossen und springen erst im Alarmfall auf. Pünktlich um fünf Uhr läßt sich unser Musterbeamter mit dem Lift in die Tiefgarage tragen, wo das Auto auf einen Fingerdruck mit der Fernbedienung schon blinkend grüßt. Dann schiebt er den Automatikhebel seines Wagens auf *Drive* und schießt ganz sportlich dem Garagentor entgegen, das sich wie von Geisterhand öffnet, so daß er gottlob sein Fahrzeug auch gar nicht mehr verlassen muß. Draußen wird noch die Klimaanlage eingeschaltet, um nicht ins Schwitzen zu kommen, und dann geht es flott nach Hause.

Eine «richtige» Garage zum schicken Eigenheim wird heute ebenfalls fernbedient, die Türe automatisch geöffnet – gar nicht zu reden von der Fußbodenheizung und andern kleinen Annehmlichkeiten. Immerhin, niemand nimmt einem die letzten paar Schritte zum Fernseher ab, und man bewältigt sie im Laufschritt, will man nicht den ersten Teil der Fußballübertragung versäumen. Als Sportfan ist man sich das schließlich schuldig! Und nicht genug damit: Einmal wöchentlich, wenn sich die Kumpels am Sonntagnachmittag zum «Altherrenkick» treffen, wird der Körper so richtig in Rotation versetzt.

Unter diesen Lebensumständen eine ausgeglichene Energiebilanz zu erreichen – wie soll das gehen? Das ganze Bestreben der Industrie geht dahin, noch mehr menschliche Arbeitskraft zu ersetzen, noch mehr zu automatisieren und zu computerisieren. Auch die Arbeitnehmer wünschen sich, noch mehr Tätigkeiten ganz bequem im Sitzen erledigen zu können. Wie stolz sind doch die Männer auf ihre Spielzeuge zu Hause, all die Geräte mit Fernbedienung – nach dem Fernseher und der Videokiste nun auch die Stereoanlage, das Licht, das Garagentor. Und die Frauen schwärmen für ihre Moulinex und ihre Siemens-Lady, die ihnen allen Krafteinsatz abnehmen und das Leben versüßen.

Was soll also das ganze Lamentieren? Wenn wir es ernst meinen mit der Bekämpfung der «Epidemie» Übergewicht, müssen wir unsere Bequemlichkeit überdenken und unsere gesamte Umwelt, Arbeits- wie Freizeitbereich, radikal verändern. Doch nein, statt dessen werden Milliardenbeträge investiert, um das außer Rand und Band geratene Energiegleichgewicht des Organismus mit kalorien- bzw. fettreduzierterem Light-, Novel- und Designerfood in den Griff zu bekommen! Doch unsere Autoregulation, unser ureigenster Überlebenstrieb, wird dies nicht zulassen. Wir verfügen nicht über das genetische Programm, das uns erlauben würde, über längere Zeit mit so wenig Nahrung zufrieden zu sein, wie es nötig wäre, um dem heutigen niedrigen Energiebedarf zu entsprechen. Man kann davon ausgehen, daß der Körper über sehr sensible Fühler verfügt, die die Versorgung mit Nährstoffen und Energie genauestens registrieren. Warum scheitern denn die Versuche mit «Light-Produkten» auf Dauer? Weil der Körper wie von fremder Hand gesteuert die fehlende Energie wie auch die fehlenden Nährstoffe durch vermehrtes Essen kompensiert. Man darf vermuten, daß im Körper eine «Mindestmengenautomatik» ihren Dienst tut, die ihn durch Hunger und Appetit zur Nahrungsbeschaffung antreibt. Das wird ihm bei Spottpreisen an jedem Ort und 24 Stunden am Tag auch noch besonders leicht gemacht. Auf welchen Kalorien- bzw. Nährstoffbereich das instinktiv geregelte Minimum der Nahrungsbeschaffung jeweils eingestellt ist, weiß heute niemand genau, aber unter 2000 Kilokalorien am Tag dürfte es bei einem Erwachsenen kaum liegen.

Das energetische Ungleichgewicht in unserer Umwelt wird sich mit Sicherheit nur dadurch beseitigen lassen, daß man das Schwergewicht der Bemühungen nicht auf die autonome Sphäre legt, sondern auf jene, die mit ein klein wenig Verstand und etwas Willen geregelt werden kann – die Bewegungsaktivität. Hier sind nun unsere Politiker dringend gefordert. Diese klugen Köpfe müßten sich mit Industriekapitänen zusammensetzen und neue menschenkonforme Konzepte für den Haus- und Städtebau sowie für die Arbeitswelt erarbeiten. Vielleicht könnten dann Architekten in Zukunft wieder Gebäude errichten, deren einzelne Etagen mit Muskelkraft erreichbar sind. Aufzüge und Rolltreppen würden für Bedürftige freigehalten und wären dann nur noch mit Sondergenehmigung zugänglich.

Wenn wir nicht bald unsere Muskeln und Gliedmaßen wieder stärker einsetzen, einsetzen müssen, werden sie wohl bald «weggemendelt» sein. Dann bleiben vielleicht nur noch rudimentäre Stummel übrig, wohl geschickt genug, um die wichtigsten Fernbedienungselemente zu drücken. Professor Völker von der Universität Münster drückte das einmal treffend so aus: «Der Mensch als Bewegungswesen mit nervaler Steuerung ist nicht mehr. Wir sind zu einem Kopfwesen mit körperlichem Anhang geworden, wobei der Körper im wesentlichen dazu dient, den Kopf dorthin zu bringen, wo er gebraucht wird.»[40]

Auch der einzelne ist natürlich gefordert. Jede und jeder kann versuchen, im Rahmen des Möglichen so viel Energie wie möglich zu «verschwenden». Es ist zwar auch nicht gerade in der Natur des Mannes einprogrammiert, täglich fünf Kilometer freiwillig zu laufen, wenn Futter, Frau und Fernseher in Reichweite sind, doch kann man lernen, an der Bewegung Spaß zu bekommen.

Interessant, aber auch niederschmetternd ist in diesem Zusammenhang das Bestreben der deutschen Kultusminister, den Schulsport weiter einzuschränken.

Stillzusitzen und nicht durch Unruhe aufzufallen ist heute die erste Kindespflicht. Wo sollen die Kinder eigentlich erfahren, welche verschiedenen Bewegungsformen es gibt und welche dem einzelnen die größte Freude bereitet, wenn nicht an der Schule? Vielleicht zu Hause vor dem Bildschirm, denn Fernsehen ist inzwischen mit großem Abstand zur wichtigsten Freizeitbeschäftigung geworden. Die vielen geistreichen Computerspiele und die Spielwiese «Internet» faszinieren unsere Kleinen noch zusätzlich. Wenn Kids überhaupt noch Sport betreiben, sind es vermehrt solche ganz «coolen» Sportarten, die später im Erwachsenenalter kaum mehr besondere Freude machen dürften. Oder werden Sie dann mit 55 begeistert auf dem Skateboard Sprünge über Treppen einüben? Nur in der Schule kann man all jene Sportarten kennenlernen, die man später vielleicht bis ins hohe Alter passioniert betreiben kann.

Was könnte man alles in seiner Freizeit anstellen, gäbe es den Fernseher nicht! Viele Menschen sitzen täglich vier Stunden vor der Glotze und an Wochenenden und Feiertagen auch mal acht – allen voran die Kinder. Die Mütter setzen den lähmenden Effekt sogar ganz gezielt ein: Lärmende und quengelnde Bälger lassen sich vor der Flimmerkiste bestens stillegen. Außerdem sind sie dort sicher geparkt, solange man selbst etwas Besseres zu tun hat, als sich mit ihnen abzugeben. Am besten stellt man dem Nachwuchs gleich das eigene Gerät ins Kinderzimmer, dann vermeidet man den üblichen Familienstreit, wenn Vater von der Arbeit kommt und «ran» an die Glotze möchte. Auch die drohende Kommunikation mit anderen Familienmitgliedern erübrigt sich so oder kann auf ein Minimalmaß reduziert werden.

Nicht das Essen, sondern mangelnde körperliche Aktivität ist in zahlreichen wissenschaftlichen Untersuchungen übereinstimmend als der wichtigste Risikofaktor für Übergewicht festgestellt worden. Und Fernsehen ist die wichtigste Ursache für unsere Bewegungsarmut in der Freizeit.[41–52] Zwischen Fernsehen und Übergewicht läßt sich eine direkte Beziehung hinsichtlich Dosis und Wirkung nachweisen, und die Effekte sind schlicht als dramatisch zu bezeichnen: So zeigt beispielsweise eine der größten Studien, daß Übergewicht fünfmal so häufig bei Kindern vorkommt, die am Tag mehr als fünf Stunden fernsehen als bei solchen, die keine oder nur wenig Zeit im Pantoffelkino verbringen. Das Risiko, von einem schlanken zu einem übergewichtigen Kind zu mutieren, ist bei einer täglichen TV-Dosis von mehr als fünf Stunden achtmal so hoch als bei weitgehender Fernsehabstinenz. Diese Studie läßt den Schluß zu, daß sich das Übergewicht bei diesen Kindern zu über sechzig Prozent aus ihrem exzessiven Fernsehkonsum erklärt.[47]

Eine wirklich zündende Idee hatte die Medizinerin Catherine De Angelis: Sie fordert Fernsehgeräte, die ihren Strom über Generatoren erhalten, die von Muskelkraft betrieben werden.[47] Ihr *SONYs, LOEWEs, NOKIAs, THOMP-*

SONs, GENERAL ELECTRICs und wie ihr alle heißt, nun ist eure Verantwortung gefragt! Wenn Ihr schon Hauptschuldige an der Epidemie «Übergewicht» seid, dann baut endlich Fernsehgeräte, die nur im Ausnahmefall mit Strom vom Netz versorgt werden können, hingegen mit Hilfe von Akkus oder Decodern, die erst aufgeladen werden müssen. Kinder, stellt euch vor, ihr dürft so lange fernsehen, wie Ihr nur wollt! Ihr müßt einfach vorher oder auch zwischendrin auf der Tret- bzw. auf der Laufeinheit eures digitalen «Energy-TVs» Strom in die Akkus pumpen – für jede Stunde Fernsehen zweihundert, dreihundert, vierhundert, wenn ihr wollt, Kinder, auch fünfhundert Kilokalorien, ganz eurem Alter und Gewicht entsprechend. Bill Gates wird garantiert umgehend die entsprechende Software dazu auf den Markt werfen.

Eine hilfreiche Alternative, gerade auch für etwas ältere Personen, wäre sicherlich auch das «Pay-TV». Aber richtig teuer sollte es sein – damit sich alle Beteiligten dreimal überlegen, ob sie stundenlang wild zappend vor dem Flimmerkasten hängen bleiben oder nicht doch lieber einen Spaziergang ins Auge fassen!

Man stelle sich vor, *ADIDAS, BENNETTON, BOGNER, NIKE, PUMA, REEBOK* und wie sie alle heißen, dazu noch *DUNLOP, HEAD, PRINCE, VÖLKL, WILSON* und *YAMAHA,* die geballte Sportindustrie würde diesen neuen Trend entdecken, ihre «Kreativabteilungen» daran anbinden, Milliarden ins Marketing investieren und mit ganz supercoolen, schlanken Kids dafür werben. Welche Freude an Essen und Trinken könnten wir dann wieder entwickeln, Speisen und Getränke reichlich und genußvoll auskosten. Täglich dreißig Minuten wirklich nach Leibeskräften strampeln oder, wer mag, auch die volle Stunde etwas gemächlicher. Übergewicht und folglich auch Diäten gehörten der Vergangenheit an. Was könnten wir an Kosten einsparen: keine Zeitschriften und Bücher mehr mit nutzlosen Ernährungsregeln, keine Werbung mehr für Fomula-Diäten! Und die Industrie könnte die mit unserem Geld gehätschelten Ernährungs- und Abspeckpäpste endlich in Pension schicken.

Das eingesparte Geld ließe sich doch für weit Sinnvolleres ausgeben, etwa für den Bau von Schulen, für die Bezahlung von Sportlehrern, für die Ausstattung aller Wohnviertel mit Freizeit- und Sportplätzen, natürlich mit ausgebildeten Betreuern und mit Flutlicht, für einladend ausgestattete Schwimmhallen und Fahrradwege, für die Europäische Union, damit sie die Bauern für ihre reduzierte Produktion entschädigt und den Transport von überschüssigen Nahrungsmitteln in die Hungergebiete der Welt finanzieren kann, für teuer produzierte Nahrungsmittel, die nicht durch Größe und Form, sondern durch Geschmack und Konsistenz überzeugen, und für vieles anders, für . . . für . . . für . . .

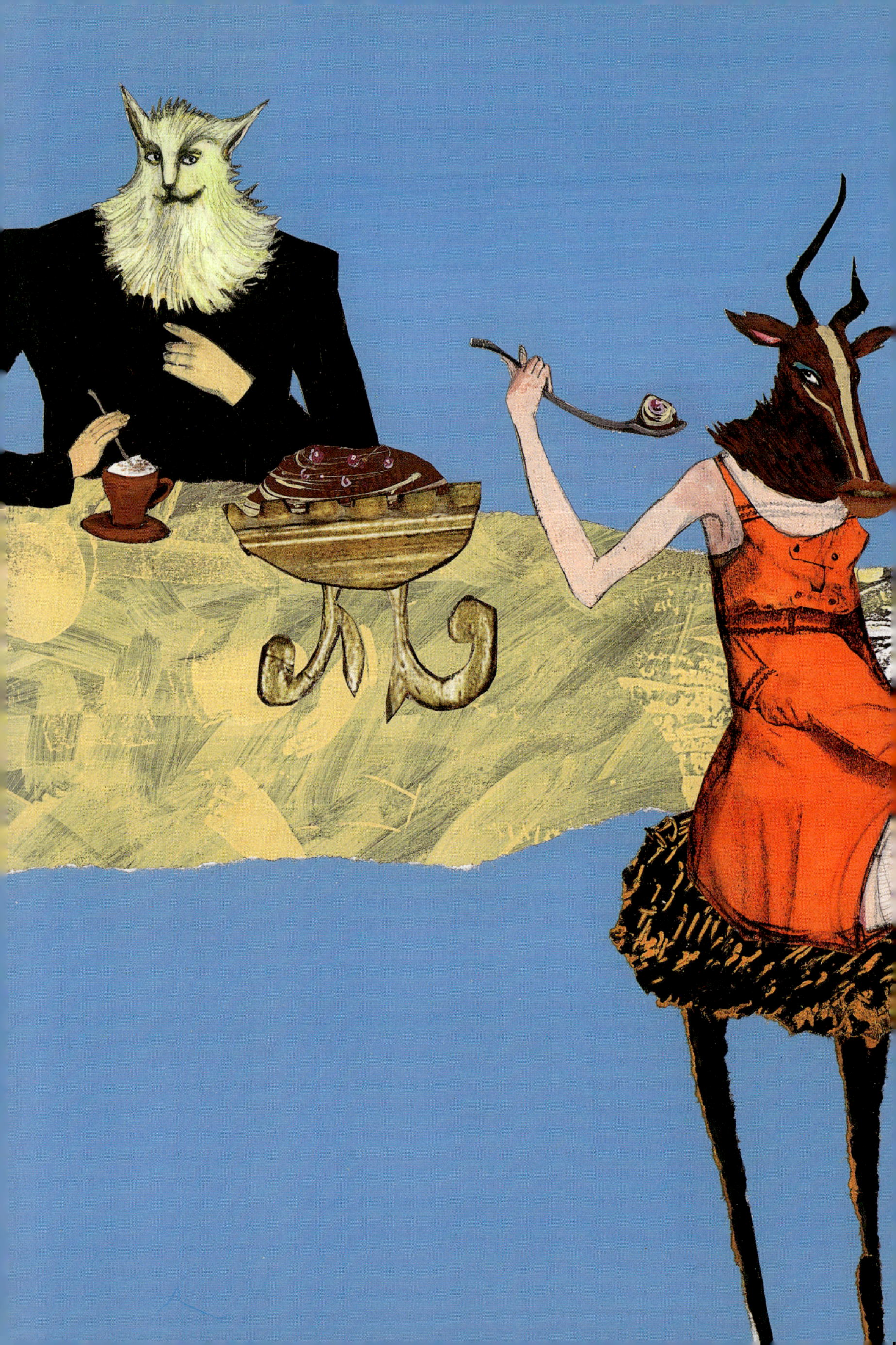

KAPITEL 21

Das Geheimnis der Schlanken

Während die Ernährungswissenschaft trotz jahrzehntelanger größter Anstrengungen den Millionen von Ratsuchenden die brennende Frage nicht beantworten konnte, *wie* man abnimmt, hat sie uns wenigstens die Gewißheit verschafft, daß man unter «menschlichen» Bedingungen, das heißt ohne erzwungenen Nahrungsentzug, schlicht und einfach nicht abnehmen *kann.* Die Erklärung hierfür ist einfach und biologisch plausibel: Effektiv abnehmen zu können war während der letzten Jahrhunderttausende kein Überlebensvorteil![1]

Entsprechend werden ein paar Millenarien nötig sein, um unsere Gene neu zu programmieren. Aber wer weiß, ob es dann noch genügend zu essen gibt und ob uns dann die mühsam «ermendelte» Fähigkeit zum Abnehmen zum Vorteil gereichen wird?

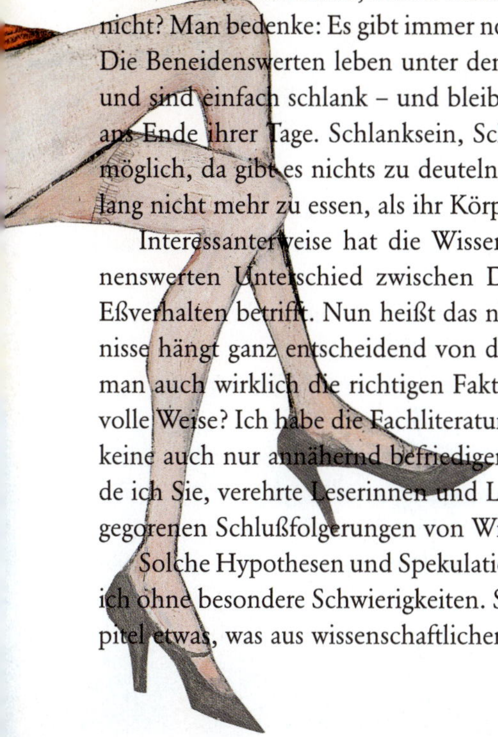

Das Beste ist deshalb, immer schlank zu bleiben. Ein ganz einfaches Rezept, nicht? Man bedenke: Es gibt immer noch Millionen Schlanke mitten unter uns. Die Beneidenswerten leben unter den gleichen widrigen Umweltbedingungen und sind einfach schlank – und bleiben es unverschämterweise auch noch bis ans Ende ihrer Tage. Schlanksein, Schlankbleiben ist also ganz offensichtlich möglich, da gibt es nichts zu deuteln. Aber wie schaffen *die* es nur, ein Leben lang nicht mehr zu essen, als ihr Körper benötigt?

Interessanterweise hat die Wissenschaft bisher immer noch keinen nennenswerten Unterschied zwischen Dicken und Dünnen gefunden, was ihr Eßverhalten betrifft. Nun heißt das nicht viel, denn das Ausmaß der Erkenntnisse hängt ganz entscheidend von der Qualität der Untersuchungen ab. Hat man auch wirklich die richtigen Faktoren gemessen und noch dazu auf sinnvolle Weise? Ich habe die Fachliteratur zu dieser Fragestellung durchforstet und keine auch nur annähernd befriedigenden Antworten gefunden. Deshalb werde ich Sie, verehrte Leserinnen und Leser, gar nicht erst mit voreiligen, unausgegorenen Schlußfolgerungen von Wissenschaftlern belästigen.

Solche Hypothesen und Spekulationen in die Welt setzen – das könnte auch ich ohne besondere Schwierigkeiten. Statt dessen erlaube ich mir in diesem Kapitel etwas, was aus wissenschaftlicher Sicht nahezu unakzeptabel ist: Statt die völlig unzulänglichen wissenschaftlichen Arbeiten zu zitieren oder zu referieren, werde ich Ihnen einfach meine persönlichen Beobachtungen und Erfahrungen aus dem Alltag und aus meinem Umfeld mitteilen.

Der Ausgangspunkt meiner Überlegung ist einfach. Ich habe nie so recht begriffen, warum man ständig auf den Dicken herumreitet, sie durchleuchtet und analysiert, ihr Fehlverhalten aufdeckt und dokumentiert. Seltsamerweise forscht die ganze Welt immer danach, was Übergewichtige falsch machen, was sie nicht tun sollten und was man ihnen beibringen muß, damit sie es besser machen. Da stimmt doch etwas nicht – man studiert doch eindeutig die falschen Personen! Warum sieht man sich nicht ganz einfach an, wie sich Schlanke verhalten? Irgend etwas scheinen sie ja offensichtlich genau richtig zu machen.

Es macht wahrscheinlich wenig Sinn, bei den «Toten Hosen» Gesangsunterricht zu nehmen, wenn man Kammersänger werden möchte. Oder welcher Tellerwäscher nimmt die Lebensbedingungen der Armen unter die Lupe, wenn er eines Tages Rockefeller sein möchte? Darf ich davon ausgehen, daß Sie meine Sichtweise teilen, geschätzter Leser, geschätzte Leserin?

Dementsprechend sollte man die Dicken in Ruhe lassen und die Schlanken studieren. Nehmen wir uns doch deren Verhalten zum Vorbild! Allerdings darf «schlank» nicht mit «schlank» verwechselt werden. Man kann meines Erachtens zwei grundsätzlich unterschiedliche Typen von Schlanken unterscheiden: die «Natürlich-Schlanken» und die «Kontrolliert-Schlanken». Erstere sind und bleiben schlank ohne Nachdenken, ohne Mühe, ohne Entsagung, ohne Kalorien- und ohne Fettzählerei. Diese Naturtalente leben sozusagen «diätlos glücklich». Im Gegensatz zu ihnen arbeiten die «künstlich Schlanken» wirklich hart an sich und an ihrer Linie. Es sind überwiegend «dünne Dicke», die es nur mit verschärftem Hungern, größter Disziplin und Selbstbeherrschung zum Schlanksein bringen. Sie kontrollieren ihr Verhalten und werden davon 24 Stunden am Tag gedanklich in Trab gehalten. Sie leben von Grünzeug und Evian-Wasser, zählen auch noch diese spärlichen Kalorien einzeln, wiegen sich nach dem Aufstehen, vor und nach dem Joggen. Sie verfallen über jedes Joule ins Grübeln, pflegen eine klare Einteilung in «gesunde» und «ungesunde» bzw. «dickmachende» Nahrungsmittel und verabscheuen disziplinlose Esser.

Sicher kennen auch Sie, sehr geehrte Leserinnen und Leser, solche Zeitgenossen. Ist es nicht ein wahrer Genuß, sie um sich zu haben, mit ihnen zum Essen zu gehen? Jede Bestellungen wird mit einem Kommentar bedacht, im Stil: «Weißt du eigentlich, wieviel Fett in dieser Roquefortsauce steckt?» Oder beim Ordern der Nachspeise: «Da sind so viele Kalorien drin, wie du sie den ganzen Tag nicht verbrauchen kannst!» Wie angenehm doch der spitze Unterton dieser liebenswerten Tischgenossen in unseren Ohren widerhallt! Ein gewisser Fanatismus scheint unumgänglich zu sein, um das Leben auf diese aufreibende Weise durchstehen zu können. Möchten Sie nicht tauschen mit diesen wandelnden Zeigefingern, diesen Verkörperungen von «superschlank» und «superschlau»?

Ich persönlich meine, wir sollten uns weniger für solche halbe Sachen interessieren und uns besser nach der Vollendung strecken: Vollendet schlank sind nun einmal nur diese unvergleichlichen Wesen, die alles von Herzen genießen und einfach auf diese Art schlank bleiben, ohne überhaupt zu wissen warum. Das sind die Vorbilder, denen ich nacheifern möchte. Vielleicht ergeht es Ihnen ähnlich. Lassen Sie uns also die Dicken und die krampfhaft Schlanken einen Moment vergessen.

«Natürlich Schlanke» sind ganz einfach identifizierbar, denn sie verraten sich beim geselligen Beisammensein sofort. Bieten Sie Ihren Gästen doch einfach eine sündhafte Leckereien an: köstlich duftende Pralinen etwa, ein Stückchen üppige Sahnetorte oder, wenn der Anlaß es zuläßt, etwas Deftiges, Fettglänzendes oder mit Käse Überbackenes. Die eine Kategorie schlanker Eingeladener wird bestimmt einen kaloriengeschwängerten Kommentar abgeben, während die andere beherzt zugreift oder mit dem Hinweis auf gerade mangelnden Appetit freundlich dankend und ohne Verärgerung ablehnt. Oder schauen Sie sich bei Schlanken in der Küche um: Magerjoghurt, viele Kräuter und Knäckebrot bei den einen, angebrochene Schokoladentafeln, Schachteln mit Nüssen, Sahnejoghurts bei den andern: der reinste Sündenpfuhl!

Gehen Sie doch einmal mit Natürlich-Schlanken zum Dinner. Da könnte man als mit dem Schicksal hadernder «Angedickter» von einer Depression in die andere fallen. Wie oft habe ich es erlebt, daß ein Schlanker, der nicht im geringsten mit Diät und Abnehmen in Verbindung gebracht werden kann, nach einer ausführlichem Durchsicht der mit den Namen von mundwässernden Delikatessen bedruckten Karte lässig bemerkt, daß er «irgendwie» jetzt gerade keinen Hunger verspüre. Und wenn Sie entgegnen: «Du bist aber von mir eingeladen. Laß dir doch wenigstens einen schönen Salat kommen!» – kümmert ihn diese Geste möglicherweise nicht die Bohne.

Oder es kommt vor, daß man sich mit einem solchen Natürlich-Schlanken von der Vorspeise über die Zwischengerichte bis zum Hauptgang vorkämpft. Während man selbst schon völlig gerädert ist und mit einiger Anstrengung gerade noch an einen Espresso und ans eigene Bett denken kann, verkündet die Dame oder der Herr unserer Begleitung mit vergnügtem Lächeln in den Augen: «Ich glaube, ich brauche jetzt etwas Süßes, eine kleine Nachspeise». Ungläubig mustert man den Gast, der wenig später genüßlich in seiner Creme rührt, mit geschlossenen Augen die zarten Empfinden auf Zunge und Gaumen auskostet und dazu gutturale Laute des Genießens von sich gibt. Die Schale wird ganz langsam geleert, Löffel um Löffel verschwinden die süßen Kalorienpakete. Je weiter der sahnige Inhalt zur Neige geht, desto langsamer werden die Portionen zum Mund geführt. «Schmeckt es dir nicht mehr?» fragt man vielleicht, im Zustand leichter Entnervung. «Doch, doch – ich möchte nur noch das letzte Bißchen genießen.»

Eine bodenlose Frechheit, eine zum Himmel schreiende Ungerechtigkeit! Und jetzt fragen Sie ihn oder sie doch einmal, wieviele Kalorien er bei seinem Gelage gerade verdrückt zu haben glaubt. «Kalorien?» wird die Antwort lauten. «Keine Ahnung, es werden schon ein paar drin sein». Es ist ein Phänomen, aber niemand weiß so wenig über Kalorien und Nährstoffe Bescheid wie Natürlich-Schlanke. Solche Nebensächlichkeiten tangieren sie einfach nicht.

Aber auch auf das völlige Gegenteil sollten Sie gefaßt sein. Sie sitzen mit Ihrem schlanken Gast bei Tisch und palavern, nachdem Sie kräftig bestellt haben. Die Stimmung ist bestens, das Ambiente einladend, der Wein süffig und das Essen fast göttlich – so, wie es in meinem geliebten *Dal Vecio* in München immer der Fall ist. Nach einer dampfenden Pasta und einem kleinen grünen Salat fiebern Sie dem Höhepunkt entgegen: ein edler Fisch, taufrisch vom Markt, in einen dicken Salzmantel gehüllt. Das Wasser läuft Ihnen im Mund zusammen, während der Kellner das Prachtstück präsentiert und es vor Ihren Augen flink und nach allen Regeln der Kunst filetiert. Ihr Gast erhält natürlich das erste Stück, dann sind Sie selbst an der Reihe. Sie konzentrieren sich auf das zarte, aber dennoch feste Fleisch und den feinen frischen Geschmack. Erst nach einigen Bissen fällt Ihnen auf, daß Ihr Gegenüber etwas ratlos auf dem Teller herumstochert. «Schmeckt es dir etwa nicht?» fragen Sie besorgt. «Doch doch, es ist köstlich, perfekt zubereitet . . . Aber ich habe einfach keinen Hunger mehr. Bist du mir böse, wenn ich den Teller so stehen lasse?» Natürlich sind Sie böse, bei *dem* Preis. Klar, daß Sie sich nichts anmerken lassen.

Natürlich-Schlanke sind für Dicke Wesen von einem anderen Planeten. Sie essen alles, treten auch bei den größten Kalorienbomben keinen einzigen Schritt zur Seite, machen eigentlich alles «falsch» und bleiben ihrer Schlankheit unangefochten treu.

Ist das wirklich so ungerecht? Beobachten Sie diese wandelnden Vorbilder doch etwas genauer. Sie werden einige ganz typische Verhaltensweisen bei ihnen feststellen, die diese vermeintliche Ungerechtigkeit erklären: Natürlich-Schlanke wissen nichts von «gesunder Ernährung». Es interessiert sie nicht, was in den Speisen enthalten ist, sondern wie es schmeckt. Begriffe wie «Fettaugen» oder «Cholesteringehalt» müßten sie erst einmal im Fremdwörterlexikon nachschlagen. Sie besitzen eine angeborene Anti-Diät-Mentalität. Natürlich-Schlanke essen zuckersüße Candybars und manchmal auch amerikanischen Fast food mit der gleichen Begeisterung wie mit knackigem Salat gefüllte Schüsseln, süße Sahnetorten wie fette Würste, Knäckebrot wie geräucherten Aal. Das einzige, was bei ihnen zählt, ist die Frage, ob sie *darauf* gerade *Lust* haben.

«Dicke auf Diät» und «Kontrolliert-Dünne» fragen sich dagegen immer, wie viele Kalorien in etwas Eßbarem steckt. Sie wissen alles über «gesundes und schlankes» Essen. Sie vermeiden «Dickmacher», solange sie können, und bevorzugen das ihnen «Erlaubte». Sie werden möglicherweise auch noch ungefragt darüber Auskunft geben, wieviele Kilometer «Walking» dem gerade aufgetragenen Essen kalorisch entsprächen.

Natürlich-Schlanke besitzen die Fähigkeit, beim besten Essen von einer Sekunde zur anderen aufzuhören, wenn sie sich gesättigt fühlen. Da können die erlesensten und teuersten Spezialitäten der Welt vor ihren Augen aufgetischt werden – sie rühren nichts mehr davon an. Bei eintretender Sättigung interessiert sie das Essen einfach nicht mehr – Punkt, aus.

Dicke und Diätfreaks haben größte Schwierigkeiten, mit dem Essen aufzuhören, so lange noch etwas auf ihrem Teller liegt und an ihren Gaumen appelliert. Nicht die Sättigung bestimmt des Ende des Mahls, sondern die Frage, ob sie es sich leisten können, etwas einfach liegen zu lassen. Verhungern nicht immer gerade einige Kinder irgendwo auf der Welt? Wie soll man da Essen wegwerfen können? Besser schlagen wir uns doch den runden Bauch noch voller . . .

Natürlich-Schlanke können stundenlang nicht ans Essen denken. Das Thema ist für sie völlig uninteressant, völlig unbedeutend, solange sie keinen Hunger verspüren. Erst wenn ihr Magen sich unüberhörbar meldet, freuen sie sich auf das Essen und beginnen zu überlegen, worauf sie denn gerade Appetit haben. Dann essen sie genau das und nichts anderes. Ist etwas Erwünschtes nicht greifbar, so essen sie lieber gar nichts.

Dicke Diätfreaks dagegen denken den ganzen Tag ans Essen. Die einzige Zeit, zu der ihnen nicht Speisen und Getränke vor dem geistigen Auge vorbeidefilieren, ist der Schlaf oder die Phase, wenn sie nach einem Freßanfall halb ohnmächtig darniederliegen.

Natürlich-Schlanke essen grundsätzlich nur, wenn sie Hunger haben. Es würde ihnen im Traum nicht einfallen, sich Nahrungsmittel einzuverleiben, nur weil sie sich gerade langweilen oder weil sie sich geärgert haben oder weil sie sich unsicher, einsam oder unwohl fühlen. Wenn Natürlich-Schlanke von Sorgen geplagt werden, essen sie besonders wenig. Schlanke belohnen sich auch nicht mit Speisen. Sie vermischen nicht Essen mit Emotionen, versuchen nicht, anstehende Probleme mit Essen aus der Welt zu schaffen. Gefühle sind für sie eine Sache, Essen eine andere.

Dicke wie Diätfreaks hingegen essen meistens dann, wenn die «Essenszeit» eingeläutet wird. Die häufige Ausnahme tritt dann in Kraft, wenn sie mit ihren Problemen nicht fertig werden, sich einsam fühlen oder gereizt sind. Dann essen sie zu jeder Tages- und Nachtzeit, bei Sorgen und Nöten besonders viel.

Und wenn sie etwas besonders gut gemacht haben, dann «gönnen» sie sich dafür auch etwas «Besonderes».

Natürlich-Schlanke kosten ihr Essen aus. Sie essen langsam. Sie legen Gabel und Messer zwischen den Happen ab und saugen das Ambiente in sich auf. Sie kauen und testen mit Zunge und Gaumen bedächtig jeden Bissen und führen erst mit leerem Mund das Gespräch mit dem Tischpartner fort. Da ihnen ein schlechtes Gewissen oder das Errechnen von Kalorien fern liegt, genießen sie das, was sie in dieser Minute am meisten befriedigt, und konzentrieren sich ganz auf die Entfaltung der Aromen und der Geschmacksnuancen.

Dicke und Diätfreaks dagegen haben eine «Eßmaschine» anstelle von Armen und Händen, die nonstop alles so schnell in ihre Mundöffnung hineinschaufelt, daß sie von der Entfaltung des Geschmackes und der Aromen gar nichts mitbekommen können.

Natürlich-Schlanke hören einfach mit dem Essen auf, wenn sie keinen Hunger mehr haben. Sie kennen auch nicht die Sorge, «vorausessen» zu müssen, weil man in den nachfolgenden Stunden möglicherweise nichts auf den Teller bekommen könnte. Sie vertrauen ganz darauf, daß sie nicht verhungern und rechtzeitig etwas Anständiges zu essen bekommen.

Dicke und Diätfreaks hingegen tun sich schwer, mit dem Essen aufzuhören, solange noch ein Bissen auf dem Teller liegt. Und während sie vor sich hinmampfen, denken sie schon an die nächste Mahlzeit und überlegen, wie viele Stunden es bis dahin noch sind und ob sie in der Zwischenzeit nicht schon wieder Hunger bekommen könnten. Wenn Dicke befürchten, daß es einige Stunden nichts zu essen geben wird, bricht bei ihnen die Nervosität aus, und sie essen lieber «vor».

Natürlich-Schlanken würde es niemals einfallen, heimlich zu essen, so daß andere nichts davon mitbekommen. Im Gegenteil, sie schätzen es besonders, ihr Mahl im Kreise von nahestehenden Menschen einzunehmen. Dicke und Diätfreaks dagegen essen oft heimlich und schämen sich, wenn sie beim Essen ertappt werden.

Die Natürlich-Schlanken essen ganz wie kleine Kinder oder auch wie Tiere in der freien Wildbahn. Für sie gibt es kein «gesundes» und kein «ungesundes» Essen, keine Dick- und keine Schlankmacher. Für sie ist Essen Lust, eine äußerst angenehme Notwendigkeit, die man zur rechten Zeit voll auskosten kann – mehr nicht. Und wenn der Hunger gestillt ist, ist die Lust entlassen. Kleine Kinder und Tiere haben ihren natürlichen Hunger- und Sättigungsmechanismus noch nicht verloren: Selig, wer noch nie etwas aus der «Ernährungslehre» gehört hat.

Kennen Sie, verehrte Leserinnen und Leser, zum Beispiel den dicken Hugo? Er hat gerade Heißhunger auf etwas Süßes, genauer gesagt einen Wahnsinnsappetit auf Schokolade. Aber seine gestrenge Ehefrau hat ihn inzwischen schon zu einem ganz ernährungsbewußten Menschen erzogen. Diese kleine Portion Schokolade, die er sich jetzt bestens in seiner Mundhöhle schmelzend vorstellen kann, würde ihm wahrscheinlich zwischen 150 und 200 Kilokalorien liefern. Das ist eindeutig zu viel, weil Hugo nämlich heute den ganzen Tag über gehungert und die 1000-Kilokalorien-Grenze noch nicht überschritten hat. ‹Das würde jetzt alles wieder kaputt machen›, denkt er, ‹die ganze Qual wäre umsonst gewesen.»

Was tun? Sein Ernährungsgewissen meldet sich dienstfertig im Einsatz gegen die unstatthafte Schokolust: ‹Hugo – im Kühlfach liegt doch noch ein Beutel mit frischen Karotten. Die sind gesund, ballaststoff- und vitaminreich. Sie sind praktisch kalorienfrei. Statt dieses ungesunde Stück Schokolade zu schlecken, kannst du dich mit zwanzig Karotten satt essen! Hugo – werde doch nicht wieder schwach!›

Darauf verdrückt der geplagte Mann mit angesäuertem Gesicht seine Karotten, eine nach der anderen. Mit der Zeit überkommt ihn eine immer krasser werdende Abneigung gegen das Kaninchenfutter. Er verspürt ein unangenehmes Völlegefühl, Bauchzwicken stellt sich ein. Gesättigt plumpst er auf seinen Fernsehsessel. Und schon kreisen seine Gedanken erneut um die Schokolade. ‹Was soll das?› denkt er sich. ‹Ich bin wirklich satt. Warum hört die Versuchung denn nicht auf?› Ein merkwürdiges Gefühl – so voll und doch so leer! Nein, nicht leer – unbefriedigt, ja, voll und ganz unbefriedigt ist er!

Nach einer Weile steht er auf und tigert unruhig zwischen Wohnzimmer und Küche hin und her, her und hin. Kühlschranktür auf, Kühlschranktür zu – nichts Passendes entdeckt. Wieder ins Wohnzimmer – Anrichte auf: Wo sind die Pralinen? Nichts zu sehen! Anrichte zu. ‹Wird Hilde wohl wieder versteckt haben?› Ganz entschieden fehlt ihm etwas: Entzug, ja das zehrende Gefühl eines Entzugs macht sich breit. ‹Das ist ja lächerlich›, denkt er ärgerlich. Aber der Gedanke an die verflixte Schokolade kreist weiter in seinen Hirnzellen. Es macht ihn wahnsinnig . . . Hinein in die Küche, den Kühlschrank auf: ‹Was könnte ich bloß noch essen?› Der Hunger ist ihm schon bei der zehnten Karotte vergangen, aber er spürt «Gusto» – dieses unglaubliche Gelüst, das ihn nicht losläßt. Unser Hugo ist der Freßlust unkontrollierbar, hilflos ausgeliefert: ‹Jetzt ein Stück Schokolade!› An etwas anderes kann er gar nicht mehr denken.

Wenn er jetzt ein Stück Schoko in dem nur allzu leicht zugänglichen Versteck seiner ehelichen Hälfte ortet, wird er alle Hemmungen über Bord werfen und sich mit Heißhunger über den Riegel hermachen. Dann wird er glatt die süßen Kalorien zu den vorangegangenen hinzupacken. Welch ein Wahnsinn: diese Kasteiung, diese rigiden Kontrollversuche! Nie ist man anfälliger für die «Sünde». Je unbarmherziger etwas verboten ist, desto drängender wird es zum

Gegenstand der Begierde. Seit den Zeiten von Adam und Eva haben wir es nicht zu größerer Reife gebracht!

Doch Objekte von höchster Anziehung sind auch wieder mit Leichtigkeit zu entzaubern, wenn man sie zur Alltäglichkeit degradiert. Nur wer sich seine Begierde nach Süßigkeiten ständig versagt, wird sie zu göttlichen Erscheinungen hochstilisieren und darbend verehren.

Wenn Sie, verehrte Leserinnen und Leser, so essen wollen wie Natürlich-Schlanke, müssen Sie nicht Ihre Ernährung «umstellen», sondern Ihr Denken und Ihr Fühlen. Schütteln Sie Ihre Diätmentalität ab und lernen Sie statt dessen, das Essen wieder zu genießen. Räumen Sie alles aus ihrem Kopf, was Sie jemals über «gesunde» und «schlankmachende» Ernährung gehört haben. Lassen Sie sich statt dessen darauf ein, daß Sie von nun an immer die Freiheit haben, alles zu essen, was Sie wollen. Aber kontrollieren Sie immer ganz stringent, *wieviel* Sie essen! Dazu müssen Sie Ihr Hunger- und Sättigungsgefühl freischaufeln und es nicht von anderen Signalen der Umwelt übertünchen lassen. Hören Sie mit dem Essen auf, wenn Sie Sättigung spüren. Und essen Sie nur, wenn Sie wirklich Hunger haben. Das ist sicher leichter gesagt als getan in unserer reizüberfluteten Zeit. Aber wenn Sie es fertigbringen, dieses angeborene, natürliche Eßverhalten wiederzuentdecken, werden Sie «diätlos glücklich», aber nicht dicker sein!

Bei einem kürzlichen Besuch bei Freunden in den USA entdeckte ich zu meiner größten Verblüffung ein brillant geschriebenes Büchlein mit dem Titel *Diets still don't work*[2] – «Diäten funktionieren immer noch nicht!» Mit größtem Interesse blätterte ich in dem Paperback, hatte ich doch mein Manuskript zu *Diätlos glücklich* schon eine ganze Weile an meinen Verlag abgeliefert. Da stand nun schwarz auf weiß zu lesen, was ich in Jahren der heimlichen Observierung von Schlanken mühevoll entdeckt hatte. ‹Da hat jemand Tausende von Kilometern entfernt die gleichen Gedankengänge aufnotiert›, dachte ich erstaunt. Ich fühlte mich, als wäre jemand in mein Oberstübchen eingebrochen und hätte bei der Gelegenheit die Daten meiner Festplatte kopiert, sozusagen ein «Diätgate».

Ich habe Bob Schwartz, den Autor dieses genialen Werkes, leider nie persönlich kennengelernt. Doch waschechte Gesinnungsgenossen sollten sich im Kampf gegen den Diätwahnsinn unterstützen. Deshalb, liebe Leserinnen und Leser, empfehle ich Ihnen, die Aussagen seines Buches bei Gelegenheit auch einmal zu verinnerlichen.

KAPITEL 22

Geniessen ist gesund

Die Vorstellung vieler Menschen, eines Tages wieder schlank zu sein, ist beim derzeit gegebenen Nahrungsangebot in den Industrieländern als Hirngespinst aufgedeckt. Hinzu kommt noch, daß wir in diesem Buch Abnehmen als Risikofaktor für die Gesundheit erkannt haben. Es ist also höchste Zeit umzudenken! Als selbstverantwortliche, aufgeklärte Bürgerinnen und Bürger kommen wir wohl nicht umhin, in Zukunft alle tapferen Anstrengungen, Gewicht zu verlieren, tunlichst zu unterlassen.

Entsprechendes Denken und Handeln müßte man natürlich auch von den zahlreichen «Adipositas-Therapeuten« im ernährungsmedizinischen Bereich erwarten können. Doch egoistische wirtschaftliche Überlegungen werden dies zu verhindern wissen. Warten wir einmal ab, was die Krankenkassen zu der ganzen Diätmisere sagen werden.

Unbenommen davon müssen Übergewichtige bei Störungen oder Krankheiten natürlich weiterhin beziehungsweise jetzt erst recht nach dem aktuellsten Stand des ärztlichen Wissens und Könnens behandelt werden. Da gibt es verschiedene Medikamente, die nachweislich die Sterblichkeit senken bzw. die Lebenserwartung verlängern. So könnten zum Beispiel moderne CSE-Hemmer (siehe Exkurs Seite 163) nicht nur die Blutfette senken. Für sie ist auch eine signifikante Senkung der Herz- und Hirninfarktrate mehrfach nachgewiesen. Oder bei exzessiver Adipositas sind chirurgische Eingriffe, wie ich sie in Kapitel 18 beschrieben habe, meist sinnvoll.

Die gesellschaftliche Problematik allerdings, die in der Tatsache zu sehen ist, daß ein immer größerer Teil der Bevölkerung übergewichtig wird, läßt sich nicht ohne weiteres wegdiskutieren. Ein Trost mag darin liegen, daß «Übergewicht» langsam zur Norm wird und das Erscheinungsbild in der Öffentlichkeit stark mitprägt. Als «Dicker» ist man heutzutage zwar kein Außenseiter mehr, doch dem Außergewöhnlichen, dem «Schlanksein», dürfte gerade deshalb in naher Zukunft wohl noch mehr gehuldigt werden. Dicke müssen lernen, sich damit abzufinden und die Gesundheitsrisiken, die durch den fettspeichernden Lebensstil verursacht wurden, mit mehr Bewegung und entsprechenden Medikamenten zu bekämpfen.

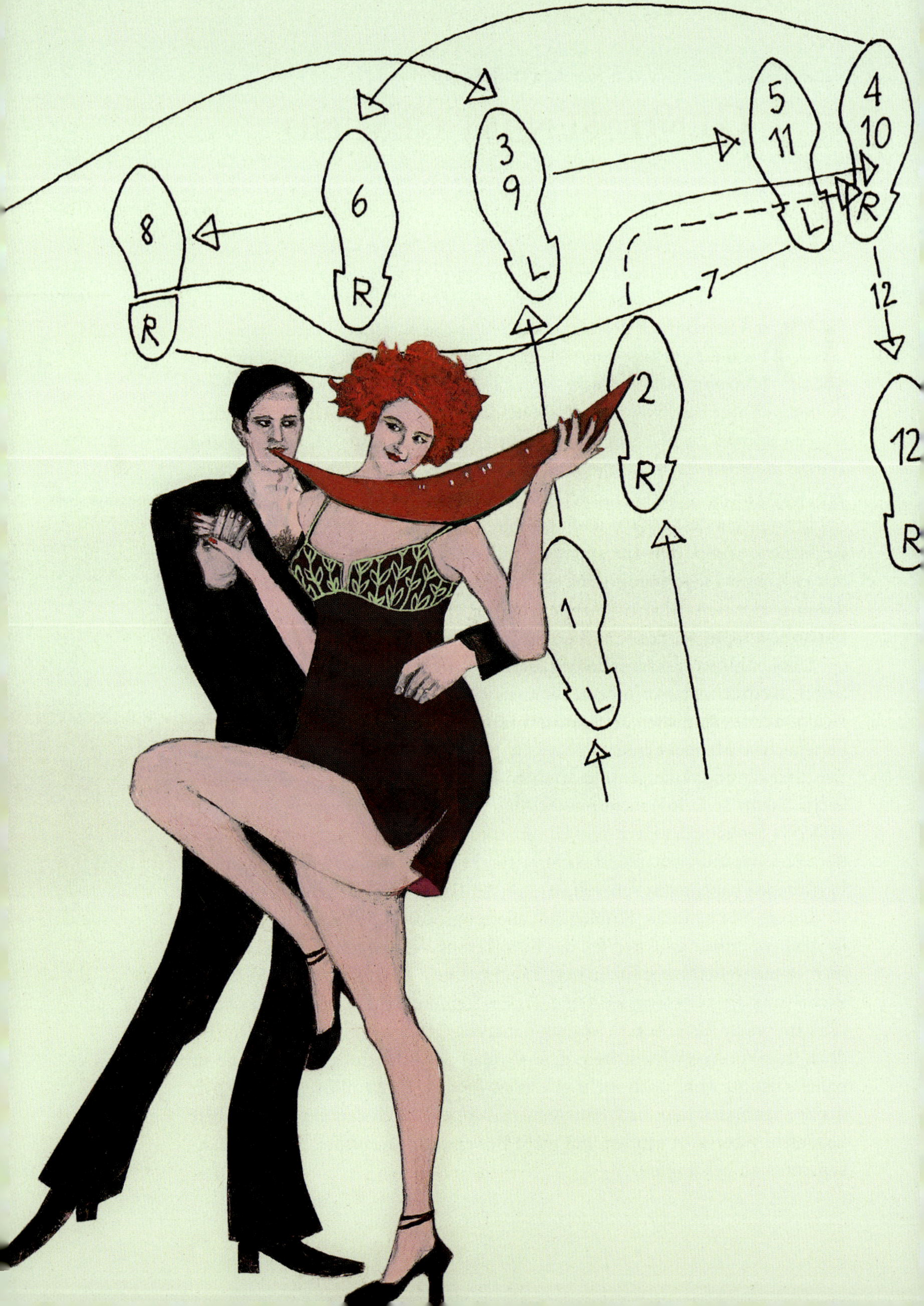
8
R
6
R
3
9
L
5
11
L
4
10
R
7
12
2
R
12
R
1
L

Angesagt ist nach neusten Erkenntnissen in erster Linie die Vorbeugung von Übergewicht. Weiteres Zunehmen gilt es zu verhindern – gleichgültig ob jemand normal- oder übergewichtig ist. Ein möglichst stabiles Gewicht, natürlich als Schlanker, aber selbst bei relativem Übergewicht, verspricht die beste Gesundheit. Auf das wesentlich realistischere Ziel, sein gegenwärtiges Gewicht zu halten, müssen alle unsere Bemühungen ausgerichtet sein, in der Forschung wie auch im Privatleben.

Wie vermeidet man Zunehmen? In der Tat wurde zu dieser Frage wesentlich weniger geforscht als zum Abnehmen. Theoretisch ist das Ganze natürlich ganz einfach: Man braucht ja nur genügend Kalorien zu verbrauchen und anderseits nur so viel essen, daß sich eine ausgeglichene Energiebilanz ergibt! Doch diese zwei «simplen« Aufgaben zu beherrschen ist in unseren modernen Zeiten unerhört schwierig geworden. Zudem treten individuell enorme Unterschiede auf: Eine Lebensführung, die den einen Menschen mehr und mehr mit Fettpolstern eindeckt, garantiert seinem Nachbarn vielleicht ewige Schlankheit.

Die genauen Ursachen für diese Diskrepanz sind auf individueller Basis noch nicht annähernd erforscht. Aber wenn wir Land für Land jeweils eine große Gruppe von Menschen beim allmählichen Dickwerden beobachten, finden sich doch einige auffällige Gemeinsamkeiten. Lassen Sie uns, verehrte Leserinnen und Leser, deshalb diesen probaten Weg gehen, der immer dann beschritten wird, wenn die Forschung kein gesichertes Wissen über die eigentlichen individuell gegebenen Ursachen anzubieten hat: Wir nehmen zunächst einmal die *Risikofaktoren* auf das Korn, also die Umstände und Eigenarten des Lebens und der Umwelt, die statistisch nachweisbar gehäuft mit dem Auftreten von Übergewicht einhergehen.

In die Wiege gelegt wird uns der Risikofaktor schlechthin – *falsche Gene.* Die Veranlagung ist in der Tat ein großes Einzelrisiko, doch muß es nicht zum Übergewicht kommen, wenn man sonst alles «richtig» macht. Der allseits verbreitete *Bewegungsmangel,* der klar und deutlich als Bösewicht identifiziert wurde, kommt im Laufe des Lebens während der Arbeit und in der Freizeit hinzu. Dazu gesellt sich nach den Kindertagen das *unkontrollierte Essen,* bei dem nicht Hunger, Appetit und Sättigung, sondern Regeln, Außenreize und Emotionen über die Nahrungsaufnahme entscheiden. Entsprechend wurde inzwischen auch das häufige Einnehmen von *Zwischenmahlzeiten* als Übergewichtsrisiko beurteilt.[1] In neuerer Zeit wurden schließlich auch das *Abnehmen* und *gezügeltes Essen* bzw. die *Diätmentalität,* wie ich es gerne nenne, als wichtige Risikofaktoren erkannt: Je mehr Diätversuche ein Mensch hinter sich hat, desto größer ist sein Risiko für Eßstörungen einerseits und für Gewichtszunahme anderseits.[1, 2] Und schließlich gibt es noch eine klassische Maßnahme, die für jede Alters- und Gesellschaftsschicht bestens erprobt ist: das *Rauchen aufgeben.*

Da ja die individuellen Ursachen, die zu den Fehlsteuerungen des Körpers und damit zu Übergewicht führen, nicht ohne weiteres beurteilt werden können, geschweige denn gezielte, ursächlich wirkende Behandlungsmöglichkeiten bekannt sind, wird man in der klassischen Tradition der «Risikofaktor-Medizin» danach streben, möglichst alle erkannten Risikofaktoren zu eliminieren: Gemeint ist damit die sooft geforderte «Umstellung des Lebensstils».

Da gegen die Gene noch «kein Kraut» gewachsen ist, müssen wir andere Wege suchen. Mit dem Vorsatz, das Rauchen aufgeben, haben wir zwar schon Kurs genommen auf den «gesunden» Lebensstil, doch in bezug auf das Gewicht ist das leider kontraproduktiv. Aber das tut nichts zur Sache – mit diesem Gewichtsrisiko läßt sich meiner Meinung nach besonders gut leben. So bleiben als zu eliminierende Risiken nur noch drei Bereiche übrig: erstens die unnützen und schädlichen Diäten bzw. Abnehmversuche, zweitens das unbewußte bzw. unkontrollierte «Fressen» und *last but not least* der Bewegungsmangel.

Es zweifelt wohl niemand daran, daß zumindest die beiden letztgenannten Risikofaktoren auch «Ursachen» des Zunehmens sind. Was die Kontraproduktivität von Diät bzw. Abnehmversuchen betrifft, so ist das vorderhand noch eine Hypothese, wobei die Psychologen wie auch die Physiologen so erdrückende Indizien zusammengetragen haben, daß wohl kaum mehr ein Zweifel herrscht am Verdikt «schuldig».

Wer also sein «aufstrebendes» Leben erfolgreich verändern will, dem kann ich nur raten, den Schwerpunkt seiner Bemühungen prinzipiell dort anzusetzen, wo über das Bewußtsein der ausgeprägteste Einfluß möglich ist. Das dürfte zweifellos die körperliche Aktivität sein. Oder erschiene es Ihnen, verehrte Leserinnen und Leser, etwa erfolgversprechend, primär in den Bereich eingreifen zu wollen, wo uns ein lebenserhaltender Instinkt über Jahrhunderttausende besonders einschneidend geprägt hat? Wer wollte im Ernst versuchen wollen, ausgerechnet die genetisch verankerte Nahrungsaufnahme zu drosseln, um Tag für Tag bis zum Lebensende die Grenzen unserer Ratio vorgeführt zu bekommen und sich der Kraft der uns innewohnenden Natur zu ergeben? Aber es gibt sie ja wirklich, die Leute, die das fordern – unsere bekannten Ernährungspäpste mit ihren unentwegten Diätstrategien.

Wenden wir uns wieder erfolgversprechenden Ansätzen zu. Die Steigerung der körperlichen Aktivität ist aus zweierlei Gründen dringend gefragt: Zum einen schlicht und einfach wegen des damit erhöhten Energieverbrauchs. «Danach» kann jeder genügend essen, ohne daß sich die Kalorien auf den Rippen niederschlagen. Und zum zweiten ist dieser erhöhte Energieverbrauch wahrscheinlich erforderlich, um die Signale der Hunger-Sättigungs-Regulation zu verstärken. Nur unter dieser Voraussetzung haben wir offenbar eine Chance gegen die Dominanz der Außenreize.

Erhöhter Energieverbrauch – wie soll man sich das vorstellen? Sollen wir in Zukunft auf unseren Computer, unseren Roboter und auf die vollautomatischen Fertigungsbänder verzichten? Sollen wir vielleicht alles wieder von Hand transportieren und montieren wie «in den guten alten Zeiten»? Wer gibt sein Auto her, seinen ganzen Stolz? Wer läßt die Familienkarosse freiwillig in der Garage stehen? Sind Sie damit einverstanden, sehr geehrte Hausfrauen und -männer, Ihre Wäsche künftig von Hand zu waschen und Ihre Teppiche vom achten Stock zu Fuß zum Hinterhof hinunterzuschleppen, ihn dort schwungvoll über die Stange zu werfen und auszuklopfen, um das gute Stück anschließend, vom Gewicht des Staubes erleichtert, wieder nach oben zu hieven?

Da machen sich düstere Zeichen am Himmel breit. Es ist unwahrscheinlich, daß die Menschheit ihr Phlegma ablegen wird, solange sich andere, strapazenfreie, bequeme Alternativen anbieten. Mühsame Muskelarbeit statt High-Tech wird in der Arbeitswelt schon aus Rentabilitätsgründen nicht durchsetzbar sein.

Beim Kampf gegen den Bewegungsmangel sind zweifellos zukunftsweisende Konzepte von Seiten des Staates und der Industrie gefordert – für die Arbeitswelt wie für den Freizeitbereich. Statt Sportunterricht und Spielplätze abzuschaffen sollte man Kinder, Jugendliche und Erwachsene an sportliches Treiben und Bewegung heranführen. Im Vergleich zu den *Eurofightern* sind Sportunterricht und frei zugängliche Spielstätten mit Flutlicht und Aufsicht in allen Stadtteilen sicher etwas sinnvoller. Oder wie wäre es mit sicheren Fahrradwegen und «Citybikes» für alle?

Doch bevor es soweit ist, kann der einzelne bereits seinen Beitrag leisten. Was hindert uns denn wirklich an mehr Bewegung? Neben der allgemeinen Bequemlichkeit ist der größte Fallstrick für mehr Freizeitaktivität natürlich unsere geliebte Flimmerkiste. Rund vier Stunden am Tag sitzt ein Durchschnittsmensch in Deutschland vor der Glotze. Den Großteil seiner freien Stunden verbringt er bewegungslos, oft auch noch knabbernd und schlürfend. Fernsehen ist, im Gegensatz zur Fettzufuhr, ein wissenschaftlich eindeutig gesichertes, unabhängiges, ausgeprägtes und mit der Dosis wachsendes Risiko für Übergewicht.

Meinen Sie es wirklich ernst mit Ihrem kleinen oder großen Gewichtsproblem, verehrte Leserinnen und Leser? Wollen Sie wirklich, daß Ihre Kinder nicht mehr zunehmen? Gut – entsorgen Sie als erste und wichtigste Handlung Ihren Fernseher, aber nicht in die Besenkammer! Da kommt er schneller wieder zurück auf die Truhe, als Sie es sich jetzt vorstellen können. Ganz hinaus mit dem guten Stück, weg aus der Wohnung! Sparen Sie sich das Geld für Fernsehkonzessionen und Neuanschaffungen im Dolby-Stereo-Sound. Und keine Mark mehr für Light-Produkte, Diätetika, Abspeckkuren und anderen Unsinn.

Schon morgen kann Ihr neues, fernsehfreies Leben beginnen – es ist viel billiger und Ihrer Gesundheit zuträglicher!

‹Was machen wir aber mit all der gewonnenen, der ungewohnten Zeit›, werden sich nun viele fragen. ‹Werden wir uns nicht langweilen und uns in die Haare kriegen?› Tatsächlich – lassen Sie sich von mir warnen: Die Umstellung ist nicht ganz einfach zu bewältigen. Während der ersten Tage nagt der Entzug an den Nerven. Und falls Sie zu zweit oder im Familienkreis leben, so nehmen Sie sich in dieser Phase vor, ein betont freundlicher und toleranter Mensch zu sein. Wenn sich Menschen nach Jahren der kollektiven Berieselung zum ersten Mal wieder täglich richtig und ungestört miteinander auseinandersetzen müssen, können sich tiefe Gräben auftun. Schon manche große Krise hat ihren Anfang gerade dann genommen, als der Fernsehapparat im Reparatur war.

Aber Sie werden bald merken, wie sehr es Sie auf einmal drängt, spazieren zu gehen, den Rasen zu mähen oder endlich den verlotterten Zaun auszubessern. An Wochenenden finden Sie auf einmal Zeit für Ausflüge und Wanderungen mit andern TV-befreiten Familienmitgliedern und womöglich sogar mit fernsehentwöhnten Freunden. Abends schwingen Sie nach dreißig Jahren wieder das Tanzbein im speziellen Seniorenkurs und frischen Ihren «Quick-Step» auf. Es braucht zwar einige fernsehfreie Wochen, vielleicht sogar Monate, bis Sie einen neuen, mit Aktivitäten ausgefüllten Lebensrhythmus entwickelt haben – aber dann sind Sie nicht mehr im Zweifel! Ich weiß, wovon ich spreche: Fernsehfreie Zeit ist erfüllte, befriedigende Zeit. Ein paar Monate gehen ins Land, und Sie werden sich fragen: ‹Gab es da einmal etwas anderes? Dachte ich wirklich einmal, ohne Flimmerkiste nicht leben zu können?›

All das ist leichter gesagt als getan! Aber noch viel schwieriger ist es, Dicke vom Essen abzuhalten! Bedauerlicherweise gibt es wirklich viel zu wenige Angebote auf diesem Sektor der Lebenshilfe. Wo sind die «Bewegungsberater», pädagogisch geschulte Profis, die bei übergewichtigen Menschen Freude an der Bewegung auslösen können? Es gibt auch viel zu wenige Forschungsaktivitäten auf diesem Gebiet und entsprechend wenig Wissen über geeignete Methoden. Es ist ja auch viel lukrativer und deshalb auch für gewiefte Geldgeber interessanter, ein Diätpülverchen zu entwickeln und mit Hilfe von geschäftstüchtigen Professoren zu vertreiben, als Scharen von frohlockenden Dicken durch den deutschen Wald zu treiben . . .

Man kann es drehen und wenden, wie man will, mehr Bewegung muß sein. Erst nachdem so die metabolische Basis geschaffen wurde, kann man sich an die weit schwierigere Aufgabe heranwagen, *natürlich essen und genießen zu lernen.* Nicht von «ernähren» ist hier die Rede, nein, von «essen». Das Ziel ist dabei einfach zu definieren: Graben Sie die natürliche Regulierung von Hunger und Sättigung aus dem Schutt von Denkmustern, Lernprozessen, Wissen und Halbwissen, Statusverhalten und Emotionen heraus. *Essen wie die Kinder* – das ist die richtige Vorgabe. Die Kleinen essen optimal, wenn man sie nur läßt, ganz an ihrem Instinkt orientiert und allein auf ihre inneren Signale horchend. Oder *essen wie die Natürlich-Schlanken* – in Anlehnung an das vorhergehende Kapitel: *Alles* bewußt und mit Lust genießen, um mit relativ wenig gesättigt *und auch befriedigt* zu sein! Die Umsetzung dieser Vorgaben ist für alle Nicht-natürlich-Schlanken und für alle Dicken, also für die Abermillionen von «Eßgestörten» auf der Welt, unglaublich schwierig geworden. Noch am einfachsten dürfte die Ausschaltung des Risikofaktors *Diät* sein. Das Vorhaben, von nun an nie mehr Diät zu halten, um nicht noch mehr zuzunehmen, könnte durchaus realisierbar sein.

Man muß sich also die Diätmentalität «aberziehen»: Weg vom «gezügelten» Essen, keine Selbstverbote mehr! Die wichtigste Grundvoraussetzung ist demnach eine Umstellung des Denkens und des Fühlens, nicht der «Ernährung». Wichtig ist die notwendige Entkoppellung von Emotion und Nahrungsaufnahme. Wir müssen lernen, Gefühle zuzulassen, sie nicht unter Fressalien zu begraben. Lernen wir, den Kühlschrank nicht als Erste-Hilfe-Schrank zu mißbrauchen! Das erfordert viel Einsicht, Geduld und Verständnis bei sich selbst. Rückfälle sind vorprogrammiert. Hier sind auch professionelle Therapeuten gefragt – ich spreche hier von wirklichen Psychologen, nicht von Ernährungsberatern!

Einen großen Bogen sollte man also um jeden Psychotherapeuten machen, der einem neben der empfohlenen Verhaltensänderung Vorstellungen von «gesunder» oder gar «schlankmachender» Ernährung eintrichtern will. Die Diätmentalität muß endgültig abgebaut werden, sie darf keinesfalls von neuem gefördert werden! *Die traditionelle Ernährungsberatung ist ein Risikofaktor. Sie fördert unnatürliches, ungesundes Eßverhalten.* Das erklärt sich nicht nur aus den unausgegorenen, wissenschaftlich unhaltbaren und zum Teil abstrusen Inhalten, sondern auch aus dem mangelnden methodischen Geschick der Beraterinnen und Berater. Ernährungsgebote, -verbote, -regeln und spezifische Empfehlungen bauen bei den Ratsuchenden einen enormen Druck zu Kontrollmaßnahmen auf. Das treibt die Menschen förmlich in die Diätmentalität und zu gezügeltem Eßverhalten. Kommt ein seelisches Ungleichgewicht hinzu, nur schon ein klein wenig Streß, bricht das ganze Kontrollsystem zusammen. In dieser Situation wird oft blindwütig hineingestopft, was gerade greifbar ist.

Zu einem entschlossen geführten Angriff gegen die Diätmentalität gehört die Eliminierung ihrer Komplizin, der Körperwaage. Man sollte sie gleich zusammen mit dem Fernseher entsorgen. Waagen sind wankelmütige Geräte, sie zeigen bisweilen bedrohliche Schwankungen an, die praktisch nichts über die Zu- oder Abnahme des Körperfettgehalts aussagen, höchstens etwas über seinen «Wasserstand». Aber welch mächtigen Einfluß haben ihre Anzeigen! Ein kleiner Ausschlag nach der unerfreulichen Richtung genügt, um Millionen Menschen in morgendliche Panik und Depression zu versetzt. Prompt wird das Essen für den Tag gezügelt, und die nachfolgende Gier beginnt sich aufzubauen. Sagen Sie mir ehrlich: Was hilft es Ihnen, wenn Sie Ihr genaues Gewicht kennen? Herunter bekommen Sie es sowieso nicht mehr, und ob Sie zugenommen haben, merken Sie schnell genug an Ihrer Garderobe. Also weg mit dem fatalen Gerät – am besten auf Nimmerwiedersehen!

Um endlich wie Natürlich-Schlanke zu essen, werden wir von jetzt an sämtliche Nahrungsverbote abschaffen. Wer sich seine heiß ersehnte Schokolade

verbietet, wird unzufrieden und sucht Ersatzbefriedigung. Am Ende hat er das mäkelige Substitut gefuttert und die Schokolade hinterher – dann allerdings mit ganz und gar schlechtem Gewissen und insgesamt noch höherer Kalorienzufuhr.

Um solche Eßstörungen nachhaltig zu korrigieren, sollten Sie – wie bereits gesagt – den Rat eines professionellen Verhaltenstherapeuten in Anspruch nehmen. Aus meiner bescheidenen Erfahrung kann ich Ihnen aber schon einmal zwei oder drei Basistips geben. Sie genügen natürlich keinem wissenschaftlichen Anspruch, sondern gründen sich auf der subjektiven Erfahrung in meiner Umwelt.

Legen Sie Ihre Angst vor «Dickmachern» ganz ab! Füllen Sie ihre Vorratskammern reichlich mit all den Nahrungsmitteln auf, die Sie besonders schätzen – meinetwegen mit zehn Tafeln Schokolade oder zwanzig, mit Eiscreme oder mit Erdnußbutter, Steaks oder Käseplatten. Was auch immer Ihr Herz begehrt: Alles ist erlaubt.

Haben Sie Angst, sich nicht beherrschen zu können und sich täglich zu «überfressen»? Dann gehen Sie doch auf Ihren «Schokoladen-» oder «Eiscreme-Trip»! Verschlingen Sie Ihren Tafelberg! Auch am nächsten Tag und am übernächsten. Werden Sie immer noch vom Gedanken geplagt, mit dieser Freiheit dick und dicker zu werden? Testen Sie einmal, wie lange es dauern wird, bis Sie Schokolade nicht mehr sehen und riechen können. Wenn Sie tief in Ihrem Innern sicher sind, daß Schokolade immer vorhanden ist, falls Sie Lust darauf haben, und wenn Sie wissen, daß Sie diese auch immer mit gutem Gewissen essen dürfen, wird es nicht lange dauern, bis Ihnen Schokolade nicht mehr besonders begehrenswert erscheint. Erst wenn Sie eine innere «Schokoladenruhe» verspüren, wenn Sie mit den süßen Tafeln ganz normal umgehen können wie mit einem anderen der vielen Lebensmittel im bunten Angebot des Marktes, sind Sie Ihr Schokoladentrauma los, erst dann werden Sie anfangen, Schokolade wie ein Natürlich-Schlanker zu essen.

Erstellen Sie eine Liste Ihrer liebsten Nahrungsmittel und Ihrer Lieblingsspeisen. Kaufen und verschnabulieren Sie von nun an nur noch, was Sie sich sonst ganz ausnahmsweise, zur Belohnung, gegönnt hatten. Essen Sie konsequent nur das, was Ihnen wirklich schmeckt. Alles, was sie sonst nie essen durften, kommt nun auf den Tisch. Mit einem Mal werden Sie jetzt entdecken, wie die Attraktion dieser früher «verbotenen» Nahrungsmittel ab- und jene anderer Nahrungsmittel zunimmt, sogar von solchen, die zuvor vielleicht weit hinten auf der Liste Ihrer bevorzugten Speisen standen. Plötzlich werden Sie möglicherweise sogar Obst und Gemüse, mit denen man Sie bisher jagen konnte, als «göttlich» empfinden. Und auf diese Weise *befriedigt* sollten Sie nach jedem Essen sein, denn gesättigt allein genügt nicht, wie wir gesehen haben.

Sich sättigen ohne sich zu überessen und eine Nahrung auszuwählen, die Befriedigung hinterläßt – so lautet die Zauberformel. Sie ist wohl nur anwendbar bei einer konsequenten Rückbesinnung auf natürliches Eßverhalten und ganz bewußtes Genießen. Wenn man Sie bisher in Richtung «gezügelt» dressiert hat, so müssen Sie erst noch das Vertrauen entwickeln, daß Ihr Körper genau weiß, wann er etwas benötigt und womit er sich am wohlsten fühlt. Er weiß es garantiert besser als die Ernährungsberaterin um die Ecke, die aus den «biblischen Schriften» liest, was Ihr Körper angeblich benötigt. Legen Sie Ihre Zweifel ab: Bei genügender körperlicher Betätigung und bei Ausschaltung der Außenreize regeln Hunger und Sättigung sehr genau den Energie- und Nährstoffbedarf – soweit eine entsprechende Nahrungsauswahl gegeben ist. Unter diesen Voraussetzungen darf sich Ihr Körper von nun an nehmen, *was* er will und *wann* er es will. Lernen Sie, sich ausschließlich auf *seine* Signale zu konzentrieren.

Ein gutes Hilfsmittel, um sich nicht zu überessen, ist beispielsweise eine bewußte Abfrage des Hungers und der Sättigung während des Essens. Natürlich-Schlanke hören mit dem Essen auf, sobald sie satt sind, gleichgültig wieviel noch auf dem Teller liegt. Eßgestörte spüren hingegen keine Sättigung, denn sie konzentrieren sich auf anderes. Für sie kann entscheidend sein, wieviel noch auf dem Teller liegt oder die Sorge, wie viele Stunden es wohl noch bis zum nächsten Essen dauern wird, so daß sie sich gezwungen fühlen «vorzuessen». Man kann sich eine Hunger-Sättigungs-Skala von eins bis zehn vorstellen: Mit einer Eins sind Sie tierisch hungrig, halb bewußtlos sozusagen. Mit einer Zwei sind Sie überaus und mit der Drei ziemlich hungrig. Mit der Vier verspüren Sie ein klein wenig Hunger, während Sie mit einer Fünf gerade gesättigt sind. Mit der Sechs liegen Sie schon über der Sättigungsmarke, und so geht es weiter bis zur Zehn, bei der Sie bis zur Halskrause abgefüllt sind, sich nicht mehr rühren können und nur noch angeekelt und gequält fragen, warum Sie sich auf eine solche Abfüllung eingelassen haben.[3]

Wenn man beim Essen Stadien über der Fünf erreicht, bedeutet das unnatürliches, übermäßiges Essen. Deshalb sollten Sie also bei der Fünf aufhören, wenn Sie spürbar gesättigt sind. Während Sie langsam und genüßlich essen, können Sie sich zwischendurch immer wieder fragen, bei welchem Stadium Sie nun angelangt sind. Bei der Fünf legen Sie Messer und Gabel aus der Hand, unabhängig davon, wieviel von welchen Köstlichkeiten noch auf Ihrem Teller liegt. Jetzt wissen Sie ja, daß Sie diese Speisen später jederzeit wieder zu sich nehmen dürfen oder daß es später andere genußreiche Speisen und Getränke geben wird. Und Sie sind sich bewußt, daß Sie nicht verhungern werden, denn Essen gibt es in unserem Breiten überall mehr als reichlich. Wenn Sie aber nicht sicher sind, ob Sie schon bei der kritischen «Fünfergrenze» angekommen sind, verwenden Sie die «Dreier-Regel». In diesem Stadium genehmigen Sie sich noch genau drei Happen von Ihrem Teller, und zwar genau die, die Ihnen am meisten munden.[3] Wenn Sie gar kein Sättigungssignal wahrnehmen, besteht der begründete Verdacht, daß es gerade von anderen Reizen übertönt wird oder wurde. Lernen Sie also, in sich hineinzuhorchen: Wie bekommt Ihnen das Essen? Welche Gefühle löst es aus, und wieviel möchte der Körper davon haben?

Ein weiteres Hilfsmittel für den besseren Empfang der Sättigungssignale ist das Ablegen des Bestecks am Tellerrand nach jedem erfolgten Bissen. Bringen Sie Ihre Eßmaschine zum Anhalten! Beobachten Sie einmal Eßgestörte und Übergewichtige, wie sich ihre Arme mechanisch, Schaufelbaggern gleich, ins Essen graben und kontinuierlich, ohne Unterlaß Happen um Happen in den Mund befördern. Sie mampfen in sich hinein, ohne den Geschmack überhaupt auszukosten und ohne die Atmosphäre um sich herum aufzunehmen. Machen Sie einen Versuch: Legen Sie also nach jedem Bissen das Besteck ab und lassen Sie sich vom Aroma der Speisen betören. Prüfen Sie beim langsamen Kauen die Konsistenz und kosten Sie jede Geschmacksnuance aus. Saugen Sie auch das Ambiente und die Atmosphäre des Raumes in sich auf.

Damit sind wir mitten im bewußten, im gesunden Genießen. Ein Genußmensch ist in seinen Essensvorlieben immer ganz kurzfristig bestimmt und völlig emotional. Er stellt allein den sinnlichen Genuß in den Vordergrund seiner Verzehrgewohnheiten. Als Feinschmecker legt er Wert auf gute und frische Zutaten, exzellente Kochkunst und ästhetisches Ambiente.[4] Genießen heißt die Nahrung in ihrer Fülle von Aroma- und Geschmacksnoten analysieren. Das funktioniert nur, wenn man sich dem Genuß gänzlich hingibt. Es erfordert Schweigen, denn Reden schließt Schmecken praktisch aus. Für den kulinarischen Banausen ist das Sprechen mit vollem Mund entgegen den Regeln des Anstandes der Gipfel des oralen Genusses, während der wahre Genießer weiß, daß ein vollendetes Auskosten der Sinnesfreude eine schweigsame Konzentration erfordert.[5]

Anderseits sind Geselligkeit und Unterhaltung beim Essen ein Regulativ. Durch die Gespräche im Kreise seiner Mitmenschen wird man im allgemeinen vor allzu großer Maßlosigkeit geschützt. Und über das gemeinsame Mahl werden unsere sozialisierten Bedürfnisse wie Zuwendung und Akzeptanz befriedigt. Bis in unsere Tage hinein haben wir deshalb dem Teilen der Gaumenlust mit Verwandten und Freunden stets einen hohen Stellenwert beigemessen.

Heute allerdings hat sich durch das Vordringen des Fernsehgerätes in die Eßzimmer eine wichtige Veränderung des Verständnisses von Geselligkeit ins Alltagsleben eingeschlichen. An Stelle der Gäste aus Fleisch und Blut sind sprechende Bilder auf einem matten Schirm getreten. Damit verschwindet die Unterhaltung beim Essen, und an die Stelle der geregelten Lust an Geschmack und Geselligkeit tritt eine Triebverschiebung: Man verzehrt nicht mehr in erster Linie Lebensmittel, sondern verschlingt Informationen. Fernsehen macht ab einer bestimmten Dosis psychotisch, indem es die Geselligkeit und die Lust an der Unterhaltung zerstört. Raum und Zeit werden durch die Augenblicklichkeit der Fernsehübertragung und durch die häufige Unfähigkeit, Imaginäres von Realem zu unterscheiden, aufgehoben. Fernsehverrückte verschlingen Bilder und Speisen mit derselben gleichförmigen Geistlosigkeit. Der «Telephage» oder Bildfresser sieht nichts bewußt. Er nimmt die Nahrung wie die Bilder mechanisch zu sich. Der unvergeßliche Charlie Chaplin hat es uns im Filmklassiker *Moderne Zeiten* vorgeführt.[5]

Falls Sie, verehrte Leserinnen und Leser, gerade noch zaudern, ob Sie Ihren Fernseher wirklich eliminieren sollten, so werden Sie vielleicht meine letzten Ausführungen davon überzeugen, daß ein flimmerfreies Leben dazu beiträgt, Gewichtsprobleme zu vermeiden. Fernsehen beim Essen hemmt nämlich die Wahrnehmung von Sättigungssignalen gewaltig – probieren Sie es doch einfach TV-frei aus, wenn Sie mir nicht glauben und überschüssige Pfunde fürchten.

Schließlich möchte ich noch einen allerletzten guten Ratschlag loswerden: Hören Sie von nun an so wenig wie möglich auf gute Ratschläge. Diese bringen nur Unruhe in Ihren eigenen Rhythmus von Lust und Unlust. Horchen Sie statt dessen in Ihren eigenen Körper hinein. Er besitzt zweifellos die höhere Kompetenz. Jeder Mensch kann nur für sich selbst erkunden, worauf er momentan Appetit hat, was bekömmlich ist und was ihm gut tut. Diese Individualisierung, wie sie von der modernen *Ernährungspädagogik* gefordert wird, setzt somit alle allgemeinen Ernährungsvorschriften außer Kraft. Wenn der individuelle Rhythmus gelten soll, haben sie keine Berechtigung mehr. Das ist einerseits eine Gegenbewegung zur Massen- und Industrieernährung und anderseits ein Affront gegen die quasi-religiös vereinheitlichte Ernährungslehre.[4]

Gesundheit läßt sich nur schwer mit Zwang und verordneten Einschränkungen erreichen. Denn das Individuum wehrt sich gegen Einengungen seines Lebens mit Reaktionen, die darauf gerichtet sind, die verlorene Freiheit wiederherzustellen. Widerstand und Aggression gegen die auferlegten Regeln, Abwertung der von außen empfohlenen Alternativen und eine Attraktivitätssteigerung des Verbotenen sind die Folge. «Auf unser Essen bezogen bedeutet dies, daß ‹Gesundheitsterror› und verordnete Enthaltsamkeit ebensowenig gesundheitsfördernd sind wie Eßexzesse. Da Essen und Trinken ein wesentlicher Faktor von Gesundheit und Wohlbefinden sind, gilt das goldene Mittelmaß mit Rückbesinnung auf die körperlichen Signale auch hier.»[4]

In der wissenschaftlich betriebenen Pädagogik nennt sich der natürliche, auf biologischen Kriterien basierende Ernährungsstil *Ökotrophobiose.* Dabei geht man davon aus, daß eine Besinnung auf die körperlichen Signale, Hunger und Sättigung bzw. Sattheit, Ekel und Appetit zwangsläufig zu einem ausgewogenen Eßverhalten führt. Man sieht dabei den Menschen als biologisches Wesen in einer biologischen Umwelt, der Nahrung von natürlicher Komplexität und Frische benötigt. Dies setzt eine naturgemäße Nahrungsproduktion und -zubereitung voraus, keine Fertigprodukte, sondern Frisches vom Markt.[4]

Nach diesem Prinzip zu essen hat noch einen weiteren Vorteil: Frische Nahrungsmittel kosten mehr. Geld war schon immer eines der besten, wenn nicht überhaupt das beste Regulativ. Richtig teuer sollte unser Essen wieder sein, so daß man auch für einen schnellen Imbiß zwischendurch, für einen Big Mac beispielsweise, tüchtig schuften muß. Heute liefert so ein in Windeseile verfügbarer Klops einen erheblichen Teil der täglich benötigten Energie bei einer Investition von ein paar Minütchen Arbeitszeit. Doch nicht die Hamburger und Big Macs und all ihre kommerziellen Brüder und Schwestern sind ungesund. Was sollte denn daran Ungesundes sein? Der Gesundheit abträglich ist allein, daß diese Wabbelbrötchen an jedem Ort und zu jeder Tages- und Nachtzeit so überaus kostengünstig verzehrt werden können. Beim kleinsten Magenknurren ist ja innerhalb von Minuten die nächste, strategisch immer bestens plazierte Bulettentankstelle angesteuert. Über das Angebot und die Qualität der Speisen gibt es keine Sekunde Zweifel. Man kann sich auch in Vorderindien, in Alaska oder auf Feuerland auf den genormten Geschmack des Bestellten blind verlassen. Am Ziel angekommen, steht der sofortigen Befriedigung der Lust nicht einmal der Inhalt des Geldbeutels im Wege. Was das geniale Erfolgsrezept der einen ist, verschafft dem Rest der Welt dicke Ernährungsprobleme.

Warum macht Ihr die Dinger nicht richtig teuer? Nicht die Hersteller meine ich – die werden sich nicht ihr eigenes ökonomisches Grab schaufeln. Nein, Ihr Herren und Damen Politiker, Euch, ja Euch spreche ich hiermit an. Ständig knöpft Ihr uns Steuern für die sinnlosesten Sachen ab. Ständig herrscht Ebbe in Euren Kassen. Andauernd hören wir von neuen Fiskalplänen. Alle jammern über verfettete Kinder und gesundheitliche Folgekosten. Wie wäre es einmal mit einer zünftigen Fast-food-Steuer?

Das alte Wort von der «Klasse statt Masse» ist natürlich die Basis für gesundes, maßvolles Genießen. Wer tief in den Geldbeutel greifen muß, wird sich dreimal überlegen, ob er sich weit über die Sättigung hinaus den Bauch vollschlagen soll. Ein richtig gutes Schlankheitsmotto ist: *Nur das Beste ist gerade gut genug!* Damit würden sich alle zufrieden geben können, die Produzenten, weil Qualität honoriert wird, die Gastronomie, weil sie zeigen darf, was sie eigentlich kann, und der Verbraucher, weil er das gute Essen noch mehr genießen kann.

Bei all den Ungereimtheiten in den Ernährungslehren empfiehlt es sich, sein Leben lang auf die eine, die goldene, die salomonische Regel zur gesunden Ernährung zurückzugreifen: *Iß mit Vielfalt, Ausgewogenheit und Mäßigung!* Wenn man – wie im letzten Kapitel schon einmal dargelegt – von allem etwas und von nichts zuviel ißt, minimiert man das Risiko, von irgendwelchen Inhaltsstoffen, die einem wenig zuträglich sind, eine Überdosis zuzuführen, und anderseits erhöht man die Wahrscheinlichkeit, von all den Stoffen, die das Wohlbefinden fördern, genügend zu erhalten. *Mäßig essen heißt aber nicht, wenig zu essen!* Denn wenig Nahrung bedeutet immer auch, wenig Nähr- und Wirkstoffe aufzunehmen. Von Obst und Gemüse beispielsweise, mit ihrem niedrigen Kaloriengehalt, kann man gar nicht zu viel essen. Ewig um ihre Schlankheit Hungernde sollten mangels adäquater natürlicher Versorgung doch wenigstens Nährstoffpräparate einnehmen. Besser ist es zweifellos, sich regelmäßig und kräftig zu bewegen, um danach ohne Probleme genügend essen zu können und zu dürfen.

Wir Menschen suchen immer nach einfachen Modellen, um abstrakte und komplizierte Zusammenhänge in die tägliche Praxis umsetzen zu können. Wenn mich also jemand befragt, ob es ein erprobtes Modell für *gesunde und genußreiche Ernährung* gibt, würde ich ohne Zögern antworten: *die mediterrane Küche.* Vor allem in Italien und in Frankreich drängt man auch heute noch auf vollkommen frische, abwechslungsreiche, qualitätsvolle und perfekt zubereitete Kost. Und nicht zuletzt: Die Anwohner des Mittelmeers genießen das Essen immer mit gutem Gewissen.

Liebe und Muße zum Kochen und zum Essen – das müssen wir wieder in unsere moderne Zeit einbringen, um gesund ernährt zu sein. Genußvolles Essen und Trinken deckt eine ganze Reihe von Bedürfnissen ab: Es stillt den Hunger, befriedigt die Wünsche nach sinnlichen Erlebnissen und ist ein Teil des Gemeinschaftslebens. Damit bilden Essen und Trinken eine ganz wesentliche Basis unseres Wohlbefindens.[4]

Genußorientiertes, bewußtes Essen und Tinken zählt für alle Menschen zu den schönsten Lebensfreuden und gehört damit auch zu den Seiten des Lebens, die der Gesundheit am zuträglichsten sind. Wer diese in sich erneut aufzuspüren vermag, sie kultiviert und auslebt und sich dabei auch noch regelmäßig und genügend bewegt, dem kann ich zwar nicht die «ewige Gesundheit» und ein langen Leben versprechen, denn in einer kontrollierten, klinischen Studie wurde diese Frage bisher nicht überprüft und wird sie auch in Zukunft nicht überprüft werden. Aber *diätlos glücklich* und dem siebenten Himmel ein gewaltiges Stück näher werden wir zweifellos sein . . .

Tabelle für den Body Mass Index (BMI)

	18	**19**	**20**	**21**	**22**	**23**	**24**	**25**	**26**	**27**	**28**	**29**	**30**	**31**	**32**	**33**	**34**	**35**	**36**
1,55	43	46	48	50	53	55	58	60	63	65	67	70	72	75	77	79	82	84	87
1,56	44	46	48	51	54	56	58	61	63	66	68	71	73	75	78	80	83	85	88
1,57	44	47	49	52	54	57	59	62	64	67	69	72	74	76	79	81	84	86	89
1,58	45	47	50	52	55	57	60	62	65	67	70	72	75	77	80	82	85	87	90
1,59	46	48	51	53	56	58	61	63	66	68	71	73	76	78	81	83	86	89	91
1,60	46	49	51	54	56	59	61	64	67	69	72	74	77	79	82	85	87	90	92
1,61	47	49	52	54	57	60	62	65	67	70	73	75	78	80	83	86	88	91	93
1,62	47	50	53	55	58	60	63	66	68	71	74	76	79	81	84	87	89	92	95
1,63	48	51	53	56	58	61	64	66	69	72	74	77	80	82	85	88	90	93	96
1,64	48	51	54	57	60	62	65	67	70	73	75	78	81	83	86	89	91	94	97
1,65	49	52	55	57	60	63	65	68	71	74	76	79	82	84	87	90	93	95	98
1,66	50	52	55	58	61	63	66	69	72	74	77	80	83	85	88	91	94	96	99
1,67	50	53	56	59	61	64	67	70	73	75	78	81	84	86	89	92	95	98	100
1,68	51	54	56	59	62	65	66	71	73	76	79	82	85	88	90	93	96	99	102
1,69	51	54	57	60	63	66	69	71	74	77	80	83	86	89	91	94	97	100	103
1,70	52	55	58	61	64	67	69	72	75	78	81	84	87	90	93	95	98	101	104
1,71	53	56	59	61	64	67	70	73	76	79	82	85	88	91	94	94	99	102	105
1,72	53	56	59	62	65	68	71	74	77	80	83	86	89	92	95	98	101	104	107
1,73	54	57	60	63	66	69	72	75	78	81	84	87	90	93	96	99	102	105	108
1,74	55	58	61	64	67	70	73	76	79	82	85	88	91	94	97	100	103	106	109
1,75	55	58	61	64	67	70	74	77	80	83	86	89	92	95	98	101	104	107	110
1,76	56	59	62	65	68	71	74	77	81	84	87	90	93	96	99	102	105	108	112
1,77	56	60	63	66	69	72	75	78	82	85	88	91	94	97	100	103	107	110	113
1,78	57	60	63	67	70	73	76	79	82	86	89	92	95	98	101	105	108	111	114
1,79	58	61	64	67	71	74	77	80	83	87	90	93	96	99	103	106	109	112	115
1,80	58	62	65	68	71	75	78	81	84	88	91	94	97	100	104	107	110	113	117
1,81	59	62	66	69	72	75	79	82	85	89	92	95	98	102	105	108	111	115	118
1,82	60	63	66	70	73	76	80	83	86	89	93	96	99	103	106	109	113	116	119
1,83	60	64	67	70	74	77	80	84	87	90	94	97	101	104	107	111	114	117	121
1,84	61	64	68	71	75	78	81	85	88	91	95	98	102	105	108	112	115	119	122
1,85	62	65	69	72	75	79	82	86	89	92	96	99	103	106	110	113	116	120	123
1,86	62	66	69	73	76	80	83	87	90	93	97	100	104	107	111	114	118	121	125
1,87	63	66	70	73	77	80	84	87	91	94	98	101	105	108	112	115	119	122	126
1,88	64	67	71	74	78	81	85	88	92	95	99	103	106	109	113	117	120	124	127
1,89	64	68	71	75	79	82	86	89	93	96	100	104	107	111	114	118	122	125	129
1,90	65	69	72	76	79	83	87	90	94	98	101	105	108	112	116	119	123	126	130
1,91	66	69	73	77	80	84	88	91	95	99	102	106	109	113	117	120	124	128	131
1,92	66	70	74	77	81	85	89	92	96	100	103	107	111	114	118	122	125	129	133
1,93	67	71	75	78	82	86	90	93	97	101	104	108	112	116	119	123	127	130	134
1,94	68	72	75	79	83	87	90	94	98	102	105	109	113	117	120	124	128	132	136
1,95	68	72	76	80	84	88	91	95	99	103	107	110	114	118	122	126	129	133	137

Wie Sie Ihren persönlichen BMI-Wert ermitteln
Suchen sie auf der vertikalen Achse ganz links bei den fettgedruckten Zahlen mit Komma Ihre genaue Köperlänge (Beispiel: 175 cm = 1,75). Fahren Sie mit dem Finger oder mit einem Stift auf der Höhe Ihrer aufgefundenen Körperlänge horinzontal nach rechts, bis Sie den Wert erreicht haben, der Ihrem Körpergewicht am ehesten entspricht (unser Beispiel: 79 kg = Position 80). Bewegen Sie nun Finger oder Stift vertikal nach oben bis zur letzten Zahlenreihe in Fettdruck. Die ermittelte Zahl entspricht Ihrem persönlichen BMI-Wert (unser Beispiel: BMI = 26).

Bibliographie

Geleitwort

1. Grawe, K., Donati, R., Bernauer, F. Psychotherapie im Wandel – Von der Konfession zur Profession. Göttingen: Hogrefe Verlag für Psychologie, 1991.
2. Wilson, J. M. G., Jungner, G. Principles and practice of screening for disease. Public Health Papers; # 34, WHO, Geneva, 1968.
3. Škrabanek, P. Why is preventive medicine exempted from ethical constraints?, J. Med. Ethics 1990;16:187–190.
4. Sackett, D. L., Haynes, R. B., Guyatt, G. H., Tugwell, P. Clinical Epidemiology. A basic science for clinical medicine. 2nd edition. Boston: Little, Brown & Thomas, 1991.
5. Berger, M., Richter, B., Mühlhauser I. Evidence-based medicine. Eine Medizin auf rationaler Grundlage. Internist 1997;38,344–351.
6. Berger, M. Praktische Ernährungsmedizin in der Inneren Medizin. *In:* Dtsch. Bundesärztekammer (Hrsg.): Fortschritt u. Fortbildung in der Medizin 1993;17:191–194.
7. Berger, M. To bridge science and patient care in diabetes. Diabetologia 1996;39:749–757.
8. Škrabanek, P., McCormick, J. Follics and fallacies in medicine. 2nd edition. The Tarragon Press, Glasgow, 1992.
9. Berger, M. Wer zügelt ihren Appetit? *In:* Die ZEIT vom 17. 10. 1997.
10. Berger, M., Berchtold, P. Das sogenannte Idealgewicht. Dtsch. Med. Wschr. 1978;103:1495–1496.
11. Mann, G. V. The influence of obesity on health. New Engl. J. Med. 1974; 291:178–185.
12. Brenner, H., Arndt, V., Rothenbacher, D., Schuberth, S., Fraisse, E., Flindner, T. M. Body weight, pro-existing disease, and allcause mortality in a cohort ofmale employees in the German construction industry. J. Clin. Epidemiol. 1997;50:1099–1106.
13. Bender, R., Trautner, C., Spraul, M., Berger, M. Assessment of excess mortality in obesity. Am. J. Epidemiol. 1998;147:42–48.

Kapitel 2: Leben, um zu essen, oder essen, um zu leben?

1. Gniech, G. Essen und Psyche. Berlin–Heidelberg: Springer, 1995.
2. Siebeck, W. Julia, ich liebe Sie. Der Feinschmecker 1997;8:131.
3. Teuteberg, H. J. Kulturthema Essen – Eine Zwischenbilanz der Forschung. I. Die Nahrungsaufnahme als Kulturphänomen. Ernährungs-Umschau 1995,42:322–325.

4. Logue, A. W. Die Psychologie des Essens und des Trinkens. Heidelberg-Berlin-Oxford: Spektrum Akademischer Verlag, 1995.
5. Friebe, D., Zunft, H. J. F., Seppelt, B. Einstellungen der deutschen Bevölkerung zu Lebensmitteln, Ernährung und Gesundheit. Ergebnisse aus einem EU-Survey (1. Teil). Ernährungs-Umschau 1997;44:206–213.
6. Drewnowski, A. Why do we like fat? J. Am. Diet. Assoc. 1997;97(suppl): S58–S62.
7. Macho, T. Von Kaisern, Königen und Kanzler Kohl. Neue Zürcher Zeitung – Folio 1997;40–46.
8. Diehl, J. M. Soziokulturelle und psychosoziale Funktion der Nahrung unter besonderer Berücksichtigung des Zuckers. Quintessenz-Journal 1996;26:283–296.
9. Teuteberg, H. J. Kulturthema Essen – Eine Zwischenbilanz der Forschung, II. Möglichkeiten einer interdisziplinären Kooperation. Ernährungs-Umschau 1995;42: 360–366

Kapitel 3: Gesättigt, aber nimmersatt

1. Gniech, G. Essen und Psyche. Berlin–Heidelberg: Springer 1995.
2. Keys, A., Brozek, J., Henschel, A., et al. The biology of human starvation. Minneapolis: University of Minnesota Press, 1950.
3. Logue, A. W. Die Psychologie des Essens und des Trinkens. Spektrum Akademischer Verlag: Heidelberg–Berlin–Oxford, 1995.
4. Blundell, J. E., Tremblay, A. Appetite control and energy (fuel) balance. Nutr. Res. Rev. 1995,8:225–242.
5. Böse, J., Seppelt, B., Zunft, H.-J. F. Die sättigende Wirkung von Nahrungsfett – Überblick und eigene Ergebnisse. Akt. Ernähr.-Med. 1996;21:151–155.
6. Burton-Freeman, B. Fat and satiety. Rosemont, Illinois 1996.
7. Holt, S. H. A., Brand-Miller, J. C., Petocz, P., et al. A satiety index of common foods. Eur. J. Clin. Nutr. 1995;49:675–690.
8. Himaya, A., Fantino, M., Antoine, J.-M., et al. Satiety power of dietary fat: a new appraisal. Am. J. Clin. Nutr. 1997;65:1410–1418.
9. Poppitt, S. D., Prentice, A. M. Energy density and its role in the control of food intake: evidence from metabolic and community studies. Appetite 1996; 26:153–174.
10. Roher-Jeanrenaud, F., Jeanrenaud, B. Obesity, leptin, and the brain. N. Engl. J. Mod. 1996;334:324–325.
11. Saltzmann, E., Dallal, G. E., Roberts, S. B. Effect of high-fat and low-fat diets on voluntary energy intake and substrat oxidation: Studies in identical twins consuming diets matched for energy density, fiber, and palatibility. Arm. J. Clin. Nutr. 1997;66:1322–1339.
12. de Graf, C., Hulshof, T. Effects of weight and energy content of preloads an subsequent appetite and food intake. Appetite 1996;26:139–151.
13. Johnstone, A. M., Stubbs, R. J., Harbron, C. G. Effects of overfeeding macronutrients on day to day food intake in man. Eur. J. Clin. Nutr. 1996;50:418–430.
14. Rolls, B. J., Gnizak, N., Summerfelt, A., et al. Food intake in dieters and no dieters after a liquid meal containing mediumchain triglycerides. Am. J. Clin. Nutr. 1988;48:66–71.
15. Stubbs, R. J., Harbron, C. G. Covert manipulation of the ratio of medium- to long-chain tryglicerides in isoenergetically dense diets: effect on food intake in ad libidum feeding men. Int. J. Obesity 1996;20:435–444.

16. Van Stratum, P., Lussenburg, R. N., van Wezel, L. A., et al. The effect of dietary carbohydrate: fat ratio on energy intake by adult women. Am. J. Clin. Nutr. 1978;31:206–212.
17. Polls, B. J., Kim, S., McNelis, A. L., et al. Time course of effects of preloads high in fat or carbohydrate on food intake and hunger ratings in humans. Am. J. Physiol. 1991:260:R756–R763.
18. Drewnowski, A. Why do we like fat? J. Am. Diet. Assoc. 1997;97(suppl):S58–S62.
19. DGE, Ernährungsbericht 1988, ed. DGE. e. V., Frankfurt am Main, 1988.
20. Seidell, J. C. Obesity in Europe, Int. J. Obesity 1995;19(Suppl. 3):1–4.
21. Müller, M. J. To eat or not to eat? Akt. Ernähr.-Med. 1998;23:1–2.
22. Wamala, S. P., Wolk, A., Orth-Gomer, K. Determinants of obesity in relation to socioeconomic status among middle-aged Swedish women. Prev. Mod. 1997;26:734–744.
23. Weinstein, S. E., Shide, D. J., Rolls, B. J. Changes in food intake in response to stress in men and women: psychological factors. Appetite 1997;28:7–18.
24. Warburton, D. M. The functions of pleasure. *In:* Pleasure and Quality of Life, D. Warburton, M. and N. Sherwood, Editors. Chichester: John Wiley & Sons Ltd, 1996. p. 13–27.
25. Warburton, D. M., Suiter, J. I. The cost of job dissatisfaction. *In:* Pleasure and Quality of Life, D. Warburton, M. and N. Sherwood, Editors. Chichester: John Wiley & Sons Ltd, 1996. p. 13–27.
26. Rogers, P. J. Food, mood, and appetite. Nutr. Res. Rev. 1995;8.243–269.

Kapitel 4: Von Rettungsringen und ungerechten Wampen

1. Georg, V., Tremblay, A., Despres, J. P., et al. Further evidence for the presence of «small eaters» and «large eaters» among women. Am. J. Clin. Nutr. 1991;53:425–429.
2. Egger, G., Swinburn, B. An «ecological» approach to the obesity pandemic. BMJ 1997;315:477–480.
3. Nubé, M., Asenso-Okeyere, W. K., Van den Boom, G. J. M. Body mass index as indicator of standard of living in developing countries. Eur. J. Clin. Nutr. 1998;52:136–144.
4. Böttcher, H., Fürst, P. Zelluläre Thermogenese und Übergewicht. Ernährungs-Umschau 1995;42:312–318.
5. Müller, M. J. Konzepte des Energiestoffwechsels. Akt. Ernähr.-Med. 1995;20:138–145.
6. Körtzinger, I., Mast, M., Müller, M. J. Prävention der Adipositas bei Kindern und Jugendlichen. Ernährungs-Umschau 1996;43:455–460.
7. Ravussin, E., Tataranni, A. Dietary fat and human obesity. J. Am. Diet. Assoc. 1997;97(suppl):S42-S46.
8. Logue, A. W., Die Psychologie des Essens und des Trinkens. Heidelberg–Berlin–Oxford: Spektrum Akademischer Verlag, 1995.
9. Anon. Born to be fat? Lancet 1992;340:881–882.
10. Björntorp, P. Obesity. Lancet 1997;350:423–426.

Kapitel 5: Über «gute» und «böse» Fettzellen

1. Norgan, N. G. The beneficial effects of body fat and adipose tissue in humans. Int. J. Obesity 1997;21:738–746.
2. Bennett, W. I. Beyond overeating, N. Engl. J. Med. 1995;332:673–674.
3. Lindpaintner, K. Finding an obesity gene – a tale of mice and men., N. Engl. J. Med. 1995;332:679–680.
4. Herget, M., Daniel, H. Von fettsüchtigen Menschen und Mäusen. Ernährungs-Umschau 1996;43:4–7.
5. Logue, A. W. Die Psychologie des Essens und des Trinkens. Heidelberg–Berlin–Oxford: Spektrum Akademischer Verlag, 1995.
6. Müller, M. J. Konzepte des Energiestoffwechsels. Akt. Ernähr.-Med. 1995,20:138–145.
7. Semenkovich, C. F., Heinecke, J. W. The mystery of diabetes and atherosclerosis. Time for a new plot. Diabetes 1997;46:327–334.
8. Odeleye, O. E., de Courten, M., Pettitt, D. J., et al. Fasting hyperinsulinemia is a predictor of increased body weight gain in Pima Indian children. Diabetes 1997;46:1341–1345.
9. Boden, G. Role of fatty acids in the pathogenesis of insulin resistence and NIDDM. Diabetes 1997;45:3–10.
10. Goodpaster, B. H., Thaete, F. L., Simoneau J.-A., et al. Subcutaneous abdominal fat and thigh muscle composition predict insulin sensitivity independently of visceral fat. Diabetes 1997;46:1579–1585.
11. Olefsky, J. M., Nolan, J. J. Insulin resistance and non-insulin-dependent diabetes mellitus: cellular and molacular mechanisms. Am. J. Clin. Nutr. 1995;61:980S–986S.
12. Frayn, K. N., Samra, J. S., Summers L. K. M. Visceral fat in relation to health: is it a major culprit or simply an innocent bystander. Int. J. Obesity 1997;21:1191–1192.
13. Seidell, J. C., Bouchard, C. Visceral fat in relation to health; is it a major culprit or simply an innocent bystander? Int. J. Obesity 1997;21:626–631.
14. Lönnqvist, F., Thörne, A., Large, V., et al. Sex difference in visceral fat lipolysisand metabolic complications of obesity. Arterioscler. Thromb. 1997;17:1472–1480.
15. Barnard, R. J., Wen, S. J. Exercise and diet in the prevention and control of the metabolic syndrome. Sports Medicine 1994;18:218–228.
16. Barrett-Connor, E., Khaw, K.-T. Cigarette smoking and increase central adiposity. Ann. Int. Med. 1989;111:783–787.
17. Bjorntorp, P. Metabolic implications of body fat distribution. Diabetes Care 1991;14:1132–1143.
18. Bosello, O., Zamboni, M., Armellini, F., et al. Biological and clinical aspects of regional body fat distribution. Diab. and Nutr. Metabol. 1993;6:163–117.
19. Jayo, J. M., Shively, C. A., Kaplan, J. R., et al. Effects of exercise and stress on body fat distribution in male cynomolgus monkeys. Int. J. Obesity 1993;17:597–604.
20. Matsuzawa, Y., Shimomura, I., Nakamura, T., et al. Pathophysiology and pathogenesis of visceral fat obesity. Ann. New York Accad. Sci. 1993;676:270–278.
21. Wing, R. R., Matthews, K. A., Kuller, L. H., et al. Waist to hip ratio in middle-

aged women: associations with behavioral and psychosocial factors and with changes in cardiovascular risk factors. Arterioscler. Thromb. 1991;11:1250–1257.
22. Samaras, K., Campbell, L. V. The non-genetic determinants of central adiposity. Int. J. Obesity 1997;21:839–845.
23. Facchini, F. S., Hollenbeck, C. B., Jeppsen, J., et al. Insulin resistance and cigarette smoking. Lancet 1992;339:1128–1130.
24. Gaesser, G. A. Big fat lies. New York: Balantine Book, 1996.

Kapitel 6: Fett macht Fett, aber nicht fett!

1. Pudel, V. Pfundskur 96 – Lust auf Leben. SDR 1 Ratgeber, ed. S. Rundfunk. Stuttgart: Süddeutscher Rundfunk, 1996.
2. Noack, R., Karst, H., Gerstmann, U., et al. Fett- und Kohlenhydratoxidation bei unterschiedlichen Fett- und Kohlenhydratrelationen und Energieaufnahmen. Akt.Ernähr.-Med. 1996;20:280 (abstract).
3. Ravussin, E., Swinburn, B. A. Pathophysiology of obesity. Lancet 1992;340:404–408.
4. DGE. Ernährungsbericht 1992. Deutsche Gesellschaft für Ernährung e. V., Frankfurt, 1992.
5. Leibel, R. L., Hirsch, J., Appel, B. E., et al. Energy intake required to maintain body weight is not affected by wide variation in diet composition. Am. J. Clin. Nutr. 1992;55:350–355.
6. Horton, T. J., Drougas, H., Brachey, A., et al. Fat and carbohydrate overfeeding in humans: different effects on energy storage. Am. J. Clin. Nutr. 1995;62:19–29.
7. Schrauwen, P., von Marken-Lichtenbelt, W. D., Saris, W. H. M., et al. Changes in fat oxidation in response to a high-fat diet. Akt. Ernähr.-Mod. 1997;22:125–126.
8. Rolls, B. J., Kim-Harris, S., Fischman, M. W., et al. Satiety after preloads with different amounts of fat and carbohydrate: implications for obesity. Am. J. Clin. Nutr. 1994;60:476–487.
9. Blundell, J. E., Tremblay, A. Appetite control and energy (fuel) balance. Nutr. Res. Rev. 1995;8:225–242.
10. Stubbs, R. J., Harbron, C. G. Prentice A. M. Covert manipulation of the dietary fat to carbohydrate ratio of isoenergetically dense diets: effect on food intake in feeding men ad libidum. Int. J. Obesity 1996;20:651–660.
11. Blundell, J. E., Macdiarmid, J. I. Fat as a risk factor for overconsumption: satiation, satiety, and patterns of eating. J. Am. Diet. Assoc. 1997;97(suppl):S63–S69.
12. Ellrott, T., Pudel, V. Perspektiven der Adipositastherapie. Akt. Ernähr.-Med. 1996;21:73–80.
13. Ellrott, T., Pudel, V. Adipositastherapie. Stuttgart: Georg Thieme, 1997.
14. Noack, R. Nahrungsfett und Adipositas. Teil 1: Fett- und Kohlenhydrataufnahme und Nährstoffbilanzen. Ernährungs-Umschau 1998;45:8–14.
15. Noack, R., Nahrungsfett und Adipositas, Teil 2: Pro und Kontra fettreduzierter, kohlenhydrat-liberaler Ernährungsformen. Ernährungs-Umschau 1998;45:86–90.
16. Leddy, J., Horvath, P., Rowland, P., et al. Effect of high or a low fat diet on cardiovascular risk factors in male and female runners. Med. Sci. Sports Exerc. 1997;29:17–25.
17. Prentice, A. M., Poppitt, S. D. Importance of energy density and macronutrients in the regulation of energy intake. Int. J. Obesity 1996;20(suppl):S18–S23.

18. Tremblay, A., Almeras, N. Exercise, macronutrient preferences and food intake. Int. J. Obesity 1995;19(suppl 4):S97–S101.
19. Schneider, R. Relevanz und Kosten der Adipositas in Deutschland. Ernährungs-Umschau 1996,43:369–374.
20. Lissner, L., Heitmann, B. L. Dietary fat and obesity: evidence from epidemiology. Eur. J. Nutr. 1995;49:79–90.
21. Björntorp, P. Obesity. Lancet 1997;350:423–426.
22. DGE. Ernährungsbericht 1984. Deutsche Gesellschaft für Ernährung e. V., Frankfurt, 1984.
23. DGE. Ernährungsbericht 1996. Deutsche Gesellschaft für Ernährung e. V., Frankfurt, 1996.
24. Lissner, L., Levitsky, D. A., Strupp, B. J., et al. Dietary fat and the regulation of energy intake in human subjects. Am. J. Clin. Nutr. 1987,46:886–892.
25. Dreon, D. M., Frey-Hewitt, B., Ellsworth, N., et al. Dietary fat: carbohydrate ratio and obesity in middle-aged men. Am. J. Clin. Nutr. 1988,47:995–1000.
26. Romieu, I., Willett, W., Stampfer, M. J., et al. Energy intake and other determinants of relative weight. Am. J. Clin. Nutr. 1988:47:406–412.
27. Tremblay, A., Plourde, G., Despres, J.-P., et al. Impact of dietary fat content and fat oxidation on energy intake in humans. Am. J. Clin. Nutr. 1989;49:799–805.
28. George, V., Tremblay, A., Despres, J.-P., et al. Effect of dietary fat content on total and regional adiposity in men and women. Int. J. Obesity 1990;14:1086–1094.
29. Miller, W. C., Lindeman, A. K., Wallace, J., et al. Diet. composition, energy intake, and exercise in relation to body fat in men and women. Am. J. Clin. Nutr. 1990;52:426–430.
30. Tucker, L. A., Kano, M. J. Dietary fat and body fat: a multivariate study of 205 adult females. Am. J. Clin. Nutr. 1992;56:616–622.
31. Slattery, M. L., McDonald, A., Bild, D. E. Associations of body fat and its distribution with dietary intake, physical activity, alcohol, and smoking in blacks andwhites. Am. J. Clin. Nutr. 1992;55:943–949.
32. Bolton-Smith, C., Woodward, M. Dietary composition and fat to sugar ratios in relation to obesity. Int. J. Obesity 1994;18:820–828.
33. Klesges, R. C., Klesges, L. M., Haddock, C. K., et al. A longitudinel analysis of the impact of dietary intake and physical activity and weight change in adults. Am. J. Clin. Nutr. 1992;65:818–822.
34. Lissner, L., Lindroos, A. K. Is dietary underreporting macronutrient-specific? Eur. J. Clin. Nutr. 1994;48:453–454.
35. Bouchard, C. Can obesity be prevented? Nutr. Rev. 1996;54:S125-S130.
36. Larson, E. D., Hunter, G. R., Williams, M. J., et al. Dietary fat in relation to body fat and intraabdominal adipose tissue: a cross-sectional analysis. Am. J. Clin. Nutr. 1996;64:677–684.
37. Rissanen, A. M., Heliövaara, M., Knekt, P., et al. Determinants of weight gain and overweight in adult Finns. Eur. J. Clin. Nutr. 1991;45:419–430.
38. Colditz, G. A., Willett, W. C., Stampfer, M. J., et al. Patterns of weight change and their relation to diet in a cohort of healthy women. Am. J. Clin. Nutr. 1992;51:1000–1005.
39. Kant, A. K., Graubard, B. I., Schatzkin, A., et al. Proportion of energy intake from

fat and subsequent weight change in the NHANES I Epidmiologic Follow-up Study. Am. J. Clin. Nutr. 1995;61:11–17.
40. Heitmann, B. L., Lissner, L., Sørensen, T. I. A., et al. Does dietary fat intake promote subsequent weight gain in genetically predisposed individuals? Int. J. Obesity 1993;17:108 (abstract).
41. Parker, D. R., Gonzalez, S., Derby, C. A., et al. Dietary factors in relation to weight men and women from two southeastern New England communities. Int. J. Obesity 1997;21:103–109.
42. Katan, M. B., Grundy S. M., Willett W. C. Beyond low fat diets. N. Engl. J. Med. 1997;337:563–566.
43. Willett, W. Is dietary fat a major determinant of body fat? Am. J. Clin. Nutr. 1998;67(suppl):556S–562S.

Kapitel 7: Fettphobie mit fatalen Folgen

1. Gaesser, G. A. Big fat lies. New York: Balantine Book, 1996.
2. Troiano, R. P., Frongillo, E. A. Jr., Sobal, J., et al. The relationship between body weight and mortality: A quantitative analysis of combined information from existing studies. Int. J. Obesity 1996;20:63–75.
3. Hauner, H., Lauterbach, K., Westenhöfer, J., et al. Entwurf einer Evidenz-basierten Leitlinie zur Behandlung der Adipositas in Deutschland, 1997.
4. Ellrott, T., Pudel, V. Adipositastherapie, Stuttgart: Georg Thieme, 1997.
5. Wechsler, J. G. Diätetische Therapie der Adipositas. Deutsches Ärzteblatt 1997;94:A-2250–2256.
6. Stunkard, A. J., Wadden, T. Psychological aspects of severe obesity. Am. J. Clin. Nutr. 1992;55:524S-532S.
7. Lissner, L., Psychosocial aspects of obesity: individual and societal perspectives. Scand. J. Nutr. 1997;41:75–79.
8. Fraser, L. Loosing it: Americas obsession with weight and the weight industry that feeds on it. New York: Penguin Books, 1997.

Kapitel 8: Wie rund ist ungesund?

1. Wechsler, J. G., Schusdziarra, V., Hauner, H., et al. Therapie der Adipositas. Deutsches Ärzteblatt 1996;93:B1751–B1753.
2. Ellrott, T., Pudel, V. Perspektiven der Adipositastherapie. Akt. Ernähr.-Med. 1996;21:73–80.
3. Wechsler, J. G. Diätetische Therapie der Adipositas. Deutsches Ärzteblatt 1997;94:A-2250–2256.
4. Schwartz, N. E. What do consumers really think about dietary fat? J. Am. Diet. Assoc. 1997:97(suppl):S73–S75.
5. Schneider, R. Relevanz und Kosten der Adipositas in Deutschland. Ernährungs-Umschau 1996;43:369–374.
6. Harris, T. B., Savage, P. J., Tell, G. S., et al. Carrying the burden of cardiovascular risk in old age: associations of weight and weight change with prevalent cardiovascular disease, risk factors, and health status in the Cardiovascular Health Study. Am. J. Clin. Nutr. 1997;66:837–844.
7. Brenner, H., Arndt, V., Rothenbacher, D., et al. Body weight, pre-existing disease,

and all-cause mortality in a cohort of male employees in the German construction industry. J. Clin. Epidemiol. 1997;50:1099–1106.
8. Tsevat, J., Dawson, N. V., Wu, A. W., et al. Health values of hospitalized patients 80 years or older. JAMA;279:371–375.
9. Barrett-Connor, E. L. Obesity, artherosclerosis, and coronary artery disease. Ann.Intern. Med. 1985;103:1010–1019.
10. Warnes, C. A., Roberts, W. C. The heart in massive (more than 300 pounds or 136 kilogramms) obesity: analysis of 12 patients studied at necropsy. Am. J. Cardiol. 1984;54:1087–1091.
11. Hauner, H. Wie hoch ist die gesundheitliche Gefährdung durch Übergewicht. Akt. Ernähr.-Med. 1991;16:158–161.
12. Manson, J. E., Colditz, G. A., Stampfer, M. J., et al. A prospective study of obesity and risk of coronary heart disease in women. N. Engl. J. Med. 1990;322:882–889.
13. Hubert, H. B., Feinleib, M., McNamara, P. M., et al. Obesity as an independent riskfactor for cardiovascular disease: a 26 year follow-up of participants in the Framingham Heart Study. Circulation 1983;67:968–977.
14. Niølstad, I., Arnesen, E., Lund-Larson, P. G. Sex differences in risk factors for clinical diabetes mellitus in a general population: a 12 year follow-up of the Finnmark Study. Am. J. Epidemiol. 1998;147:49–58.
15. Hanson, R. L., McCance, D. R., Jacobsson, L. T. H., et al. The U-shaped association between body mass index and mortality: Relationship with weight gain in a native American population. J. Clin. Epidermiol 1995;48:903–916.
16. Knowler, W. C., Pettitt, D. J., Saad, D. J., et al. Obesity in the Pima Indians: Its magnitude and relationship with diabetes. Am. J. Clin. Nurtr. 1991;53:543S–1551S.
17. Chaturvedi, N., Fuller, J. H., The WHO Multinational Study Group. Mortality risk by body weight and weight change in people with NIDDM. Diabetes Care 1995;18:766–774.
18. Pettitt, D. J., Lisse, J. R., Knowler, W. C., et al. Mortality as a function of obesity and diabetes mellitus. Am. J. Epidemiol 1982;115:359–366.
19. Knatterud, G. L., Klimt, C. M., Goldner, M. G., et al. Effects of hypoglycemic agents on vascular complications in patients with adult-onset diabetes. Diabetes 1982;31:1–26.
20. Ballard, D. J., Melton, L. J. Sources of disparity in incidence and prevalence studies of diabetic retinopathy; Influence of selected survival on risk factor assessment. Diabetes Care 1986;9:313–315.
21. French, S. A., Folsom, A. R., Jeffery, R. W., et al. Weight variability and incident disease in older women: the Iowa Women's Health Study. Int. J. Obersity 1997;21:217–223.
22. Gaesser, G. A. Big fat lies. New York: Balantine Book, 1996.
23. Kabat, G. C., Wynder, E. L. Body mass index and lung cancer risk. Am. J. Epidemiol. 1992;135:769–774.
24. Hauner, H., Lauterbach, K., Westenhöfer, J., et al. Entwurf einer Evidenz-basierten Leitlinie zur Behandlung der Adipositas in Deutschland, 1997.
25. Ellrott, T., Pudel, V. Adipositastherapie. Stuttgart: Georg Thieme, 1997.
26. Troiano, R. P., Frongillo, E. A. Jr., Sobal, J., et al. The relationship between body weight and mortality: A quantitative analysis of combined information from existing studies. Int. J. Obesity 1996;20:63–75.

27. Bender, R., Trauntner, C., Spraul, M., et al. Assessment of excess mortality in obesity. Am. J. Epidemiol. 1997;147:42–48.
28. Dorn, J., Schistermarin, E. F., Winkelstein, W., et al. Body mass index and mortality in a general population sample of men and women. Am. J. Epidemiol. 1997;146:919–931.
29. Seidel, J. S., Verschuren, M. M., van Leer, E. M., et al. Overweight, underweight and mortality. Arch. Intern. Med. 1997;156:958–963.
30. Allison, D. B., Gallagher, D., Heo, M., et al. Body mass index and all-cause mortality among people age 70 and over: the Longitudinal Study of Aging. Int. J. Obesity 1997;21:424–431.
31. Folsom, A. R., Kaye, S. A., Sellers, T. A., et al. Body fat distribution and 5-year risk of death in older women. JAMA 1993;269:483–487.
32. Lindsted, K. D., Singh, P. N. Body mass and 26-year risk of mortality among women who never smoked: findings from the Adventist Mortality Study. Am. J. Epidemiol. 1997;146:1–11.
33. Egger, G., Swinburn, B. An «ecological» approach to the obesity pandemic. BMJ 1997;315:477–480.
34. Jebb, S. A., Prentice, A. M., Goldberg, G. R., et al. Changes in macronutrient balance during over- and underfeeding assessed by 12 continous whole-body calorimetry. Am. J. Clin. Nutr. 1996;64:259–266.

Kapitel 9: Die Hollywood-Ananas-Fettaugen-Diätpleite

1. Ellrott, T. und Pudel, V. Perspektiven der Adipositastherapie. Akt Ernähr-Med 1996;21:73–80.
2. Schneider, R. Relevanz und Kosten der Adipositas in Deutschland. Ernährungs-Umschau 1996;43:369–374.
3. Hyman, F. N., Sempos, E., Saltsman, J., et al. Evidence of success of caloric restriction in weight loss and controll. Ann Intern Med 1993;119:681–687.
4. Jebb, S. A., Prentice, A. M., Goldberg, G. R., et al. Changes in macronutrient balance during over- and underfeeding assessed by 12 continuous whole-body calorimetry. Am J Clin Nutr 1996;64:259–266.
5. Astrup, A., Toubro, S., Raben, A., et al. The role of low fat diets and fat substitutes in body weight management: What we learned from clinical studies. J Am Diet Assoc 1997;97:S82-S87.
6. Miller, W. C., Koceja, D. M., and Hamilton, E. J. A meta-analysis of the past 25 years of weight loss research using diet, exercise or diet plus exercise intervention. Int J Obesity 1997;21:941–947.
7. Powell, J. J., Tucker, L., Fisher, A. G., et al. The effects of different percentages of dietary fat intake, exercise, and caloric restriction on body composition and body weight in obese females. Am J Health Prom 1994;8:442–448.
8. Golay, A., Eigenheer, C., Morel, Y., et al. Weight-loss with low or high carbohydrate diet? Int J Obesity 1996;20:1067–1072.
9. Golay, A., Allaz, A.-F., Morel, Y., et al. Similar weight loss with low- or high carbohydrate diets. Am J Clin Nutr 1996;63:174–178.
10. Lean, M. E. J., Han, T. S., Prvan, T., et al. Weight loss with high and low carbohydrate 1200 kcal diets in free living women. Europ J Clin Nutr 1997;51:243–248.

11. Ellrott, T. Erfolgskriterien für Gewichtsmanagement-Programme. MMW 1997;241:244–245.
12. Pudel, V. Therapeutisches Dilemma? MMW 1997;241:243.
13. Grodstein, F., Levine, R., Troy, L., et al. Three-year follow-up of participants in a commercial weight loss program. Arch Intern Med 1996;156:1302–1306.
14. Wechsler, J. G. Diätetische Therapie der Adipositas. Deutsches Ärzteblatt 1997;94:A-2250–2256.
15. Olschewski, P., Ellrott, T., Jalkanen, L., et al. Langzeiterfolg eines multidisziplinären Gewichts-Management-Programms. MMW 1997;241:243–250.
16. Ellrott, T. und Pudel, V. Adipositastherapie. Stuttgart: Georg Thieme, 1997.
17. Schwartz, M. W. and Brunzell, J. D. Regulation of body adiposity and the problem of obesity. Arterioscler Thromb 1997;17:233–238.

18. Hamm, M. Schlank und gesund ohne Diät. München: Mosaik, 1997.
19. Pudel, V. Pfundskur 96 – Lust auf Leben. SDR 1 Ratgeber, Hg. S. Rundfunk. Stuttgart: Süddeutscher Rundfunk. 1996,
20. Noack, R. Nahrungsfett und Adipositas. Teil 2: Pro und Kontra fettreduzierter, kohlenhydrat-liberaler Ernährungsformen. Ernährungs-Umschau 1998;45:86–90.
21. Toubro, S. and Astrup, A. Randomised comparison of diets for maintaining obese subjects weight after major weight loss: ad lib, low fat, high carbohydrate diet versus fixed energy intake. BMJ 1997;314:29–33.
22. Glenny, A.-M., O'Meara, S., Melville, A., et al. The treatment and prevention of obesity: a systematic review ot the literature. Int J Obesity 1997;21:715–737.
23. Jeffery, R. W., Hellerstedt, W. L., French, S. A., et al. A randomized trial of counceling for fat restriction versus calorie restriction in the treatment of obesity. Int J Obesity 1995;19:132–137.
24. Black, H. S., Herd, J. A., Goldberg, L. H., et al. Effect of a low-fat diet on the incidence of actinic keratosis. N Engl J Med 1994;330:1272–1275.
25. Group, N. D.-H. S. R. Body weight changes. Circulation 1968;37(suppl I):170–180.
26. Sheppard, L., Kristal, A. R. and Kushi, L. H. Weight loss in women participating in a randomized trial of low-fat diets. Am J Clin Nutr 1991;54:821–828.
27. Kasim, S. E., Martino, S., Kim, P. N., et al. Dietary and anthropometric determinants of plasma lipoproteins during a long term low-fat diet in healthy women. Am J Clin Nutr 1993;57:146–153.
28. Lee-Han, H., Cousins, M., Beaton, M., et al. Compliance in a randomized clinical trial of dietary fat reduction in patients with breast dysplasia. Am J Clin Nutr 1988;48:575–586.
29. Ellrott, T., Beilschmidt, S., Spirik, J., et al. Der 1:1-Austausch normaler Lebensmittel durch vergleichbare fettärmere Lebenmittel bei Kohlenhydratverzehr ad libidum. Ernährungs-Umschau 1998;45:44–49.
30. Katan, M. B., Grundy, S. M. and Willett, W. C. Beyond low fat diets. N Engl J Med 1997;337:563–566.

Kapitel 10: Dick und defekt durch Diät

1. Dulloo, A. G., Jacquet, J., Girardier, L. Poststarvation hyperphagia and body fat overshooting in humans: a role for feedback signals from lean and fat tissues. Am. J. Clin. Nutr. 1997;65:717–723.

2. Diehl, J. M. Soziokulturelle und psychosoziale Funktion der Nahrung unter besonderer Berücksichtigung des Zuckers. Quintessenz-Journal 1996;26:283–296.
3. Westenhöfer, J. Eßstörungen: Anorexia nervosa – Bulimia nervosa – Binge eating-disorder. Akt. Ernähr.-Med. 1996;21:235–242.
4. Diehl, J. M. Soziale Normen im Ernährungsverhalten junger Frauen. Vortragsmanuskript 1996.
5. Diehl, J. M., Staufenbiel, T. Eßstörungs-Inventar (ESI). Supplement zum IEG (auf Diskette). Eschborn: Verlag Dietmar Klotz, 1994.
6. Diehl, J. M., Staufenbiel, T. Inventar zu Eßverhalten und Gewichsproblemen (IEG), Verlag Dietmar Klotz. Eschborn, 1994.
7. Weinstein, S. E., Shide, D. J., Rolls, B. J. Changes in food intake in response to stress in men and women: psychological factors. Appetite 1997;28:7–18.
8. Wilson, T. G. Relation of dieting and voluntary weight loss to psychological functioning and binge eating. Ann. Intern. Med. 1993;119:727–730.
9. Ellrott, T., Pudel, V. Adipositastherapie. Stuttgart: Georg Thieme, 1997.
10. Wadden, T. A., Treatment of obesity by moderate and severe caloric restriction. Ann. Intern. Med. 1993;119:688–693.
11. Foreyt, J. P., Goodrick, K. Evidence for success of behavioral modification in weight loss and control. Ann. Intern. Med. 1993;119:698–701.
12. Rössner, S., Flaten, H. VLCD and LCD in long-term treatment of obesity. Int. J. Obesity 1997;21:22–26.
13. Wing, R., Behavioral treatment of severe obesity. Am. J. Clin. Nutr. 1992;55:545S–551S.
14. Schwartz, M. W., Seeley, R. J. The new biology of body weight regulation. J. Am. Diet. Assoc. 1997;97:54–58.
15. Schwartz, M. W., Brunzell, J. D. Regulation of body adiposity and the problemof obesity. Arterioscler. Thromb. 1997;17:233–238.
16. Egger, G., Swinburn, B. An «ecological» approach to the obesity pandemic. BMJ 1997; 315:477–480.
17. French, S. A., Jeffery, R. W., Forster, J. L. et al. Predictors of weight change over two years among a population of working adults: the Healthy Worker Project. Int. J. Obesity 1994;18:145–154.
18. Coakley, E. H., Rimm, E. B., Colditz, G., et al. Predictors of weight change in men: Results from the Health Professionals Follow-Up Study. Int. J. Obesity 1998;22:89–96.

Kapitel 11: Kunst-voll in die Hose

1. Hamm, M. Schlank und gesund ohne Diät. München: Mosaik, 1997.
2. v. Cramm, D., Die Family-Diät. München: Gräfe & Unzer, 1997.
3. Anon. Fett-Ersatz: Ein teurer Flop. Eulenspiegel, 1995.
4. Domke, A. «Designer foods» am Beispiel von Fettaustauschstoffen. Bundesgesundheitsblatt 1996;301–305.
5. Fraser, L. Loosing it: Americas obsession with weight and the weight industry that feeds on it. New York: Penguin Books, 1997.
6. Blackburn, H. Olestra and the FDA. N. Engl. J. Mod. 1996;334:984–986.
7. Kassirer, J. P., Angell, M. Losing weight – an ill-fated New Year's resolution. N. Engl. J. Med. 1998;338:52–54.

8. Ellrott, T., Pudel, V. Adipositastherapie. Stuttgart: Georg Thieme, 1997.
9. Flechtner-Mors, M., Ditschuneit, H. H., Adler, G. Gewichtsverhalten adipöser Patienten nach Therapie mit Reduktionskost und dem Lipaseinhibitor Orlistat.Akt Ernähr.-Med. 1997;22:291(abstract).
10. Miller, G. D., Groziak, S. M. Impact of fat substitutes on fat intake. Lipids 1996;31(suppl):293S-296S.

Kapitel 12: Je «lighter», desto fetter

1. Heini, A. F., Weinsier, R. L. Divergent trends in obersity and fat intake patterns: The American Paradox. Am. J. Med. 1997;102:259–264.
2. Ellrott, T., Beilschmidt, S., Spirik, J., et al. Der 1:1-Austausch normaler Lebensmittel durch vergleichbare fettärmere Lebensmittel bei Kohlenhydratverzehr ad libidum. Ernährungs-Umschau 1998;45:44–49.
3. Ellrott, T., Pudel, V., Adipositastherapie. Stuttgart: Georg Thieme, 1997.
4. Hamm, M. Schlank und gesund ohne Diät. München: Mosaik, 1997.
5. v. Cramm, D. Die Family-Diät. München: Gräfe & Unzer, 1997.
6. Bohlmann, F. Schlank und fit ohne Diät. München: Gräfe & Unzer, 1997.
7. Stephen, A. M., Wald, N. J. Trends in individual consumption of dietary fat in the United States. Am. J. Clin. Nutr. 1990;52:457–469.
8. Allred, J. B. Too much of a good thing? Journal of the American Dietetic Association 1995;95:417–418.
9. Ernst, N. D., Obarzanek, E., Clark, M. B., et al. Cardiovascular health risks related to overweight. J. Am. Diet. Assoc. 1997;97(suppl):S47–S61.
10. Prentice, A. M., Jebb, S. A. Obesity in Britain: gluttony or sloth? BMJ 1995;311:437–439.
11. DHP-Forschungsverbund. Erfolgreiche Senkung kardiovaskulärer Risikofaktoren in der Deutschen Herz-Kreislauf-Präventionsstudie (DHP) zwischen 1984/85 und 1991/92. Zeitschrift für Gesundheitswissenschaften 1993;1:137–153.
12. Jeffery, R. W. Minnesota Studies on community-based approaches to weight loss and control. Ann. Intern. Med. 1993;119:719–721.
13. Winkleby, M. A., Feldman, H. A., Murray, D. M. Joint analysis of three US community intervention trials for reduction of Cardiovascular disease risk. J. Clin. Epidemiol. 1997;50:645–658.
14. Manson, J. E., Colditz, G. A., Stampfer, M. J. Parity, ponderosity, and the paradox of a weight-preoccupied society. JAMA 1994;271:1788–1790.

Kapitel 13: Fettarm schneller zum Infarkt?

1. Müller, M. J., Erbersdobler, H. F. Prävention ernährungsabhängiger Erkrankungen. Ein Auftrag für die Ernährungswissenschaften. *In:* Prävention ernährungsabhängiger Erkrankungen. Was ist gesichert? p. 5–8. M. J. Müller and H. F. Erbersdobler, Editors. Stuttgart: Wissenschaftliche Verlagsgesellschaft, 1996.
2. Ellrott, T., Pudel V. Perspektiven der Adipositastherapie. Akt. Ernähr.-Med. 1996;21: 73–80.
3. Ellrott, T., Pudel V. Adipositastherapie. Stuttgart: Georg Thieme, 1997.
4. Kimura N. Changing patterns of coronary heart, stroke, and nutrient intake in Japan. Prev. Med. 1983;12:222–227.

5. Omura, T., Hisamatsu, S., Takizawa, Y., et al. Geographical distribution of cerebrovascular disease mortality and food intakes in Japan. Soc. Sci. Med. 1987; 24:401–407.
6. McGee, D. L., Reed, D. M., Yano, K., et al. Ten-year incidence of coronary heart disease in the Honolulu heart program: relationship to nutrient intake. Am. J. Epidemiol. 1984;119:667–676.
7. Lapidus, L., Anderson, H., Bengtson, C., et al. Dietary habits in relation to incidence of cardiovascular disease and death in women. Am. J. Clin. Nutr. 1986;44:444–448.
8. Gillman, M. W., Cupples, A. L., Millen, B. E., et al. Inverse association of dietary fat with development of ischemic stroke in men. JAMA. 1997;278:2145–2150.
9. Bellizzi, M. C., Franklin, M. F., Duthie, G. G., et al. Vitamin E and coronary heart disease: the European paradox. Eur. J. Clin. Nutr. 1994;48:822–831.
10. Hu, F. B., Stampter, M. J., Manson, J. E., et al. Dietary fat intake and the risk of coronary heart disease in women. N. Engl. J. Med. 1997;337:1491–1499.
11. Pietinen, P., Ascherio, A., Korhonen, P., et al. Intake of fatty acids and risk of coronary heart disease in a cohort of Finnish men. Am. J. Epidemiol. 1997;145:876–887.
12. Ascherio, A., Rimm, E. B., Giovannucci, E. L., et al. Dietary fat and risk of coronary heart disease in men: cohort follow-up study in the United States. BMJ 1996;313:84–90.
13. Esrey, K. L., Joseph, L., Grover, S. A. Relationship between dietary intake and coronary heart disease mortality: Lipid Research Clinics Prevalence Follow-up Study.J. Clin. Epidemiol. 1996;49:211–216.
14. Posner, B. M., Cobb, J. L., Belanger, A. J., et al. Dietary lipid predictors of coronary heart disease in men. The Framingham Study. Arch. Intern. Med. 1991;151:1181–1187.
15. MRC Research Council. Low fat diet in myocardial infarction. A controlled trial. Lancet 1965;II:501–504.
16. Woodhill, J. M., Palmer, A. J., Leelarthaepin, B., et al. Low fat, low cholesterol diet in secondary prevention of coronary heart disease. Advances in Experimental Medicine and Biology 1978;109:317–330.
17. Katan, M. B., Zock, P. L., Mensink, R. P. Effects of fats and fatty acids on blood lipids in humans: an overview. Am. J. Clin. Nutr. 1994;60(suppl):1017S–1022S.
18. Schaefer, E. J., Lichtenstein, A. H., Lamon-Fava, S., et al. Body weight and low-density lipoprotein cholesterol changes after consumption of a low-fat ad libidum diet. JAMA 1995;274:1450–1455.
19. Schaefer, E. J., Lamon-Fava, S., Ausman, L. M., et al. Individual variability in lipoprotein cholesterol response to National Cholesterol Education Program 2 diets. Am. J. Clin. Nutr. 1997;65:823–830.
20. Howell, W. H. Diet and Blood Lipids. Nutrition Today 1997;32:110–115.
21. Howell, W. H. Plasma lipid and lipoprotein responses to dietary fat and cholesterol: a meta-analysis. Am. J. Clin. Nutr. 1997;65:1747–1764.
22. Burke, A. P., Farb, A., Malcom, G. T., et al. Coronary risk factors and plaque morphology in men with coronary disease who died suddenly. N. Engl. J. Med. 1997;336:1276–82.
23. Knopp, R. H., Walden, C. E., Retzlaff, B. M., et al. Long-term cholesterol-lowe-

ring effects of 4 fat-restricted diets in hypercholesterolemic and combined hyperlipidemic men. JAMA 1997;278:1509–1515.
24. Ginsberg, H. N., Kris-Etherton, P., Dennis, B., et al. Effects of reducing dietary saturated fatty acids on plasma lipids and lipoproteins in healthy subjects. The Delta Study, Protocol 1. Arterioscler. Thromb. 1998;18:441–449.
25. Jeppesen, J., Hein, H., Ole, Suadicani, P., et al. Relation of high, TG-low, HDL cholesterol and LDL cholesterol to the incidence of ischemic heart disease. Arterioscler. Thromb. 1997;17:1114–1120.
26. Jeppesen, J., Schaaf, P., Jones, C., et al. Effects of low fat, high carbohydrate diets on risk factors for ischemic heart disease in postmenopausal women. Am. J. Clin. Nutr. 1997;65:1027–1033.

27. Reaven, G. Low-fat, high-carbohydrate diets and risk factors for ischemic heart disease. (Reply to letters to the editor). Am. J. Clin. Nutr. 1997;66:1294.
28. Golay, A., Allaz, A.-F., Morel, Y., et al. Similar weight loss with low or high carbohydrate diets. Am. J. Clin. Nutr. 1996;63:174–178.
29. Golay, A., Eigenheer, C., Morel, Y., et al. Weight-loss with low or high carbohydrate diet? Int. J. Obesity 1996;20:1067–1072.
30. Walker, K. Z., O'Dea, K., Johnson, L., et al. Body fat distribution and non-insulin-dependent diabetes: comparison of a fiberrich, high-carbohydrate, low-fat (23 %) diet and a 35 % fat diet high in monounsaturated fat. Am. J. Clin. Nutr. 1996;63:254–260.
31. Garg, A. High monounsaturated-fat diets for patients with diabetes mellitus: a meta-analysis. Am. J. Clin. Nutr. 1998;67(suppl):577S-582S.
32. Katan, M. B. High-oil compared with low-fat, high-carbohydrate diets in the prevention of ischemic heart disease. Am. J. Clin. Nutr. 1997;66(suppl): 974S-979S.
33. Wood, P. D., Stefanick, M. L., Williams, P. T., et al. The effects of plasma lipoproteins of a prudent weight-reducing diet, with or without exercise, in overweight men and women. N. Engl. J. Med. 1991;325:461–466.
34. Hayes, K. C. Designing a Cholesterol-Removed Fat Blend for Frying and Baking. Food Technology 1996; April:92–97.
35. Sundram, K., Hayes, K. C., Siru, O. H. Both Dietary 18:2 and 16:0 may be required to improve the serum LDL/HDL cholesterol ratio in normocholesterolemic men. J. Nutr. Biochem. 1995;6:179–187.
36. Katan, M. B. Effect of low-fat diets on plasma high-density lipoprotein concentrations. Am. J. Clin. Nutr. 1998;67(3 Suppl.):573S–576S.
37. Wolk, A., Bergström, R., Hunter, D., et al. A prospective study of association of monounsaturated fat and other types of fat with risk of breast cancer. Arch. Int. Med. 1998;158:41–45.
38. Downs, J. R., Clearfield, M., Weis, S., et al. Primary prevention of acute coronary events with Lovostatin in men and women with average cholesterol levels. JAMA 1998;79:1615–1622.
39. Herbert, P. R., Gaziano, M. J., Chan, K. S., et al. Cholesterol lowering with statin drugs, risk of stroke, and total mortality. JAMA 1997;278:313–321.
40. Tang, J. L., Armitage, J. M., Lancaster, C. A., et al. Systematic review of dietary intervention trials to lower blood cholesterol in free-living subjects. BMJ 1998;316:1213–1220.

41. Anon. Effectiveness of health checks conducted by nurses in primary care: Final results of the OXCHECK study. Imperial Cancer Research Fund OXCHECK Study Group. BMJ 1995;310:1099–1104.
42. Haq, I. U., Yeo, W. W., Jackson, P. R., et al. The effects of dietary change on serum cholesterol. Proc. Nutr. Soc. 1995;54:601–616.
43. Dreon, D. M., Fernstrom, H. A., Williams, P. T., et al. LDL subclass patterns and lipoprotein response to a low-fat, high-carbohydrate diet in woman. Arterioscler. Thromb. 1997;17:707–714.
44. Adam, O., Lemmen, C., Kless, T., et al. Low fat diet decreases alpha-tocopherol levels, and stimulates LDL oxidation and eicosanoid biosynthesis in man. Eur. J. Med. Res. 1995;1:65–71.
45. Dangas, G., Ambrose, J. A., Smith, D. A., et al. Treatment of hypercholesterolemic patients with and without coronary disease with Pravastatin decreases thombus formation and dynamic flow conditions. (abstract) J. Am. Coll. Cardiol. 1998;31(SupplA):194A.
46. Rauch, U., Badimon, J. J., Vorchheimer, D. A., et al. Lipid lowering therapy reduces blood thrombogenicity in hypercholesterolemic patients: effect of Simvastatin. (abstract) J. Am. Coll. Cardiol. 1998;31(SupplA):194A.
47. Kaesemeyer, W. H., Caldwell, R. B., Taylor, T. A., et al. Pravastatin activates endothelial nitric oxide synthase independent of its lipid lowering action. (abstract) J. Am. Coll. Cardiol. 1998;31(SupplA)53A.
48. John, S., Schlaich, M., Landenfeld, M., et al. Increased bioavailability of nitric oxide after lipid-lowering therapy in hypercholesterolemic patients. A randomized, placebo-controlled, double-blind study. Circulation 1998;98:211–216.

Kapitel 14: Zuckermärchen mit Süßstoff-Flop

1. Blundell, J. E., Tremblay, A. Appetite control and energy (fuel) balance. Nutr. Res. Rev. 1995;8:225–242.
2. Bolton-Smith, C., Woodward M. Dietary composition and fat to sugar ratios in relation to obesity. Int. J. Obesity 1994;18:820–828.
3. Flatt, J.-P. Use and storage of carbohydrate and fat. Am. J. Clin. Nutr. 1995;61(suppl):952S–959S.
4. Horton, T. J., Drougas, H., Brachey, A., et al. Fat and carbohydrate overfeeding in humans: different effects on energy storage. Am. J. Clin. Nutr. 1995;62:19–29.
5. Prentice, A. M., Jebb, S. A. Obesity in Britain: gluttony or sloth? BMJ 1995;311:437–439.
6. Ellrott, T., Pudel V. Perspektiven der Adipositastherapie. Akt. Ernähr.-Med. 1996;21:73–80.
7. Ellrott, T., Pudel V. Adipositastherapie. Stuttgart: Georg Thieme, 1997.
8. Hamm, M. Schlank und gesund ohne Diät. München: Mosaik, 1997.
9. Bohlmann, F. Schlank und fit ohne Diät. München: Gräfe & Unzer, 1997.
10. v. Cramm, D. Die Family-Diät. München Gräfe & Unzer, 1997.
11. Noack, R. Nahrungsfett und Adipositas. Teil 2: Pro und Kontra fettreduzierter, kohlenhydrat-liberaler Ernährungsformen. Ernährungs-Umschau 1998;45:86–90.
12. Aarsland, A., Chinkes, D., Wolfe, R. R. Hepatic and whole-body fat synthesis in humans during carbohydrate overfeeding. Am. J. Clin. Nutr. 1997;65:1774–1782.

13. Prentice, A. M., Poppitt, S. D. Importance of energy density and macronutrients in the regulation of energy intake. Int. J. Obesity 1996;20(suppl):S18–S23.
14. Schrauwen, P., von Marken-Lichtenbelt, W. D., Saris, W. H. M., et al. Changes in fat oxidation in response to a high-fat diet. Akt. Ernähr.-Med. 1997;22:125–126.
15. Jebb, S. A., Prentice, A. M., Goldberg, G. R., et al. Changes in macronutrient balance during over- and underfeeding assessed by 12 continous whole-body calorimetry. Am. J. Clin. Nutr. 1996;64:259–266.
16. Golay, A., Eigenheer, C., Morel, Y., et al. Weight-loss with low or high carbohydrate diet? Int. J. Obesity 1996;20:1067–1072.
17. Golay, A., Allaz, A.-F., Morel, Y., et al. Similar weight loss with low- or high carbohydrate diets. Am. J. Clin. Nutr. 1996;63:174–178.
18. Lean, M. E. J., Han, T. S., Prvan, T., et al. Weight loss with high and low carbohydrate 1200 kcal diets in free living women. Eur. J. Clin. Nutr. 1997;51:243–248.
19. Gatenby, S. J., Aaron, J. I., Jack, V. A., et al. Extended use of foods modified in fat and sugar content: nutritional implications in a free-living female population. Am. J. Clin. Nutr. 1997;65:1867–1873.
20. Mela, D. J. Assessing the potential dietary implications of macronutrient substitutes. *In:* 7th International Conference on Obesity. 1994. Toronto.
21. Chen, L.-N. A., Parham, E. S. College students' use of high intensity sweetners is not consistently associated with sugar consumption. J. Am. Diet. Assoc. 1991;91:686–690.
22. Stellman, S. D., Garfinkel L. Artificial sweetner use and one-year weight change among women. Prev. Med. 1986;15:195–202.
23. Parker, D. R., Gonzalez, S., Derby, C. A., et al. Dietary factors in relation to weight change among men and women from two southeastern New England communities. Int. J. Obesity 1997;21:103–109.
24. Kanders, B. S., Lavin, P. T., Kowalchuk, M., et al. An evaluation of the effect of aspartame on weight loss. Appetite 1990;11(suppl):73–84.
25. Blackburn, G. L., Kanders, B. S., Lavin, P. T., et al. The effect of aspartame as part of a multidisciplinary weight-control program on short- and long-term control of body weight. Am. J. Clin. Nutr. 1997;65:409–418.

Kapitel 15: Mit Frustfraß zum Heidenhunger

1. Sigman-Grant M. Can you have your low-fat cake and eat it, too? The role of fat-modified products. J. Am. Diet. Assoc. 1997;97(suppl):S76–S81.
2. Mela, D. J. Understanding fat preference and consumption: Applications of behavioral science to a nutritional problem. Proc. Nutr. Soc. 1995;54:453–464.
3. Chapelot, D., Pasquet, P., Apfelbaum, M., et al. Cognitive factors in the dietary response of restrained and unrestrained eaters to manipulation of the fat contentof a dish. Appetite 1995;25:155–175.
4. Miller, G. D., Groziak, S. M. Impact of fat substitutes on fat intake. Lipids 1996;31(suppl):293S–296S.
5. Ellrott, T., Beilschmidt, S., Spirik, J., et al. Der 1:1-Austausch normaler Lebensmittel durch vergleichbare fettärmere Lebensmittel bei Kohlenhydratverzehr ad libidum. Ernährungs-Umschau 1998;45:44–49.
6. Westerterp, K. R., Verboeket-van de Venne, W. P. H. G., Westerterp-Plantenga,

M. S., et al. Dietary fat and body fat: an intervention study. Ant J. Obesity 1996;20:1022–1026.
7. Gatenby, S. J., Aaron, J. I., Jack, V. A., et al. Extended use of foods modified in fat and sugar content: nutritional implications in a free-living female population. Am. J. Clin. Nutr. 1997;65:1867–1873.
8. Yam, D., Eliraz, A., Berry E. Diet and disease – the Israeli paradox: Possible dangers of a high omega-6-polyunsaturated fatty acid diet. Isr. J. Med. 1996;32:1134–1143.
9. Allred, J. B. Too much of a good thing? J. Am. Diet. Assoc. 1995;95:417–418.
10. Gietzen, D. Milkfat and Satiety. *In:* Milkfat nutrition roundtable. Rosemont, Illinois, 1996.
11. Himaya, A., Fantino, M., Antoine, J.-M., et al. Satiety power of dietary fat: a new appraisal. Am. J. Clin. Nutr. 1997;65:1410–1418.
12. Wolk, A., Bergström, R., Hunter, D., et al. A prospective study of association of monounsaturated fat and other types of fat with risk of breast cancer. Arch. Intern. Med. 1998;158:41–45.
13. Rogers, P. J. Food, mood, and appetite. Nutr. Res. Rev. 1995;8:243–269.
14. Laugharne, J. D. E., Ahluwalia, N. S. Adverse alterations in mood after changing to a low fat diet. Proc. Nutr. Soc. 1997;56:54A.

Kapitel 16: Täglich Wein – darf nicht sein?

1. Murgatroyd, P. R., Van de Ven, M. L. H. M., Goldberg, G. R., et al. Alcohol and the regulation of energy balance: overnight effects on diet-induced thermogenesis and fuel storage. Br. J. Nutr. 1996;75:33–45.
2. Rumpler, W. V., Rhodes, D. G., Baer, D. J., et al. Energy value of moderate alcohol consumption by humans. Am. J. Clin. Nutr. 1996;64:108–114.
3. Suter, P. M., Häsler, E., Vetter W. Effects of alcohol on energy metabolism and body weight regulation: Is alcohol a risk factor for obesity? Nutr. Rev. 1997;55:157–171.
4. MacDonald, I. Alcohol and overweight. *In:* Health issues related to alcohol consumption, p. 263–280. P. M. Verschuren, Editor. Washington, DC: ILSI Press, 1993.
5. Hellerstedt, W. L., Jeffery, R. W., Murray, D. M. The association between alcohol intake and adiposity in the general population. Am. J. Epidemiol. 1990;132:594–611.
6. Mannistö, S., Unsitalo, K., Roos, E., et al. Alcohol beverage drinking, dietery and body mass index in a cross-section survey. Eur. J. Clin. Nurt. 1997;51:326–332.
7. Mannistö, S., Pietinen, P., Haukka, J., et al. Reported alcohol intake, diet, and body mass index in male smokers. Eur. J. Clin. Nutr. 1996;50:239–245.
8. Cordain, L., Bryan, E. D., Melby, C. L., et al. Influence of moderate daily wine consumption on body weight regulations and metabolism in healthy free-living males. J. Am. Coll. Nutr. 1997;16:134–139.
9. Mayer, E. J., Newman, B., Quensberry, C. P., et al. Alcohol consumption and insulin concentrations. Circulation 1993;88(l):2190–2197.
10. Manolio, T. A., Savage, P. J., Burke, G. L., et al. Association of fasting insulin with blood pressure and lipids in young adults: the CARDIA study. Arteriosclerosis 1990;10:430–436.
11. Lazarus, R., Sparrow, D., Weiss, S. T. Alcohol intake and insulin levels. Am. J. Epidemiol. 1997;145:909–916.

12. ACC-Council. J. Am. Coll. Cardiol. 1996;27:957–1047.
13. Thimmel, R. Wissenschaftliche Tagung der Deutschen Akademie für Ernährungsmedizin: «Alkoholische Getränke und Ernährungsmedizin». Akt. Ernähr.-Med. 1997;22:378–383.
14. Worm, N. Täglich Wein – Gesünder leben mit Wein und mediterraner Ernährung. Bern und Stuttgart: Hallwag, 1996.
15. Doll R. One for the heart. BMJ 1997;315:1664–1668.
16. Stein-Hammer, C., Persönliche Mitteilungen, 1997.
17. Keil U. The relation of alcohol intake to coronary heart disease and all-cause mortality in a beer-drinking population. Epidemiology 1996;8:150–156.
18. Longnecker, M. P. A meta-analysis of alcohol consumption in relation to risk of breast cancer. JAMA 1988;260:652–666.
19. Longnecker, M. P. Alcohol consumption in relation to risk of breast cancer: Meta-Analysis and Review. Cancer Causes Control 1994;5:73–82.
20. Holman, C. D. J. Meta-analysis of alcohol and all-cause mortality: A validation of NHMRC recommodations. Med. J. Aust. 1996;164:141–145.
21. Fuchs, C. S. Alcohol consumption and mortality among women. N. Engl. J. Med. 1995;332:1245–1250.
22. Smith-Warner, S. A., Spiegelman, D., Yaun, S.-S., et al. Alcohol and breast cancer in women. JAMA 1998;279:535–540.

Kapitel 17: Mit Pille, Skalpell und Sauger

1. Bray, G. A. Use and abuse of appetite-suppressant drugs in the treatment of obesity. Ann. Intern. Med. 1993;119:707–713.
2. Wechsler, J. G., Schusdziarra, V., Hauner, H., et al. Therapie der Adipositas. Deutsches Ärzteblatt: 1996;93:B1751–B1753.
3. Ellrott, T., Pudel V. Adipositastherapie. Stuttgart: Georg Thieme, 1997.
4. Abenhaim, L., Moride, Y., Brenot, F., et al. Appetite-suppressant drugs and the risk of primary pulmonary hypertension. N. Engl. J. Med. 1996;335:609–616.
5. Manson, J. E., Faich, G. A. Pharmacotherapy for obesity – do the benefits outweight the risks? N. Engl J. Med. 1996;335:659.
6. Manson, J. E., Willett, W. C., Stampfer, M. J., et al. Body weight and mortality among women. N. Engl. J. Med. 1995;333:677–685.
7. Manson, J. E., Colditz, G. A., Stampfer, M. J., et al. A prospective study of obesity and risk of coronary heart disease in women. N. Engl. J. Med. 1990;322:882–889.
8. Anon. The politics of disclosure. The Lancet 1996;348:627.
9. Berger, M. Wer zügelt ihren Appetit? *In:* DIE ZEIT vom 17. 10. 1997.
10. McCann, U. D., Seiden, L. S., Rubin, L. J., et al. Brain serotonin neurotoxicity ad primary pulmonary hypertension from fenfluramine and dexfenfluramine, JAMA 1997;278:666–672.
11. Connolly, H. M., Crary, J. L., McGoon, M. D., et al. Valvular heart disease associated with Fenfluramine-Phenteramine. JAMA 1997;337:581–588.
12. Graham, D. J. Further cases of valvular heart disease associated with Fenfluramine-Phentermine (correspondence). N. Engl. J. Med. 1997;337:635.
13. Hauner, H. Lauterbach, K., Westenhöfer, J., et al. Entwurf einer Evidenz-basierten Leitlinie zur Behandlung der Adipositas in Deutschland. 1997.

14. Hauner, H. Adipositastherapie (Buchbesprechung). Ernährungs-Umschau 1998;45:32–33.
15. Hirsch, J. The treatment of obesity with drugs. Am. J. Clin. Nutr. 1998;67:2–3.
16. Sjoström, L., Rissanen, A., Andersen, T., et al. Randomised placebo-controlled trial of orlistat for weight loss and prevention of weight regain in obese patients. Lancet 1998;352:167–173.
17. Husemann, B. Chirurgische und endoskopische Verfahren zur Therapie der extremen Adipositas. Akt. Ernähr.-Med. 1992;17:108–109.
18. Husemann, B., Reiners, V. Erste Ergebnisse nach vertikaler Gastroplastik zur Behandlung der extremen Adipositas. Zentralblatt für Chirurgie, 1996;121:370–375.
19. Husemann, B., Kluy, J.-P. Vertical banded gastroplasty und angepaßtes Magenband – Erfahrungsbericht über 4 Jahre. Akt. Ernähr.-Med. 1997;22:294.
20. Hönig, J. F., El Sigai, A. Plastisch-chirurgische Möglichkeiten und Risiken der Körperkonturierung durch Liposuction und Dermolipektomie bei adipösen Patienten. Akt. Ernähr.-Med. 1991;16:188–194.
21. Gaesser, G. A. Big fat lies. New York: Balantine Book, 1996.

Kapitel 18: Abnehmen – zum Sterben gesund?

1. Hamm, M., Schlank und gesund ohne Diät. München: Mosaik, 1997.
2. Pudel, V. Therapeutisches Dilemma? Münchner Medizinische Wochenschrift 1997;241:243.
3. Duran, N. The other side of obesity. Nutrition Today 1996;31:80–81.
4. Stern, J. S., Hirsch, J., Blair, S. N., et al. Weighing the options: criteria for evaluating weight-management programs. The committee to develop criteria for evaluating the outcomes of approaches to prevent and treat obesity. Obes. Res. 1995;3:591–604.
5. Ellrott, T. Erfolgskriterien für Gewichtsmanagement-Programme. Münch. Med. Wschr. 1997;241:244–245.
6. Ellrott, T., Pudel, V. Perspektiven der Adipositastherapie. Aktuelle Ernährungs-Medizin 1996;21:73–80.
7. Ellrott, T., Pudel, V., Adipositastherapie. Stuttgart: Georg Thieme, 1997.
8. Wechsler, J. G., Schusdziarra, V., Hauner, H., et al. Therapie der Adipositas. Deutsches Ärzteblatt 1996;93:B1751–B1753.
9. Wechsler, J. G. Diätetische Therapie der Adipositas. Deutsches Ärzteblatt 1997;94:A-2250–2256.
10. Hauner, H., Lauterbach, K., Westenhöfer, J., et al. Entwurf einer Evidenz-basierten Leitlinie zur Behandlung der Adipositas in Deutschland, 1997.
11. Singh, R. B., Niaz, M. A., Ghosh, S., et al. Effect on mortality and reinfarction of adding fruits and vegetables to a prudent diet in the Indian experiment of infarction survival (IEIS). J. Am. Coll. Nutr. 1993;12:255–261.
12. Williamson, D. F., Pamuk, E., Thun, M., et al. Prospective study of intentional weigth loss and mortality in never-smoking overweight U. S. white women aged 40–64 years. Am. J. Epidemiol. 1995;141:1128–1141.
13. Andres, R., Muller, D. C., Sorkin, J. D. Long-term. effects of change in body weight on all cause mortality. Ann. Intern. Med. 1993;119:737–743.

14. Lee, I. M., Paffenbarger, R. S. Change in body weight and longevity. JAMA 1992;268:2045–2049.
15. Pamuk, E. R., Williamson, D. F., Madans, J., et al. Weight loss and mortality in a national cohort of adults, 1971–1987. Am. J. Epidemiol. 1992;136:686–697.
16. Deeg, D. J., Miles, T. P., Van Zonnefeld, R. J., et al. Weight change, survival time and cause of death in Dutch elderly. Arch. Geront. Geriat. 1990;10:97–111.
17. Avons, P., Ducimetiere, P., Rakotovao, R., et al. Weight and mortality. Lancet 1983;i:1104.
18. Roads, G. G., Kagan A. The relation of coronary disease, stroke, and mortality to weight in youth and middle age. Lancet 1983;i:492–495.
19. Paffenbarger, R. S., Hyde, R. T., Wing, A. L., et al. Physical activity, all-cause mortality, and longevity of college alumni. N. Engl. J. M. 1986;1986:605–613.
20. Haan, M., Kaplan, G. A., Cohen, R. D., et al. Risk factor change and all-cause mortality in persons over 50 years of age: evidence from the Alameda County study (abstract). Am. J. Epidemiol. 1986;124:513.
21. Harris, T., Cook, E. F., Garrison, R., et al. Body mass index and mortality among non smoking older persons. The Framingham Study. JAMA 1988;259:1520–1524.
22. Lissner, L., Bengtsson, C., Lapidus, L., et al. Body weight variability and mortality in the Gothenburg prospective studies of men and women. *In:* Proceedings of the First European Congress on Obesity. *In:* Obesity in Europe 88, P. Björntorp and S. Rössner, Editors. London: John Libbey, 1989.
23. Lissner, L., Andres, R., Muller, D. C., et al. Body weight variability in men: metabolic rate, health, and longevity. Int. J. Obesity 1990;14:373–383.
24. Lissner, L., Odell, P. M., D'Agostino, R. B., et al. Variability of body weight and health outcomes in the Framingham population. N. Engl. J. Med. 1991;324:1839–1844.
25. Rumpel, C., Harris, T. B., Madans, J., et al. Modification of the relationship between the Quetelet index and mortality by weight-loss history among older women. Ann. Epidemiol. 1993;3:343–350.
26. Pamuk, E. R., Williamson, D. F., Serdula, M. K., et al. Weight loss and subsequent death in a cohort of U. S. adults. Ann. Intern. Med. 1993;119:744–748.
27. Blair, S., Shaten, J., Brownell, K., et al. Body weight change, all-cause mortality, and cause-specific mortality in the Multiple Risk Factor Intervention Trial. Ann. Intern. Med. 1993;119:749–757.
28. Higgins, M., D'Agostino, R., Kannel, W., et al. Benefits and adverse effects of weight loss. Ann. InternMed. 1993;119:758–763.
29. Ho, S. C., Woo, J., Sham, A., et al. Risk factor change in older persons, a prospective from Hong Kong: weight change and mortality. J. Gerontol. 1994;49:M269–M272.
30. Peters, E. T., Seidell, J. C., Menotti, A., et al. Changes in body weight in relation to mortality in 6441 European middle-aged men: the Seven Countries Study. Int. J. Obes. Relat. Metab. Disord. 1995;12:862–868.
31. Folsom, A. R., French, S. A., Zheng, W., et al. Weight variability and mortality: the Iowa Women's Health Study. Int. J. Obes. 1996;20:704–709.
32. Suadiciani, P., Hein, H. O., Gyntelberg F. Weight changes and risk of ischaemic heart disease for middle aged and elderly men. An 8-year follow-up in the Copenhagen Male Study. J. Cardiovasc Risk 1997;4:25–32.

33. Sidney, S., Friedman, G. D., Siegelaub, A. B. Thinness and mortality. Am. J. Publ. Health 1987;77:317–322.
34. Wilcosky, T., Hyde, J., Anderson, J. J. B., et al. Obesity and mortality in the Lipid Research Clinics Programm Follow-up Study. J. Clin. Epidemiol. 1990;43:743–752.
35. Iribarren, C., Sharp, D., Burchfiel, C., et al. Association of weight loss and weight fluctuation with mortality among Japanese men. N. Engl. J. Med. 1995;333:686–692.
36. Hammond, E. C., Garfinkel L. Coronary heart disease, stroke, and aortic aneurysm: factors in etiology. Arch. Environ. Health 1969;19:167–182.
37. Harris, T. B., Launer, L. J., Madans, J., et al. Cohort study of effect of being overweight and change in weight on risk of coronary heart disease in old age. BMJ 1997;314:1791–1794.
38. Schroll, M. A longitudinal epidemiological survey of relative weight at age 25, 50 and 60 in the Glostrup population of men and women born in 1914. Dan. Med. Bull. 1981;28:106–116.
39. Wannamethee, G., Shaper, A. G. Weight change in middle-aged British men: implications for health. Eur. J. Clin. Nutr. 1990;44:133–142.
40. Williamson, D. F., Pamuk, E. R. The association between weight loss and increased longevity: a review of the evidence. Ann. Intern. Med. 1993;119:731–736.
41. French, S. A., Folsom, A. R., Jeffery, R. W., et al. Weight variability and incident disease in older women: the Iowa Women's Health Study. Int. J. Obesity 1997;21:217–223.
42. French, S. A., Jeffery, R. W., Folsom, A. R., et al. Relation of weight variability and intentionality of weight loss to disease history and health-related variables in apopulation-based sample of women aged 55–69 years. Am. J. Epidemiol. 1995;142:1306–1314.
43. Harris, T. B., Ballard-Barbasch, R., Madans, J., et al. Overweight, weight loss, and risk of coronary heart disease in older women: the, NHANES I epidemiologic follow-up study. Am. J. Epidemiol. 1993;137:1318–1327.

Kapitel 19: Vorsicht! – Ernährungsberatung

1. Kohnhorst, M.-L. Ernährungsberatung versus Produktempfehlungen. Ernährungs-Umschau 1997;44:380–384.
2. Schwartz, M. W., Brunzell, J. D. Regulation of body adiposity and the problem of obesity. Arterioscler. Thromb. 1997;17:233–238.
3. Wooley, S. C., Garner, D. M. Dietary treatments for obesity are ineffective. BMJ 1994;309:655–656.
4. Berger, M., Richter, B., Mühlhauser J. Evidence-based Medicine. Eine Medizin auf rationaler Grundlage. Internist 1997;38:344–351.
5. Fessel-Walter, S. Absicherung bei Ernährungsberatung. VDOE Position 1998;2:14.
6. Jeffcoate, W. Obesity is a disease: food for thought. Lancet 1998;351:903–904.
7. Müller, M. J. To eat or not to eat? Akt. Ernähr.-Med. 1998;23:1–2.
8. Brenner, H., Arndt, V., Rothenbacher, D., et al. Body weight, pre-existing disease, and all-cause mortality in a cohort of male employees in the German construction industry. J. Clin. Epidemiol. 1997;50:1099–1106.
9. Hanson, R. L., McCance, D. R., Jacobsson, L. T. H., et al. The U-shaped association between body mass index and mortality: Relationship with weight gain in a native American population. J. Clin. Epidemiol. 1995;48:903–916.

10. Knowler, W. C., Pettitt, D. J., Saad, D. J., et al. Obesity in the Pima Indians: Its magnitude and relationship with diabetes. Am. J. Clin. Nutr. 1991;53:1543S–1551S.
11. Chaturvedi, N., Fuller, J. H. The WHO Multinational Study Group. Mortalitity risk by body weight and weight change in people with NIDDM. Diabetes Care 1995;18:766–774.
12. Pettitt, D. J., Lisse, J. R., Knowler, W. C., et al. Mortality as a function of obesity and diabetes mellitus. Am. J. Epidemiol. 1982;115:359–366.
13. Knatterud, G. L., Klimt, C. M., Goldner, M. G., et al. Effects of hypoglycemic agents on vascular complications in patients with adult-onset diabetes. Diabetes 1982;31:1–26.
14. Ballard, D. J., Melton, L. J. Sources of disparity in incidence and prevalence studies of diabetic retinopathy; Influence of selected survival on risk factor assessment. Diabetes Care 1986;9:313–315.
15. French, S. A., Folsom, A. R., Jeffery, R. W., et al. Weight variability and incident disease in older women: the Iowa Women's Health Study. Int. J. Obesity 1997;21:217–223.
16. Mühlhauser, I. Effizienznachweis und Qualitätskontrolle. *In:* Diabetes Melltius, M. Berger, Editor. München–Wien–Baltimore: Urban und Schwarzenberg, 1995.
17. Berger, M. Kosten ernährungsbedingter Krankheiten in Deutschland. Lebensmittelchemie 1994;48:39–41.
18. Pudel V. Therapeutisches Dilemma? Münch. Med. Wschr. 1997;241:243.
19. Hamm, M. Schlank und gesund ohne Diät. München: Mosaik, 1997.
20. Rosendorfer, T. VDOE-Qualitätsstandards in der Ernährungsberatung. VDOEPosition 1998;2:8.
21. Berger, M., Wer zügelt ihren Appetit? *In:* DIE ZEIT vom 17. 10. 1997.
22. Müller, M. J., Erbersdobler, H. F. Prävention ernährungsabhängiger Erkrankungen. Ein Auftrag für die Ernährungswissenschaften. *In:* Prävention ernährungsabhängiger Erkrankungen. Was ist gesichert? M. J. Müller and H. F. Erbersdobler, Editors. p. 5–8. Stuttgart: Wissenschaftliche Verlagsgesellschaft, 1996.
23. Erbersdobler, H. F., Trautwein, E. A. Die vollwertige Ernährung der DGE. Gibt es eine «gesunde» Ernährung? *In:* Prävention ernährungsabhängiger Erkrankungen. Was ist gesichert? M. J. Müller and H. F. Erbersdobler, Editors. p. 129–138. Stuttgart: Wissenschaftliche Verlagsgesellschaft, 1996.
24. Katan, M. B., Zock, P. L., Mensink, R. P. Effects of fats and fatty acids on blood lipids in humans: an overview. Am. J. Clin. Nutr. 1994;60(suppl):1017S–1022S.
25. Zock, P. L., Mensink, R. P., Harryvan, J., et al. Fatty acids in serum cholesteryl esters as quantitative biomarkers of dietary intake in humans. Am. J. Epidemiol. 1997;145:1114–1122.
26. Schuler, G., Hambrecht, R., Schlierf, G., et al. Regular physical exercise and low-fat diet. Effects on progression of coronary artery disease. Circulation 1992;86:1–11.
27. Renaud, S., de Lorgeril, M., Delaye, J., et al. Cretan Mediterranean diet for prevention of coronary heart disease. Am. J. Clin. Nutr. 1995;61(6 Suppl):1360S–1367S.
28. National Research Council. Recommended daily allowences; 10th Edition, ed. N. R. Council, 1990.
29. Anon. Fats and oils in human nutrition. Food and Nutrition Paper 57, ed. FAO. Rome, 1994.

30. Research-Committee. Low fat diet in myocardial infarction. A controlled trial. Lancet 1965;ii:501–504.
31. Woodhill, J. M., Paimer, A. J., Leelarthaepin, B., et al. Low fat, low cholesterol diet in secondary prevention of coronary heart disease. Adv. Exper. Med. Biol. 1978;109:317–330.
32. Posner, B. M., Cobb, J. L., Belanger, A. J., et al. Dietary lipid predictors of coronary heart disease in men. The Framingham Study. Arch. Int. Med. 1991;151:1181–1187.
33. Esrey, K. L., Joseph, L., Grover, S. A. Relationship between dietary intake and coronary heart disease mortality: Lipid Research Clinics Prevalence Follow-up Study. J. Clin. Epidemiol. 1996;49:211–216.
34. Ascherio, A., Rimm, E. B., Giovannucci, E. L., et al. Dietary fat and risk of coronary heart disease in men: cohort follow-up study in the United States. BMJ 1996;313:84–90.
35. Pietinen, P., Ascherio, A., Korhonen, P., et al. Intake of fatty acids and risk of coronary heart disease in a cohort of Finnish men. Am. J. Epidemiol. 1997;145:876–887.
36. Hu, F. B., Stampfer, M. J., Manson, J. E., et al. Dietary fat intake and the risk of coronary heart disease in women. N. Engl. J. Med. 1997;337:1491–1499.
37. Barth, C., Wolfram G. Ernährungsmedizin und Prävention. Akt. Ernähr.-Med. 1995;20:247–249.
38. Kato, I., Tominaga S. Changes in food/nutrient intake and cancer mortality in Japan. Gan no Rinsho 1986;32:561.
39. Lands, W. E. M., Hamazaki, T., Yamazaki, K., et al. Changing dietary patterns. Am. J. Clin. Nutr. 1990;51:991–993.
40. Toshima H. Coronary artery disease trends in Japan. Jpn. Circ. J. 1994;58:166–172.
41. Katan, M. B., Grundy, S. M., Willett, W. C. Beyond low fat diets. N. Engl. J. Med. 1997;337:563–566.
42. Albanes, D., Heinonen, O. P., Taylor, P. R., et al. Alpha-Locopherol and beta-carotene supplements and lung cancer incidence in the alpha-tocopherol, beta-carotene cancer prevention study: effects of base-line characteristics and study compliance. JNCI 1996;88:1560–1570.
43. Omenn, G. S., Goodman, G. E., Thornquist, M. D., et al. Risk factors for lung cancer and for intervention effects. *In:* CARET, the Beta-Carotene and Retinol Efficacy Trial. JNCI 1996;88:1550–1559.
44. THPCR-Trials Group. Effects of weight loss and sodium restriction intervention on blood pressure and hypertension incidence in overweight people with high-normal blood pressure. Arch. Intern. Med. 1997;157:657–667.
45. Hatton, D. C., McCarron, D. A. Dietary calcium and blood pressure in experimental models of hypertension: a review. Hypertension 1994;23:513–530.
46. Kotchen, T. A., Kotchen, J. M. Dietary sodium and blood pressure: interaction with other nutrients. Am. J. Clin. Nutr. 1997;65(suppl):708S–711S.
47. McCarron, D. A., Morris, C. D., Henry, H. J., et al. Blood pressure and nutrient intake in the United States: an analysis of the Health and Nutrition Examination Survey I. Science 1984;224:1392–1398.
48. McCarron, D. A. Role of adequate dietary calcium intake in the prevention and management of salt-sensitive hypertension. Am. J. Clin. Nutr. 1997;65(suppl):712S–716S.

49. McCarron, D. A. Importance of Dietary Calcium in Hypertenison (letter). J. Am. Coll. Nutr. 1998;17:97–99.
50. Aldermann, M. H., Madhavan, S., Cohen, H., et al. Low urinary sodium is associated with greater risk of myocardial infarction among treated hypertensive men. Hypertension 1995;25:1144–1152.
51. Aldermann, M. H., Cohen, H., Madhavan S. Dietary sodium intake and mortality: the National Health and Nutrition Survey (NHANES I). Lancet 1998;351:781–85.
52. MRC-Group. Epidemiological studies of cardiovascular disease: Progress Report No. 7; The Caerphilly and Speedwell Prospective Heart Disease Studies, 1991.
53. Shaper, A. G., Wannamethee, G., Walker M. Milk, butter, and heart disease. BMJ 1991:302:785–786.
54. Gillman, M. W., Cupples, A. L., Dagnon, D., et al. Margarine intake and subsequent coronary heart disease in men. Epidemiology 1997;8:144–149.
55. Tavani, A., Negri, E., D'Avanzo, B., et al. Margarine intake and risk of nonfatal acute myocardial infarction in Italian women. Eur. J. Clin. Nurtr. 1997;51:30–32.
56. Molkentin, J., Precht D. Determination of trans-octadecenoic acids in German margarines, shortenings, cooking, and dietary fats by Ag-TLC/GC. Zeitung für Ernährungswissenschaft 1995;34:314–317.
57. Steinhart, H., Pfalzgraf A. Trans-Fettsäuren in Lebensmitteln. Fat Science and Technology 1994;96:42–44.
58. Willett, W. C., Stampfer, M. J., Manson, J. E., et al. Intake of trans fatty acids and risk of coronary heart disease among women. Lancet 1993;341:581–585.
59. Ascherio, A., Hennekens, C. H., Buring, J. E., et al. Trans-fatty acids intake and risk of myocardial infarction. Circulation 1994;89:94–101.
60. Ascherio, A., Willett, W. C. Health effects of trans fatty acids. Am. J. Clin. Nutr. 1997;66(suppl):1006S–1010S.
61. Yam, D., Eliraz, A., Berry E. Diet and disease – the Israeli paradox: Possible dangers of a high omega-6-polyunsaturated fatty acid diet. Isr. J. Med. 1996;32:1134–1143.
62. Oberritter H. Trends in der Ernährung – Was essen wir im Jahr 2000? DGE-Info 1997;8:114.
63. DGE. Ernährungsbericht 1996. Frankfurt: Deutsche Gesellschaft für Ernährung e. V., 1996.
64. Howell, W. H. Diet and blood lipids. Nutrition Today 1997;32:110–115.
65. Howell, W. H. Plasma lipid and lipoprotein responses to dietary fat and cholesterol: a meta-analysis. Am. J. Clin. Nutr. 1997;65:1747–1764.
66. Bolton-Smith, C., Woodward, M., Smith, W. C. S., et al. Dietary and non-dietary predictors of serum total cholesterol in men and women: results from The Scottish Heart Health Study. Int. J. Epidemiol. 1991;20:95–104.
67. Millen, B. E., Franz, M. M., Quatromoni, P. A., et al. Diet and plasma lipids in women. I. Macronutrients and plasma total and Low-Density lipoprotein cholesterol in women: The Framingham Study. J. Clin. Epidemiol. 1996;49:657–663.
68. Kübler, W., Balzter, H., Grimm, R., et al. Die Nationale Verzehrsstudie (NVS) und die Verbundstudie Ernährungserhebung und Risikofaktoren-Analytik (VERA). Synopsis und Ausblick. VERA-Schriftenreihe, ed. W. Kübler, H. J. Anders, and W. Heeschen. Vol. 14. Niederkleen: Wissenschaftlicher Fachverlag Dr. Fleck, 1998.
69. Shekelle, R. B., McMillan-Shryock, A., Paul, O., et al. Diet, cholesterol, and death

from coronary heart disease: The Western Electric Study. N. Engl. J. Med. 1981;304:65–70.
70. McGee, D. L., Reed, D. M., Yano, K., et al. Ten-year incidence of coronary heart disease in the Honolulu heart programm: relationship to nutrient intake. Am. J.Epidemiol. 1984;119:667–676.
71. Kushi, L. H., Lew, R. A., Stare, F. J., et al. Diet and 20-year mortality from coronary heart disease: The Ireland-Boston Diet-Heart Study. N. Engl. J. Med. 1985;312:811–818.
72. Kannel, W. B., Gordon, T. The Framingham Diet Study: Diet and the regulation of serum cholesterol. The Framingham Study. An epidemiologic investigation of cardiovascular disease. Section 24; Washington DC, 1970.
73. Fehily, A. M., Yarnell, J. W. G., Sweetnam, P. M., et al. Diet and incident ischeamic heart disease: the Caerphilly Study. Br. J. Nutr. 1993;69:303–314.
74. DGE. Mittelmeerküche kann vor chronischen Krankheiten schützen. DGE-Aktuell 14/1996.
75. Worm, N. Täglich Wein – Gesünder leben mit Wein und mediterraner Ernährung. Bern und Stuttgart: Hallwag, 1996.
76. Marshall, J. R. Improving Americans' diet – setting public policy with limited knowledge. Am. J. Publ. Health 1995;85:1609–1611.
77. Drewnowski, A., Ahlstrom-Henderson, S., Shore, A. B., et al. Diet quality and dietary diversity in France: implications for the French paradox. J. Am. Diet Assoc. 1996;96:663–669.
78. Mühlhäuser, I., Berger M. Surrogat-Marker: Trugschlüsse. Deutsches Ärzteblatt 1995;93:C-2288–C-2291.

Kapitel 20: Sich Regen bringt Segen

1. Thompson, J. L., Gylfadottir, U. K., Moynihan, S., et al. Effect of diet and exercise on energy expenditure in postmenopausal women. Am. J. Clin. Nutr. 1997;66:867–873.
2. Miller, W. C., Koceja, D. M., Hamilton, E. J. A meta-analysis of the past 25 years of weight loss research using diet, exercise or diet plus exercise intervention. Int. J. Obesity 1997;21:941–947.
3. Geliebter, A., Maher, M. M., Gerace, L., et al. Effect of strength or aerobic training on body composition, resting metabolic rate, and peak oxygen consumption in obese dieting subjects. Am. J. Clin. Nutr. 1997;66:557–563.
4. Skandvik, L., Erikssen, J., Thaulow, E., et al. Physical fitness as a predictor of mortality among healthy, middle-aged Norwegian men. N. Engl. J. Med. 1993;328:533–537.
5. NIH-Consenus-Panel. NIH Consensus Conference. Physical activity and health. JAMA 1996;26:241–246.
6. Eriksson, J., Taimela, S., Koivisto, V. A. Exercise and the metabolic syndrome. Diabetologica 1997;40:125–135.
7. Pols, M. A., Peeters, P. H. M., Twisk, J. W. R., et al. Physical activity and cardiovascular disease risk profile in women. Am. J. Epidemiol. 1997;146:322–328.
8. Siscovick, D. S., Fried, L., Mittelmark, M., et al. Exercise intensity and subclinical cardiovascular disease in the elderly. The Cardiovascular Health Study. Am. J. Epidemiol. 1997;145:977–986.

9. Haapanen, N., Miilunpalo, S., Vuori, I., et al. Association of leisure time physical activity with the risk of coronary heart disease, hypertension, and diabetes in middle-aged men and women. Int. J. Epidemiol. 1997;26:739–747.
10. Williams, P. T. Relationships of heart disease risk factors to exercise quantity and intensity. Arch. Intern. Med. 1998;158:237–245.
11. Sacco, R. L., Gan, R., Boden-Albala, B., et al. Leisure-time physical activity and ischemic stroke: the Northern Manhattan Stroke Study. Stroke 1998;29:380–387.
12. Ekelund, L.-G., Haskell, W. L., Johnson, J. L., et al. Physical fitness as a predictor of cardiovascular mortality in asymptomatic worth American men. The Lipid Research Clinics Mortality Follow-up Study. N. Engl. J. Med. 1988;319:1379–1384.

13. Blair, S. N., Kohl, H. W., Paffenbarger, R. S., et al. Physical fitness and all-cause mortality. A prospective study of health men and women. JAMA 1989;262:2395–2401.
14. Paffenbarger, R. S., Hyde, R. T., Wing, A. L., et al. The association of changes in physical-activity level and other lifestyle characteristics with mortality among men. N. Engl. J. Med. 1993;328:538–545.
15. Lissner, L., Bengtsson, C., Bjorkelund, C., et al. Physical activity levels and changes in relation to longevity. A prospective study of Swedish women. Am. J. Epidemiol. 1996;143:54–62.
16. Kushi, L. H., Fee, R. M., Folsom, A. R., et al. Physical activity and mortality in postmenopausal women. JAMA 1997;277:1287–1292.
17. Folsom, A. R., Arnett, D. K., Hutchinson, R. G., et al. Physical activity and incidence of coronary heart disease in middle-aged women and men. Med. Sci. Sports-Exerc. 1997;29:901–909.
18. Rosengren, A., Wilhelmsen L. Physical activity protects against coronary death and deaths from all causes in middle-aged men. Evidence from a 20-year follow-up of the primary prevention study in Goteborg. Ann. Epidemiol. 1997;7:69–75.
19. Leon, A. S., Myers, M. J., Connett J. Leisure time physical activity and the 16-year risks of mortality from coronary heart disease and all-causes in the Multiple Risk Factor Intervention Trial (MRFIT). Int. J. Sports Med. 1997;18(Suppl 3):S208–S215.
20. Hakim, A. A., Petrovitch, H., Burchfiel, C. M., et al. Effects of walking on mortality among nonsmoking retired men. N. Engl. J. Med. 1998;338:94–99.
21. Kujala, U. M., Kaprio, J., Sarna, S., et al. Relationship of leisure-time physical activity and mortality. The Finnish twin cohort. JAMA 1998;279:440–444.
22. Eaton, C. B., Medalie, J. H., Flocke, S. A., et al. Self-reported physical activity predicts long-term coronary heart disease and all-cause mortalities. Twenty-one-year follow-up of the Israeli Ischemic Heart Disease Study. Arch. Fam. Med. 1995;4:323–329.
23. Paffenbarger, R. S., Hyde, R. T., Wing, A. L., et al. Physical activity, all-cause mortality, and longevity of college alumni. N. Engl. J. Med. 1986;314:605–613.
24. Guillaume, M., Lapidus, L., Bjorntorp, P., et al. Physical activity, obesity, and cardiovascular risk factors in children. The Belgian Luxembourg Child Study II. Obes. Res. Adv. Exp. Med. Biol. 1997.
25. Mattsson, E., Evers-Larsson, U., Rössner S. Is walking for exercise too exhausting for obese women? Int. J. Obesity 1997;21:380.
26. Berger, M., Richter, B., Mühlhauser J. Evidence-based Medicine. Eine Medizin auf rationaler Grundlage. Internist 1997;38:344–351.

27. Wolfe, R. R. Metabolic interaction between glucose and fatty acids in humans. Am. J. Clin. Nutr. 1998;67(suppl):519S–526S.
28. Pan, D. A., Lillioja, S., Kriketos, A. D., et al. Skeletal muscle triglyceride levels are inversely related to insulin action. Diabetes 1997;46:983–988.
29. Goodpaster, B. H., Thaete, F. L., Simoneau, J.-A., et al. Subcutaneous abdominal fat and thigh muscle composition predict insulin sensitivity independently of visceral fat. Diabetes 1997;46:1579–1585.
30. Mayer-Davis, E. J., D'Agostino, R., Karter, A. J., et al. Intensity and amount of physical activity in relation to insulin sensitivity. The Insulin Resistance Atheroserolis Study. JAMA 1998;279:669–674.
31. Mayer, J., Marshall, N. B., Vitale, J. J., et al. Exercise, food intake, and body weight in normal rats and genetically obese adult mice. Am. J. Physiol 1954;177:544–547.
32. Mayer, J., Roy, P., Prasad-Mitra K. Relation between caloric intake, body weight, and physical work. Am. J. Clin. Nutr. 1956;4:169–174.
33. Mayer, J. Glucostatic mechanism of regulation on food intake. N. Engl. J. Med. 1953;249:13–16.
34. Schoeller, D. A., Shay, K., Kushner, R. F. How much physical activity is needed to minimize weight gain in previously obese women? Am. J. Clin. Nutr. 1997;66:551–556.
35. Wade, A. J., Marbut, M. M., Round, J. M. Muscle fiber type and aetiology of obesity. Lancet 1990;335:805–808.
36. Lilienthal-Heitmann, B., Kaprio, J., Harris, J. R., et al. Are genetic determinants of weight gain modified by leisure-time physical activity? A prospective study of Finnish twins. Am. J. Clin. Nutr. 1997;66:672–678.
37. DiPietro, L., Kohl, H. W., Barlow, C. E., et al. Improvements in cardiorespiratory fitness attenuate age-related weight gain in healthy men and women: The Aerobics Center Longitudinal Study. Int. J. Obesity 1998;22:55–62.
38. Williams, P. T. Evidence for the incompatibility of age-neutral overweight and age-neutral physical activity standards from runners. Am. J. Clin. Nutr. 1997;65:1391–1396.
39. Johnson-Down, L., O'Loughlin, J., Koski, K. G., et al. High prevalence of obesity in low income and multiethnic schoolchildren: a diet and physical activity assessment. J. Nutr. 1997;127:2310–2315.
40. Deris, I. Kopfwesen mit körperlichem Anhang. Der Kassenarzt 1998;24–26.
41. Andersen, R. E., Crespo, C. J., Bartlett, S. J., et al. Relationship of physical activity and television watching with body weight and level of fatness among children. JAMA 1998;279:938–942.
42. Bar-Or, O., Foreyt, J., Bouchard, C., et al. Physical activity, genetic, and nutritional considerations in childhood weight management. Med. Sci. Sports Exerc. 1998;302–10.
43. Buchowski, M. S., Sun M. Energy expenditure, television viewing, and obesity.Int. J. Obesity 1996;20:236–244.
44. Fitzgerald, S. J., Kriska, A. M., Pereira, M. A., et al. Association among physical-activity, television watching, and obesity in adult Pima Indians. Med. Sci. Sports Exerc. 1997;29:910–915.
45. Coakley, E. H., Rimm, E. B., Colditz, G., et al. Predictors of weight change in men: Results from the Health Professionals Follow-Up Study. Int. J. Obesity 1998;89–96.

46. Gortmaker, S. L., Dietz, W. H., Cheung, L. W. Inactivity, diet, and the fattening of America. J. Am. Diet Assoc. 1990:90:1247–1252.
47. Gortmaker, S. L., Must, A., Sobol, A. M., et al. Television viewing as a cause of increasing obesity among children in the United States, 1986–1990. Arch. Pediatr. Adolesc. Med. 1996;150:356–362.
48. Jeffery, R. W., French, S. A. Epidemic obesity in the United States: are fast foods and television viewing contributing? Am. J. Publ. Health 1998;88:277–280.
49. Locard, E., Mamelle, N., Bilette, A., et al. Risk factors of obesity in a five year old population. Parental versus environmental factors. Int. J. Obesity 1992;16:721–729.
50. Sidney, S., Sternfeld, B., Haskell, W. L., et al. Television viewing and cardiovascular risk factors in young adults: the CARDIA study. Ann. Epidemiol. 1996;6:154–159.
51. Tucker, L. A., Friedman, G. M. Television viewing and obesity in adult males. Am. J. Publ. Health 1989;79:516–518.
52. Tucker, L. A., Bagwell M. Television viewing and obesity in adult females. Am. J. Publ. Health 1991;81:908–911.

Kapitel 21: Das Geheimnis der Schlanken

1. Dulloo, A. G., Jacquet, J., Girardier L. Poststarvation hyperphagia and body fat overshooting in humans: a role for feedback signals from lean and fat tissues. Am. J. Clin. Nutr. 1997;65:717–723.
2. Schwartz, B. Diets still don't work. Houston: Breakthru Publishing, 1990.

Kapitel 22: Genießen ist gesund

1. Coakley, E. H., Rimm, E. B., Colditz, G., et al. Predictors of weight change in men: Results from the Health Professionals Follow-Up Study. International Journal of Obesity 1998;89–96.
2. French, S. A., Jeffery, R. W., Forster, J. L., et al. Predictors of weight change over two years among a population of working adults: the Healthy Worker Project. International Journal of Obesity 1994;18:145–154.
3. Schwartz, B. Diets still don't work. Houston: Breakthru Publishing, 1990.
4. Gniech, G., Essen und Psyche. Heidelberg: Springer, Berlin, 1995.
5. Harrus-Révidi, G., Die Kunst des Genießens: Eßkultur und Lebenslust. Düsseldorf und Zürich: Artemis & Winkler, 1996.